AUGENÄRZTLICHE EINGRIFFE

EIN KURZES HANDBUCH FÜR ANGEHENDE AUGENÄRZTE

VON

PROFESSOR DR. J. MELLER
VORSTAND DER ERSTEN AUGENKLINIK IN WIEN

DRITTE AUFLAGE

MIT 199 ABBILDUNGEN IM TEXT

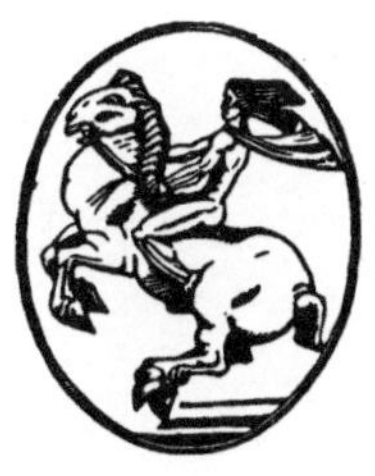

SPRINGER-VERLAG WIEN GMBH
1931

ISBN 978-3-662-27846-8   ISBN 978-3-662-29346-1 (eBook)
DOI 10.1007/978-3-662-29346-1

Aus dem Vorwort zur ersten Auflage.

Nam et ipsa scientia potestas est.

Von Eigenschaften, die man haben müsse, um ein guter Wundarzt zu werden, wissen alte Schriftsteller dieses Faches eine ganze Reihe aufzuzählen. Manche von diesen Eigenschaften erscheinen uns selbstverständlich, andere gleichgültig oder überflüssig und nur wenige unerläßlich. Seltener wird darüber Auskunft gegeben, wie die Wundarzneikunde erlernt wird. Als Antwort finde ich in dem chirurgischen Handbüchlein von KEIL aus dem Jahre 1751 drei Punkte angeführt: 1. Durch treue und aufrichtige Lehrmeister, 2. durch fleißiges Bücherlesen und 3. durch die Erfahrung und Übung. Über den Unterricht selbst aber fehlen Angaben gänzlich. Auch BEER führt als Bedingung eine Reihe persönlicher Eigenschaften an und verlangt zwar, daß der Wundarzt alle erforderlichen medizinisch-chirurgischen Kenntnisse habe, ohne aber darauf einzugehen, wie er am besten in deren Besitz gelangen könne.

Im allgemeinen scheint dem systematischen Unterrichte dabei kein besonderer Wert beigemessen, sondern der Erfahrung und Übung der Hauptanteil an der Ausbildung zugeschrieben zu werden, indem diese beiden dem Schüler bei Vorhandensein geeigneter körperlicher und geistiger Eigenschaften im Laufe der Zeit die nötigen Kenntnisse beibrächten. So sagt auch FUCHS im Vorworte zur ersten Auflage seines Lehrbuches, das Operieren könne nur durch vieles Zusehen und durch eigene Übung erlernt werden.

Es dürfte daher nicht überflüssig sein, der Bedeutung des Unterrichtes in unserem Fache einige Worte zu widmen. Denn dem Unterrichte kommt auf die Entwicklung des Schülers mehr Einfluß zu, als so manchen der allgemeinen Eigenschaften, die früher als Grundlage vorausgesetzt worden sind.

Das Operieren ist eine Fertigkeit, zu deren Erlangung sowie bei jeder anderen eine zweckentsprechende Unterweisung Grundbedingung ist. Was der einzelne nur mühsam von selbst herausfindet, was er nur erst nach vielen Mißgeschicken endlich von selbst erreicht, das macht oft ein Wort des Lehrers klar, und plötzlich sind alle Schwierigkeiten weggeräumt. Selbst eine außerordentliche Begabung Einzelner zu irgendeiner Kunst läßt diese Bevorzugten nicht den Höhepunkt erreichen und zu Meistern werden, wenn der Lehrer fehlt.

Als Bedingung für eine erfolgreiche Ausbildung in der wundärztlichen Augenheilkunde muß eine gründliche allgemeine Vorbildung im ganzen Fache, in der Erkennung der Augenerkrankungen und in der Behandlung der Kranken verlangt werden. Die Ausbildung im Operieren hat daher den Schlußstein des augenärztlichen Studiums zu bilden und verlangt dann unvergleichlich weniger Zeit und Mühen, als wenn zu früh damit begonnen wird. Im Gegensatz dazu hat der Anfänger im Fache das Bestreben, so bald als möglich zu den

Eingriffen zugelassen zu werden. Diese müssen aber ungenügend ausfallen, wenn der Betreffende mit dem Organ noch nicht innig vertraut ist.

Eine mittelbare Betätigung an den Eingriffen als Gehilfe trägt wesentlich dazu bei, sich mit dem Organ in wundärztlicher Hinsicht hinreichend bekannt zu machen. Man wird um so schneller in der wundärztlichen Seite unseres Faches ausgebildet, zu einem je tüchtigeren Augenarzt man es schon vorher gebracht hatte.

Haben in solcher Weise allgemeine Fachbildung und zweckmäßiger Unterricht zusammengewirkt, so ist es fast immer schon nach den ersten paar Eingriffen entschieden, ob einer ein brauchbarer Wundarzt wird oder nicht. Es ist ein Fehler, zu glauben, daß der eine zunächst einmal einige Dutzend Starausziehungen machen müsse, um den Eingriff zu beherrschen, oder der andere, weniger Geschickte, vielleicht die doppelte Zahl. Wer den Eingriff nicht nach den allerersten paar Fällen genügend gut macht, der ziehe seine Hand von diesem Fache für immer zurück.

Der Unterricht setzt sich wie in jeder anderen Kunst aus zwei Teilen zusammen, die beide gleich wichtig sind.

Der erste ist das richtige Vorzeigen, wie es gemacht werden soll, mit den entsprechenden erläuternden Begleitworten. Dazu eignet sich zunächst nicht der Eingriff am Kranken selbst. Eingriffe, die in wenigen Sekunden durchgeführt zu werden haben, erfordern Erklärungen, die sich über ebensoviele Stunden erstrecken. Als Beispiel sei der Starschnitt angeführt. Daraus ergibt sich schon die Notwendigkeit des Vortrages und des Vorzeigens am Leichen- oder Tierauge. Erst der Unterrichtete, der Wissende, wird dann dem Eingriffe des Meisters am Kranken mit Vorteil beiwohnen, die vielen Einzelheiten, die dieser befolgt, beobachten, auffassen und verwerten können und damit aus dem Zuschauen Nutzen für sich ziehen. Wer nicht unterrichtet worden ist, wird selbst bei guter Auffassungsgabe aus dem Zusehen nur wenig und dieses Wenige nur nach langer Zeit gewinnen, meist aber keinen Nutzen davon haben und je nach seiner seelischen Verfassung die Sache entweder für so einfach halten, als sie der durch die Meisterhand begründete glatte Verlauf erscheinen läßt oder aber das Gesehene als etwas Unerreichbares betrachten. Dieser wird von vornherein zaghaft an einen Eingriff schreiten und darauf vorbereitet sein, daß er mißlingt, jener aber um so mehr enttäuscht sein, je geringer er das Gesehene eingeschätzt hatte.

Der zweite, ebenso wichtige Teil des Unterrichts, der dem ersten folgt, sich teilweise aber schon in ihn einfügt, ist die Zergliederung der Fehler. Sie gehört zum Teil schon in den Vortrag über die richtige Ausführung des Eingriffes.

Es gibt zwei Arten von Fehlern:

Die einen haben ihre Ursache in dem Bau des Auges und sie kehren demgemäß mit unfehlbarer Regelmäßigkeit bei jedem Anfänger wieder. Die anderen sind mehr persönlicher Herkunft. Auch von diesen sind viele aus begreiflichen Gründen fast bei jedem Anfänger zu finden. (Schwerfälligkeit der Hand- und Fingerbewegungen, Fehler durch Hinlenken der ganzen Aufmerksamkeit auf *eine* Einzelheit des jeweiligen Eingriffes, wodurch die anderen, die gleichzeitig befolgt werden müssen, vernachlässigt werden usw.) Nur wenige sind ganz persönlichen Ursprunges, sozusagen Ausnahmsfehler.

Die Fehler müssen in ihrem Zustandekommen klargelegt werden. Der Lehrer hat die Quelle aufzudecken, ihre Folgen zu erörtern und ausführlich durch Wort und Vorzeigen darzutun, wie sie vermieden werden.

Daß sich dazu nicht das Auge des Kranken auf dem Operationstische eignet, braucht ein Arzt wohl nicht hervorzuheben. Ist der Fehler einmal am Kranken geschehen, dann ist es gewöhnlich zu spät.

Daraus ergibt sich also wieder die Notwendigkeit des Unterrichtes am Leichen- oder Tierauge. Um nämlich diesen zweiten Teil des Unterrichtes gründlich durchführen zu können, um namentlich außer den regelmäßig wiederkehrenden, weil allen gleichmäßig anhaftenden Fehlern namentlich auch die individuellen herauszufinden, gehört zum Unterricht auch das praktische Üben jedes Einzelnen der Schüler in Gegenwart des kritisch beobachtenden Lehrers und der anderen Hörer.

Welcher klinische Lehrer würde dazu die Augen hilfesuchender Kranker verwenden, selbst wenn sie ihm zu Tausenden zur Verfügung stünden? Wer sich frische Leichenaugen beschaffen kann, wird diese zum Unterrichte gewiß vorziehen. Eine Einspritzung durch die Lederhaut in den Glaskörperraum macht sie für den Eingriff genügend gespannt. Da sie aber selbst in großen Anstalten nur in geringer Anzahl erlangt werden können, kommen sie nur für die letzte Vorbereitungstufe in Betracht.

Es reichen aber die Tieraugen (Schweinsaugen) trotz ihrer großen anatomischen Verschiedenheit vom menschlichen Auge zum Unterricht und zur vorbereitenden Ausbildung völlig hin. Ja sie sind gerade für die Einzelheiten, die eingehend gelernt und oft geübt werden müssen, vorzüglich geeignet. Alle die wichtigen, für den Anfänger so schwierig zu befolgenden Einzelheiten des Starschnittes (Messerhaltung und -führung, das Durchsetzen der vorderen Kammer, die Einzelheiten während des Ausstiches und unmittelbar darauf, die Anlage des Schnittes, das gleichzeitige Festhalten des Auges ohne Druck usw.) lassen sich daran ganz vorzüglich üben und erlernen, so daß der, der sie an diesen Augen ganz tadellos ausführen gelernt hat, sie am Menschenauge ebensogut macht, ja sie hier wegen des kleineren Umfanges des Auges sogar entschieden leichter findet.

Andere Einzelheiten aber, die sich an den Tieraugen aus anatomischen Gründen nicht so wie am lebenden Menschenauge ausführen lassen (wie z. B. die Ausschneidung der Regenbogenhaut, die wegen Starrheit dieser Haut im Tierauge nie vorbildlich gelingt), bedürfen keiner besonderen eingehenden Übung. Jeder nur halbwegs Geschickte macht sie nach entsprechender Vorbereitung auch das erstemal ohne Fehler.

Ganz besonders lehrreich gestaltet sich für so vorbereitete Schüler das Zusehen bei einem Eingriffe, den ein noch nicht zur Meisterschaft gelangter Arzt am Kranken ausführt. Ich möchte sagen, daß sie daraus mehr lernen als durch das Zusehen bei dem Meister selber. Sie wurden zu Kritikern erzogen, die nun jede kleinste Einzelheit mit Spannung verfolgen, die die Fehler schon in ihrem Entstehen, noch bevor sie als fertige Tatsachen erscheinen, erkannt haben und daher auch sofort wissen, warum sich etwas nicht in gewünschter Weise vollzog usw. Nach Beendigung des Eingriffes vervollständigt dann eine eingehende Besprechung des Verlaufes und besonders der Zwischenfälle den Unterricht.

Auf solche Weise vorbereitet, kann schließlich der Anfänger an die Operation eines Kranken mit ruhigem Gewissen und mit der sicheren Überzeugung gehen, daß der Verlauf gut sein und dem Auge kein Schaden zugefügt werden wird. Es ist von großem Vorteil, wenn ihm dabei sein Lehrer assistiert, da dessen bewährte Führung dem Schüler beruhigende Sicherheit verleiht. Ich halte es für einen Fehler des Unterrichtes, dem Schüler als erstes Auge ein blindes anzuvertrauen, da daran nichts zu verlieren sei. Bekanntlich sind die Eingriffe an solchen Augen meistens schwieriger und oft überhaupt nicht regelrecht durchzuführen; man denke an die Iridektomie in einem durch Glaukom erblindeten Auge; namentlich sind aber solche Eingriffe fast immer mit ernsten Zwischenfällen verbunden. Auf den gewissenhaften Anfänger machen solche Ereignisse einen nachteiligen Eindruck und beeinflussen ihn für die folgenden Eingriffe nicht selten auf das Ungünstigste.

Ich habe meinen Schülern nach einer Vorbereitung, die ich jeweilig für den Betreffenden als genügend erachtete, immer zuerst ein Auge anvertraut, bei dessen Operation keine außerordentlichen Zwischenfälle zu erwarten waren und habe die Genugtuung, daß in keinem Falle der Eingriff mißlang oder dem Kranken geschadet wurde. Es ist ganz durch die Geschicklichkeit des Einzelnen bestimmt, ob man ihn zuerst nur zu einfachen Eingriffen, wie Punktion der Vorderkammer u. dgl. zuläßt, oder ihn sofort mit einer Starausziehung betraut. Wichtig ist, daß man geeignete Kranke auswählt, durch deren ruhiges Verhalten und folgsames Benehmen alle überflüssigen Schwierigkeiten von dieser Seite ausgeschaltet werden.

Wenn nun auch dem Unterrichte eine ganz grundlegende Bedeutung für die Ausbildung von Wundärzten beizulegen ist, so braucht darüber gewiß nicht übersehen zu werden, wieviel die Begabung und die Möglichkeit ausgedehnter wundärztlicher Tätigkeit dazu beiträgt, bis zu welcher Stufe der Meisterschaft der Einzelne gelangt. Bei einer kleinen Gruppe von Schülern versagt jeder Unterricht, es fehlt ihnen jede manuelle Geschicklichkeit und jede Begabung dazu. Der aufrichtige Lehrer wird sich nicht scheuen, in diesem Sinne sein offenes Urteil abzugeben und dadurch den Betreffenden unnütze Mühen und unausbleibliche Enttäuschungen zu ersparen.

Die große Mehrzahl kann zu ganz brauchbaren Wundärzten erzogen werden. Die vollendete Meisterschaft ist nur wenigen vorbehalten.

Das vorliegende Buch möge nach den hier niedergelegten Anschauungen beurteilt werden. Sein Hauptzweck ist der Unterricht in unserer Kunst. „Non eruditis, sed erudiendis, non docentibus, sed discentibus."

Es setzt voraus, daß sich der Leser durch einen längeren Aufenthalt in einer chirurgischen und an einer Augenklinik Vorkenntnisse der Wundarzneikunde im allgemeinen und der wundärztlichen Augenheilkunde im besonderen angeeignet hat. Daher wurde von einem in ähnlichen Büchern als allgemeiner Teil geführten Abschnitt Abstand genommen.

Der Grundgedanke des Unterrichtes in der Verfassung des Buches war ferner auch dafür bestimmend, auf eine Zusammenstellung aller verschiedener Verfahren zu verzichten. Eine solche findet man in den bekannten großen Werken zur Genüge. Wer einmal operieren kann, braucht darin nur nachzulesen.

Es sind auch Gründe des Unterrichtes, warum einzelne Operationen ungleich ausführlicher behandelt sind als andere, und warum dem Vorgehen selbst,

d. h. den technischen Einzelheiten, auch ungleich eingehendere Darstellung zuteil geworden ist, als z. B. den Anzeigen, den verschiedenen Abarten der Verfahren u. dgl., oder gar theoretischen Ausführungen; diese sind ganz ausgeschaltet worden.

J. MELLER.

Aus dem Vorwort zur zweiten Auflage.

Ich konnte mich bei aller Wertschätzung der darüber gemachten Anregungen nicht entschließen, Verfahren, die ich aus was immer für Gründen nicht selbst übe, in das Buch aufzunehmen. Ich hätte damit die Eigenart des Buches zerstört. Ich habe in dem Vorworte zur ersten Auflage ausführlich begründet, warum ich darauf verzichtet habe. Man braucht nur die bekannten großen Handbücher zu Rate zu ziehen, wenn man alle verschiedenen Verfahren kennen lernen will, die je erdacht, empfohlen, geübt und vielleicht auch wieder vergessen worden sind. Wer einmal operieren kann, braucht in diesen nur nachzulesen. Dieses Buch ist aber in erster Linie dem Unterrichte gewidmet, für Lernende bestimmt. Das Buch soll ihnen eine feste Grundlage für ihr wundärztliches Wissen und für ihre tägliche Betätigung als Augenärzte bauen helfen. Wird zuviel geboten, so schadet es, weil es verwirrt. Die überaus freundliche Aufnahme, die das Buch gefunden hat, scheint dafür zu sprechen, daß es geeignet befunden worden ist, den Zweck des Unterrichtes zu erfüllen.

J. MELLER.

Vorwort zur dritten Auflage.

Auch für diese Auflage gelten die Grundsätze, die ich in dem Vorworte zur ersten und zweiten Auflage ausgesprochen habe. In dem Buche sind nur die Verfahren beschrieben, die derzeit an meiner Klinik gebräuchlich sind. Das Buch hat also mit einer allgemeinen augenärztlichen Operationslehre nichts zu tun. Die Darstellung geht auf Einzelheiten ein, die gerade für den Anfänger von besonderer Wichtigkeit sind. Aber auf der anderen Seite wird doch schon eine allgemeine Kenntnis der Grundsätze unserer augenärztlichen Kunst vorausgesetzt, wie sie nur durch eine längere Betätigung an einer Augenklinik erworben werden kann. Ich habe daher auch eine Reihe von Zeichnungen bekannter Instrumente weggelassen, um für andere Platz zu gewinnen, und habe mich auch bemüht, den Umfang des Buches nicht zu vergrößern und dadurch die Kosten des Buches nach Möglichkeit niedrig zu halten. Zwei größere Abschnitte mußten neu eingefügt werden, die Ausziehung des Altersstars in der Kapsel und die Glühstiftbehandlung der Netzhautabhebung. Namentlich diese ist in den letzten Jahren Gegenstand eifriger Erörterungen gewesen.

Es war geplant, das Buch zur Feier des 80. Geburtstages von ERNST FUCHS herauszugeben. Ihm waren auch die beiden ersten Auflagen gewidmet. Einstweilen ist der Meister von uns gegangen und so kann das Buch nur noch das treue Gedenken des Schülers an seinen großen Lehrer zum Ausdruck bringen.

Wien, Ostern 1931.

J. MELLER.

Inhaltsverzeichnis.

Erstes Kapitel.

Die Ausschälung des Tränensackes.

Anatomie. Vor Beginn des Eingriffes hat nach der Lage des Lidbändchens und der vorderen Leiste der Tränensackgrube Umschau gehalten zu werden.

Das Lidbändchen springt in der Fortsetzung der Lidspalte innen als wohl umschriebener Strang deutlich unter der Haut vor, wenn die Lider durch den an den äußeren Lidwinkel angelegten Finger wagrecht nach außen angespannt werden. Es nimmt seinen Ursprung von dem Knochen und befestigt daran die Lider, indem seine beiden Schenkel in die Lidknorpel übergehen. Der Tränensack liegt hinter diesem Gebilde, und zwar so, daß seine Kuppe ungefähr der Höhe des Lidbändchens entspricht und sein Körper sich nach unten davon erstreckt.

Die vordere Tränenleiste, Crista lacrymalis anterior (Abb. 1), gehört dem Stirnfortsatze des Oberkieferknochens an und verläuft in Fortsetzung des unteren Augenhöhlenrandes im Bogen nach innen oben. Sie bildet die vordere Grenze des Bettes für den Tränensack, der Tränensackgrube. In ihrer unteren Hälfte springt sie steil vor und ist gewöhnlich scharfrandig; die Tränensackgrube ist hier dementsprechend tief. Nach

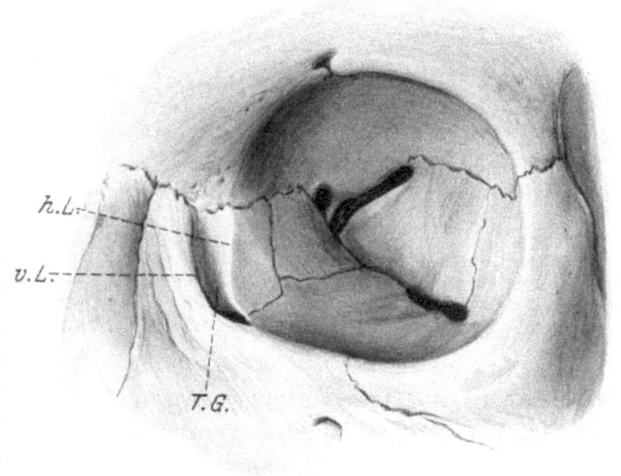

Abb. 1. Knochen der Augenhöhle und der Tränensackgegend, v. L. vordere Leiste der Tränensackgrube, T. G. Tränensackgrube, h. L. hintere Leiste der Tränensackgrube.

oben zu wird die Leiste flacher und verliert sich allmählich gegen den Nasenteil des Stirnbeines. Ihr oberer Teil hat eine fast senkrechte Richtung. Die nach vorne gerichtete Fläche des Stirnfortsatzes des Oberkiefers zeigt eine Höhlung, die unmittelbar nach innen von der Leiste oft zu einer ziemlich tiefen Grube wird. Die Grube kann irrtümlich für die Tränensackgrube gehalten werden.

Bei sehr mageren Menschen ist die Leiste gelegentlich durch die Haut sichtbar. Sie kann aber immer leicht durch das Betasten gefunden werden, indem der Finger entlang dem unteren Augenhöhlenrande nach oben innen gleitet. Dabei zeigen sich große Verschiedenheiten in der Deutlichkeit ihres Nachweises, was auf die verschiedene Ausbildung der Leiste und auf die verschiedene Dicke der sie bedeckenden Gewebe zurückzuführen ist.

Manchmal sehr leicht als scharfer Kamm fühlbar, ist sie in anderen Fällen flacher und mehr abgerundet und wird dann besser mit der geschlossenen Pinzette aufgesucht, indem diese, unter leichtem Druck aufgesetzt, von der Seite des Nasenrückens gegen die innere Wand der Augenhöhle geführt wird. Je nach dem Grade der Neigung, die die Fläche des aufsteigenden Stirnfortsatzes des Oberkiefers und das Nasenbein zur Sagittalebene haben, und je nach der Höhe des Nasenrückens liegt sie entweder verhältnismäßig oberflächlich und ist dann leicht erreichbar, oder sie liegt tief und erschwert den Zugang zur Tränensackgrube.

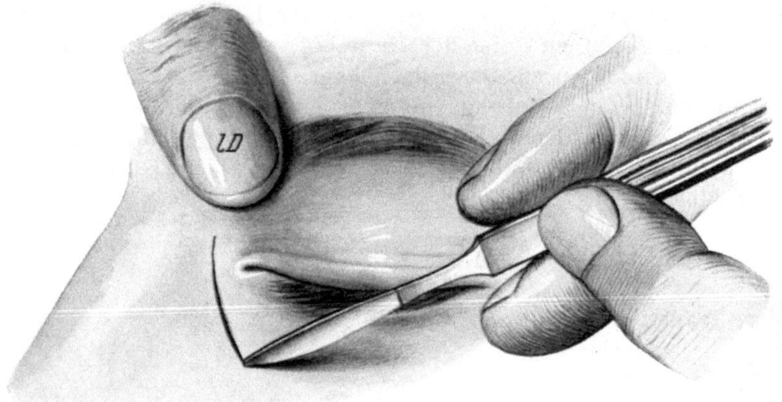

Abb. 2. Schnitt durch die Haut. Der Daumen der linken Hand (l. D.) drückt die Haut gegen den Knochen, ohne sie zu verziehen. Das Messer ist mit seiner Schneide senkrecht gegen den Knochen gerichtet. Der Schnitt verläuft nach unten und in leichter Krümmung etwas nach außen. Der seitliche Abstand vom Lidwinkel beträgt 3 mm.

Hinten wird die Tränensackgrube durch die dem Tränenbein angehörende hintere Tränenleiste (Crista lacrymalis posterior) begrenzt, ein sehr dünnes Knochenplättchen, das mit scharfem Rande vorspringt. Sie kommt für das Zurechtfinden nicht in Betracht und wird bei regelrechtem Verlaufe des Eingriffes nicht bloßgelegt.

Verfahren. Um den Tränensack unversehrt im ganzen entfernen zu können, muß er zunächst nach anatomischen Grundsätzen freigelegt werden. Dazu ist die Kenntnis der topographischen Anatomie dieser Gegend unerläßlich. Sie braucht aber nicht getrennt vorgetragen zu werden; mit ihrer Darstellung ergibt sich zugleich das Verfahren.

Hautschnitt. Die Gegend wird durch einen Hautschnitt freigelegt, der 2—3 mm ober dem Lidbändchen beginnt und knapp (2—3 mm) nach innen vom Lidwinkel mit seiner oberen Hälfte fast senkrecht nach unten und mit seiner unteren Hälfte etwas gekrümmt nach außen, also ungefähr parallel zur Leiste, verläuft (Abb. 2). Da der innere Lidwinkel der Leiste ungefähr entspricht, liegt dieser Schnitt einige Millimeter nasenwärts von der vorderen Tränenleiste und damit vom Tränensack. Damit ist die Richtung gegeben, die beim weiteren Vordringen durch das Gewebe während des Fortschreitens des Eingriffes einzuhalten ist, um den Tränensack aufzufinden. Während der Schnitt geführt wird, wird die Haut in ihrer Lage festgehalten, indem man sie mit dem Daumen der linken Hand ober dem Lidwinkel gegen den Knochen drückt. Werden die Lider, um die Haut zu spannen, nach außen gezogen, so fällt der Schnitt nicht in die gewünschte Stelle. Das Messer zeichnet schon bei leichter Berührung der Haut den Verlauf des Schnittes vor. Um ihn bequemer zu vertiefen, kann die Haut dann in beliebiger Richtung angespannt werden.

Die Länge des Schnittes kommt nicht so sehr in Betracht. Es empfiehlt sich für den Anfänger einen längeren Schnitt zu machen (etwa $1^1/_2$ cm), da dadurch der Sack leichter zugänglich wird. Sonst genügt ein Schnitt von 1 cm Länge.

Je größer der seitliche Abstand des Schnittes vom inneren Lidwinkel ist, um so schwieriger wird es, den Sack freizulegen, da der Zugang zu ihm dadurch abgerückt wurde. Wenn der Schnitt weiter nasenwärts angelegt wird, bildet sich bei der Heilung an seinem oberen Ende eine häßliche Hautfalte; ebenso, wenn der Schnitt Halbmondform hat, d. h. seine obere Hälfte nicht geradlinig verläuft, sondern gegen das obere Lid bogenförmig abbiegt.

Einlegen des Tränensackspiegels. Nach Vollendung des Schnittes wird nur der *laterale* Schnittrand mit dem Messer gegen die Leiste, d. h. also den Lidwinkel zu etwas unterminiert, so daß die Wunde bequem geöffnet und der Tränensackspiegel (nach Müller) ohne Schwierigkeit eingelegt werden kann. Der innere Schnittrand wird nicht abgelöst, da dabei größere Gefäße verletzt werden, die durch Blutungen stören, und der Tränensack nach außen vom Schnitte liegt. Außerdem ist dieser Hautwundrand so locker an seiner Unterlage befestigt, daß die Haken des Tränensackspiegels ohne weitere Vorbereitung sicher eingesetzt werden können. Der Tränensackspiegel bietet für den Eingriff große Vorteile; er ersetzt einen Gehilfen und trägt durch den Druck auf die angrenzenden Gewebe wesentlich zur Blutstillung bei. Er wird geschlossen eingeführt, wobei die Wundränder mit der Pinzette etwas emporgehoben werden, um die Haken darunter einzusetzen. Der Griff des Spiegels ist nach unten und etwas nach außen gerichtet. Die Lider bleiben während der ganzen Dauer des Eingriffes geschlossen. Die Haken des Spiegels müssen in den Wundrändern sicher verankert sein, damit sie nicht etwa plötzlich losschnellen und die Hornhaut verletzen. Die Ansteckungsgefahr ist bei Tränensackerkrankungen bekanntlich sehr groß.

Die oberflächliche Faszie. In der durch den Tränensackspiegel in die Breite gezogenen Wunde liegt eine zarte, dünne, weiße Haut bloß, die *oberflächliche Faszie*.

Sie ist in der Lidspaltenrichtung häufig durch eingelagerte Bindegewebszüge verdickt, die mit dem Lidbändchen in Zusammenhang stehen und von ihm ausstrahlen. Dieser oberflächliche Teil darf nicht mit dem eigentlichen Lidbändchen verwechselt werden. Dieses gehört tieferen Schichten an.

An Stelle des Messers, mit dem der Hautschnitt gemacht wurde, wird weiterhin eine kleine, etwas gekrümmte Schere verwendet. Ein Blatt von ihr soll spitz, das andere stumpf enden.

Eine mit der Hakenpinzette aufgehobene Falte der oberflächlichen Faszie wird mit dem spitzen Blatt der geöffneten Schere durchstochen und die Faszie in der ganzen Länge der Wunde von unten nach oben geschlitzt. Ist die oberflächliche Faszie besonders dünn, so wird sie nicht selten schon gleichzeitig mit der Haut durch das Skalpell durchtrennt, so daß dadurch schon der Muskel freigelegt wird.

Der Muskel. Wird darauf die Membran gegen beide Wundränder zurückgeschoben, so erscheint in der Wunde eine Lage roter Fasern, der Lidteil des Schließmuskels der Lider. (Musc. orbic., pars palpebralis.) Diese Fasern entspringen vom Lidbändchen und bilden den oberflächlichen Teil dieses Muskels.

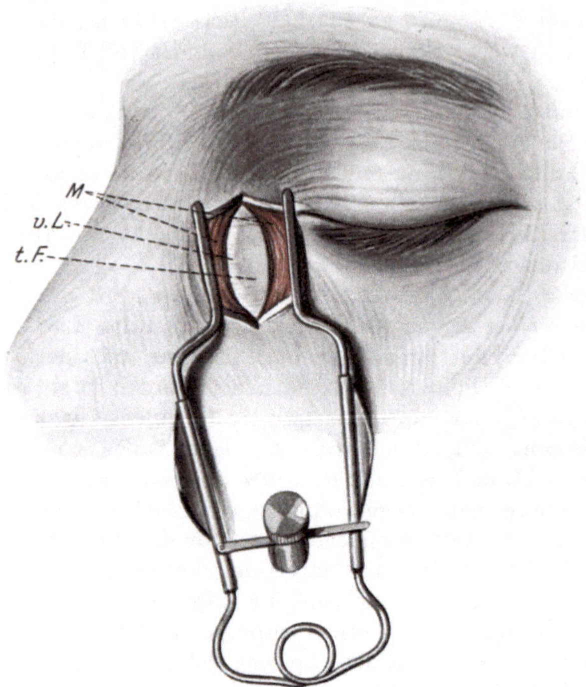

Da durch die Durchtrennung der oberflächlichen Faszie der Widerstand vermindert wurde, zieht der Tränensackspiegel die beiden Wundränder kräftig auseinander; aus dem linienförmigen Schnitt wird eine rhombische, ziemlich breite Wundfläche, von der nur ein kleiner (nämlich der laterale) Teil der Lage des Tränensackes entspricht. Durch diese Verbreiterung des Eingriffgebietes entsteht die Gefahr, an falscher Stelle in die Tiefe zu dringen. Bevor daher die Muskelschichte durchtrennt wird, hat man sich über die Lage der vorderen Tränenleiste zu vergewissern. Dies geschieht, wie oben erwähnt, in der Weise, daß die geschlossene Pinzette in der unteren Hälfte der Wunde mit leichtem Druck gegen

Abb. 3. Der Muskel *M* ist durchtrennt und zur Seite geschoben. Die tiefe Faszie (t. F.) liegt bloß. Hinter ihr ist der Sack zu suchen. Im oberen Wundwinkel verlaufen in querer Richtung die Fasern des Lidbändchens. Die vordere Tränenleiste (v. L.) ist durchzusehen; sicher immer deutlich durchzufühlen.

den Knochen vom nasalen zum temporalen Wundrande geführt wird, wobei sie über die hier immer scharf ausgeprägte Leiste deutlich springt. Da der Tränensack dahinter gelegen ist, ist damit die Stelle, wo die vorliegende Muskelschichte durchschnitten zu werden hat, genau bestimmt. Der nach innen davon gelegene Teil der Wunde bleibt weiterhin unberührt.

Genau entlang der Leiste oder etwas auswärts davon wird die Muskelschichte in gleicher Weise wie die oberflächliche Faszie mit der Schere geschlitzt. Die Muskelfasern werden mit der geschlossenen Schere nach beiden Seiten zurückgeschoben.

Die tiefe Faszie. Dadurch kommt im Grunde der Wunde eine derbe, weiße Membran zum Vorschein, die den Tränensack bedeckende *tiefe Faszie* (Abb. 3). Sie spannt sich von der vorderen auf die hintere Tränenleiste hinüber und überbrückt die Tränensackgrube, wodurch diese zu einem geschlossenen Bett für den Sack umgestaltet wird. Nach oben, innen und unten geht dieses Gebilde in die Beinhaut der Umgebung über, an der hinteren Leiste aber verschmilzt es mit dem Septum orbitale, wodurch der Abschluß der Tränensackgrube gegen die Augenhöhle vervollständigt wird.

Die besonders verdickten oberen Teile dieser Faszie bilden einen vorspringenden, derben Strang, der in der oberen Wundecke bloßliegt, das *Lidbändchen, Ligamentum canthi internum.*

Diese hier in der Wunde sichtbaren Fasern werden auch als vorderer Schenkel des Bändchens bezeichnet. Von ihm strahlen Faserbündel divergierend in den Lidknorpel des oberen und unteren Lides aus. Man pflegt daher auch zu sagen, das Lidbändchen sei Y-förmig; hinter dem wagrechten Ursprungsstrang liegt die Kuppe des Tränensackes, die beiden Schenkel des Y enthalten die Tränenröhrchen. Im Gegensatz dazu wird der an der hinteren Leiste haftende Teil der Faszie hinterer Schenkel des Lidbändchens genannt. Diese Einteilung, die auch wegen der Verschiedenheit der Ansätze der Muskelfasern nützlich ist, wird leicht verständlich, wenn man einen Horizontalschnitt des Schädels betrachtet, der durch die Gegend des Lidbändchens geführt wurde. Durch Abziehen des Lides nach außen wird die tiefe Faszie winklig geknickt, so daß sie nunmehr mit der Tränensackgrube einen dreieckigen Raum begrenzt, dessen Basis die Grube ist und dessen beide Schenkel (vorderer und hinterer) die betreffenden Abschnitte des Lidbändchens sind. In dem Dreieck liegt der Durchschnitt des Tränensackes.

In diesem Zeitpunkte des Eingriffes ist weder die Leiste, wenn sie nicht gerade ungewöhnlich weit vorspringt, sichtbar, noch die Tränensackgrube. Um sich zurechtzufinden, wo beide liegen, tastet man abermals mit der Pinzette in der oben beschriebenen Weise.

Indem die vordere Leiste ununterbrochen als Leitgebilde dient, wird ein Abirren zuweit medialwärts, wo nur die Beinhaut des Nasenrückens anstatt des Tränensackes freigelegt würde, vermieden und ebenso das Einschlagen einer falschen Richtung nach außen vom Sacke gegen die Augenhöhle zu.

Bloßlegung des Sackes. Knapp nach außen (hinten) von der vorderen Leiste und ihr entlang wird mit der Schere die tiefe Faszie gespalten. Um dabei nicht die Wand des Tränensackes zu verletzen, der, mit der Faszie durch lockeres Zellgewebe verbunden, unmittelbar dahinter gelegen ist, wird mit der Hakenpinzette das Lidbändchen aufgefaßt, nach vor- und auswärts gezogen und dadurch die Faszie vom Tränensack abgehoben. Diese wird mit dem spitzen Blatt der Schere etwas hinter der Leiste und einige Millimeter unterhalb des Bändchens durchstoßen. Die Schere hat dabei nur wenig geneigt zur Faszie angesetzt zu werden, weil bei steilem Eindringen Gefahr besteht, zu tief zu kommen und die Wand des Sackes zu schlitzen. Der erste Schnitt wird außerdem nur kurz gemacht, so daß eine etwa entstandene Verletzung des Tränensackes nur geringfügig ist. Sie kann aber bei einiger Übung leicht vermieden werden, besonders wenn die Wand des Sackes verdickt ist. In der kleinen Wunde liegt die durch ihre meist etwas bläuliche Farbe auffällige Wand des Tränensackes bloß. Der Schnitt wird darauf durch die ganze Länge der Membran weiter geführt (Abb. 4), immer parallel zur Leiste, zuerst nach oben, wobei das Lidbändchen ungefähr in der Mitte seines wagrechten Schenkels durchtrennt wird, und darnach in der Richtung nach unten und im Bogen etwas nach außen, wobei durch entsprechende Handdrehung die Blätter der gekrümmten Schere in die geeignete Lage gebracht werden. Immer wird das eine Blatt der Schere ganz flach hinter der Faszie eingeführt, um den Sack nicht zu verletzen.

Nach der Durchtrennung des wagrechten Teiles des Lidbändchens, wodurch, wie hier gleich vorweggenommen werden soll, die Form des Lidwinkels und die Lage der Lider für später keinen Schaden erleiden, klafft der Schnitt in der Faszie ziemlich stark, so daß ein beträchtlicher Teil der vorderen Tränensackwand in der Wunde deutlich sichtbar wird. Diese Wand ist jetzt wegen ihrer Verlötung mit der Faszie gespannt, besonders oben, wo sie sich in die Tränenröhrchen fortsetzt. Daher soll auch der erste Einschnitt in die Faszie nicht im Bereiche des Bändchens vorgenommen werden; denn dabei wird sehr leicht die gegen die Tränenröhrchen zumeist ziemlich dünne und stark gespannte Wand des Sackes verletzt, zumal da das Durchdringen der Schere durch das dicke Bändchen weniger überwacht werden kann.

Bei sehr tief gelegener Tränensackgrube mag an Stelle der Schere die Faszie mit einem GRAEFEschen Messer gespalten werden, das, mit der Schneide nach vorne gekehrt, unterhalb des Lidbandes flach angesetzt wird.

Dadurch, daß die Faszie nicht in ihrem Ansatze, das ist auf der Leiste, sondern etwas dahinter durchschnitten wird, gestaltet sich die nunmehr zu erfolgende Ausschälung des Sackes, besonders seiner lateralen Wand, aus seinem Bette wesentlich einfacher und übersichtlicher.

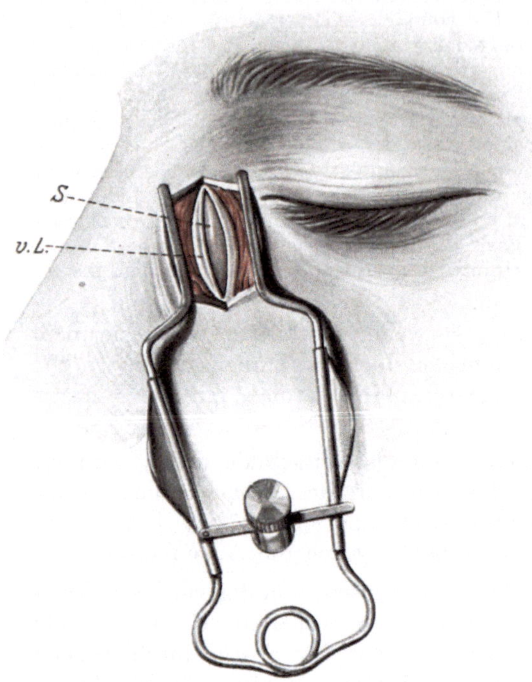

Abb. 4. Einen Millimeter hinter, d. h. lateral von der vorderen Leiste (v. L.) wurde durch die tiefe Faszie ein Einschnitt in der ganzen Länge der Wunde gemacht und dadurch der bläulich-rote Sack (S) freigelegt. In der Abbildung erscheint das Lidbändchen noch nicht durchschnitten.

Ist die Wand des Sackes stark verdickt, so wölbt sie sich in diesem Zeitpunkte manchmal bruchartig aus der Faszienwunde vor.

Ausschälung des Sackes. Nachdem der Sack auf die beschriebene Weise aufgefunden worden ist, kann nun an seine Ausschälung geschritten werden.

Der Sack ist im allgemeinen selbst nach lange dauernden Entzündungen nur durch ein lockeres Gewebe mit der tiefen Faszie verbunden. Straffe Verlötungen umschließen nur seine Kuppe. Ziemlich innig haftet ferner seine innere Wand an der Beinhaut der Tränensackgrube. Auch die nahe der Kuppe aus dem Sack austretenden Tränenröhrchen sind von einem straffen Bindegewebe umsponnen. Sie ziehen als ein ziemlich derber Strang nach außen durch die Faszie.

Zum leichteren Verständnis des Eingriffes unterscheidet man am besten nur zwei Wände des Tränensackes: Die laterale (orbitale), gegen die Faszie gerichtete, deren vorderer Teil durch den Einschnitt in die Faszie bloßgelegt wurde, und die innere oder mediale (nasale), die der Beinhaut der Tränensackgrube anliegt. Ich vermeide demgemäß ganz die Bezeichnung vordere und hintere Sackwand.

Die Ausschälung hat zwischen der Wand des Tränensackes und der umgebenden Faszie vorgenommen zu werden. Da in diesem Gewebe keine nennenswerten Blutgefäße liegen, wird sie durch keine Blutung gestört. Um sie glatt durchzuführen, muß folgendes Vorgehen eingehalten werden:

Zuerst wird die untere Hälfte der lateralen Wand freigemacht. Zu diesem Zwecke wird der laterale Schnittrand der tiefen Faszie mit einer Hakenpinzette aufgehoben und nach vorne und außen gezogen (Abb. 5). Dadurch werden, da der Sack an die Beinhaut der Tränensackgrube angelötet ist, die Gewebsfasern gespannt, die die laterale Sackwand mit der Faszie verbinden. Diese zarten Verbindungsfasern werden mit der geschlossenen Schere durch einige Striche durchtrennt, bis die Spitze der Schere rückwärts den Knochen berührt. Da die tiefe Faszie mit der hinteren Leiste fest verbunden ist, wird bei dieser Art zu unterminieren die Faszie von ihrem Ansatze nicht losgelöst.

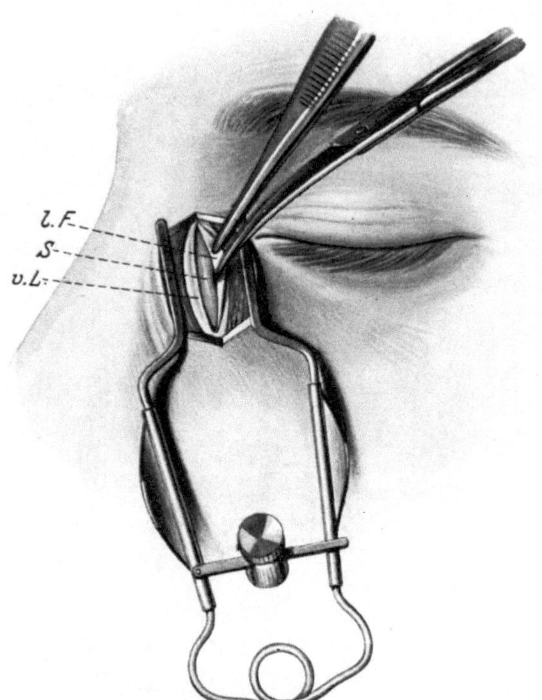

Abb. 5. Die Pinzette zieht den lateralen Wundrand der Faszie (l. F.) vom Tränensacke (S) ab. Die geschlossene Schere durchtrennt die lockeren Gewebsfasern zwischen Sack und Faszie und dringt nach rückwärts bis zum Knochen vor. v. L. vordere Tränenleiste.

Indem der Sack von der abgezogenen Faszie freigemacht wurde, fällt er zusammen und sinkt in die Tränensackgrube zurück. Versucht man nun fortschreitend von unten nach oben in gleicher Weise mit der geschlossenen Schere den Sack weiter abzulösen, so stellt sich ein derber Widerstand entgegen: die von einer bindegewebigen Hülle umgebenen Tränenröhrchen, die oben in Form eines Stranges den Sack verlassen und durch die Faszie durchtretend zu den Lidern ziehen (Abb. 6). Wird die geschlossene Schere mit Gewalt durch sie hindurch nach oben geführt, so werden sie unregelmäßig zerrissen und dabei Teile ihrer Schleimhaut an der Faszie zurückgelassen. Nacheiterungen wären die Folge dieses Vorgehens.

Der Tränenröhrchenstrang hat daher so nahe als möglich an der Faszie und scharf durchschnitten zu werden. Zu diesem Behufe wird das eine Blatt der geöffneten Schere, deren gewölbte Seite an die Faszie angedrückt wird, unter den Strang geschoben und dieser knapp an der Faszie mit einem Schlage durchtrennt (Abb. 7). Darauf zieht sich auch der obere Teil des Sackes in die Grube zurück. An der Innenseite der Faszie ist die punktförmige Öffnung, durch die die vereinigten Tränenröhrchen hindurchzogen, deutlich sichtbar.

Nunmehr wird die mediale Wand abgelöst. Es wird oben begonnen, da hier wegen der Flachheit der Leiste der Weg zur inneren Wand frei zugänglich

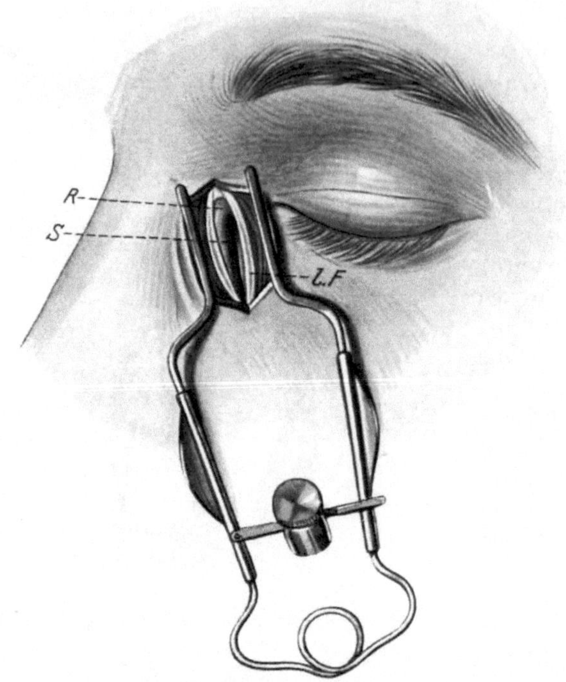

Abb. 6. Aus der lateralen Wand des Tränensackes (S), die in ihrer unteren Hälfte von der tiefen Faszie (l. F) abgelöst ist, treten oben die zu einem gemeinschaftlichen Strange verschmolzenen Tränenröhrchen (R) und begeben sich durch eine Öffnung der lateralen Faszie nach außen zu den Lidern.

ist. Der an der Leiste zurückgelassene schmale Streifen der Faszie wird mit der Hakenpinzette gefaßt und gegen die Nase nach vorne umgelegt, und die Spitze der geschlossenen Schere zwischen Faszie und Tränensack vorgeschoben (Abb. 8). Sollte der Faszienstreifen einmal etwas breiter sein, so genügt ein kleiner wagrechter, bis auf die Leiste reichender Einschnitt in ihn, um den Übergang der lateralen in die mediale Wand des Sackes freizulegen. Die geschlossene Schere, deren Höhlung nasalwärts gerichtet sein soll, schält nun mit einigen Strichen die innere Tränensackwand vom Knochen ab. Es braucht keine besondere Sorgfalt verwendet zu werden, die Beinhaut zu erhalten. Ist der Zusammenhang zwischen beiden locker, so wird die Beinhaut zurückgelassen; ist er aber innig, so wird sie ohne Nachteil für den Knochen mit dem Sacke entfernt. Die Ablösung wird so weit als möglich nach rückwärts gegen die hintere Leiste fortgesetzt. Ist einmal die obere Hälfte frei, so gelingt es meist, die geschlossene

Schere mit wenigen Strichen hinter den vorspringenden unteren Teil der Leiste, indem der Faszienansatz mit der Hakenpinzette aufgehoben wird, zwischen Knochen und Sackwand nach unten vorzuschieben und dadurch den Sack bis in den Gang loszulösen.

Der Sack liegt nun frei in der Grube. Oben hängt nur noch seine Kuppe mit dem umgebenden Gewebe zusammen, unten setzt er sich in den Tränengang fort.

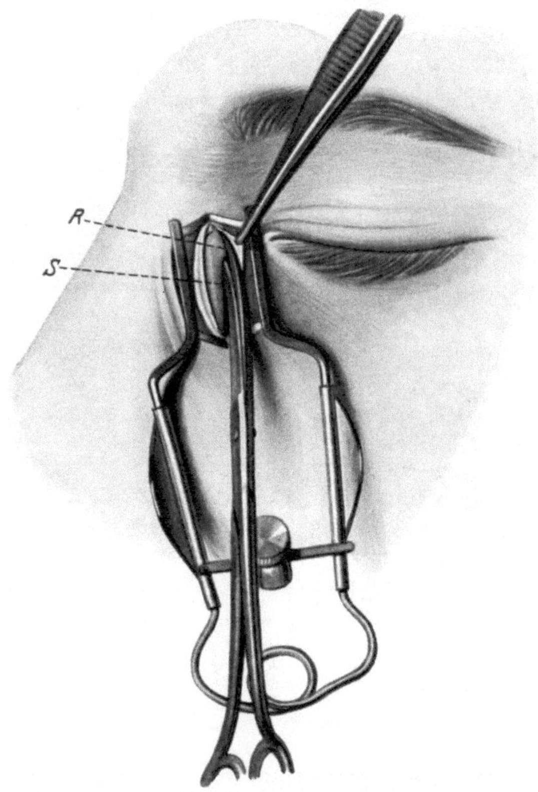

Abb. 7. Das eine Blatt der kleinen gekrümmten Schere ist unter den aus dem Sacke (S) hervorkommenden Tränenröhrchenstrang (R) geschoben, das andere Scherenblatt liegt vor ihm. Die Schere wird mit ihrer konvexen Fläche an die laterale Faszie angedrückt, so daß die Tränenröhrchen knapp daran abgeschnitten werden.

Der Sack wurde bis jetzt während des Eingriffes mit der Pinzette nicht berührt. Nur die umgebende Hülle wurde abgezogen und die Schere zwischen Faszie und Sack eingeführt. Dadurch wurde der Sack nicht in Gefahr gebracht durch die Pinzette zerrissen zu werden, was bei morscher Beschaffenheit der Wand leicht der Fall sein könnte.

Ist der Sack einmal zertrümmert, dann ist eine saubere Ausschälung der ganzen Schleimhaut kaum mehr möglich; wenigstens läßt sie sich nicht mehr sicher überwachen. Ist aber der Sack einmal in der beschriebenen Weise freigelegt, dann kann er, in seiner ganzen Dicke mit der Pinzette aufgefaßt, keinen Schaden nehmen, und selbst wenn er irgendwo einrisse, würde deswegen doch kein Schleimhautstückchen zurückgelassen werden.

Da die Kuppe mit dem umgebenden Gewebe fest verbunden ist, muß sie mit scharfen Schlägen der Schere ausgeschnitten werden. Zu diesem Behufe wird sie mit der Pinzette gefaßt und leicht vorgezogen, während der Gehilfe den oberen Wundrand mit einem Doppelhaken zurückhält, um einen freien Einblick in diesen Wundwinkel herbeizuführen (Abb. 9). Wurde die Pinzette genau oben an der Kuppe des Sackes angesetzt, so kann das Gewebe unmittelbar ober ihr durchschnitten werden, ohne daß ein Teil der Schleimhaut in der

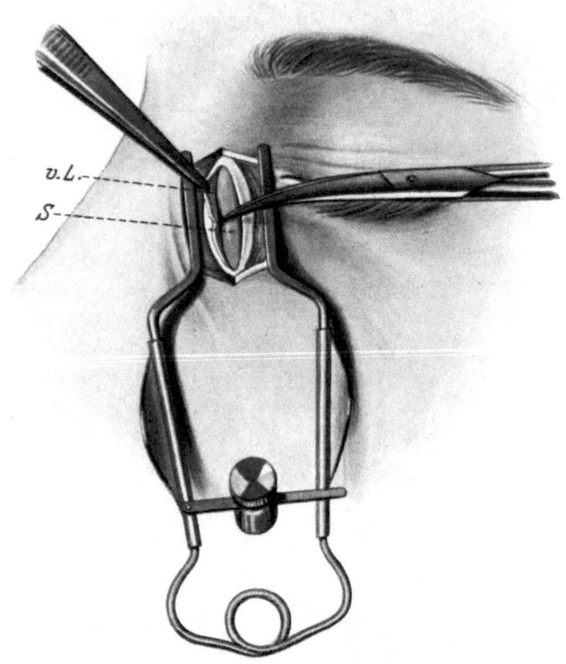

Abb. 8. Der Ansatz der tiefen Faszie an der vorderen Leiste (v. L.) wird mit der Pinzette nasenwärts abgezogen; die Spitze der geschlossenen Schere ist gegen den Knochen gerichtet und dringt oben zwischen Faszie und Tränensack (S) ein. Zur Erleichterung des Zuganges ist ein wagrechter kurzer Einschnitt in die Faszie angelegt.

Wunde zurückbleibt. Wird planlos in größerer Entfernung von der Kuppe eingeschnitten, so ist eine Blutung unvermeidlich. Diese tritt auch manchmal bei regelrechtem Vorgehen ein, stört aber in diesem Zeitpunkte des Eingriffes nicht mehr, da der Sack, bereits auf allen Seiten freigelegt, nicht mehr verloren gehen kann. Ist die Kuppe frei, so läßt sich der Sack, der gewöhnlich noch durch einige undurchtrennte Fasern in der Tiefe der Grube festgehalten wird, mit einigen Strichen der geschlossenen Schere gänzlich loslösen und nach vorne umlegen. Er muß nun noch so weit nach unten als möglich freigemacht werden. Zu diesem Zwecke wird er mit der Pinzette so weit unten als möglich gefaßt, während die Schere, senkrecht von oben her mit vom Sacke abgewendeten Spitzen an seine Wand angelegt, vorne und zu beiden Seiten der Wand einige Schnitte führt, die den Sack bis zum Beginn des Tränenganges lostrennen

(Abb. 10). Nachdem schließlich die senkrecht gehaltene Schere von vorne her in den knöchernen Anfangsteil des Ganges nach unten vorgeschoben worden ist, wird der Sack dort abgeschnitten und die Wunde tamponiert. Die Unversehrtheit der Wand des herausgenommenen Sackes läßt sich durch Einführen einer Sonde in seine Höhlung dartun. War der Sack aber am Eingange in den Nasengang vollständig verwachsen, so ist er eine geschlossene Blase und seine Schleimhaut kommt erst zum Vorschein, wenn er aufgeschnitten wird.

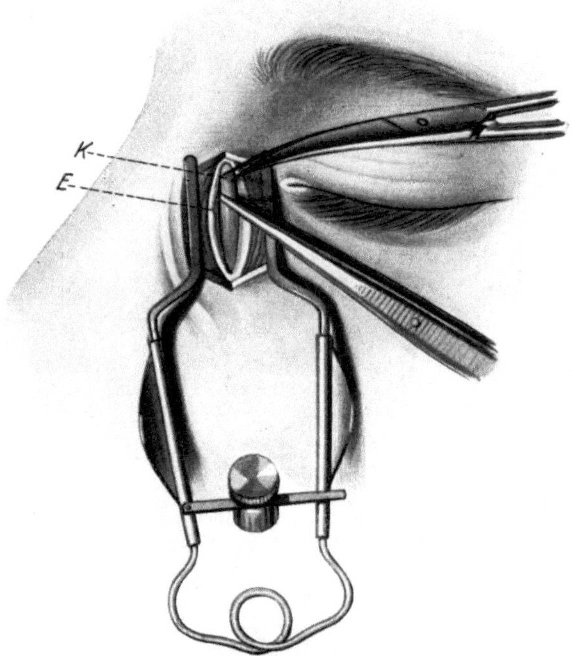

Abb. 9. Der von beiden Seiten freigemachte Sack wird nahe seiner Kuppe (K), nun zum erstenmale, mit der Pinzette gefaßt und knapp an der Grenze seiner Wand durch scharfe Scherenschläge losgeschnitten. Der obere Wundrand wird durch ein Doppelhäkchen abgezogen (in die Abbildung aus Gründen der Übersicht nicht aufgenommen). E der quere Einschnitt in die tiefe Faszie.

In der Wundhöhle bilden die vordere Leiste und die knöcherne Sackgrube die mediale Begrenzung; temporal stellt die derbe, weiße, glatte, sehnigglänzende, tiefe Faszie einen festen Abschluß gegen die Augenhöhle her (Abb. 11). Der Tränensack gehört somit nicht in den Bereich dieser, sondern liegt außerhalb davon.

Wird diese bindegewebige Scheidewand verletzt, indem auf der Suche nach dem Sacke der Fehler begangen wird, die Richtung gegen die Augenhöhle einzuschlagen, so verdeckt das in die Wunde vorquellende Fett den freien Überblick und stört bei dem Versuche, es wegzuschneiden, durch starke Blutung.

Sondierung des Tränen-Nasenganges. Zum Schluß wird eine BOWMANsche Sonde in den Tränen-Nasengang eingeführt. Um den Eingang zu finden, hat sie knapp hinter der vorderen Leiste fast in senkrechter Richtung mit leichter

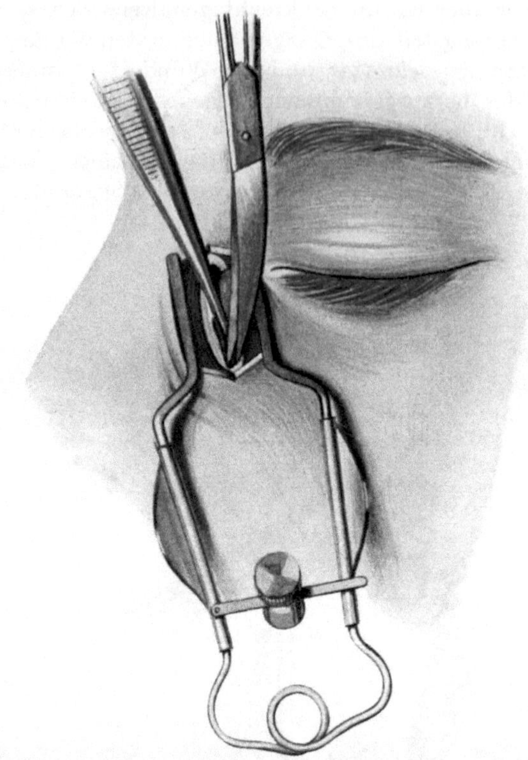

Abb. 10. Der von dem umgebenden Gewebe losgelöste Sack wird mit der Pinzette weit unten gefaßt und die senkrecht gehaltene Schere schneidet knapp an seiner vorderen Wand das noch anhaftende Gewebe bis in den knöchernen Gang hinein durch.

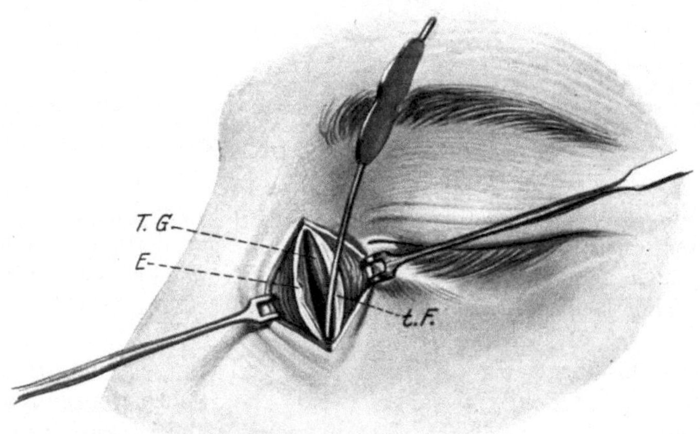

Abb. 11. Feld des Eingriffes nach vollendeter Ausschneidung. An der vorderen Leiste hängt noch der schmale zurückgelassene Saum der tiefen Faszie, an der der quere Einschnitt (E.) noch sichtbar ist. Die Tränensackgrube (T. G.) ist leer. Die äußere Begrenzung wird von der an der hinteren Leiste festhaftenden tiefen Faszie (t. F.) gebildet. Hinter der vorderen Leiste ist die Sonde durch den Tränengang in die Nase eingeführt.

Neigung nach außen unten an den Knochen angelegt und nach abwärts geschoben zu werden. Ist der Gang verwachsen, so muß sie durch das Narbengewebe durchgestoßen werden. Der Gang wird darauf mit einem scharfen Löffel erweitert und die darin befindliche Schleimhaut ausgekratzt, um eine Absonderung zu vermeiden. Auch wird damit eine Drainage der Wundhöhle geschaffen. Das leere Bett des Sackes hat mit dem scharfen Löffel nicht berührt zu werden. Bevor die Wunde vernäht wird, reinigt man sie mit einer schwachen Sublimatlösung, wobei ein Eindringen der Flüssigkeit durch den eben eröffneten Gang in die Mundhöhle zu vermeiden ist.

Die Naht. Die Naht erfordert gewisse Vorsichtsmaßregeln. Die Haut dieser Gegend ist dünn, oft zerreißlich, meistens an den Wundrändern eingerollt. Werden diese nicht genau aneinandergepaßt, so wird die Heilung per primam vereitelt und die große Wundhöhle muß durch Granulationen ausgefüllt werden. Dadurch wird der Heilungsverlauf verzögert und außerdem die Narbe derber und auffallender; die zarte Narbe nach einer gut angelegten Naht und prima intentio ist dagegen kaum sichtbar.

Bei gewöhnlicher Länge der Wunde genügen drei Nähte, bei kurzem Einschnitte zwei. Die Wunde wird durch je ein in den oberen und unteren Winkel eingelegtes spitzes, krummes Häkchen gestreckt und die mit dünnen, stark gebogenen Nadeln versehenen Seidenfäden werden nahe den Wundrändern durchgeführt. Darauf bringt der Gehilfe die beiden Wundränder, die gewöhnlich eingerollt sind, mit zwei Pinzetten in richtiger Stellung aneinander. Die geschlungenen Fäden werden parallel zur Wunde gehalten und der Knoten an die Seite der Wunde verlegt. Zu starkes Zusammenziehen der Fäden ist zu unterlassen, weil die Seide durch die zerreißliche Haut leicht durchschneidet. Die Fäden werden kurz abgeschnitten.

Um einer Absonderung durch das Epithel der Tränenröhrchen vorzubeugen, können diese durch Einführen des spitzen Endes eines Galvanokauters bei Rotglut verödet werden. Dies gilt insbesondere für die Fälle, wo später ein das Augeninnere eröffnender Eingriff ausgeführt zu werden hat.

Bevor der Verband angelegt wird, hat nach der Unversehrtheit der Hornhautoberfläche gesehen zu werden. Es wurde schon früher auf die Gefahr einer Hornhauterosion aufmerksam gemacht.

Der Verband. Das geschlossene Auge wird zunächst mit einem Gazeläppchen bedeckt, damit kein Faden eines anderen Verbandstückes in die Lidspalte hineinragen und auf der Hornhaut reiben kann. Dann wird ein etwas eingefettetes, fest zusammengerolltes Gazebäuschchen langsam mit zunehmender Kraft auf die Wunde gegen den Knochen gedrückt, um die Wundhöhle zum Verschwinden zu bringen. Ein zweites darübergelegtes Bäuschchen sichert die Druckwirkung. Über die geschlossenen Lider werden schließlich einige Schichten lockerer Gaze gelegt und der ganze Verband mit zwei Streifen Paraplast festgehalten; der eine wird straff über die Bäuschchen gespannt, um die Haut an den Knochen gedrückt zu halten, der andere hält ohne Druck die Gaze über den geschlossenen Lidern fest. Rollbindenverband. Druck auf die Hornhaut des Auges hat vermieden zu werden, da dadurch Epithelschädigungen zustande kommen, die den Boden für schwere Infektionen abgeben. Das andere Auge bleibt frei.

Die Nachbehandlung. Der Verband wird schon am folgenden Tage abgenommen, um die Hornhaut zu besichtigen. Dabei darf aber die drückende Rolle von der Wunde nicht entfernt werden; es genügt, die Lider von der lateralen Seite her leicht zu öffnen.

Der zweite Verbandwechsel wird, wenn sonst alles in Ordnung ist, erst am dritten Tage vorgenommen. Am vierten Tage werden die Nähte entfernt, die Wunde ist per primam geheilt. Die Stichkanäle werden mit Xeroform bestaubt oder für einen Tag mit englischem Pflaster verklebt.

Anders verläuft die Wundheilung, wenn sich wegen ungenügenden Druckes Blut in der Wundhöhle angesammelt hat. Es treten schon in den nächsten Tagen Schmerzen ein, die Wunde wird vorgebaucht, die Haut dunkelrot, auf Berührung empfindlich. Die Nähte müssen entfernt werden und die Wunde ist mit einer Knopfsonde zu sprengen, wodurch dem Sekrete freier Abfluß verschafft wird. Die Wundhöhle wird mit einem eingeführten Gazestreifen drainiert. Unter feuchtem Verbande (mit BUROWscher Flüssigkeit) kleidet sich die Wundhöhle rasch mit Granulationen aus und vernarbt in kurzer Zeit.

Örtliche Betäubung. Der Tränensack wird unter örtlicher Betäubung ausgeschält. Entsprechend eingeleitet, ist diese so gründlich, daß sich auch empfindliche Leute ruhig verhalten. Um nicht den Überblick in dem Gewebe durch die eingespritzte Flüssigkeit zu stören, werden nur kleine Mengen verwendet und dazu das Kokain vorgezogen. Eine geringe Beigabe einer Suprareninlösung genügt, um eine hinreichende Blutleere zu erzeugen.

Nachdem durch einige Tropfen einer 3% Kokainlösung der Bindehautsack unempfindlich gemacht worden ist, wird mit der konischen Sonde das untere Tränenröhrchen erweitert und mit der ANELschen Spritze eine 1% Kokainlösung in den Sack eingespritzt. Um das Hineingeraten der Flüssigkeit durch die Nase in den Mund zu vermeiden, hat der Kranke dabei zu sitzen und den Kopf nach vorne zu neigen. Ist der Tränen-Nasengang vollständig verwachsen, so geht keine Flüssigkeit durch, sondern sie entweicht durch die Tränenröhrchen, besonders durch das obere. Diese Einspritzung dient auch zur Reinigung des Sackes; sonst ergießt sich das in ihm angesammelte Sekret beim Durchschneiden der Tränenröhrchen und des Ganges in die Umgebung. Erfahrungsgemäß tritt aber auch dabei fast nie eine ernste Entzündung der Wunde ein.

Der Inhalt einer PRAVAZschen Spritze, das ist 1 ccm einer 1% Kokainlösung mit etwas Suprareninbeigabe genügt zur Einspritzung vollkommen. Die Mischung wird in der Weise bereitet, daß 8—9 Teilstriche der Spritze mit der der Kokainlösung angesaugt und 1—2 Teilstriche Suprareninlösung (1 : 1000,0) dazu aufgezogen werden.

Das erste Drittel der Lösung wird unter die Haut gespritzt. Die Spitze der Nadel wird unter dem Lidbändchen eingestochen und langsam nach oben vorgeschoben. Dadurch wölbt sich die Tränensackgegend etwas vor. Eine leichte Massage bringt die Schwellung bald zum Verschwinden.

Das zweite Drittel wird in der Weise verwendet, daß die Spitze der Nadel oberhalb des Lidbändchens senkrecht bis auf den Knochen eingestochen und dann die Spritze um 90^0 nach vorn gedreht wird, so daß die Nadel gegen die Augenhöhle gerichtet ist. In dieser Richtung wird sie hart am Knochen wenige Millimeter vorgeschoben. Diese Einspritzung betrifft gerade die Gegend der

Tränensackkuppe und die hier an den Tränensack und seine Grube herantretenden Zweigchen des Nervus nasociliaris.

Mit dem dritten Einstich soll die Gegend des Einganges in den Tränen-Nasengang erreicht werden. Unterhalb des Lidbändchens wird senkrecht gegen die Tränenleiste eingestochen, dann die Spritze aufgestellt und die Nadel etwas augenhöhlenwärts vorgeschoben. Sollte die Spitze der Nadel in den Tränensack eingedrungen sein und daher die eingespritzte Flüssigkeit aus dem Tränenröhrchen ausströmen, so wird die Nadel etwas zurückgezogen und in anderer Richtung wieder vorgeschoben.

Der Eingriff wird wenige Minuten darnach begonnen. Meist ist die Blutung so geringfügig, daß die Gewebe Schicht für Schicht anatomisch sauber bloßgelegt werden können. Nur der Hautschnitt blutet gelegentlich etwas stärker, wenn zufällig größere Venenstämmchen getroffen wurden. Die tieferen Teile sind stets genügend blutarm. Die angegebene Menge Suprareninlösung ($^1/_{10}$ bis $^2/_{10}$ ccm) reicht dazu vollkommen aus. Bei Verwendung so geringer Mengen ist kein schädlicher Einfluß zu befürchten, weder örtlich, wie z. B. Nekrose oder stärkere Nachblutung, noch im allgemeinen Befinden. Manchmal klagen die Leute über plötzliche Beklemmungszustände, Angstgefühle und Herzklopfen. Die Erscheinungen gehen in kürzester Zeit vorüber. Bei alten Leuten mit vorgeschrittener Arteriosklerose kann die Menge auf 1 Teilstrich herabgesetzt werden, ohne daß die örtliche Wirkung wesentlich vermindert wird. Aufträufeln der Lösung auf die Wunde hat dagegen fast gar keinen Erfolg. Sollte trotzdem einmal eine stärkere Blutung stören, so kann sie durch Einlegen von Stryphnongaze in die Wunde rasch zum Stillstand gebracht werden.

Bevor nach Ausschälung des Sackes die Sonde in die Nase eingeführt wird, wird 1 $^0/_0$ Kokainlösung in die Wunde eingeträufelt, damit sie entlang der Sonde in den Tränengang kommt und die nachfolgende Auskratzung mit dem scharfen Löffel schmerzlos macht.

Mit dem hier beschriebenen Vorgehen zur örtlichen Betäubung werden so tadellose Erfolge, auch in bezug auf die Übersichtlichkeit und die Blutleere des Eingriffgebietes, erzielt, daß wir keinen Grund hatten, die für diesen Eingriff empfohlenen Einspritzungen in die Tiefe der Augenhöhle, die die Leitung im Bereiche des Nervus nasociliaris zu unterbrechen haben, anzunehmen. Außerdem halten wir es für einen besonderen Vorteil unserer Art der örtlichen Betäubung, daß sich der Eingriff ganz außerhalb der Augenhöhle abspielt.

Zwischenfälle und Fehler. Über das Auffinden des Sackes. Das Schwierige an dem Eingriffe ist, den Sack aufzufinden, außer er ist schon so ausgedehnt, daß er als Geschwulst durch die Haut sichtbar ist. Die vordere Tränenleiste muß — wie schon wiederholt hervorgehoben — während des ganzen Eingriffes als Leitgebilde dienen. Dabei muß stets die Richtung gegen den Knochen eingehalten werden. So vermeidet man einerseits, zu weit nasenwärts an der Beinhaut des Knochens nach dem Sacke zu suchen, andererseits in das Gewebe der Augenhöhle einzudringen. Dieses soll überhaupt nicht in Sicht kommen. Je sauberer der Sack ausgelöst wird, d. h. je genauer man sich entlang der Wand des Sackes hält, beständig zwischen dieser und der sie einhüllenden Faszie, desto glatter ist der Verlauf des Eingriffes. Wird aber in Ermangelung genauerer Kenntnisse über die Lage und Umgebung der Sack samt den anhaftenden Gewebsteilen herausgeschnitten, so versagen die Einspritzungen, die Blutung ist überreichlich, der Eingriff schmerzhaft und oft werden Sackreste in der Wunde zurückgelassen.

Verletzung des Sackes. Wird der Sack nicht im ganzen, sondern nur in einzelnen Stücken herausbefördert, so bleiben leicht einzelne Teile der Schleimhaut zurück, veranlassen von neuem eine Absonderung oder führen gar zur Fistelbildung. Die Ursache dieses Mißlingens kann in einer ausnahmsweise eingetretenen starken Blutung gelegen sein, da diese ein tadelloses Vorgehen unmöglich macht, oder in einer außerordentlichen Zerreißlichkeit des Sackes oder aber in dem Umstande, daß die Vorderwand des Sackes durch eitrige Einschmelzung bei akuter Dakryozystitis schon früher zerstört worden war.

Auch bei sonst glattem Eingriffe kann der Fehler unterlaufen, daß die Spitze der Schere beim Öffnen der tiefen Faszie auch in die unmittelbar hinter ihr liegende vordere Tränensackwand eindringt. Wird der Fehler nicht sofort entdeckt, so wird die Wand beim weiteren Einschneiden der Faszie in der ganzen Länge mitgespalten und als Folge davon nur ein Teil des Sackes herausgeschält. Besonders die der tiefen Faszie anhaftende laterale Wand wird dabei nicht selten zurückgelassen. Die mediale Wand aufzufinden, gibt dagegen der starre Knochen und die Leiste ein sicheres Leitgebilde ab.

Auch sonst geschehen am häufigsten Fehler bei der Losschälung der lateralen Wand: diese wird nämlich entweder mit der Faszie zusammen ausgeschnitten, wodurch die Augenhöhle eröffnet und eine Infektion des Gewebes ermöglicht wird, oder sie wird mit der Faszie zurückgelassen und nur die mediale Wand entfernt.

Es wurde daher ausdrücklich empfohlen, bei der Ausschälung zuerst die laterale Wand freizumachen. Nur solange der Sack noch am Knochen der Grube festhaftet, kann durch Zug der Faszie nach außen das sie mit der lateralen Sackwand verbindende Bindegewebe angespannt und der richtige Weg zwischen beiden leicht gefunden werden.

Nicht selten konnte ich bei Säcken, die schon anderwärts erfolglos angegangen worden waren, die ganze äußere Wand unversehrt ausschälen. Auch die mit der bedeckenden Faszie fest verwachsene Kuppe des Sackes wird durch fehlerhaftes Abkappen oder Abreißen des Sackes unter ihr in der Wunde zurückgelassen.

Ist schon nach gut gelungener Ausschälung des Sackes die Wundhöhle genau zu besichtigen (um zu sehen, ob der Knochen gesund ist, u. dgl.), so muß sie bei Herausbeförderung der Schleimhaut in Stücken um so eingehender gemustert werden. Das Auskratzen mit dem scharfen Löffel ist ganz ohne Wert. Sind Teile des Sackes zurückgeblieben, so wird die Wunde mit Gaze tamponiert und kurze Zeit zugewartet, bis die Blutung steht. Meist werden dann die Stellen, wo Reste der Wand haften geblieben sind, entdeckt. Die durch ihre blaßgraue Farbe und das sulzige Aussehen kenntlichen Stücke werden mit der Pinzette gefaßt und von ihrer Unterlage (Faszie, Knochen) mit der Schere sorgfältigst losgelöst. So gelingt es meistens, alle zu entfernen und eine Heilung per primam intentionem zu erzielen.

Nachbehandlung bei zurückgelassenen Schleimhautresten.

Wird die Wunde über zurückgelassenen Schleimhautresten vernäht, so wölbt das Sekret sie binnen kurzem vor und sprengt die Nähte. Oder die Wunde muß wegen Sekretstauung mit der Sonde eröffnet werden. Eine langdauernde Eiterung folgt diesem Vorgange. Während dieser Zeit muß die Wunde durch Einlegen eines Gazestreifens offen erhalten werden. Ausspülungen mit schwacher Sublimatlösung oder mit 6 % Wasserstoffsuperoxydlösung sind empfehlenswert. Die Wunde sofort auszukratzen, ist ganz verfehlt. Gerade in dem Zustande der Granulationsbildung sind in der Wunde keine Einzelheiten zu erkennen und selbst, wenn von dem scharfen Löffel der ausgiebigste Gebrauch gemacht wird, bleiben doch immer Schleimhautreste zurück. Mit ihm kann vielleicht die Schleimhaut, die an dem Knochen hängen blieb, entfernt werden, nicht aber die der lateralen Wand, da sie keine feste Unterlage hat und dem scharfen Löffel ausweicht. Wird bei solchen anderweitig mit wiederholtem Auskratzen behandelten Kranken nach Ablauf aller akut entzündlichen Erscheinungen eine regelrechte Ausschälung vorgenommen, so wird meist die laterale Tränensackwand, oft auch die Kuppe des Sackes gefunden. Diese können in einem Stücke herausgeholt werden, worauf Heilung per primam eintritt. Auch bei diesem Eingriffe soll nicht gleich mit dem ersten Schnitte bis zur vorderen Leiste eingedrungen, sondern — soweit es in dem Narbengewebe möglich ist — schichtweise vorgegangen werden. Die Kokain-Suprarenin-Infiltration bringt in dem starren Narbengewebe eine solche Blutleere hervor, daß jeder Schnitt überwacht werden kann. Die Sackwand hebt sich durch ihre bläuliche Farbe von dem weißen Narbengewebe recht deutlich ab und kann meist ganz leicht ausgeschält werden. Wurde dann noch durch genaue Besichtigung der Wunde festgestellt, daß keine Schleimhautreste zurückgeblieben sind, so darf die Wunde durch Nähte geschlossen werden.

Heilung der Tränensackfistel. Wenn sich nach mißlungener Ausschälung oder nach eitriger Entzündung des Sackes eine Fistel gebildet hat, ist zur Entfernung der Sackreste ein langer Schnitt (2 cm) anzulegen, um einen bequemen Zugang zur Grube herzustellen. Die Fistel ist zu umschneiden. Der anfänglich nur durch die Haut geführte Schnitt wird nach Unterminierung der Wunde und Einlegen des Tränensackspiegels allmählich bis auf die Leiste vertieft. Das ganze in der Wunde bloßliegende Narbengewebe muß entfernt und die Tränensackgrube ausgeräumt werden. Sehr häufig gelingt es noch, lateral die Grenze zwischen Schleimhautresten und Faszie zu finden. Vom Auskratzen wird Abstand genommen und durch die Besichtigung der Wunde die Gewißheit zu erlangen versucht, daß nichts von der Schleimhaut zurückgeblieben ist. Auf Nähte muß, besonders nach mehreren Anfällen von Dakryozystitis, verzichtet werden, wenn die Haut zu zerreißlich ist. Ein locker eingeführter Gazestreifen hält die Wundhöhle offen. In ihr entwickeln sich bald Granulationen, die schließlich die Höhle ausfüllen. Die Narbe ist selbst nach diesen Vorgängen oft erstaunlich geringfügig. Hatte sich nach wiederholter Mißhandlung der Gegend durch Auskratzen ein Narbenektropium gebildet, so wird das Lid durch entsprechend schief von außen unten nach innen oben angelegte Nähte gehoben und in die richtige Stellung zurückgebracht.

Tränensackektasie. Von einem vorbildlichen Verfahren kann nicht mehr gesprochen werden, wenn sich der Tränensack so stark ausgedehnt hat, daß er sich als Geschwulst unter der Haut vorwölbt. Die darüber liegenden Gewebe werden dadurch so atrophisch, daß schon unmittelbar nach dem Hautschnitte die Wand des Sackes bloßliegt. Die Ausschälung unterscheidet sich dann nicht von der einer anderen Geschwulst dieser Gegend. Der Sack soll dabei nicht verletzt werden, damit keine Schleimhautreste in der Wunde zurückbleiben.

Tuberkulose des Tränensackes. Tränensackerkrankungen tuberkulöser Natur — besonders bei Kindern — gestatten oft keine saubere Ausschälung, da die Wand des Sackes häufig durch tuberkulöse Infiltrationen zerstört und nicht selten auch der Knochen in Mitleidenschaft gezogen ist. Alles kranke Gewebe muß ausgeschnitten und der erkrankte Knochen entfernt werden; in die Wunde wird Jodoformgaze eingeführt und die Heilung per granulationem abgewartet. Der Natur der Sache gemäß erfolgt häufig eine Rezidive, meistens mit Fistelbildung, die von neuem einen Eingriff notwendig macht. Gerade mit Rücksicht auf die Schwierigkeit und Unsicherheit des Eingriffes bei Tuberkulose des Tränensackes sollte vorher immer zuerst der Versuch gemacht werden, wie es KUMER und SALLMANN zuerst empfohlen haben, zunächst von der Behandlung mit Radium Gebrauch zu machen. Damit gelingt es nämlich in einer beträchtlichen Zahl von Fällen, die Krankheitserscheinungen zur Heilung oder doch die Krankheit so weit zum Rückgang zu bringen, daß der Sack nunmehr ohne Schwierigkeit ausgeschält werden kann.

Behandlung der akuten Dakryozystitis. Bei akuter Dakryozystitis soll nur dann eingeschnitten werden, wenn ein Durchbruch unvermeidlich erscheint. Sonst genügen zur Behandlung feuchte antiseptische Verbände (besonders mit Liq. Burowi). Es dauert gewöhnlich Wochen, bis die Entzündung vollkommen verschwunden ist. Erst wenn die Tränensackgegend wieder normal aussieht, auf Druck nicht mehr schmerzhaft ist, wird der Sack in regelrechter Weise ausgeschält. Wird der Eingriff noch vor Ablauf der akuten Eiterung versucht, so mißlingt er, weil es in dem infiltrierten Gewebe an jeder Übersicht mangelt und die starke Blutung aus den erweiterten Gefäßen sehr stört; außerdem aber besteht die große Gefahr, die eitrige Entzündung durch die Eröffnung von Lymphgefäßen in die Umgebung zu verpflanzen und schwere eitrige Erkrankungen der Lider oder eine Orbitalphlegmone zu veranlassen.

Es ist falsch in solchen Fällen schon nach kaum mehr als einer Woche die Tränensackschleimhaut durch Auskratzen mit dem scharfen Löffel entfernen zu wollen. Siehe darüber das auf S. 17 Gesagte.

Ein Tränensackabszeß wird mit einem spitzen Skalpell durch einen Schnitt eröffnet, der knapp unter dem Lidbändchen beginnt und sich über die Höhe der Vorwölbung in der Richtung der vorderen Leiste nach außen unten erstreckt. Das Messer wird bis an den Knochen der Tränensackgrube vorgestoßen und der Schnitt in der Schleimhaut bis zum Beginn des Tränenganges verlängert. Unter Drainage der Wunde wird abgewartet, bis alle akut entzündlichen Erscheinungen verschwunden sind. Die Heilung erfolgt ohne oder mit Fistelbildung. Erst dann wird die beschriebene Ausschälung vorgenommen.

Anzeigen. Der Tränensack hat bei chronischer Tränensackblennorhoe unbeidngt ausgeschält zu werden, wenn er sich stark verdickt oder ausgedehnt hat, wenn der Tränen-Nasengang vollständig verwachsen ist oder eine Fistel besteht; ferner, wenn ein das Auge eröffnender Eingriff (insbesondere Starausziehung) vorgenommen werden soll; schließlich wenn eine eitrige Infiltration der Hornhaut (infizierte Erosion, Ulcus serpens u. dgl.) eingetreten ist. Die Kauterisation des Geschwüres allein würde nicht zu dem gewünschten Erfolge führen, da wegen der Absonderung aus dem erkrankten Tränensacke fortwährend Keime an die des Epithels beraubte Stelle gelangen und sie aufs neue anstecken.

Bei poliklinischen Kranken, die meist nicht Zeit zur langwierigen (und häufig erfolglosen) Sondenbehandlung haben, erweitert sich die Anzeige auf alle Fälle von chronischer Blennorrhoe des Sackes, besonders dann, wenn schon eine Sondenbehandlung ohne Ergebnis durchgeführt worden war.

Ergebnisse. Das Ergebnis des Eingriffes ist meist sehr befriedigend. Die Narbe ist in kurzer Zeit kaum sichtbar, der mit der Blenorrhoe beständig einhergehende Katarrh verschwindet regelmäßig bald und damit das Tränenträufeln — dieses wahrscheinlich aber auch durch einen nervösen Einfluß im Zusammenhange mit der Entfernung des Sackes. Wegen so häufiger gegenteiliger Behauptung muß besonders hervorgehoben werden, daß andauerndes störendes Tränenträufeln nach glatter Ausschälung eine Ausnahme, nicht die Regel ist. Bleibt nach dem Eingriffe der Katarrh und damit das Tränenträufeln bestehen, so ist dies fast ein sicheres Zeichen, daß Sackreste zurückgelassen worden sind. Meist läßt sich dann auch gelegentlich aus den Tränenröhrchen Sekret ausdrücken.

Besteht diese Ursache aber nicht und hält das Tränenträufeln auch noch nach Ablauf einiger Monate nach dem Eingriffe an, so kann es durch die Entfernung der unteren Tränendrüse beseitigt werden.

Zweites Kapitel.

Ausschneidung der unteren Tränendrüse.

Die untere Tränendrüse ist der im oberen Lid gelegene Teil der Tränendrüse, der die Ausführungsgänge der orbitalen Drüse umgibt und sie bis zu ihrer Mündung in der oberen Übergangsfalte begleitet. Nasalwärts finden sich Ausführungsgänge nicht jenseits des äußeren Viertels des Lides. Der unterste Ausführungsgang liegt in der Höhe des äußeren Lidbändchens, manchmal auch etwas tiefer. Bei vielen Leuten kann die untere Tränendrüse am äußeren Ende des oberen Lides gesehen werden, wenn dieses etwas aufgehoben oder umgedreht wird, während der Untersuchte nach unten und einwärts blickt. Manchmal wölbt sie sich in Form einer kleinen lappigen Geschwulst vor.

Anzeigen für die Ausschneidung der unteren Tränendrüse. Der Eingriff ist angezeigt: 1. bei Tränenträufeln, wenn es nicht durch eine Tränensackerkrankung bedingt ist und trotz Berücksichtigung aller möglichen Ursachen auf keine andere Weise beseitigt werden kann; 2. bei Tränenträufeln im Gefolge von Tränensackerkrankungen, a) wenn trotz vollständiger Erweiterung des Tränen-Nasenganges durch Sondierung das Tränenträufeln weiter besteht, b) *nach* Tränensackausschälung, wenn das Tränenträufeln auch noch längere Zeit nachher nicht verschwunden ist, c) gleichzeitig mit der Tränensackausschälung, wenn das Tränenträufeln Hauptsymptom der Tränensackerkrankung war, um die lästige Erscheinung mit Sicherheit zu beeinflussen, oder wenn die Tränensackausschälung an Kranken vorgenommen wurde, die von weit her gekommen sind und sich ein zweites Mal nur schwer einfinden könnten.

Verfahren von DE WECKER. Das obere Lid wird in der gewöhnlichen Weise mit dem Finger umgedreht, eine offene Schieberpinzette an der Grenze des äußeren und mittleren Drittels so angelegt, daß der eine Arm unter das Lid in die Übergangsfalte geschoben wird, der andere vorne auf den Lidknorpel zu liegen kommt, darauf die Pinzette geschlossen und das Lid ein zweites Mal umgedreht, indem die Pinzette nach oben umgelegt wird.

Wurde der Bindehautsack vorher gründlich kokaïnisiert, so schmerzt die doppelte Umdrehung des Lides nicht wesentlich. Zur örtlichen Betäubung wird $^1/_3$ ccm einer 1 $^0/_0$ Kokainlösung unter die Bindehaut in das Gewebe zwischen Pinzettenspitze und äußeren Lidwinkel eingespritzt.

Die Drüse soll in *einem* Stück und nicht in Form einzelner Läppchen herausgenommen werden.

Bindehautschnitt. Die Bindehaut wird mit der kleinen gekrümmten Schere von der Spitze der Pinzette bis zum äußeren Lidwinkel in einer Länge von fast 1 cm ungefähr wagrecht eingeschnitten. Das durch die Einspritzung geschwollene Gewebe unter der Bindehaut wird durchtrennt und ebenso eine Bindegewebsmembran, die die Tränendrüse einhüllt. Darauf erst wölben sich die Drüsenläppchen vor. Die untere Tränendrüse zeigt eine sehr verschieden starke Entwicklung. Manchmal sind die Läppchen sehr zahlreich und groß, manchmal sind ihrer nur wenige vorhanden und diese außerdem klein.

Ausschälung der Drüse. Sorgfältig wird die Bindehaut mit kleinen Scherenschlägen nach oben und unten, d. h. gegen den Lidknorpel und gegen die Bindehaut des Auges zu, abgelöst. Der Gehilfe hält die Bindehautwunde mit spitzen Doppelhäkchen auseinander (Abb. 12). Die Tränendrüse erscheint als ein kleiner Knoten in der Mitte der Wunde, wird mit der Pinzette gefaßt und mit der Schere von der orbitalen Tränendrüse abgeschnitten, wobei am nasalen Ende begonnen wird. Es sei besonders hervorgehoben, daß es nicht darauf ankommt, möglichst hoch in der Augenhöhle die Drüse abzuschneiden, sondern darauf, sie in ihrer ganzen Länge in der Richtung von außen nach innen auszuschälen, da nur so alle Ausführungsgänge der großen Drüse schließlich durchschnitten werden. Wieviel an Drüsengewebe abgetragen wird, ist gleichgültig, wenn nur in dem entfernten Drüsenteil alle Ausführungsgänge enthalten sind. Die weiße Membran, die nach der Ausschneidung im Grunde der Wunde bloßliegt, ist die Fascia tarsoorbitalis. Sie liegt vor der Drüse und steht daher der Ausschälung nicht im Wege. Ihre Verletzung könnte eine Ptosis zur Folge haben, da sie mit der Sehne des Lidhebers in Verbindung steht. Wurde aber die Pinzette an der Grenze des äußeren Drittels des Lides angelegt, so kann, selbst wenn eine Verletzung der Faszie durch zu tiefes Einschneiden zustande kommt, der Sehne des Muskels kein großer Schaden erwachsen.

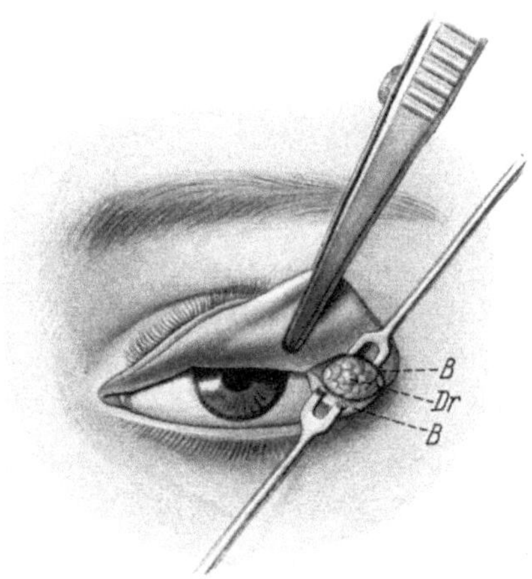

Abb. 12. Ausschälung der Tränendrüse nach WECKER. Das obere Lid ist doppelt umgestülpt und wird durch eine im äußeren Drittel eingelegte Schieberpinzette von einem Gehilfen in dieser Stellung erhalten. Die Bindehaut (B.) ist auf beiden Seiten von der Drüse abgelöst. Die Wunde wird mit Doppelhäkchen offen gehalten. In ihr liegt die Tränendrüse (Dr) als kleiner Knoten frei.

Eine Verletzung der äußeren Haut oder des äußeren Geraden kann wohl nur bei ganz planlosem Vorgehen erfolgen. Die Blutung während des Eingriffes ist gering, stört aber trotzdem sehr; der zweite Gehilfe hat mit dem Tupfen vollauf zu tun. Eine Katgutnaht in der Richtung von oben nach unten durch die Ränder der Bindehautwunde genügt. Der Verband kann schon nach 24 Stunden entfernt werden.

AXENFELDS **Verfahren.** Anstatt das Lid doppelt umzustülpen, empfiehlt AXENFELD, das Gebiet in der Weise bloßzulegen, daß zwei stumpfe Doppelhaken außen an den Lidern angelegt werden (Abb. 13). Der untere wird unmittelbar unterhalb des äußeren Lidwinkels in den Rand des unteren Lides eingesetzt, der obere etwa $1/_2$ cm vom Lidwinkel entfernt in den Rand des oberen Lides. Die Haken werden dann stark auseinander und gleichzeitig nach außen und etwas nach hinten gezogen. Auf diese Weise wird die Kuppe der palpebralen Tränendrüse bloßgelegt und vorgedrängt. Das Verfahren ist gleich dem früher angegebenen: Längsschnitt durch die Bindehaut und Faszie, Freilegung der

Drüse zu beiden Seiten. Ist die Drüse in der Wunde sichtbar, so wird sie mit der Pinzette vorgezogen. Die Arme des AXENFELDschen Péans werden möglichst tief entlang den beiden Seiten der Drüse eingeführt, das Instrument wird geschlossen und die Drüse unmittelbar davor mit der Schere abgetragen. Nähte brauchen nach AXENFELD nicht angelegt zu werden.

Das AXENFELDsche Verfahren hat den Vorteil, daß das etwas schmerzhafte doppelte Umstülpen des Lides entfällt, die freigelegte Oberfläche der Drüse unmittelbar vorliegt und keine unnatürliche Lage und Spannung der Gewebe hervorgerufen wird, wodurch Falten und Buchten vermieden werden, die am ehesten zu einer Verletzung der umgebenden Gewebe während des Eingriffes führen. Kleine, in der Wunde vorragende Drüsenläppchen oder Gewebsteilchen müssen sorgfältig entfernt werden, da sie durch Reizung der Bindehaut eine länger dauernde Entzündung erzeugen könnten.

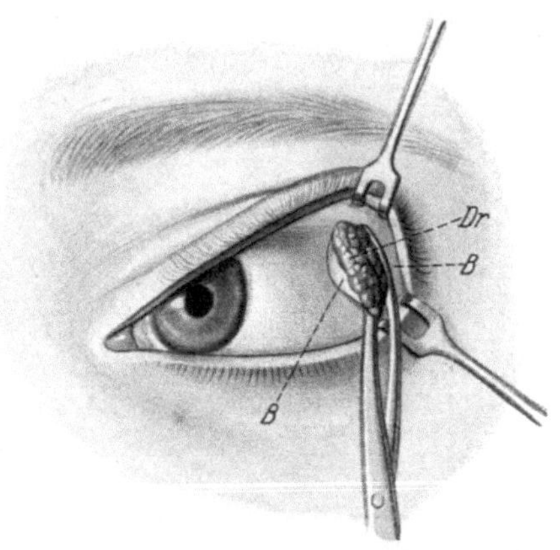

Abb. 13. Ausschälung der Tränendrüse nach AXENFELD. Die Lider werden durch zwei stumpfe Doppelhaken auseinandergehalten. Die Drüse (Dr) wird durch einen AXENFELDschen Péan abgeklemmt. B Wundränder der Bindehaut.

FRICKERs Verfahren. FRICKER bedient sich eines Fadens, um die Drüse bloßzulegen. Nach Umstülpen des Lides wird mit einer mittelgroßen gebogenen Nadel ziemlich nahe der Mitte des Lides ein Faden durch den Lidknorpel geführt, der 2—3 mm von seinem freien Rande entfernt ist. Werden die beiden Enden des Fadens nach oben und einwärts gezogen, so wölbt sich die Tränendrüse deutlich vor.

Ergebnisse des Eingriffes. Nach Ausschneidung der Drüse ist das Auge gewöhnlich für mehrere Tage blutunterlaufen, da sich das ausgetretene Blut allmählich nach unten ausbreitet. Das obere Lid ist etwas geschwollen, aber die dadurch bedingte leichte Ptosis verschwindet bald. Das Endergebnis ist meist gut, doch wird gelegentlich das Tränenträufeln nur wenig vermindert. In solchen Fällen kann die Ausschälung der ganzen orbitalen Drüse wünschenswert erscheinen. Dies hat durch einen Einschnitt von der Haut aus vorgenommen zu werden.

Trockenheit der Bindehaut oder Hornhaut ist weder bei Entfernung der Liddrüse, noch der orbitalen Tränendrüse zu befürchten, da die Drüsen einer gesunden Bindehaut hinreichend absondern. Dagegen wird manchmal nach dem Eingriffe ein hartnäckiger und langdauernder Katarrh der Bindehaut, der mit einer zähen schleimigen Absonderung einhergeht, beobachtet.

Von der Röntgenbestrahlung der Tränendrüse, die von verschiedenen Ärzten zur Beseitigung von Tränenträufeln empfohlen worden ist, habe ich nie einen Erfolg gesehen.

Sondieren der Tränenwege.

Anzeigen. Eine Verengerung der Tränenwege erfordert Sondierung, bis das Tränenträufeln, die Folge der Verengerung, verschwunden ist oder doch der Tränen-Nasengang weit genug wurde, um die Sonde Nr. 5 leicht durchgleiten zu lassen. Ist das Tränenträufeln mit chronischer Tränensackeiterung verbunden, so ist fast immer auch eine Verengerung des Ganges vorhanden. Erhaltende Maßnahmen (Sondierung und Auswaschung) versprechen nur in den Fällen von Tränensackeiterung Erfolg, die nicht zu weit vorgeschritten sind. Ihr Einfluß ist ganz unsicher, wenn einmal die Wände des Sackes beträchtlich verdickt sind, der Sack erweitert oder nach akuter Entzündung durchbrochen ist. Zur Behandlung der erkrankten Tränensackschleimhaut erweist sich für Auswaschungen $^1/_4\,^0/_0$ Lapislösung allen anderen Mitteln überlegen. Auch von Spülungen mit Optochinlösungen oder PREGLscher Jodlösung werden gute Erfolge gemeldet.

Erkennung der Verengerung. Die Untersuchung auf eine Tränengangverengerung wird in der Weise durchgeführt, daß nach Einträufeln einer $3\,^0/_0$ Kokainlösung in den Bindehautsack das untere Tränenröhrchen erweitert und der Ansatz einer mit $1\,^0/_0$ Kokain- oder Novokainlösung gefüllten ANELschen Spritze vorsichtig durch das Röhrchen bis in die Höhlung des Sackes vorgeschoben wird. Dabei zeigt es sich gelegentlich, daß ein epithelialer Verschluß des Tränenröhrchens die Ursache des Tränenträufelns war. Ist es mit der konischen Sonde gelungen, diesen Verschluß richtig zu durchbohren und den Weg in das Tränenröhrchen freizumachen, so ist damit allein schon das Tränenträufeln schlagartig beseitigt. Ist der Tränen-Nasengang frei, so bedarf es keines besonderen Druckes, um die Flüssigkeit durchzuspülen. Sie strömt aus der Nase des Untersuchten, wenn er den Kopf nach vorne gebeugt hält. Im Falle einer Verengerung erscheint die Flüssigkeit erst nach längerer Zeit und nur in geringen Mengen oder tropfenweise, während der größte Teil aus dem oberen Tränenröhrchen entweicht. Dieses ist immer der Fall, wenn der Gang vollständig verschlossen ist. Bei dem Versuche der Durchspülung darf nur mäßiger Druck verwendet werden, weil sonst die Flüssigkeit in das umliegende Gewebe gepreßt werden könnte. Glattes Durchfließen der Lösung schließt das Vorhandensein einer Verengerung nicht aus. Erst das Einführen der Sonde läßt sie erkennen. Ist der vollständige Verschluß oder eine Verengerung festgestellt, so wird die Sondierung begonnen, und zwar mit BOWMANs Sonde Nr. 1 oder 2. Gelingt es nicht, eine unempfindlich machende Lösung durchzuspülen, so ist die erste Sondierung ziemlich schmerzhaft. Beim zweiten Versuche aber können gewöhnlich schon einige Tropfen einer $3\,^0/_0$ Kokainlösung durch den Gang hinuntergelangen, wodurch die Sondierung schmerzlos wird.

Tränenträufeln ist nicht immer durch eine Verengerung der Tränenwege bedingt und beruht nicht immer auf mechanischen Ursachen. Es kann reflektorisch durch Erkrankungen der Bindehaut, der Tränenwege, der Nase usw. hervorgerufen sein, ja, selbst auf zentralen Störungen beruhen.

Auch bei Tränensackblennorrhoe hat die Untersuchung mit der Durchspülung zu beginnen, um die Durchgängigkeit der Tränenwege zu prüfen. In der Mehrzahl der Fälle wird eine Verengerung gefunden werden, worauf die Behandlung, wie oben beschrieben, einzusetzen hat.

Örtliche Betäubung. Nach Einträufeln einer $3\,^0/_0$ Kokainlösung in den Bindehautsack wird etwas Kokain in Substanz auf das untere Tränenpünktchen aufgelegt und das Lid abgezogen gehalten, bis sich die Kriställchen gelöst haben und die gesättigte Lösung in die Öffnung des Röhrchens eingedrungen ist.

Nunmehr kann das Röhrchen schmerzlos mit der konischen Sonde gedehnt und erweitert werden. Vor dem Sondieren wird der Tränengang durch Einspritzen einer 3 % Kokainlösung unempfindlich gemacht. Dazu dient die ANELsche Spritze. Die verwendbarste Form hat einen Ring auf jeder Seite. Zeigefinger und dritter Finger werden durch die Ringe gesteckt, während der Daumen den Kolben der Spritze niederdrückt. Der gekrümmte Ansatz der Spritze wird in senkrechter Richtung auf das vorher erweiterte Tränenpünktchen aufgesetzt, dann wagrecht umgelegt und bis in den Tränensack wie eine Sonde vorgeschoben. Bei gesundem Tränengang genügt leichter Druck auf den Kolben, um die Flüssigkeit durchzuspülen. Bei Verengerung der Tränenwege tritt die Flüssigkeit nur langsam und in geringer Menge aus der Nase hervor, wenn der Untersuchte den Kopf nach vorne geneigt hat. Bei stärkerem Widerstand soll nicht versucht werden, die Flüssigkeit mit zu großer Gewalt durchzupressen. Sie entweicht entweder durch das obere Tränenröhrchen oder sie wird durch Rißstellen der Schleimhaut in das den Tränensack umgebende Gewebe gepreßt. Dadurch tritt eine Schwellung der Lider ein, die einige Tage anhält. Die Durchspülung des Tränensackes soll nie in liegender Stellung gemacht werden, besonders wenn als Spülflüssigkeit Kokain- oder Sublimatlösung verwendet wird, damit sie nicht bei frei durchgängigen Wegen in den Rachen fließen.

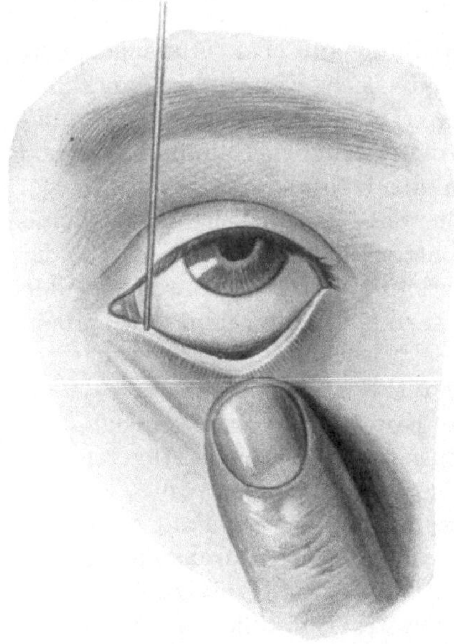

Abb. 14. Einführen der konischen Sonde in das untere Tränenröhrchen. Das untere Lid wird vom Auge ab- und nach außen gezogen. Der Kranke blickt nach oben. Die Sonde wird senkrecht aufgesetzt.

Erweiterung des Tränenröhrchens. BOWMANsche Sonden können nur eingeführt werden, nachdem das Tränenröhrchen vorerst mit einer konischen Sonde genügend erweitert worden ist. Die Tränenröhrchen beginnen im Tränenpünktchen und verlaufen mit einem kurzen Anfangsteil von hier zunächst senkrecht, das untere nach unten, das obere nach oben. Sie biegen dann im rechten Winkel nach einwärts, um in den Tränensack zu gelangen. Um die konische Sonde einführen zu können, zieht der Arzt das untere Lid, während er vor dem Kranken sitzt, etwas vom Auge ab und gleichzeitig ziemlich kräftig nach außen und spannt es dadurch genügend an; der Kranke blickt dabei nach oben (Abb. 14). Für das linke Tränenröhrchen verwendet der vor dem Kranken sitzende Arzt seine rechte Hand, für das rechte aber die linke, wenn er nicht vorzieht, sich für die Erweiterung dieses Tränenröhrchen hinter den Kranken zu stellen, um auch hier wieder die Sonde mit der rechten Hand einführen zu können. Die Sonde wird mit ihrer Spitze senkrecht auf das Tränenpünktchen aufgesetzt und in das kurze Anfangsstück eingeführt, dann aber sofort wagrecht umgelegt (Abb. 15) und nun unter leichten Drehbewegungen langsam vorgeschoben, bis durch die innere Tränensackwand hindurch der Widerstand der knöchernen Tränensackgrube zu verspüren ist. Ist die Sonde wirklich durch das Tränenröhrchen hindurch in die Höhlung des Sackes vorgedrungen, so wird bei leichtem Hin- und Herbewegen der Sonde im Sinne von Rückziehen und Vorschieben die äußere Haut nicht eingezogen. Die Erweiterung der Tränenröhrchen darf mit keiner Gewaltanwendung vorgenommen werden, da die Spitze der Sonde leicht die Wand verletzt und einen falschen Weg anbahnt, der die spätere Sondierung sehr erschwert und eingespritzte Flüssigkeiten in das Unterhautzellgewebe eindringen läßt. Es ist empfehlendwert, konische Sonden verschiedener Dicken vorrätig zu halten. Nicht selten bedarf es zunächst haardünner Sonden, um einmal den Eingang durch das winzige Pünktchen zu erlangen und auf diese Weise es zu ermöglichen, dickere konische Sonden einführen zu können. Diese können den Eingang des Tränenröhrchens genügend erweitern, um Sonden von der Stärke Nr. 5 durchgleiten zu lassen.

Bei einiger Übung ist aus dem Widerstand, den die Spitze der konischen Sonde an der inneren Wand des Tränensackes findet, zu erkennen, ob die Schleimhaut des Sackes gesund ist oder ob und in welchem Grade sie verdickt ist. Bei normaler Schleimhaut fühlt sich der Knochen hart durch, während eine Verdickung der Schleimhaut ein Polstergefühl erzeugt.

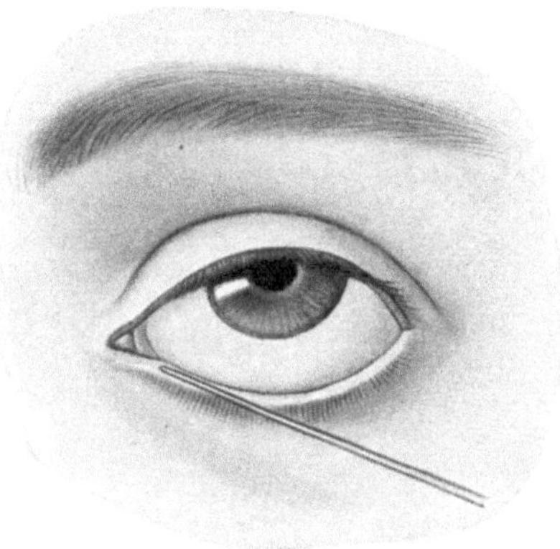

Abb. 15. Zweiter Schritt zur Erweiterung des Tränenröhrchens mit der konischen Sonde. Die Sonde ist in die Richtung des Verlaufes des Röhrchens umgelegt und wird unter leichten Drehbewegungen bis an die mediale Wand des Sackes vorgeschoben.

Schlitzung des Tränenröhrchens. Es ist nicht nötig, ja, nicht einmal empfehlenswert, das Tränenröhrchen zur Ausführung der Sondierung zu schlitzen. Das unversehrte Tränenröhrchen bildet eine sichere Führung für die BOWMANsche Sonde, entlang der diese in den Sack hineingleitet. Dagegen ist nach der Schlitzung des Tränenröhrchens nicht selten der Eingang in das ungeschlitzt gebliebene Endstück und damit in den Sack nur schwer zu finden. Gelegentlich gelingt es überhaupt nicht mehr, die Sonde einzuführen, wenn sich der Eingang im Anschluß an die Schlitzung durch Narbenbildung verengert hat. Das untere Tränenröhrchen sollte nur geschlitzt werden, wenn durch Auswärtsdrehung des unteren Tränenpunktes die Ableitung der Tränen gelitten hat und Tränenträufeln hervorgerufen wurde, insbesondere wenn sich im Anschlusse daran das untere Lid nach auswärts zu drehen beginnt. Indem nämlich durch die Schlitzung das untere Tränenröhrchen in eine Furche verwandelt wird, die mit dem Bindehautsacke in offener Verbindung steht, wird die regelrechte Ableitung der Tränen wieder ermöglicht und damit eine der Hauptursachen der Auswärtsdrehung beseitigt.

Zur Ausführung der Schlitzung dient das WEBERsche Messerchen. Es wird in das mit der konischen Sonde erweiterte Tränenröhrchen eingeführt, bis sein geknöpftes Ende den Knochen der Sackgrube berührt. Die Schneide des Messers ist nach oben und etwas nach hinten gerichtet (Abb. 16). Das Lid wird mit dem Finger nach außen gespannt, das Messerchen, während sein Knopf leicht gegen den Knochen gedrückt gehalten wird, aufgestellt (Abb. 17) und dadurch der äußere Anteil des Tränenröhrchens eingeschnitten. Die Blutung ist gering. Um ein Zusammenheilen der Wundränder zu verhindern, werden die Schnittränder einige Tage hindurch mit einer Sonde gelüftet, bis sie mit Epithel überzogen sind.

Sondierung des Tränen-Nasenganges. Zur Sondierung werden die BOWMAN-schen Sonden Nr. 1—6 verwendet. Die Spitze der Sonde wird zunächst senkrecht auf die Mündung des erweiterten Tränenröhrchens aufgesetzt und nach

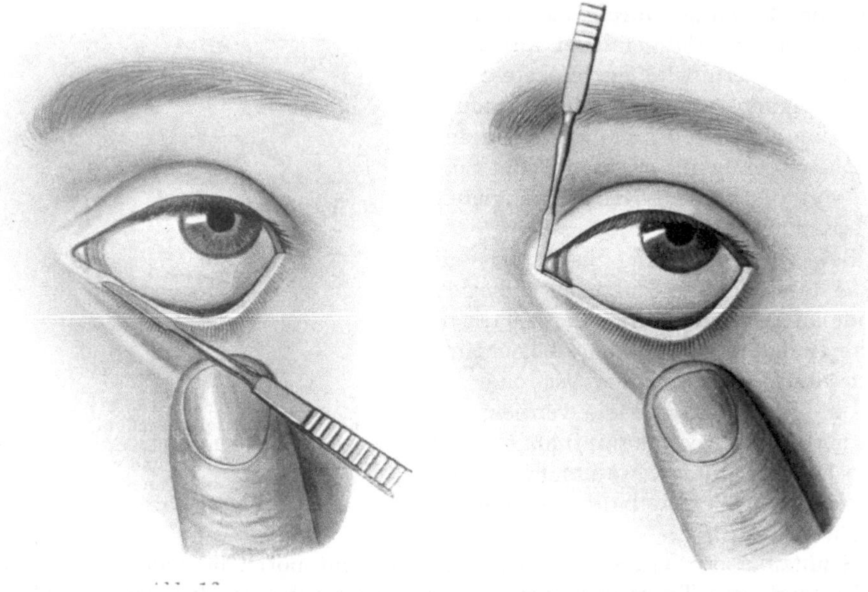

Abb. 16. Abb. 17.

Abb. 16. Einführung des WEBERschen Messerchens in das untere Tränenröhrchen. Das Lid wird mit dem Finger nach außen gespannt, die Schneide des Messerchens ist nach oben und etwas nach hinten gerichtet.

Abb. 17. WEBERsches Messerchen aufgestellt, das Tränenröhrchen eingeschnitten.

dem Hineingleiten in den Anfangsteil des Tränenröhrchens wagrecht umgelegt, während die Haut des Lides nach außen gespannt wird. Ist das Ende der Sonde an dem Knochen der Tränensackgrube angelangt, so wird das Lid freigelassen und die Sonde bis zur Senkrechten aufgestellt. Ein leichter Druck nach unten genügt, sie in den Gang vorzuschieben, vorausgesetzt, daß keine Verwach-sungen vorhanden sind. Während des Aufstellens von der wagrechten in die senkrechte Richtung muß die Spitze der Sonde in Berührung mit dem Knochen bleiben, entlang dem sie in den Tränengang hinuntergleitet. Wird diese Maßnahme nicht befolgt, so wird der Eingang nicht gefunden und ein falscher Weg erzeugt. Es ist ein gewöhnlicher Fehler des Anfängers, die Spitze der Sonde während des Aufstellens vom Knochen etwas zurückzuziehen. Wird aber andererseits die Sonde zur Sicherung der Lage ihrer Spitze, die den Dreh-punkt abgibt, zu stark gegen den Knochen gepreßt, so wird dessen dünne Platte durchbohrt, wodurch die Sonde in einen falschen Weg gedrängt wird. Auch darf kein Versuch gemacht werden, die Sonde nach unten zu schieben, bevor sie die senkrechte Stellung erlangt hat, weil die Schiefstellung der Sonde zur Durchbohrung der inneren Wand des Tränensackes oder Tränenganges einschließlich des Knochens führen müßte. Befindet sich die Sonde in der richtigen Stellung, so können nur Verwachsungen Widerstand bieten, zu dessen Überwindung auch Gewalt angewendet werden darf. Ist einmal die Sonde in den Anfangsteil des Ganges eingedrungen, so bleibt sie frei stehen, wenn man sie aus der Hand läßt; ist sie noch nicht dahin vorgedrungen, so fällt sie um.

Ist die Sonde durch die ganze Länge des Ganges eingeführt, so liegt ihre Platte in der Höhe der Augenbraue (Abb. 18). Die Sonde hat ferner ihre leichte Krümmung, in die sie vorher gebracht wurde, beibehalten. Wurde sie aber auf falschem Wege vorgestoßen, so wird dies schon aus ihrer regelwidrigen Lage erkannt. Gewöhnlich lassen sich dann auch die rauhen Ränder der Knochenöffnung, durch die die Sonde gestoßen wurde, fühlen.

Die Sondierung wird, je nach dem Grade der Verengerung, mit den niederen Nummern, bei vollständiger Verwachsung mit Nr. 1 begonnen und wird jeden zweiten bis dritten Tag wiederholt, wobei entsprechend den Fortschritten in der Erweiterung des Ganges allmählich stärkere Nummern verwendet werden. Es soll nicht unerwähnt bleiben, daß gelegentlich eine

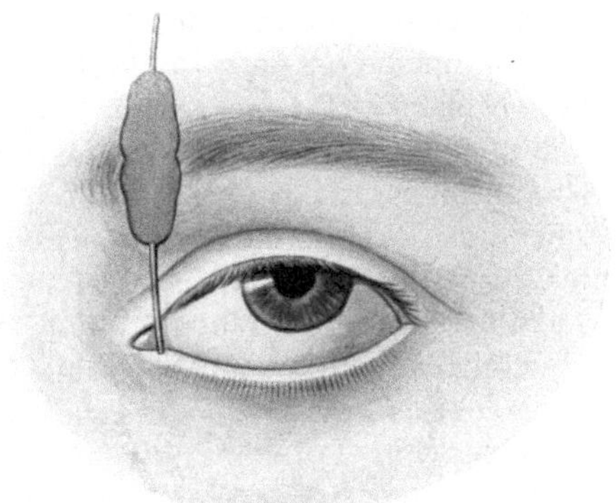

Abb. 18. Die BOWMANsche Sonde ist durch den Tränen-Nasengang eingeführt. Das Plättchen der Sonde kommt gerade an die Augenbraue zu liegen.

dicke Sonde über die Schleimhautfalten leichter hinweggleitet als eine dünne. Der Durchtritt der Sonde wird durch Zugabe von etwas Suprareninlösung zur Kokainlösung beim Durchspülen bedeutend erleichtert. Dadurch, daß sich die Blutgefäße der Wand zusammenziehen, wird das Lumen vergrößert und mehr Platz für den Durchgang der Sonde geschaffen. Die Sondierung soll langsam vorgenommen werden; blutige Durchtrennungen sind so viel als möglich zu vermeiden, denn sie geben durch die folgende Narbenbildung zu neuen Verwachsungen Anlaß.

Die Sonde soll mindestens eine Viertelstunde im Tränengang belassen werden. Das Sondieren ist fortzusetzen, bis zum mindestens Sonde 4 ohne Widerstand durchgeht und die mit der ANELschen Spritze eingebrachte Flüssigkeit durch den Gang leicht abfließt. Ist dann das Tränenträufeln noch nicht beseitigt, so ist dies ein Beweis, daß trotz der gehörigen Durchlässigkeit des Ganges die Tränenableitung, vielleicht auch die Tränenabsonderung eine Störung erlitten hat. Die Tränenableitung hängt nicht allein von der freien Durchgängigkeit des Nasenganges ab, sondern wird zum guten Teil auch durch eine Tätigkeit des Sackes bewirkt. In solchen Fällen ist es zwecklos, die Sondierung fortzusetzen oder noch dickere Sonden zu gebrauchen.

Bei akut entzündlichen Zuständen darf nicht sondiert werden. Ist ferner die Tränensackerkrankung vergesellschaftet mit Erkrankungen des Knochens

(Tuberkulose), so ist an Stelle der Sondierung Entfernung des Tränensackes angezeigt. Bei Gegenwart einer Geschwulst in der Tränensackgegend kann es geboten sein, durch eine Sondierung zu bestimmen, ob der Tränensack frei ist oder nicht. Seltene Anzeichen zur Durchspülung des Sackes können durch das Vorhandensein von Fisteln in der Tränensackgegend gegeben sein, um zu erfahren, ob sie mit dem Sacke in Zusammenhang stehen. Die Verwendung einer bläulich gefärbten Flüssigkeit zur Durchspülung erleichtert die Erkennung wesentlich.

Sondieren durch das **obere** Tränenröhrchen. Manchmal ist es nicht möglich, die Sondierung auf die geschilderte Weise durch das untere Tränenröhrchen vorzunehmen, wenn es z. B. nach Verletzungen oder Verbrennungen durch Narbengewebe verschlossen ist. Die Sondierung hat dann durch das obere Tränenröhrchen stattzufinden. Dieses hat einen gleichartigen Verlauf wie das untere, nämlich von dem Pünktchen im Lidrande an nach oben und dann im Bogen gegen den Tränensack zu. Nach Erweiterung mit der konischen Sonde wird 3% Kokainlösung mit Hilfe der ANELschen Spritze durchgespült. Die BOWMANsche Sonde wird schon vom Anfang an in der Richtung des Tränen-Nasenganges, d. h. senkrecht aufgestellt, eingeführt. Sie gleitet auf diese Weise hinter der vorderen Tränensackleiste in den Tränen-Nasengang hinein.

Naht der Tränenröhrchen. Wenn das Tränenröhrchen frisch zerrissen oder durchschnitten worden ist, so haben die beiden Enden miteinander zur Vereinigung gebracht zu werden, um die Ableitung der Tränen ungestört zu erhalten. Durch eine vom Tränenpunkte aus eingeführte konische Sonde, die bis zum lateralen Rißende in der Wunde vorgeschoben wird, wird dieser Teil des Tränenröhrchens etwas erweitert. Um das nasale Rißende zu finden, was manchmal schwierig ist, bringt man seine Öffnung mit zwei in diesem Wundlappen an der Bindehaut- und an der Hautseite angesetzten Pinzetten zum Klaffen. Durch eine von hier bis in den Tränensack vorgeschobene konische Sonde wird das Lumen erweitert und deutlich sichtbar gemacht. Die beiden Rißenden werden nun in der Weise regelrecht aneinander gelagert, daß das eine Ende eines doppelt benadelten Seidenfadens von dem äußeren Rißende des Tränenröhrchens durch dieses hindurch zum Tränenpunkte herausgeleitet, das andere Fadenende von dem inneren Rißende aus einige Millimeter im Tränenröhrchen in der Richtung gegen den Tränensack zu vorgeschoben und dann senkrecht nach oben durch die Haut ausgestochen wird (RAUPP). Wird dieser Faden dann über einem Bäuschchen zart geknüpft, so gleiten ihm entlang die beiden Enden des Tränenröhrchen bis zur Berührung aneinander und verheilen miteinander regelrecht. Einige feine Hautnähte und, wenn nötig, auch Bindehautnähte schließen die Wunde. Der im Tränenröhrchen liegende Faden wird nach einigen Tagen herausgenommen.

ELSCHNIG empfiehlt eine Haut- und eine Bindehautnaht, die in querer Richtung den Riß überbrücken, und sucht die richtige Annäherung und Vereinigung der beiden Rißenden des Tränenröhrchens beim Knüpfen dieser Fäden in der Weise zu erreichen, daß er vom Tränenpunkte aus eine dünne Fischbein- oder Kautschuksonde nach Aufsuchen des medialen Rißendes bis in den Tränensack einführt und diese Sonde fast eine Woche liegen läßt. Sie muß durch entsprechendes Anlegen des Verbandes und während des Verbandwechsels durch Festhalten mit einer Pinzette in ihrer Lage erhalten werden.

Ist die Verletzung, durch die das Tränenröhrchen zertrennt worden ist, alt, so muß zuerst die Narbe senkrecht durchschnitten und, wenn nötig, verdicktes Narbengewebe ausgeschnitten werden. Gelingt es, in der dadurch geschaffenen Wundfläche die Öffnungen des Tränenröhrchens zu finden, so kann in der oben beschriebenen Weise die Naht angelegt und im günstigsten Fall der regelrechte Abfluß der Tränen durch das wiederhergestellte Tränenröhrchen erreicht werden.

Plastik zur Wiederherstellung des zu weit gespaltenen unteren Tränenröhrchens.

Verfahren von Benjamins und van Romunde.

Ist nach gelungener Dakryozystorhinostomie trotz offener Verbindung des Bindehautsackes mit der Nase noch immer Tränenträufeln vorhanden, weil das untere Tränenröhrchen früher einmal weit gespalten worden war, so kann nach diesem Verfahren durch eine Plastik das Tränenröhrchen wieder hergestellt werden.

Verfahren. Örtliche Betäubung. Einträufeln von $3\,^0/_0$iger Kokainlösung in den Bindehautsack und Einspritzung einer kleinen Menge einer $1\,^0/_0$ Kokainlösung unter die Haut und Bindehaut um das Röhrchen herum.

Die Deckung der Rinne wird durch ein kleines, rechtwinkeliges Läppchen bewerkstelligt, welches aus der anschließenden Bindehaut gebildet wird (Abb. 19). Die Basis des Läppchens entspricht dem inneren Rande der Tränenröhrchenrinne. Diese Linie darf daher

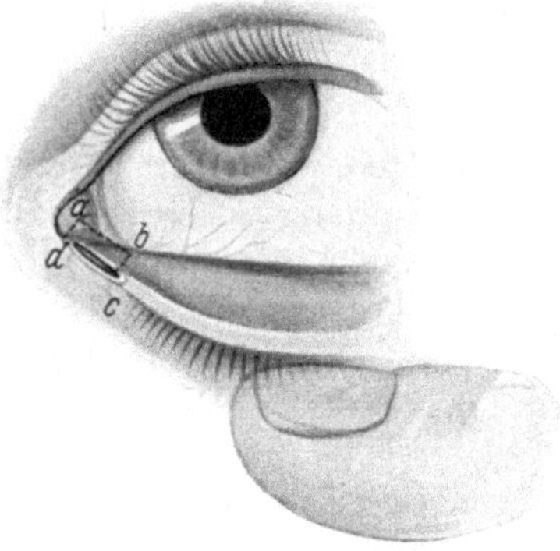

Abb. 19.

nicht verletzt werden. Sie bildet die Achse, um welche das kleine Bindehautläppchen nach außen umgeklappt wird. Der Punkt c, von wo der Bindehautschnitt nach b abgeht, soll $^1/_2$ mm nasalwärts vom Ende der Rinne entfernt sein. Dadurch kommt ein neuer Tränenpunkt an der alten Stelle zustande. Der Punkt a kommt bei sehr weit gespaltenem Röhrchen auf die Karunkel zu liegen. Wird er nicht weit genug nach innen verlegt, so bleibt dort eine Fistel übrig.

Der vordere Rand der Rinne hat mit einer feinen Schere in seiner ganzen Länge angefrischt zu werden. An die dadurch erzeugte Wunde wird nun das nach außen umgeklappte Bindehautläppchen mit einigen Seidenfäden befestigt

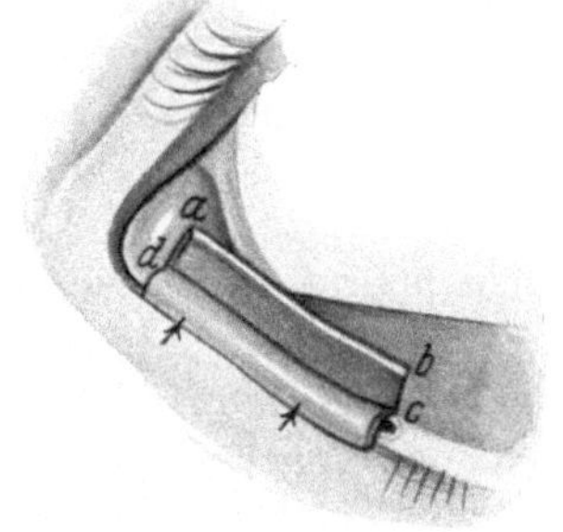

Abb. 20.

(Abb. 20). Leichter feuchter Verband. Entfernung der Nähte nach fünf Tagen. Die Bindehautwunde heilt von selbst.

Verschluß des Tränen-Nasenganges bei **Neugeborenen.** Bei Neugeborenen besteht in seltenen Fällen ein, übrigens fast immer nur epithelialer, Verschluß des Ganges, wodurch das Bild einer Tränensackerkrankung mit rasch folgender Erweiterung des Sackes eintritt. Manchmal gelingt es schon, durch wiederholtes Ausdrücken und Massage des Sackes in der Richtung von oben nach unten den Verschluß zu sprengen. Ist diese Behandlungsweise aber vergebens, so bringt fast immer eine einmalige Sondierung — am zweckmäßigsten in allgemeiner Betäubung ausgeführt — Heilung. Das Einführen der Sonde ist nicht schwieriger als bei Erwachsenen. Nur der Abstand zwischen Tränenpunkt und Nasenboden ist kürzer und daher dringt die Sonde nicht mit einem so großen Anteil ihrer Länge ein, als es beim Erwachsenen der Fall ist.

Hohlsonden. Um zur Durchspülung des Sackes nach Herausnahme der Bowmanschen Sonde nicht von neuem den Ansatz der Anelschen Spritze einführen zu müssen, werden Hohlsonden angewendet, an die die Anelsche Spritze angesetzt wird, während die Sonde noch im Tränen-Nasengang steckt. Wird die Flüssigkeit während des langsamen Herausziehens der Sonde eingespritzt, so bespült sie die Schleimhaut des ganzen Ganges besonders gründlich.

Um die Gefahren und Beschwerden der chronischen Tränensackerkrankung zu beseitigen, ohne durch Ausschälung des Tränensackes die Tränenableitungswege vollständig auszuschalten, wurden verschiedene Verfahren ersonnen. Der Grundgedanke dieser Eingriffe ist, die nasale Wand des Tränensackes, den daran angrenzenden Knochen und die zugehörige Nasenschleimhaut auszuschneiden und dadurch Sackhöhle und Nasenhöhle breit zu verbinden. Es wird durch diesen Eingriff die Sackhöhle in die Hauptnasenhöhle einbezogen. Die laterale Wand des Sackes, in der die Einmündung der Tränenkanälchen gelegen ist, tritt an Stelle des gleich großen ausgeschnittenen Stückes Nasenschleimhaut.

Verfahren nach Toti (Äußere Dakryozysto-Rhinostomie). 1. Schnitt durch Haut, Weichteile und Beinhaut in folgender Lage: auf der Höhe des inneren Lidwinkels hat der Schnitt 3 mm vor der fühlbaren vordersten Anheftung des inneren Lidbandes zu liegen. Von diesem vordersten (innersten) Punkt aus biegt der Weichteil- und Beinhautschnitt nach oben außen mit nach unten außen gerichteter Konkavität und nach unten außen mit nach oben außen gerichteter Konkavität, nähert sich somit den Augenhöhlenrändern. Nach Durchschneidung der Beinhaut und Stillung der Blutung wird am lateralen Wundrand die Beinhaut samt den angrenzenden Weichteilen, die den ganzen unberührten Tränenapparat enthalten, vom Knochen abgelöst bis zur hinteren Tränenleiste (Abb. 21).

2. Ausschneidung des Knochens mit Hammer und Meißel. Die vordere Grenze der Knochenschnittlinie fällt mit dem Beinhautschnitte genau zusammen. Demgemäß befindet sich ihr vorderster Punkt 3 mm vor der Anheftungsstelle des inneren Lidbandes. Von diesem Punkt aus geht die vordere Schnittlinie nach oben außen und nach unten außen. Sie endigt oben außen auf der Verlängerung der Basis der hinteren Tränenleiste, unten außen auf der äußeren Umrandung des knöchernen Tränen-Nasenganges. Durch diese vordere Schnittgrenzlinie wird nicht nur die ganze vordere Tränenleiste in das Resektionsgebiet mit einbezogen, sondern auch ihre hintere nasale Fortsetzung, d. h. der hintere Rand des aufsteigenden Oberkieferfortsatzes. Toti legt besonderes Gewicht auf die Ausschneidung des aufsteigenden Fortsatzes. Die hintere

Schnittlinie verläuft etwas vor der hinteren Tränenleiste in senkrechter Richtung bis zum oberen und unteren Endpunkt der vorderen Schnittlinie.

3. Ausschneidung der inneren Wand des Sackes sowie des zugehörigen Stückes der in der Knochenöffnung bloßliegenden Nasenschleimhaut. Der beigegebene wagrechte Durchschnitt zeigt die Ortsverhältnisse des auszuschneidenden Teiles (Abb. 22).

4. Vernähung der Wundränder der Tränensackwand mit denen der Nasenschleimhaut. Dazu werden eigene, stark gekrümmte, gestielte Nadeln verwendet, um die Schwierigkeiten des Zuganges zu überwinden. Auf diese Nähte soll nicht verzichtet werden, so mühsam und zeitraubend auch ihre Anlegung

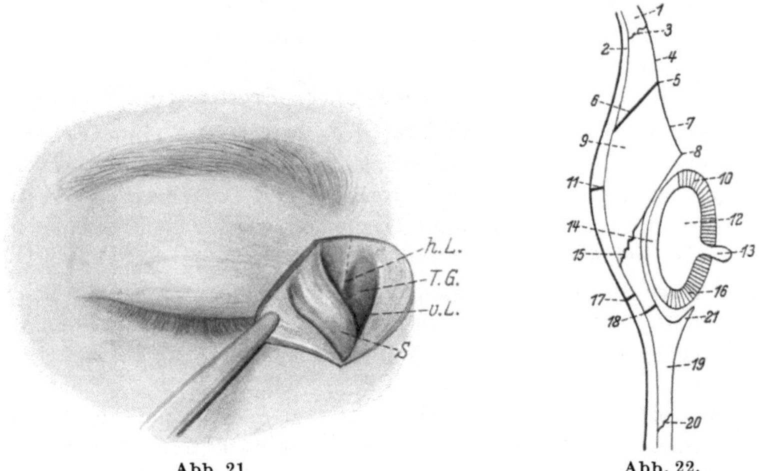

Abb. 21.   Abb. 22.

Abb. 21. Totis Dakryozysto-Rhinostomie. v. L. vordere Tränenleiste, T. G. Tränensackgrube, h. L. hintere Tränenleiste, S Tränensack (innere Wand). Gestrichelte Linie hintere Knochenschnittlinie.

Abb. 22. Nach Toti. 1 Schnitt durch das Nasenbein; 2 Nasenschleimhaut; 3 Knochennaht zwischen Nasenbein und Oberkiefer; 4 äußere Fläche des Stirnfortsatzes; 5—6 Resektionslinie des Oberkiefer-Stirnfortsatzes; 7 Insertion des Lig. canth. int.; 8 vordere Tränenleiste; 9 zentraler Teil des auszuschneidenden Knochenstückes; 10 vordere Umrandung der auszuschneidenden hinteren Sackwand; 11 vordere Umrandung der auszuschneidenden Nasenschleimhaut; 12 Sackhöhle; 13 vordere Sackwand mit gemeinsamer Ausmündung der Kanälchen; 14 hintere Sackwand; 15 Knochennaht zwischen Oberkieferfortsatz und Tränenbein; 16 hintere Umrandung der Sackwandausschneidung; 17 hintere Umrandung der Nasenschleimhautausschneidung; 18 Resectionslinie des Tränenbeines vor der Basis der hinteren Tränenleiste; 19 Schnitt durch den hinteren Teil des Tränenbeines; 20 Knochennaht zwischen Tränenbein und der Lamina papyracea des Siebbeines; 21 hintere Tränenleiste.

ist. Denn die genaue Vernähung der zurückgebliebenen Tränensackwand mit den Wundrändern der Nasenschleimhaut verhindert das Zurückbleiben einer wunden Fläche. Eine solche könnte nur durch Granulationsbildung heilen und durch die daraus hervorgehende Narbe wird die Öffnung bald wieder verschlossen.

5. Naht der Wunde. Verband.

Oft ist es angezeigt, schon vor dem Eingriffe oder namentlich nach der Eröffnung der Nasenhöhle einen Teil oder die ganze mittlere Muschel, nicht selten auch einige Siebbeinzellen auszuschneiden. Wird nämlich die Öffnung nicht in die Nase, sondern in eine vorliegende große Siebbeinzelle gemacht, deren Entfernung vorher unterlassen wurde, oder ist die geschaffene Öffnung durch das Ende der mittleren Muschel teilweise oder ganz bedeckt, so kommt es zur Sekretstauung im Tränensacke und der Eingriff ist mißlungen. Der Sackrest mit den Tränenröhrchen muß nach dem Eingriffe frei in die Hauptnasenhöhle einmünden.

Der Eingriff ist an und für sich für den Kranken viel größer als die Tränensackausschälung. Er dauert mindestens eine halbe Stunde, meist aber viel länger, bis zu $1\frac{1}{2}$ Stunden. Das Ausmeißeln des harten Knochens wird trotz gründlicher örtlicher Betäubung unangenehm empfunden, und es ist begreiflich, daß gelegentlich allgemeine Betäubung wünschenswert ist. Das Anlegen der Schleimhautnähte ist technisch besonders schwierig und läßt sich nicht immer mit wünschenswerter Sicherheit durchführen. Nicht selten reißen die Nähte aus oder sie schneiden zu früh durch, so daß die ganze Mühe umsonst war und die Wundöffnung schließlich doch durch Granulations- und Narbenbildung verschlossen wird. Ausnahmsweise treten schwere Folgen ein: Eiterung in der und um die Wunde bis zur Phlegmone, Erysipel, entstellende Narben.

Gegenanzeigen. Verödung der Tränenröhrchen, so daß eine Tränenableitung von vornherein unmöglich ist, starke Schrumpfung des Sackes. Andere früher gültige Gegenanzeigen, wie schwere chronische und fortschreitende Krankheiten der Nasenschleimhaut (Tuberkulose, Ozaena), werden von manchen Ärzten nicht mehr als Gegenanzeigen gelten gelassen.

Erfolge. Über die Zahl der Dauerheilungen mit vollständigem Verschwinden des Tränenträufelns schwanken die Angaben. Durch die Schleimhautnähte sind die Erfolge gewiß bedeutend (nach manchen Angaben bis über $90\,^0/_0$) verbessert worden. In einer Reihe von Fällen sind zwar die Erscheinungen der Tränensacksekretion beseitigt, so daß aus der Sackgegend nichts mehr ausgedrückt werden kann, aber das Tränenträufeln besteht weiter. Daß Fehlschläge vorkommen, wo auch die Sekretion aus dem Sacke anhält, liegt meistens in einem narbigen Verschluß der Schleimhautwunden nach Granulationsbildung und ereignet sich auch dann, wenn das Knochenfenster zu klein angelegt worden war.

Endonasale Dakryozystorhinostomie nach WEST.

Was TOTI durch seinen Eingriff auf dem Wege von außen zu erreichen trachtete, wird durch WESTs Verfahren von dem Naseninnern aus bewerkstelligt. Unter örtlicher Betäubung wird von der Nase aus zuerst die die Tränensackgrube deckende Nasenschleimhaut entfernt und dann ein Stück des aufsteigenden Kieferastes und Tränenbeines weggemeißelt. Dadurch wird die Tränensackgrube eröffnet und der Tränensack bloßgelegt. Seine nasale Wand wird weggeschnitten und auf diese Weise eine neue unmittelbare Verbindung zwischen Bindehautsack und Nase durch den eröffneten Tränensack hergestellt. Der Tränen-Nasengang wird nicht berührt, die untere Muschel wird unversehrt gelassen. Durch das transseptale Verfahren von KOFLER wurde der Zugang zu dem Eingriffsgebiete und der Aufblick darauf wesentlich erleichtert.

Anzeigen. Alle Formen der Tränensackerkrankung, auch bei Fistelbildung, ferner auch bei Tränenträufeln, das durch eine Verengerung des Ganges hervorgerufen ist.

Gegenanzeigen. Akute eitrige Dakryozystitis, Vorhandensein örtlicher Schwierigkeiten: Bei kleinen Kindern, bei Verengerung des Naseneinganges durch Narben nach Lues, Lupus oder Verbrennungen, ferner bei alten und schwachen Leuten.

Erfolge. Beseitigung der Sekretion des Tränensackes mit normalem Abfluß der Tränen. Das Fehlen einer äußeren Narbe verdient besonders hervorgehoben zu werden. Die glatte Durchführung des Eingriffes wird gelegentlich durch starke Blutung oder Unruhe des Kranken unmöglich gemacht. Von ganz besonderer Wichtigkeit ist die Nachbehandlung, die viele Einzelheiten zu berücksichtigen hat, wenn trotz richtiger Durchführung des Eingriffes der Erfolg nicht schließlich ausbleiben soll.

Allgemeine Bemerkungen über die Tränensackausschälung, die Totische und die Westsche Dakryozystorhinostomie.

Die **Tränensackausschälung** ist ein Eingriff, der ausschließlich in das Gebiet der augenärztlichen Kunst gehört. Sie ist ein technisch schwieriger Eingriff, der zur tadellosen Ausführung genaue Kenntnisse und große Erfahrung verlangt. Jeder Fall bietet auch dem Erfahrenen eigene Schwierigkeiten. Diese sind gegeben durch die verschiedene Lage und Form der Crista, durch die verschiedene Form und Tiefe der Tränensackgrube, durch die wechselnde Dicke der oberflächlichen und tiefen Faszie, durch die verschiedene Dicke der Wand des Sackes, ferner durch so manche Nebenumstände, wie unerwartete Blutungen u. dgl. Der Eingriff erfordert auch vom Erfahrenen vollste Aufmerksamkeit und Momente sicherer Entscheidung, und hin und wieder, freilich nur ganz ausnahmsweise, kann es auch dem Geübtesten geschehen, daß er den Sack verletzt oder ihn nur in einzelnen Stücken herausbefördert. Aber der Eingriff hat den Vorteil, sich in örtlicher Betäubung bei voller Schmerzlosigkeit in kurzer Zeit durchführen zu lassen. Vom Einschnitt in die Haut bis zum Abtrennen des Sackes von dem Gange sind kaum zehn Minuten erforderlich, nicht selten noch weniger. Die Heilung ist in wenigen Tagen vollendet, die Narbe nach kurzer Zeit nicht sichtbar. Das Tränenträufeln, das begreiflicherweise in der ersten Zeit nach der Ausschälung stark war, verschwindet in den meisten Fällen innerhalb weniger Monate vollständig oder zeigt sich in durchaus mäßigem Grade nur bei Kälte und Wind im Freien.

Was als Nachteil der Ausschälung berichtet worden ist, kommt ausschließlich unzulänglicher Technik zu. Wer zu einer Ausschälung einen langen Einschnitt braucht, durch kaum zu beherrschende Blutung das ganze Gebiet beständig überschwemmt hat, wer von der großen Schmerzhaftigkeit und der langen Dauer des Eingriffes spricht, die Narkose erfordere, wer einen Drain braucht, um die Wunde durch Granulationen heilen lassen zu können oder über tief eingezogene Narben berichtet, die die Lider verziehen, der täte gut, zuerst zu lernen, wie der Eingriff gemacht wird, bevor er seine „Erfahrungen" darüber der Allgemeinheit mitteilt.

Die **Totische Dakryozystorhinostomie** ist ein Eingriff, der nicht mehr ausschließlich in den Bereich unserer Kunst fällt. Sie setzt nicht nur rhinologische Kenntnisse, sondern auch operative rhinologische Technik voraus. Die örtliche Betäubung der Nasenschleimhaut, die Resektion des vorderen Endes der mittleren Muschel, die Eröffnung und saubere Entfernung von Siebbeinzellen sind Eingriffe, die dem Durchschnittsaugenarzt nicht mehr zukommen. Er muß sich entweder vorerst, bevor er an einen solchen Eingriff geht, darin ausbilden oder muß zu dem Eingriffe selbst einen chirurgisch ausgebildeten Rhinologen beiziehen. Das ist ein Umstand, der für den allgemein praktisch tätigen, alleinstehenden Augenarzt schon schwer ins Gewicht fällt.

Die TOTISche Dakryozystorhinostomie ist ein viel größerer Eingriff als die Ausschälung des Sackes. Es muß eine große Bresche in den Knochen mit Hammer, Meißel und Knochenzange gesetzt werden, sie dauert mindestens eine halbe Stunde, meist aber 1—1$\frac{1}{2}$ Stunden, die örtliche Betäubung ist durchaus nicht immer tadellos, ja es kann geradezu allgemeine Betäubung notwendig werden. Infolgedessen kommt sie für eine Reihe von Kranken, namentlich für alte Leute nicht in Betracht. Die Technik des Eingriffes ist noch schwieriger als die der Ausschälung des Sackes, insbesondere die Nähte der Schleimhautwundränder — und nur diese allein bringen die Gewähr, daß sich die Öffnung nicht wieder durch Narben verschließt — erfordern viel Zeit und große Übung. Mit der Möglichkeit von bösen Folgen (Eiterung, Erysipel) muß gerechnet werden, wenn sie auch nur Ausnahmsfälle betreffen. Ganz besonders peinlich für den Arzt und Kranken wird die Lage, wenn nach Ausführung des so großen Eingriffes die versprochene ideale Heilung nicht eingetreten ist, vielleicht der Sack wieder absondert und nun unter schwierigsten Verhältnissen versucht werden muß, die Sackreste von außen in mühsamer Arbeit aufzufinden und auszuschälen.

Die Angaben der verschiedenen Wundärzte über den Hundertsatz an Idealheilungen haben keinen Wert. Sicher ist, daß der Einzelne, der Gelegenheit hatte, an vielen Kranken die Technik des Eingriffes voll beherrschen zu lernen, was natürlich nur in großen Anstalten möglich ist, selbst über 90% an Dauerheilungen zu erreichen vermag.

Die WESTsche endonasale Dakryozystorhinostomie endlich ist ein Eingriff, der gar nicht mehr in den Bereich der augenärztlichen Kunst fällt. Sie ist eine rein rhinologische Angelegenheit. Sie setzt nicht nur vollkommenste Beherrschung rhinologischer operativer Technik voraus, sondern verlangt geradezu ein ganz spezielles Einarbeiten in die Einzelheiten dieser Aufgabe. Auch der beste rhinologische Operateur muß sich erst all die vielen, für das Gelingen unentbehrlichen Einzelheiten zu eigen machen, wenn er gute Erfolge erzielen will. Da es dazu notwendig ist, zahlreiche Eingriffe auszuführen, so kann immer nur der eine oder andere Rhinologe, der mit einer großen augenärztlichen Anstalt in Verbindung steht, es zu einer solchen Meisterschaft bringen, daß die Erfolge — wie ich aus meiner Klinik, wo KOFLER sich der Sache gewidmet hat, bestätigen kann — wirklich ausgezeichnete sind, d. h. Dauerheilung mit freiem Tränenabfluß in allen Fällen erzielt wird, freilich manchmal erst nach einem zweiten oder dritten Eingriff. Strenge augenärztliche Kontrolle und Mithilfe des Augenarztes in der Nachbehandlung sind dabei unentbehrlich.

Auch das endonasale Vorgehen ist ein viel größerer Eingriff als die Tränensackausschälung, auch sie dauert meist über eine halbe Stunde und stellt an den Kranken viel größere Anforderungen, so daß er für manche Kranken schon von vornherein nicht in Betracht kommt, ganz abgesehen von den durch örtliche Verhältnisse in der Nase abzulehnenden Fällen.

Es ist gewiß zuzugeben, daß die Dakryozystorhinostomie, die äußere sowohl wie die innere, geeignet sind, die besten Ergebnisse zu bringen, indem sie die

Erscheinungen der Tränensackerkrankung beseitigen und eine tadellose Abfuhr der Tränen ermöglichen, somit das Tränenträufeln verhindern. Andererseits darf auch nicht übersehen werden, daß ihre Anzeigen beschränkt sind — besonders junge kräftige Leute kommen hierfür in Betracht — und daß sie nur an größeren Anstalten mit Vorteil gepflegt werden können.

Für den praktisch tätigen Augenarzt ist auch heute noch die Tränensackausschälung allein zu empfehlen. Es ist ihm möglich, sich in seinen klinischen Studienjahren die Technik dieses Eingriffes in genügendem Maße anzueignen, um ihn mit Erfolg durchführen zu können. Die Ausschälung kann bei Kranken jeglichen Alters, auch bei alten, gebrechlichen Leuten (z. B. vor Starausziehung) gemacht werden. Nachträgliche Beschwerden über bleibendes und störendes Tränenträufeln gehören zur Ausnahme, wie immer wieder betont werden muß, nicht zur Regel.

Drittes Kapitel.

Krampfektropium.
(Ectropium spasticum.)

Der meist durch entzündliche Erkrankungen der Bindehaut oder Hornhaut hervorgerufene Lidkrampf führt bei jugendlichen Kranken zur Umkippung eines oder beider Lider nach außen. Der knorpelige Lidteil biegt in scharfem Winkel vom orbitalen Lidteil ab und die Bindehaut des Knorpels ist frei nach vorne gerichtet. Die damit gesetzten Kreislaufstörungen führen alsbald zu einem mächtigen Ödem der Lider und insbesondere der Bindehaut, so daß das klinische Bild recht auffallend wird: Die Lider sind durch

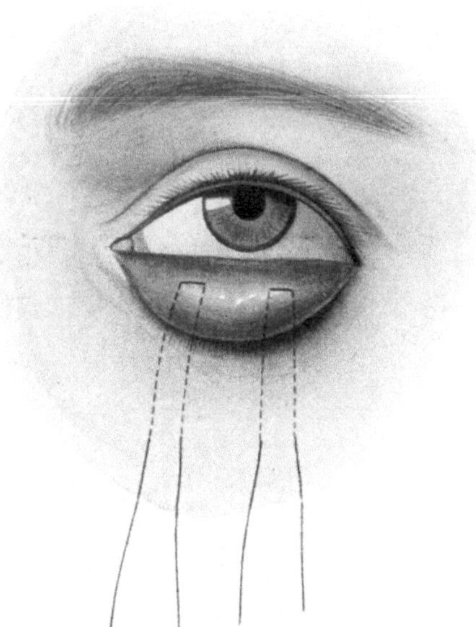

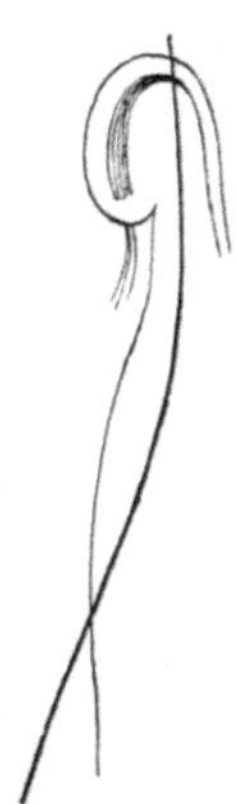

Abb. 23. SNELLENsche Naht. Lage der Fäden. Ein je 3 mm langes Fadenstück liegt auf der Bindehaut entsprechend der stärksten Vorwölbung. Unter der Haut (gestrichelte Linie) gelangen die Fäden bis in die Gegend des unteren Augenhöhlenrandes.

Abb. 24. Senkrechter Durchschnitt durch das auswärtsgekehrte untere Lid mit eingelegter Naht.

quere, rote Wülste ersetzt, die sich von oben und unten so weit vorwölben, daß die Lidspalte durch sie ausgefüllt wird und vom Augapfel nichts zu sehen ist. Erst durch Einlegen von Lidlöffeln gelingt es, das Auge zu besichtigen. Es ist in den meisten Fällen nur oberflächlich erkrankt. (Skrofulöse Bindehautentzündung.)

Die Lider werden in ihre richtige Stellung zurückgeführt durch die SNELLENsche Naht (Abb. 23). Diese wird im oberen und unteren Lid in gleichartiger Weise angelegt. Das eine Ende des mit kräftigen langen und flach gekrümmten Nadeln doppelt versehenen Fadens wird auf der Höhe der Vorwölbung an der Grenze des inneren und mittleren Drittels durch die Bindehaut eingeführt und die Nadel unter der Haut bis jenseits vom Augenhöhlenrande geleitet und dort ausgestochen. 3 mm daneben wird mit dem zweiten Fadenende derselbe Vorgang eingehalten. Auf diese Weise kommt also eine Fadenschlinge auf die Kuppe der Bindehautvorwölbung zu liegen, während die beiden Fadenenden durch die Haut frei heraustreten. An der Grenze des mittleren und äußeren Drittels wird eine zweite Fadenschlinge in gleicher Weise angelegt. Die Schlingen liegen demnach in der Bindehaut nahe dem gewölbten Knorpelrande (Abb. 24). Werden die beiden Enden jedes Fadens über einem kleinen Gazebäuschchen unter hinreichend starkem Anziehen geknüpft, so wird das Lid in die richtige Stellung zurückgeführt, indem der gewölbte Knorpelrand gegen den festen Punkt an der Ausstichstelle gezogen und der Knorpel dadurch zur Umdrehung gezwungen wird. Damit werden die Kreislaufstörungen ausgeschaltet und das Ödem verschwindet in kurzer Frist. Die Nähte bleiben mehrere Tage (zumindestens 3—4 Tage) liegen, können aber auch länger belassen werden. Jedenfalls soll bis zum Abklingen der Schwellung der Bindehaut gewartet werden, weil durch sie das Lid wiederum vom Auge abgedrängt werden würde. Die Zeit muß außerdem zur Behandlung der Augenkrankheit benützt werden, um durch die Beseitigung des Lidkrampfes eine Wiederkehr der Auswärtskehrung nach Entfernung der Naht hintanzuhalten. Da es sich fast immer um Kinder mit Conjunctivitis eczematosa, katarrhalischer Sekretion der Bindehaut, Neigung zu Ekzem der Lidhaut u. dgl. handelt, wird auf einen Verband verzichtet, das Auge frei gelassen und nur die Bäuschchen werden mit einem schützenden Pflaster bedeckt.

Altersektropium.

(Ectropium senile.)

Das Ectropium senile des unteren Lides ist die Folge von Veränderungen sämtlicher Gewebe des Lides, die durch das Alter und durch langdauernde Entzündungen der Bindehaut oder des Lidrandes entstanden sind. Die Bindehaut wurde durch chronische Entzündung verdickt, der Knorpel erweicht und in allen Ausmaßen vergrößert, die Haut infolge des Alters schlaff, der Lidrand verlängert und der in ihm lagernde Muskel geschwächt, so daß er nicht mehr imstande ist, das Lid an das Auge angedrückt zu erhalten. Das dadurch hervorgerufene Tränenträufeln trägt durch seinen schädlichen Einfluß auf die Haut des Lides und auch unmittelbar dadurch zum raschen Fortschreiten der Stellungsveränderung bei, daß der Kranke durch beständiges Wischen das Lid nach unten zieht. So sinkt dieses mehr und mehr vom Augapfel ab und zieht schließlich, nach unten hängend, in großem Bogen vom inneren zum äußeren Lidwinkel. Die SNELLENsche Naht kann daher bei diesem Zustande keinen dauernden Einfluß auf die Stellung des Lides nehmen. Nur eine ausgiebige Verkürzung vermag das Lid wieder entsprechend straff zu machen und an das Auge zurückzudrängen. Diese Erkenntnis ließ eines der ersten Verfahren entstehen: die Ausschneidung eines dreieckigen Stückes aus der ganzen Dicke des Lides. Die Basis dieses Dreieckes entsprach dem Lidrande und wurde in der Länge so bemessen, daß das Lid nach Vereinigung der Wunde durch mehrere Seidennähte auf die gewünschte Länge zurückgeführt wurde und dem Augapfel wieder gut anlag. Aber dieses einfache Verfahren hatte den großen Nachteil, daß oft ein Kolobom des Lides zurückblieb. Der Knorpel, der bei dieser Krankheit fast immer weich und zerreißlich ist, bietet für die Nähte keinen genügenden Halt, so daß sie zu schnell durchschneiden. Außerdem zerren die Fasern des Lidmuskels die Wundränder auseinander und bringen sie zum Klaffen. So wurde bald davon Abstand genommen, da in vielen Fällen größere Kolobome der Lider, die nur sehr schwer zu beseitigen waren oder doch fast immer unschöne Einkerbungen am Lidrande die Folge waren.

KUHNT empfahl zur Vermeidung dieses Übelstandes die intermarginale Spaltung des Lides in seiner Mitte und beschränkte die Kürzung auf den Bereich der hinteren Lidplatte, aus der allein das dreieckige Stück ausgeschnitten wurde. Die überschüssige Hautfalte, die dabei als unschöner Vorsprung am Lide übrig blieb, suchte MÜLLER durch Verlängerung des intermarginalen Schnittes bis zum äußeren Lidwinkel und durch schräge Vernähung der Haut mit dem freien Knorpelrande auszugleichen.

Auf der anderen Seite wurde von SZYMANOWSKI eine mittelbare Kürzung des Hautteiles des Lides durch Ausschneiden eines dreieckigen Stückes der Haut aus der Gegend des äußeren Lidwinkels versucht, wobei durch die Nähte das Lid nach außen gespannt und auch gehoben wurde. Da die schlaffe Haut aber wieder nachgibt, geht der anfänglich gute Erfolg des Eingriffes bald verloren.

Dagegen läßt sich mit der gleichzeitigen Anwendung der beiden genannten Verfahren ein ausgezeichnetes Dauerergebnis erreichen. Das Verfahren setzt sich aus folgenden Teileingriffen zusammen:

Spaltung des Lides im intermarginalen Saum.

Darüber seien zunächst einige allgemeine Bemerkungen vorausgeschickt. Das gesunde Lid zeigt an seinem freien Rande zwei Kanten, die hintere scharfe, dem Augapfel eng anliegende, wo die Bindehautfläche des Lides und die Lidrandfläche im rechten Winkel zusammenstoßen, und die vordere abgerundete, wo die Lidrandfläche in den Hautteil des Lides übergeht, mit dem Ursprunge der Lidhaare. Zwischen beiden Lidkanten breitet sich eine schmale Fläche aus, in der eine feine Furche von grauer Farbe, der intermarginale Saum, parallel zum Lidrande, ziemlich knapp hinter der vorderen Lidkante verläuft. Wird entlang dieser Linie die Schneide einer Lanze geführt, so dringt sie ohne wesentlichen Widerstand in das Lid ein und spaltet es in zwei Platten: in die vordere Lidplatte, bestehend aus der Haut und den Fasern des Lidmuskels (Haut-Muskelplatte), und in die hintere Lidplatte, bestehend aus dem Knorpel und der Bindehaut (Bindehaut-Knorpelplatte). In einer Reihe von Eingriffen hat das Lid im intermarginalen Saum gespalten zu werden. Es wird zu diesem Behufe vom Gehilfen über eine in den Bindehautsack tiefeingeführte Lidplatte angespannt, wobei durch einen entsprechenden Druck von vorne auf das Lid gegen die Platte das Lid festgehalten und der Lidrand etwas nach auswärts gekehrt wird, so daß die Furche frei sichtbar wird. Zum Schnitte wird ein gewöhnliches Lanzenmesser verwendet. Es wird ohne Druck mit seiner Spitze oder der seitlichen Schneide zunächst vorsichtig entlang dem Saum geführt, bis ein Klaffen der beiden Lidplatten entsprechend dem Schnitte das Eindringen an richtiger Stelle beweist. Die Verbindung der beiden Platten ist nur entlang dem freien Lidrande innig, im übrigen locker; wenn einmal der richtige Weg gebahnt wurde, geht die Loslösung der beiden Platten voneinander leicht und schnell vonstatten. Die erste Vorzeichnung des Schnittes mit der Lanze entlang dem Saum hat aber mit besonderer Vorsicht zu geschehen, um nicht durch ein Abweichen der Schneide von dieser Linie den freien Rand der vorderen oder hinteren Platte zu verletzen; denn dadurch würde die Gefahr einer dauernden Einkerbung oder Kolobombildung des Lides hervorgerufen werden.

Örtliche Betäubung. Um den reich mit sensiblen Nerven versehenen Lidrand unempfindlich zu machen, wird die 1% Kokainlösung zunächst unter die Haut des Lides eingespritzt. Von hier wird die Spitze der Nadel allmählich gegen den Lidrand vorgeschoben, bis sich unter dem Einflusse der in das hier starre Gewebe eindringenden Flüssigkeit der Lidrand weiß färbt. Durch Zusatz von zwei Teilstrichen ($^2/_{10}$ ccm) Suprareninlösung (1:1000,0) zur Kokainlösung ($^8/_{10}$ ccm) wird die Blutung sehr eingeschränkt, besonders wenn die Einspritzung nicht bloß unter die Haut und in die intermarginale Gegend, sondern auch in den Knorpel selbst gemacht wird, was bei der beträchtlichen Verdickung und Weichheit seines Gewebes leicht gelingt.

Die hier beschriebene Art der Spaltung des Lides im intermarginalen Saume gestaltet sich bei dem Altersektropium infolge der Formveränderung des Lides etwas verschieden. Durch die Auswärtskehrung ist die hintere Lidkante völlig verschwunden und durch die Verdickung der Bindehaut und des Epithels bis zur Haargrenze die Linie des intermarginalen Saumes unkenntlich geworden; außer-

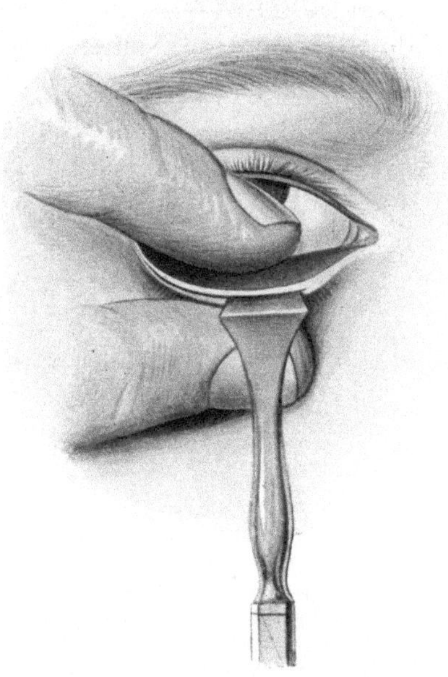

Abb. 25. Spaltung des Lides. Das Lid wird zwischen Daumen und Zeigefinger der linken Hand gehalten. Die Lanze dringt mit ihrer Fläche parallel zur Fläche des Lides im intermarginalen Saume zunächst in der Mitte des Lides ein. Der Schnitt wird nach außen bis zum Lidwinkel fortgesetzt, wie die Linie andeutet.

dem ist durch die Verlängerung der Gewebe ein Anspannen des Lides über der Hornplatte nicht gut möglich. Es wird daher das verdickte Lid zwischen Daumen und Zeigefinger der linken Hand gefaßt, wobei der Daumen auf der Hautseite, der Zeigefinger auf der Bindehaut liegt (Abb. 25). Dadurch wird das Lid festgehalten und durch den Druck genügend blutleer gemacht.

Anstatt ferner die Lanze in einem Zuge entlang dem intermarginalen Saume zu führen, was bei seiner Undeutlichkeit hier nicht getan werden kann, wird die Spitze der Lanze mit zur Lidfläche parallelen Fläche knapp hinter den Lidhaaren aufgesetzt und langsam in die Tiefe eingeführt, bis sie zu ihrer Basis eingedrungen ist und einen intermarginalen Schnitt von entsprechender Länge erzeugt hat. Indem dieser Vorgang noch an anderer Stelle wiederholt wird, kann der Lidrandschnitt beliebig verlängert werden. Wird dagegen versucht, den durch das erste Vorschieben der Lanze zwischen die beiden Lidplatten erzeugten Schnitt seitlich in der Weise zu verlängern, daß die zwischen den beiden Lidplatten eingesenkte Lanze seitlich vorgeschoben wird, so gleitet sie häufig schräg von ihrer Richtung ab, entweder nach vorne in die Haut oder nach rückwärts in den freien Rand des Knorpels. Es ist daher die Ausführung des Schnittes durch wiederholtes Einsenken der Lanze vom Lidrande in die Tiefe das sicherere Vorgehen. Die auf diese Weise erzeugten Teilschnitte im Bereiche des intermarginalen Saumes treffen zu einem langen Schnitte zusammen; einige zwischen ihnen übriggebliebene Fasern können leicht durchtrennt werden.

Bei dem zu beschreibenden Eingriffe ist ein intermarginaler Schnitt anzulegen, der etwas nach innen von der Mitte des Lides beginnt und sich bis zum äußeren Lidwinkel erstreckt.

Die Haut darf nicht verletzt werden, weil ein Kolobom die Folge wäre. Die Wurzeln der Lidhaare müssen geschont werden, weil diese sonst ausfallen. Andererseits können Haarwurzeln, die infolge unrichtiger Schnittführung an der hinteren Lidplatte haften geblieben sind, später zu einer lästigen Trichiasis führen. Eine Verletzung des Knorpels hat weniger Bedeutung, namentlich wenn sie sich im Bereiche des auszuschneidenden Teiles ereignet; jenseits dieses Gebietes aber macht sie eine genaue Naht der Knorpelwunde unmöglich.

Die beiden Lidplatten werden bis zum unteren Rande des Knorpels voneinander freigemacht.

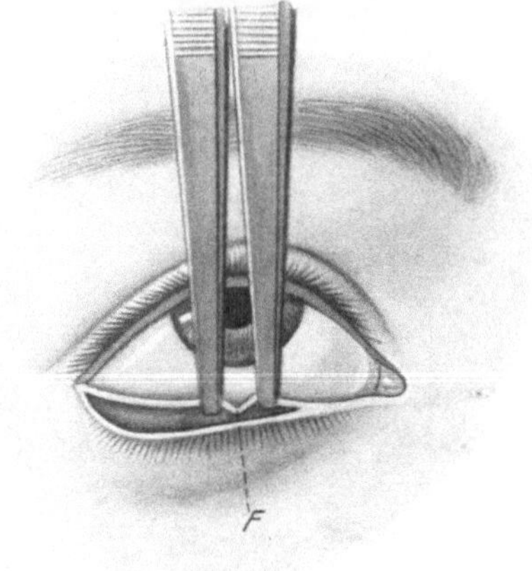

Abb. 26. Zwei senkrecht gehaltene Pinzetten heben eine Falte (F) des Lidknorpels so auf, daß sie nach vorne vorspringt. So wird gemessen, wieviel vom Knorpel ausgeschnitten werden muß, damit er sich nach dem Verschluß der Wunde richtig an den Augapfel anlegt.

Ausschneidung der Bindehaut-Knorpelplatte. Die Länge des aus dem Lidknorpel auszuschneidenden dreieckigen Stückes hängt von dem Grade der Verlängerung des Lides ab. Wird zu wenig ausgeschnitten, so bleibt ein gewisser Grad von Auswärtskehrung zurück; wird zu viel geopfert, so kann die Wunde durch Nähte nicht mehr geschlossen werden. Es ist daher in jedem Falle abzumessen, wieviel vom Knorpel ausgeschnitten zu werden hat, damit er sich nach Vernähung der Wunde innig an den Augapfel anlege.

Zu diesem Zwecke wird mit zwei anatomischen Pinzetten, die in lotrechter Richtung nahe dem Auge gehalten werden, eine Falte aus der Mitte des Knorpels aufgehoben (Abb. 26). Die Falte soll nach vorne vorspringen, damit sich der Knorpel hart an den Augapfel anlegen kann. Die Länge des auszuschneidenden Stückes schwankt von 5 bis über 10 mm. Das betreffende Stück wird genau aus der Mitte des Lides ausgeschnitten, indem mit einer kurzen geraden Schere zunächst von der medialen Seite her der Schnitt geführt und dann der laterale Schnitt hinzugefügt wird. Dieser kann entweder auch vom freien Lidrand gegen die Spitze des Dreieckes oder aber in umgekehrter Richtung von unten gegen den Lidrand zu gemacht werden. Die Ausschneidung beschränkt sich auf den

Knorpel und die ihn bedeckende Bindehaut. Die Bindehaut darunter und die der Übergangsfalte wird davon nicht getroffen.

Die Blutung beim Durchschneiden des Knorpels ist bei richtiger Ausführung der vorher angegebenen Einspritzung gering. Ist sie ausnahmsweise stärker, so wird vorübergehend jeder Wundrand des Knorpels mit einer Schieberpinzette abgeklemmt.

Ausschneidung der Haut. Die Haut wird nach dem Vorschlage von SZYMA-NOWSKI der Gegend des äußeren Lidwinkels entnommen (Abb. 27). Der erste Schnitt wird vom Lidwinkel an nach außen und dabei nur wenig nach oben geleitet. Er soll so lang wie das aus dem Knorpel ausgeschnittene Stück oder etwas länger sein (a b). Der zweite Schnitt wird vom Lidwinkel an senkrecht auf diesen ersten geführt, d. h. also nach unten und etwas nach außen und ist gut zweimal so lang als der erste, so daß sein unteres Ende ungefähr senkrecht unter dem äußeren Ende des ersten Einschnittes liegt. Indem diese zwei Endpunkte beider Schnitte miteinander durch einen dritten Schnitt vereinigt werden, ist das gewünschte Hautstück umschrieben. Es wird ausgeschnitten. Die Haut des Lides wird darauf ausgiebig unterhöhlt, so daß sie frei beweglich nach außen gezogen werden und die Hautwunde bedecken kann. Die Wunden des Knorpels und der Haut werden durch Nähte verschlossen.

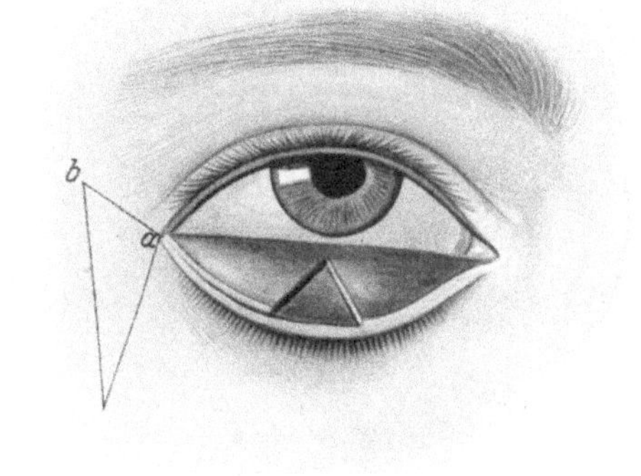

Nähte durch den Knorpel. Drei Seidennähte genügen zum Verschlusse

Abb. 27. Das abgemessene Stück des Lidknorpels ist bereits ausgeschnitten. Außen ist das Dreieck eingezeichnet, in dessen Bereiche die Haut entfernt wird.

der dreieckigen Knorpel-Bindehautwunde. Sie werden mit feinen, gekrümmten Nadeln angelegt. Da Seide dazu bevorzugt wird, haben die Knöpfe an die Bindehautseite des Lides verlegt zu werden, damit die Fäden nach vollendeter Heilung der Wunde herausgezogen werden können, denn über die vordere Seite des Knorpels wird die Haut zur Anheilung gebracht. Daraus ergibt sich die Richtung, in welcher die Nadel durch den Knorpel gestochen zu werden hat; wer doppelt armierte Fäden vorzieht, wird daher beide Nadeln in der Richtung von vorne nach hinten durchstechen; wer mit *einer* Nadel bewaffnete Fäden verwendet, wird auf der einen Seite die Nadel in der Richtung von der Bindehautseite zur vorderen Fläche des Knorpels, am anderen Wundrande die Nadel in entgegengesetzter Richtung von der vorderen Knorpelseite zur Bindehaut durchzustoßen haben. Da der Knorpel bei dieser Erkrankung wenn auch dick, so doch weich und zerreißlich ist, soll die Nadel nicht zu knapp an dem Wundrande durchgeführt werden. Hat nämlich die Nadel oder der Faden einmal durchgeschnitten, so ist eine neuerliche Befestigung kaum mehr möglich. Die erste Naht wird nahe der Spitze des Dreieckes angelegt und die Fadenenden werden nach oben gelegt, die zweite Naht in der Mitte des Knorpels und die Fadenenden wagrecht ausgebreitet, die dritte Naht, die für die genaue Wiederherstellung des Lidrandes von besonderer Bedeutung ist, hat nahe den freien

Wundecken des Knorpels angebracht zu werden und ihre Fadenenden werden
nach unten geschlagen (Abb. 28). Dadurch, daß die Fäden, wie beschrieben,
angeordnet werden, braucht beim Knüpfen nicht erst nach dem zugehörigen
Ende gesucht zu werden. Man knüpft zuerst die an der Spitze des Dreieckes
angelegte Naht. Die Wunde im Knorpel wird dadurch sofort beträchtlich
kleiner, die Wundränder nähern sich einander und schon beginnt sich der Knorpel
nach einwärts zu stellen. Die Fäden haben beim Knüpfen steil nach oben gehalten
zu werden, damit jeglicher Zug vermieden wird, durch den der Knorpel wieder
vom Augapfel entfernt würde. Jedes Fadenpaar wird sofort nach dem Knüpfen
abgeschnitten, da nach vollständigem Verschlusse der Wunde durch alle drei Nähte, insbesondere die beiden tieferen ohne Abziehen des Lides vom Auge nicht mehr zugänglich sind. Dabei wäre aber ein Durchreißen der Nähte zu gewärtigen. Wegen der beträchtlichen Verdickung des Knorpels bei dieser Krankheit sind die beiden Wundränder ziemlich breit und legen sich gut aneinander, ohne daß sie durch den Gehilfen mit Pinzetten aneinandergehalten werden müßten. Sollten die beiden freien Ecken des Knorpels nicht in ganz gleicher Höhe zu liegen kommen, was bei etwas ungleicher Entfernung der beiden Stichöffnungen der letzten Naht vom Lidrande eintritt, so wird durch Abkappen der etwas vorspringenden einen Ecke mit einer feinen geraden Schere der Lidrand zu einer Geraden ausgeglichen.

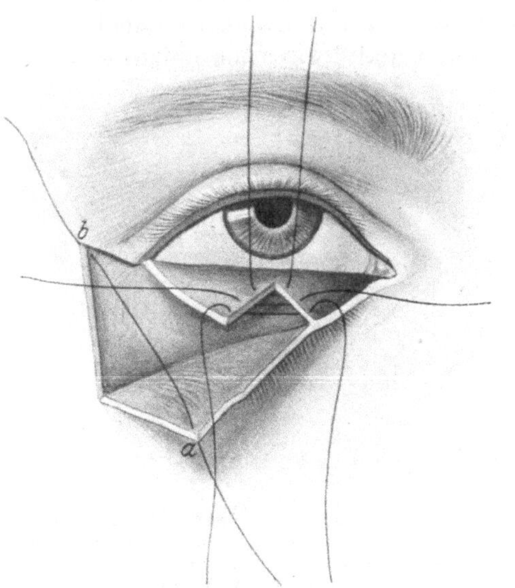

Abb. 28. Das dreieckige Hautstück ist ausgeschnitten,
die Haut des Lides losgelöst und nach unten geschlagen. Die drei Nähte durch den Lidknorpel liegen
in der ihnen zukommenden Stellung. Die Lagerungsnaht (a b) des Lappens ist gleichfalls durchgezogen.
Die Lidhaare sind an dem entsprechenden Teile
ausgeschnitten.

Verschluß der Hautwunde. Bevor die Lidhaut zur Deckung der Hautwunde
hinübergezogen wird, hat in dem Gebiete des Lidrandes, das jenseits des äußeren
Lidwinkels zu liegen kommt, ein schmales Streifchen mit den Lidhaaren ausgeschnitten zu werden. Die erste Naht befestigt die Spitze des Lappens a in
der Ecke b der Wunde. Die Naht wird unter genauer Anpassung der Wundränder sofort geknüpft. Die folgenden Nähte verstehen sich von selbst (Abb. 29).
Eine Naht bei e vereinigt den oberen Rand des Lappens mit der Haut außerhalb des oberen Lides; ferner zwei Nähte bei c und d. Im Bereiche des Knorpels
werden ein oder zwei Nähte angelegt für den Fall, als die Haut des Lidrandes
nicht von selbst dem Knorpel tadellos anliegt. Insbesondere in den Fällen,
wo die Haut etwas zu ausgiebig verkürzt wurde, kommt durch die Spannung
der nach auswärts gezogenen Haut eine klaffende Spalte zwischen Knorpel
und Haut zustande, die eine unmittelbare Verlötung beider unmöglich macht
und zu einer Verunstaltung des freien Lidrandes führen würde. Dieser Übelstand

wird durch eine Naht in der Weise behoben, daß beide Fadenenden in der Richtung von der Bindehaut zur Haut, ungefähr 1 mm unter dem Lidrande, in einer Entfernung von 2 mm voneinander durch den Knorpel und die Haut geführt und auf dieser über einem schmalen Gazebäuschchen oder einer Glasperle geknüpft werden (f). Wenn wünschenswert, kann eine zweite Naht daneben angelegt werden.

Nach Vollendung des Eingriffes liegt das untere Lid in richtiger Länge enge dem Auge an und ist auch ein wenig gehoben.

Verband. Nach Einstreichen von Borsalbe in den Bindehautsack wird ein Verband angelegt, der auf den Hautlappen einen leichten Druck ausübt, um ihn mit dem unter ihm liegenden Gewebe in inniger Verbindung zu erhalten und Ansammlung von Blut oder Wundsekret zu verhindern. Wie bei allen den Lidrand betreffenden Nähten haben beide Augen zum Ausschluß von Lidbewegungen durch mehrere Tage unter Verband gehalten zu werden. Da außerdem bei Verschluß beider Augen durch ihre Aufwärtsrollung die Hornhaut hinter das obere Lid gelangt, wird sie durch die Knoten auf der inneren Seite des Unterlides nicht geschädigt. Übrigens erheben sich diese wegen der bedeutenden Verdickung und Schwellung der Bindehaut kaum über die Oberfläche. Der Verband soll aber schon am ersten Tage nach dem Eingriffe erneuert werden, um die Hornhaut in Augenschein zu nehmen und eine entsprechende Behandlung einzuleiten, falls sie wirklich geschädigt sein sollte. Nach vier Tagen wird der Verband auf die behandelte Seite beschränkt, zu gleicher Zeit werden die Nähte aus dem Knorpel, am fünften Tage auch die der Haut entfernt. Gelegentlich schneidet die eine oder andere Naht des Knorpels vor der Heilung durch. Die klaffende Wunde schließt sich dann allmählich durch Granulationen. Abgesehen von einer Verzögerung des Heilungsverlaufes kommt aber diesem Zwischenfalle keine Bedeutung zu, da sich bei der Unversehrtheit der Lidhaut kein Kolobom dadurch bildet.

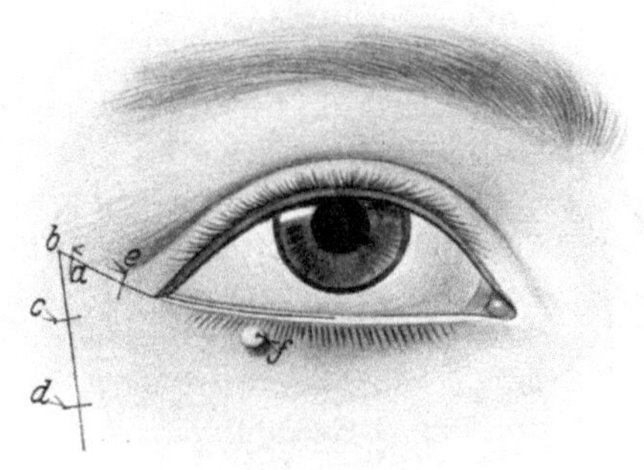

Abb. 29. Nach dem Eingriffe. Das untere Lid liegt dem Auge tadellos an. Vier Nähte (a b, c, d, e) genügen zum Verschlusse der Hautwunde. Über einer Perle wurde eine Naht (f) geknüpft, die den Knorpel mit der Haut vereinigt.

Nachbemerkungen. Der Erfolg des Eingriffes ist tadellos, vorausgesetzt, daß der Knorpel genügend verkürzt worden ist. Die Narbe ist nach kurzer Zeit kaum mehr zu entdecken.

Ein Hornhautgeschwür ist keine Gegenanzeige dieses Eingriffes. Es heilt vielmehr rasch von selbst ohne weitere Behandlung, nachdem die Hornhaut durch die richtige Stellung des Lides wieder bedeckt und geschützt worden ist.

Wurde zuviel vom Knorpel weggenommen, so schneiden bei der Weichheit seines Gewebes die Nähte durch, da die Spannung zu groß ist. Die Fäden sollen daher nicht zu nahe dem Wundrande, sondern weit genug davon entfernt durchgeführt werden, um genügend Halt zu finden. Aber selbst für den Fall, daß alle Knorpelnähte durchschneiden, entsteht kein Kolobom, da die vordere Lidplatte (Hautmuskel) unverletzt geblieben ist. Darin liegt der große Vorteil dieses vereinigten Verfahrens. Es geht aber daraus hervor, wie wichtig es ist, beim intermarginalen Schnitt die Haut des Lidrandes nicht zu verletzen. Bei alten Leuten ist die Haut oft sehr zerreißlich, so daß sich auch daraus Schwierigkeiten ergeben können. Sollte der äußere Rand des Hautlappens, wie es gelegentlich vorkommt, schon beim Anfassen mit der Pinzette einreißen und abgetragen werden müssen, so wird diese unerwünschte Verkürzung des Hautlappens durch eine Unterhöhlung der Haut jenseits des dreieckigen Ausschnittes ausgeglichen.

Der erste Verband soll einen mäßigen Druck ausüben, da sich sonst hinter dem Hautlappen Blut ansammelt und die darauf folgende Entzündung zur vorzeitigen Entfernung der Hautnähte zwingt.

Bei Ausschneidung des dreieckigen Lappens wird der obere Schnitt nicht steil nach oben geführt, wie es Szymanowski bei seinem ursprünglichen Verfahren angegeben hat, sondern nur wenig nach oben abgelenkt, weil sich sonst die Haut des unteren Lides zu sehr über den Knorpel erhebt und die Vereinigung beider dadurch erschwert wird.

Bei zu starker Verkürzung übt die Haut nach Anlegung der Nähte einen solchen Druck auf den unteren Rand des Knorpels in der Richtung nach rückwärts (gegen das Auge zu) aus, daß der freie Lidrand nach außen umkippt und neuerlich ein Ektropium — allerdings anderer Art als vor dem Eingriffe — auftritt. In diesem Falle wird durch eine Naht nach Snellen das Lid in seine richtige Stellung zurückgeführt.

Da nach dem Eingriffe beide Augen verbunden werden müssen, werden bei beiderseitigem Ektropium beide Lider in derselben Sitzung verkürzt, um dem Kranken Zeit und die Verlängerung des Verschlusses beider Augen zu ersparen.

Ist die Auswärtskehrung nur gering, so genügt das ursprüngliche Verfahren von Kuhnt mit der Änderung nach Müller. Das Lid wird von seiner Mitte bis zum äußeren Lidwinkel im intermarginalen Saume gespalten, das entsprechend lange Stück des Knorpels ausgeschnitten und die Knorpelwunde, wie oben beschrieben, durch drei Nähte geschlossen. Die den Hautrand mit dem Knorpel vereinigenden Nähte werden aber etwas schief angelegt, so daß sich an Stelle einer größeren Hautfalte — wie sie durch den Überschuß an Haut nach Verkürzung des Knorpels zustande kommen müßte, mehrere kleine Hautfalten bilden, die sich später abflachen und verschwinden.

Dieser Eingriff kann auch in der inneren Lidhälfte durchgeführt werden, wenn gerade diese allein, wie es beim beginnenden Ektropium gelegentlich der Fall ist, nach auswärts gekehrt ist, während die äußere Hälfte des Lides noch richtig steht.

Ein einfaches Verfahren, das aber nur bei Beginn der Stellungsänderung angewendet werden soll, ist die Verschorfung der Bindehaut im Bereiche der Auswärtskehrung. Nachdem das zu verschorfende Gebiet durch Einspritzung einer $1\,^0/_0$ Kokainlösung unter die Bindehaut unempfindlich gemacht worden ist, wird mit dem rotglühenden Thermokauter ein schmaler Streifen der bloßliegenden Bindehaut einige Millimeter vom Lidrande entfernt und diesem parallel tief verschorft. Die daraus entstehende Narbe übt einen solchen Zug auf das Lid aus, daß es sich aufrichtet. Die Verschorfung kann wiederholt werden, wenn der Lidrand die richtige Stellung noch nicht erreicht hat. Wird nur ein schmaler Streifen verbrannt, so besteht keine Gefahr, den Lidrand zu weit nach rückwärts zu drehen.

Es wurde schon auf S. 25 darauf hingewiesen, daß das Entstehen einer Auswärtsdrehung des untern Lides durch Schlitzung des Tränenröhrchens verhindert werden kann. Wenn sich nämlich, wie so häufig, zuerst das Tränenpünktchen nach vorne dreht, so ist mit dem dadurch hervorgerufenen Tränenträufeln der ganze Vorgang eingeleitet, der über kurz oder lang zum Ektropium führt.

Wird aber durch die Schlitzung des Tränenröhrchens für die richtige Abfuhr der Tränen gesorgt und der Kranke gleichzeitig angewiesen, beim Abwischen des Lides die Richtung nach innen oben einzuhalten und dabei das Lid an das Auge anzudrücken, so bleibt das Lid in der richtigen Stellung erhalten.

Lähmungsektropium (Ectropium paralyticum).

Siehe Tarsorrhaphie.

Viertes Kapitel.

Narbenektropium.

Vorbemerkungen. Die wundärztliche Beseitigung des Narbenektropiums
setzt sich aus zwei Teileingriffen zusammen:

1. der Durchtrennung der Narbe, um das Lid freizumachen und es in seine
richtige Stellung zurückzubringen und

2. der Deckung der Wunde mit Epithel, da diese sonst vernarben müßte,
wodurch das Lid wieder in die falsche Stellung gezogen würde.

Der erste Schritt, die Durchtrennung der Narbe, wird immer nach den
gleichen Grundsätzen ausgeführt. Die Verschiedenheit der einzelnen Verfahren
liegt in der Art, wie die Wunde *gedeckt* wird.

Was den Zeitpunkt des Eingriffes anbelangt, so können darüber nur allgemeine Angaben gemacht werden: Zunächst ist es unser Bestreben, bei den
in Betracht kommenden krankhaften Zuständen der Ausbildung eines Ektropiums vorzubeugen. Frische Verletzungen der Lider und ihrer Umgebung müssen
daher einer sorgfältigen wundärztlichen Behandlung unterzogen werden. Diese
hat insbesondere den Zweck zu verfolgen, die Bildung von Narben mit ver-
lagernder Wirkung zu verhindern. Außer der Hintanhaltung und Bekämpfung
von entzündlichen Vorgängen kommt in erster Linie die primäre Naht der
Wunde in Betracht. Die vollständige Vernähung ist aber nur bei reinem Zustande
der Wunde möglich. Eine entzündliche Infiltration oder eine primäre traumatische Nekrose der Wundränder und ihrer Umgebung schließen sie aus.
Es ist in solchen Fällen unter antiseptischem Verband der richtige Zeitpunkt
abzuwarten, bis sich die Wunde genügend gereinigt hat. Wird zu früh genäht,
so wird der Erfolg dadurch vereitelt, daß sich nach Verschluß der Wunde die
Entzündungserscheinungen steigern, die Absonderung sich staut und die Nähte
durch Erweichung der Gewebe binnen kurzem durchschneiden. Die Wunde
klafft dann ebenso wie früher. Ausgedehnte Verletzungen machen nicht selten
schon wegen des bedeutenden Gewebsverlustes eine primäre Naht unmöglich,
wie es bei einem guten Teil der Kriegsverletzungen der Lider der Fall ist.
Dagegen gelingt es, trotz unreiner Wundverhältnisse oder traumatisch schwer-
geschädigter Wundränder nicht selten, durch die eine oder andere Naht, ohne
die Wunde zu schließen, die Stellung eines Lides wesentlich zu verbessern,
so daß es schließlich nicht oder doch viel weniger durch die Narbe verlagert
wird, als es sonst geschehen wäre.

Ist es nicht möglich gewesen, schon in der ersten Zeit (8 bis 10 Tage) nach
der Verletzung die Wundränder zu vernähen, so muß der Abschluß des Vernarbungsvorganges abgewartet werden, bevor ein Eingriff angezeigt ist. Denn
erst nach Eintreten des Dauerzustandes kann abgeschätzt werden, wie weit

der plastische Eingriff zu gehen hat, um das Lid dauernd richtigzustellen; auch ist erst dann die anatomische Beschaffenheit der Gewebe durch Verschwinden von Ödem und Infiltration eine solche, daß sich Eingriffe unter günstigen Vorbedingungen ausführen lassen. Die Zwischenzeit wird zu ausgiebiger Massage der jungen Narbe verwendet, wodurch oft ganz überraschende Besserungen erzielt werden, die den Eingriff zum Schlusse wesentlich einfacher gestalten. Wir nehmen daher im allgemeinen für die Frühplastik um so weniger Stellung, als wir in der Anlegung der feuchten Kammer ein Mittel haben, ein des Schutzes der Lider entbehrendes Auge beliebig lange vor Schädigung zu bewahren. Auch bei ausgedehnten Verbrennungen oder Verätzungen der Lider wird der Eingriff zur Beseitigung des Ektropiums erst unternommen, wenn die Vernarbung abgelaufen ist. Gelegentlich kommt unmittelbar nach der Schädigung ein umschriebener (Tarsorrhaphie) oder vollständiger Verschluß der Lidspalte in Betracht, um das Auge zu decken und die Abziehung des Lidrandes zu verhindern.

Durch die guten Erfolge, die mit der Röntgenbehandlung bei Karies erzielt werden, sind die plastischen Eingriffe, die früher durch diese Krankheit oft notwendig geworden waren, seltener geworden. Auch Fisteln können durch die Röntgenbehandlung zum Verschluß gebracht werden. Heilen sie aber nicht, so ist der kranke Knochen bloßzulegen, auszukratzen, gegebenenfalls der Sequester zu entfernen und zu warten, bis die Wunde unter Drainage mit Jodoformstreifchen oder -stäbchen langsam ausgeheilt ist. Nur eine Tarsorrhaphie darf gleichzeitig damit ausgeführt werden, um die Hornhaut vor den Gefahren des Ektropiums zu schützen und außerdem durch die Vernähung eine Auswärtsdrehung der beiden Lidränder zu verhindern. Erst nach vollständiger Ausheilung der Karies wird gegen eine Stellungsveränderung der Lider durch einen plastischen Eingriff eingeschritten.

Örtliche und allgemeine Betäubung. Nicht nur kleinere plastische Eingriffe, sondern auch größere Lappenplastiken können unter Anwendung entsprechender Mengen einer 2%igen Novokain-Adrenalin-Lösung in örtlicher Betäubung durchgeführt werden. Nur selten muß zur allgemeinen Betäubung geschritten werden.

Eingriff.

1. Teil. Die Durchtrennung der Narbe.

Mit einem Skalpell wird parallel dem Lidrande oder in Fällen, wo der Lidrand zugrunde gegangen ist, parallel der Haut-Bindehautgrenze 3 mm davon entfernt in der ganzen Länge der Verwachsung eingeschnitten, allmählich tiefer und tiefer, bis das Lid, frei beweglich geworden, leicht in seine richtige Lage zurückgebracht werden kann. Reichen die Verwachsungen bis an den Knochen, so wird dabei der Augenhöhlenrand freigelegt. Derbes, mit Gefäßen mangelhaft versehenes Narbengewebe wird ausgeschnitten, bis gesundes, lebhaft blutendes Gewebe vorliegt. Der Umstand, daß das Narbengewebe unter der Haut noch weiter in die Umgebung ausstrahlt, zwingt oft zu größeren Einschnitten als ursprünglich geplant, und zu ausgiebigen Unterminierungen der Ränder des Einschnittes, um freie Beweglichkeit des losgelösten Lides zu erzielen. Einige Bemerkungen über die Befestigung des losgelösten Lides in der neuen Stellung sollen noch später eingeschaltet werden.

2. Teil des Eingriffes: Deckung der Wunde.

Durch die Lagerung des freigemachten Lides in seine richtige Stellung wird eine große Wundfläche geschaffen, die mit Haut bedeckt werden muß. In dieser Hinsicht gibt es drei grundsätzlich verschiedene Verfahren:

a) Hinüberziehen der benachbarten Haut durch Nähte,

b) Deckung der Wunde durch ungestielte Hautlappen,

c) Deckung der Wunde durch gestielte Hautlappen, entnommen der Umgebung der Wunde oder anderen Körperteilen (Arm).

a) Die Vernähung der Wunde ist nur möglich nach kleinen Einschnitten und bei gesunder Beschaffenheit der umgebenden Haut. Ist z. B. ein Abschnitt eines Lides durch eine schmale Narbe nach Karies des Augenhöhlenrandes nach auswärts gedreht und der Lidrand an den knöchernen Augenhöhlenrand angewachsen, so wird nach gründlicher Durchtrennung der Narbe und Rücklagerung des Lides in seine richtige Stellung die annähernd wagrecht angelegte Wunde durch zwei Wundhaken, die in der Mitte ihres oberen und unteren Randes eingelegt werden, zu einer senkrechten verzogen und durch wagrechte Nähte zu einer senkrechten Linie vernäht. Um zu diesem Zwecke die umgebende Haut von beiden Seiten heranziehen zu können, muß sie ausgiebig unterminiert werden. Die Nähte sind demgemäß senkrecht auf die Richtung des Narbenzuges angelegt. War z. B. der äußere Teil des oberen Lides an den Augenhöhlenrand angewachsen gewesen, so wird durch die Vernähung in querer Richtung, d. h. also senkrecht auf die frühere Zugrichtung der Narbe, das obere Lid entsprechend tiefer gestellt und in der richtigen Lage dauernd erhalten.

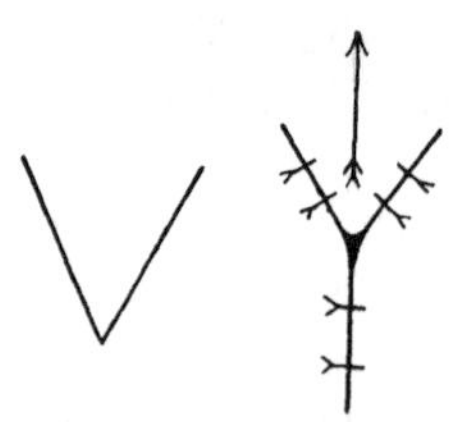

Abb. 30. V — Y-Eingriff. Der durch den V-Schnitt umgrenzte Hautlappen rückt nach oben (Richtung des Pfeiles). Die Wunde wird zu einem Y vernäht.

Der V—Y-Eingriff. Nähte können auch in anderer Art zur Deckung der Wunde beitragen. Ist z. B. das untere Lid durch narbige Verkürzung der Haut (nach schwerer Blepharitis ulcerosa oder Ekzem) nach außen gedreht, so wird ein V-förmiger Schnitt angelegt mit nach unten gerichteter Spitze und einer breiten Öffnung des V am Lidrande, entsprechend der Ausdehnung der Narbe. Mit dem Skalpell wird der von dem V begrenzte narbige Hautlappen von der Spitze an bis in die Nähe des Lidrandes von seiner Unterlage abgeschält, wobei auch das übrige darunter liegende Narbengewebe ausgeschnitten wird. Wird nun das von dem Narbenzug befreite Lid in seine richtige Stellung zurückgebracht, so wird mit dem Lidrande der Lappen gehoben. Da sich der Lappen nach der Abtrennung von seiner Unterlage außerdem noch etwas zusammengezogen hat, wird der untere Teil der Wunde von ihm entblößt und es bleibt eine pfeilspitzenförmige Wunde unbedeckt. Diese wird nach Unterminierung der seitlichen Wundränder durch Nähte in der Weise geschlossen, daß oben die Wundränder mit den Rändern des Lappens vernäht werden, unten dagegen die Wundränder miteinander. Dadurch ergibt sich eine Y-Form der geschlossenen Wunde (Abb. 30). Das Lid bleibt dauernd gehoben und dem Augapfel angelegt.

b) Die Fälle, wo Nähte zum Ziele führen, sind selten. Denn die Haut der Umgebung reicht nicht zur Deckung einer großen Wunde aus und kann auch dann nicht dazu verwendet werden, wenn sie nach Verätzungen oder durch Lupus narbig und dadurch unnachgiebig geworden ist. Meistens muß daher

die nach der Durchtrennung der Narbe entstandene Wunde durch einen Hautlappen gedeckt werden. Dazu sind womöglich stiellose Lappen zu verwenden.
Ganz abgesehen davon, daß in einem guten Teile der Fälle von Narbenektropium
(Verätzungen, Lupus) gestielte Lappen aus der Haut der Umgebung aus den
eben angeführten Gründen nicht gebildet werden können, sind es insbesondere
Rücksichten auf das schönere Aussehen, die uns veranlassen, für die Pfropfung
zarter stielloser Lappen auf die Wunde einzutreten. Während gestielte Lappen
aus der Umgebung häufig als plumpe, unförmliche Wülste vorspringen und
für lange entstellen, schmiegt sich der äußerst dünne, stiellose Lappen genau
seiner Unterlage an, zeigt nach längerer Zeit eine Fältelung wie gesunde Lidhaut
und unterscheidet sich nur durch seine etwas hellere Farbe von der Umgebung.
Der Vorwurf aber, daß stiellose Lappen regelmäßig so weit schrumpfen, daß
dadurch der Erfolg des Eingriffes vollständig vernichtet wird, trifft nicht zu. Wir
haben bei zahlreichen Kranken Ober- und Unterlider mit stiellosen Lappen neu
gebildet und sie noch nach Jahren in tadelloser Stellung gefunden — Fälle, wo
die Verwendung der Haut aus der Umgebung wegen starker Narbenschrumpfung
nach Verätzung mit Vitriol und nach Verbrennung unmöglich gewesen wäre.

Um solche Dauererfolge zu erreichen, ist bei der **Überpflanzung stielloser
Lappen** folgendes Vorgehen einzuhalten. Die erste Bedingung ist starke Überberichtigung. In den schweren, hier in Betracht kommenden Fällen ist das
Ober- oder Unterlid in seiner ganzen Länge nach außen gekehrt und meist
in der Gegend des Augenhöhlenrandes, das obere knapp an der Augenbraue
angewachsen. Der Lidrand ist manchmal gut erhalten. Im ersten Schritte
des Eingriffes wird, wie früher beschrieben, die Narbe durchtrennt und das
Lid freigemacht. Mit einem Skalpell wird in der ganzen Länge der Narbe
entlang dem Lidrande ein Einschnitt gemacht. Am oberen Lid verläuft dieser
in der schmalen Zone zwischen Augenbraue und Lidrand, wenn das Lid bis
dort hinaufgezogen ist. Ist kein Lidrand mehr vorhanden, so wird der Schnitt
in einer Entfernung von 2—3 mm vom Rande der Bindehaut angelegt. Ist
die Narbe vollständig durchtrennt und das harte Narbengewebe gründlich
ausgeschnitten, so wird das nun frei bewegliche Lid weit über das andere Lid
hinübergezogen, also das obere über das untere herunter, oder das untere Lid
weit über das obere hinauf. Dies geschieht mit drei kräftigen Fäden, die durch
den Rand des freigemachten Lides durchgezogen und an der Wange (für das
obere Lid) oder an der Stirne (für das untere Lid) befestigt werden. Beide
Fadenenden werden durch die Haut geführt und über einem Bäuschchen Gaze
geknüpft. Durch den Zug dieser Nähte bekommt die Wundfläche eine sehr
bedeutende, die Größe eines Lides weit übertreffende Ausdehnung. Die bei
der Durchschneidung auftretende Blutung wird durch Druck oder durch vorübergehendes Abklemmen mit Schiebern gestillt; diese werden nach einiger Zeit
unter Abdrehen weggenommen. Größere Gefäße werden mit Katgut unterbunden; doch werden solche fast nie angetroffen. Die Wunde hat nach dem
Zuziehen der Fäden gewöhnlich eine unregelmäßig stumpf-dreieckige Form
und ihre Fläche ist gegen die Nasenseite zu und unterhalb des oberen Augenhöhlenrandes eingesenkt. Sie wird einstweilen mit einem mit warmer physiologischer Kochsalzlösung getränkten Tupfer bedeckt.

Schaffung des Hautlappens. Er wird aus der Haut der inneren Seite des
Oberarmes genommen. Um ungefähr einen Anhaltspunkt über die Form des

Lappens zu haben, wird ein Stück Guttaperchapapier in Form und Größe entsprechend der Wunde auf die Hautstelle gelegt, aus der der Lappen genommen werden soll. Nach gründlicher Reinigung der Haut mit Seife und Bürste und Abspülen mit physiologischer Kochsalzlösung spannt der Gehilfe die Haut des Armes in querer Richtung kräftig an. Da sie sich nach der Losschälung in in dieser Richtung bedeutend zusammenzieht, muß der Lappen breiter angelegt werden, als das vorgeschnittene Papier anzeigt. In der Längsrichtung des Armes braucht er dagegen nur um ein Weniges größer bemessen zu werden. Der Lappen wird daher nicht sofort ganz umschnitten, sondern es wird zunächst nur der Länge des Armes nach ein Schnitt gemacht, von dessen Enden quere Einschnitte auf kurze Strecke abgehen. Darauf wird die Losschälung begonnen. Nur die obersten Epithelschichten werden in Form eines einzigen Lappens abgelöst. Dazu eignet sich am besten die Lanze. Sie wird flach, fast parallel auf die Haut aufgesetzt und dringt knapp unter den obersten Epithelschichten in streichenden Zügen vor. Allerdings geht die Arbeit ziemlich langsam vonstatten und erfordert volle Aufmerksamkeit. Ist schon ein schmaler Streifen freigemacht, so wird er mit einem gut ausgedrückten Kochsalztupfer so nach außen gerollt, daß immer die Umschlagstelle bloßliegt, entlang der weitergeschnitten wird unter entsprechender Verlängerung der queren Begrenzungsschnitte. Der Lappen wird in einer so oberflächlichen Schicht abgelöst, daß die Blutung nur aus den Spitzen der angeschnittenen Papillen in Form von Punkten eintritt. Der Lappen soll nicht gefenstert werden. Denn die Lücken, wenn auch anfänglich klein, vergrößern sich durch Zurückziehen der Schnittränder; diese rollen sich außerdem ein, so daß der Lappen nicht mehr genau an die Wundfläche angelegt werden kann. Bei raschem Ablösen gerät die Lanze zu tief, der Lappen wird dadurch dick und plump und hat außerdem den Nachteil, daß er sich viel mehr als gewünscht zusammenzieht. Erst nachdem das abgelöste Stück die notwendige Größe erreicht hat, wird es an der Stelle, wo es noch im Zusammenhange mit der übrigen Haut steht, abgeschnitten. Der Lappen wird sofort zwischen zwei Tupfer gelegt, die in warmer physiologischer Kochsalzlösung getränkt sind. Bevor er nämlich auf die Wunde gebracht wird, wird diese mit der Schneide der Lanze in verschiedener Richtung bestrichen, damit eine geringe Menge von Blut und Serum auf die Oberfläche austritt und der Lappen mit der Unterlage rasch verklebt. Man hüte sich aber vor tieferen Einschnitten, da durch eine Ansammlung von Blut der Lappen von der Wundfläche abgehoben würde.

Anpassung des Lappens auf die Wundfläche. Der auf dem Tupfer ausgebreitete Lappen wird mit seiner Wundfläche auf die Lidwunde gelegt, zunächst so, wie sich aus seiner Form von selbst ergibt. Nun wird die Mitte des Lappens gut auf die Unterlage gedrückt, am besten mit einer geschlossenen breiten Pinzette. Es ist besonders auch darauf zu achten, daß der Lappen über den verschiedenen Vertiefungen der Wunde nicht hohl zu liegen kommt, besonders im inneren Wundwinkel. Darauf folgt die genaueste Anpassung der Lappenränder. Da diese Neigung haben, sich einzurollen, werden sie mit Karlsbader Nadeln nach auswärts gedreht und so an die Ränder der Wundfläche angelagert, daß nicht der geringste Zwischenraum zwischen beiden übrig bleibt. Ist der Lappen zu groß, so daß seine Ränder vorstehen, so werden sie mit einer Schere zurechtgeschnitten und auf die richtige

Länge zurückgeführt. Diese Anpassung hat im ganzen Umkreise des Lappens vorgenommen zu werden. Nähte sind nicht zu empfehlen, doch werden gelegentlich eine oder mehrere Nähte angelegt, wenn der Lappen an einer Stelle keine Neigung zeigt, in der richtigen Lage zu verbleiben.

Verband. Der Lappen und seine Umgebung werden mit befettetem Guttaperchapapier bedeckt und lockere trockene Gaze in solcher Menge sorgfältig darauf gelegt, daß ein leichter Druck ausgeübt wird. Zwei breite Pflasterstreifen befestigen die Gaze in ihrer Lage. Das andere Auge wird gleichfalls verbunden, um jede Bewegung der Lider auszuschließen. Eine darüber gelegte Stärkebinde macht den Verband in kurzer Zeit steif. Die Wunde am Arm wird nicht vernäht; das Epithel bildet sich unter keimfreiem Salbenverband von den zwischen den Papillen übriggebliebenen Epithelinseln aus in kurzer Zeit wieder.

Nachbehandlung. Am dritten Tage nach dem Eingriffe wird der Verband das erstemal gewechselt. Bei gutem Verlaufe zeigt sich der Lappen in tadelloser Stellung. Da keine Wundfläche vorhanden ist, besteht nicht die geringste Absonderung. Der Lappen ist gewöhnlich ziemlich weiß; gelegentlich färben sich die obersten Epithellagen etwas dunkel, ohne daß deswegen eine Nekrose des Lappens zu befürchten wäre; in wenigen Tagen kommt darunter die zarte junge Hautschichte zum Vorschein. Zwei Tage später wieder Verbandwechsel. Die Haltenähte haben bis dahin gewöhnlich durchgeschnitten und werden nun herausgezogen. Das Lid aber bleibt zunächst noch in derselben Stellung. Auf jeden Fall ist der Lappen schon genügend angeheilt, um durch eine Veränderung der Lidstellung nicht mehr verschoben werden zu können. Allmählich kehrt nun das Lid langsam in seine richtige Stellung zurück.

Ergebnis. Wie schon früher erwähnt, sind auch die Dauerergebnisse bei Einhaltung der angegebenen Vorsichtsmaßregeln in den meisten Fällen ausgezeichnet. Die Haut faltet sich allmählich wie gesunde Lidhaut und unterscheidet sich nur durch ihre blässere Farbe von der Umgebung.

Sind beide Lider auswärts gedreht, so wird zuerst das obere richtiggestellt und einige Wochen später das untere in gleicher Weise. Die Lappen werden lange Zeit hindurch mit Salben fett erhalten, damit die Haut geschmeidig wird.

Ist der Lappen nicht angeheilt, so ist er schon beim ersten Verbandwechsel grünlichschwarz verfärbt und durch eine starke übelriechende Absonderung von der in Granulation übergehenden Wunde abgehoben. Es bleibt alsdann nichts übrig, als zu warten, bis die Vernarbung der Wunde abgeschlossen und der frühere Zustand zurückgekehrt ist, und dann denselben Eingriff von neuem zu versuchen. Bei tadellosem Vorgehen kommt aber dieses unangenehme Ereignis nur ganz ausnahmsweise vor.

c) Deckung der Wunde durch gestielte Hautlappen. Anzeigen. Auf diese Art muß die Wunde in den Fällen gedeckt werden, wo das Narbengewebe bis an den Knochen reicht, so daß dieser nach Durchtrennung der Narbe bloßliegt. Ungestielte Hautlappen können nur an einem mit Blutgefäßen genügend versorgten Gewebe anheilen und daher hier keine Verwendung finden. Außerdem bedarf es bei solchen Wunden mit tiefen Einsenkungen einer dickeren Gewebsmasse zur Ausfüllung des Höhenunterschiedes. Narbenektropien nach schweren, mit Gewebsnekrose einhergehenden Entzündungen, nach Ansteckung mit Milzbrand, nach ausgedehnten und tiefen Verletzungen der Lider stellen den Hauptanteil für die Plastik mit gestielten Hautlappen.

Die folgende Besprechung betrifft zunächst die Gruppe von Fällen, wo von dem Lide *nur die vorderen Schichten* zugrunde gegangen, der Lidknorpel und die Bindehaut aber erhalten geblieben sind.

Im unmittelbaren Anschluß daran wird der wundärztliche *Ersatz* eines Lides behandelt, wenn es in *allen* seinen Schichten an umschriebener Stelle oder in der ganzen Ausdehnung zerstört worden ist. Die Lappenbildung zum Ersatz eines Lides unterscheidet sich nämlich nicht grundsätzlich von der bei der vorigen Gruppe, sondern nur dadurch, daß auch für die fehlende hintere Lidplatte (Knorpel-Bindehautplatte) Ersatz geschaffen werden muß. Schwere Verletzungen der Lider mit Zerstörung der ganzen Lidgewebsmasse, besonders häufig als Kriegsverletzungen in verschiedenen Einzelformen: völliges Fehlen des Lides durch Zerschmetterung, oft mit schweren Knochenverletzungen verbunden, auch mit Eröffnung der umgebenden Körperhöhlen (Stirn-Siebbein-Kieferhöhle, Gehirnverletzungen), Abreißen des Lides, besonders häufig des unteren von seinem inneren Ansatze, Zerreißung oder Zerschneidung eines Lides mit Bildung eines Koloboms, dessen Schenkel durch Narbenschrumpfung nach auswärts gekehrt und am Augenhöhlenrande angewachsen zu sein pflegen; wundärztliche Entfernung des ganzen Lides oder eines Teiles davon in der ganzen Dicke wegen bösartiger Neubildung bilden die Anzeigen für diese Eingriffe. Solange eine Neubildung in den Lidern nur die Haut angegriffen hat, so daß der Lidknorpel erhalten werden kann, unterscheidet sich die Plastik mit gestielten Lappen aus der Umgebung in nichts von der bei den Fällen der ersten Gruppe. Ist aber der Lidrand der Neubildung schon zum Opfer gefallen, wie es meistens der Fall ist, da sie gerade von ihm ausgehen, so ist ein Ersatz für das Lid zu schaffen. Die Abtragung der Geschwulst muß zur Entfernung alles Krankhaften mindestens in einer Entfernung von $\frac{1}{2}$ cm vom sichtbaren Rand vorgenommen werden. Daher muß meist ein großer Teil des Lides, bei etwas mehr vorgeschrittener Geschwulst schon das ganze Lid geopfert werden. Kleine, an den beiden Enden zurückgelassene Reste des Lides bieten keinen Vorteil. Die Schonung der Tränenröhrchen kommt nur dann in Betracht, wenn sie jenseits der in das Eingriffsgebiet fallenden Zone liegen. Es dürfte nicht durch Rücksichtnahme auf die Tränenröhrchen das Lid zu nahe dem Rande der Geschwulst abgetragen werden.

Verfahren. Die Lappen werden fast immer der benachbarten Haut entnommen. Das Verfahren, gestielte Lappen aus der Haut des Oberarmes zu verpflanzen (italienisches Verfahren) kommt nur für die seltenen Fälle in Betracht, wo keine brauchbare Haut in der Umgebung zur Verfügung steht und eine Plastik mit ungestielten Lappen aus früher angeführten Gründen nicht möglich ist. Da aber selbst vernarbte Haut im Notfalle zu gestielten Lappen verwendet werden kann, kann dieses Verfahren fast immer umgangen werden. Es stellt an den zu Behandelnden jedenfalls hohe Anforderungen von Ausdauer, da der Arm solange in der Hebung durch einen unbeweglichen Verband am Kopfe festgehalten bleiben muß, bis der aus der Haut des Armes gebildete Lappen an die Lidwunde angeheilt ist.

Für die Bildung von Hautlappen aus der umgebenden Haut der Stirne, Schläfe oder Wange mögen folgende allgemeine Anhaltspunkte gegeben werden:

Der Lappen muß um ungefähr ein Drittel größer genommen werden, als die Wundfläche ist, die er zu bedecken hat, da sich die Haut schon beim Ablösen zusammenzieht und auch noch später eine Neigung hat zu schrumpfen; da sich ferner der Lappen ohne alle Spannung in die Wunde muß einfügen lassen.

Der Lappen hat die Form der Wunde nachzuahmen. Zu diesem Zwecke wird ein der Form der Wunde entsprechend zugeschnittenes Stück Guttaperchapapier auf die Stelle gelegt, aus der der Lappen zu entnehmen ist.

Ein breiter Stiel sichert die Ernährung des Lappens besser als ein schmaler.

Der Lappen für das obere Lid wird aus der Haut der Stirne oder Schläfe, für das untere Lid aus der Jochbein-Wangengegend entnommen.

Die Basis für einen für das obere Lid bestimmten Lappen hat etwas unterhalb der Lidspalte, für einen für das untere Lid bestimmten Lappen etwas oberhalb der Lidspalte angelegt zu werden; dadurch wird das obere Lid in der Richtung nach unten, das untere Lid in der Richtung nach oben gezogen, also im entgegengesetzten Sinne als es die Narbe getan hat.

Der Lappen werde nicht zu dünn abgelöst, sondern mit Unterhautzellgewebe genommen, damit er durch den Gehalt an Blutgefäßen gegen Ernährungsstörungen geschützt ist.

Die mit dem Lappen zu bedeckende Wunde des Lides bedarf gleichfalls einer sorgfältigen Zubereitung. Alles überflüssige Narbengewebe, besonders das mit Blutgefäßen schlecht versorgte, wird ausgeschnitten, die Wunde nach Möglichkeit geebnet und die Blutung sorgfältig gestillt, wozu meist Druck genügt. Nur größere Gefäße werden abgedreht oder unterbunden. Die Ränder der Wunde sind zu unterminieren, wodurch sie teils auch zur Deckung der Wunde beitragen, soweit dies gestattet ist, ohne einen ungünstigen Einfluß auf die Lage des Lides zu nehmen, teils um zur Vernähung mit den Lappenrändern vorbereitet zu sein. Nach der Übertragung des Lappens auf die Wunde werden die Nähte angelegt. Bei zungenförmigen Lappen wird zuerst die Spitze an der ihr zukommenden Stelle der Wunde befestigt, bei eckigen Lappen die Ecken, worauf erst die anderen Nähte folgen. Die Ränder müssen genau angepaßt werden, indem sie vom Gehilfen mit anatomischen Pinzetten in die richtige Stellung gebracht werden. Denn die Ränder der Wunde zeigen nicht selten Neigung, wie die Lidhaut überhaupt, sich einzurollen.

Schließlich hat noch für die Deckung der Wunde Sorge getroffen zu werden, die durch die Entnahme des Lappens entstanden ist. Meist kann sie nach gründlicher Unterminierung der Ränder durch Nähte so verkleinert werden, daß der Rest der Vernarbung überlassen werden kann. Entspannungsschnitte leisten dabei oft wesentliche Dienste. Im Notfalle kann die Wunde nach THIERSCH gedeckt werden.

Die Lappen können nach ihrem Lageverhältnis zur Wunde und nach der zu ihrer Übertragung notwendigen Stellungsänderung in folgende Gruppen geschieden werden:

I. Drehlappen. Die Achse des zu umschneidenden Lappens bildet einen Winkel mit der Achse der Wunde. Der losgelöste Lappen wird durch Drehung um diesen Winkel in die gewünschte Stellung über die Wunde gebracht.

1. Die Basis des Lappens schließt unmittelbar an die Lidwunde an, der Lappen liegt von dieser getrennt, meist ungefähr in einem rechten Winkel zur Wunde. Der losgelöste Lappen muß daher um eine durch seine Basis auf seine Fläche senkrecht gedachte Achse gedreht werden, um über die Wunde

zu liegen zu kommen. Ein Beispiel eines vorbildlichen Verfahrens dieser Art ist die Lappenbildung nach FRICKE (s. S. 57).

Um die Blutversorgung im Lappen nicht abzusperren, soll die Drehung um diese Achse nicht über 90° betragen.

Die Drehung eines Lappens ist aber auch noch in einem anderen Sinne möglich: um eine durch seine Basis parallel zu ihr verlaufende Achse: *Umklappung* des Lappens. Bei der Drehung um diese Achse wird der Lappen aus seiner ursprünglichen Ebene herausgedreht und gelangt nach Drehung um 180° wieder in die Ausgangsebene zurück, wobei jetzt Oberfläche und Wundfläche verkehrt gerichtet sind: die Wundfläche nach vorne, die Epitheloberfläche nach rückwärts. Solche Lappendrehungen werden angewendet zum Ersatze der Bindehaut und zur Auskleidung der Rückseite eines verwachsen gewesenen Lides mit Haut. Als ein Beispiel dieser Art sei genannt das Verfahren nach ROGMAN bei Verwachsung des Lides mit dem Auge (S. 71).

2. Der Lappen und seine Basis liegen in unmittelbarem Anschluß an die Wunde, so daß der Lappen nach der Loslösung nur um wenige Grade gedreht und etwas seitlich verschoben zu werden braucht, um auf die Wunde liegen zu kommen. Vorbildliches Verfahren: Lappenbildung nach DIEFFENBACH (S. 58). Dabei kann sich der Lappen in seiner Form wesentlich von der Wunde unterscheiden, die er zu bedecken hat. So ist in dem genannten Verfahren die Wunde dreieckig, der Lappen viereckig. Die Art der Ortsveränderung des Lappens ist teils Drehung, teils Verschiebung.

3. Der Lappen und sein Stiel liegen beide von der Wunde völlig getrennt. Bei der Drehung des Lappens auf die Wunde überbrückt der Stiel die Haut zwischen seiner Einpflanzungsstelle und der Wunde. Nach der Anheilung wird der Lappen von seinem Stiel getrennt und dieser mit dem nicht zur Anheilung verwendeten Teil des Lappens in seine ursprüngliche Stelle zurückverpflanzt (siehe S. 61, Bildung einer Augenbraue durch einen Lappen der Kopfhaut).

II. Gleitlappen. 1. Der Lappen schließt unmittelbar an die Wunde an, der Stiel liegt auf der von der Wunde abgekehrten Seite des Lappens, also von der Wunde völlig getrennt. Der Lappen bleibt in seiner ursprünglichen Richtung, er wird nur über die Wunde gezogen. Vorbildliches Verfahren nach CELSUS (Abb. 31—34).

Unter anderem angewendet im Verfahren von KNAPP zum Ersatz eines Teiles des unteren Lides (Abb. 35). Der Gewebsverlust des Lides wird durch gerade Schnitte viereckig gestaltet. Bildung zweier seitlicher Lappen L_1 und L_2. L_1 hat seine Basis in der Schläfengegend, L_2 auf der Nase. L_1 wird in der Weise gebildet, daß vom äußeren Lidwinkel ein Schnitt nach außen und etwas nach oben geführt wird, und ein zweiter in der Fortsetzung der unteren Wundgrenze wagrecht nach außen und schließlich etwas nach unten abbiegend. Der ganze Lappen L_1 wird durch Unterminierung gründlich beweglich gemacht. Der Nasenlappen ist viel kürzer und wird durch zwei wagrechte Schnitte in der Verlängerung des oberen und unteren Wundschnittes geschaffen. Die beiden Lappen werden dann über den Gewebsverlust hinübergezogen und ihre senkrechten Ränder miteinander vernäht (Abb. 36).

Von J. IMRE wurde die Plastik mit Gleitlappen, die durch Bogenschnitt und unter Verwendung des BUROWschen Dreieckes gebildet worden sind, ganz vorzüglich ausgearbeitet (siehe das Buch Lidplastik von JOSEF IMRE, Budapest).

2. Der Lappen und seine Basis sind von der Wunde völlig geschieden. Der Lappen wird durch Verschiebung auf die Wunde gebracht, wo er anheilt,

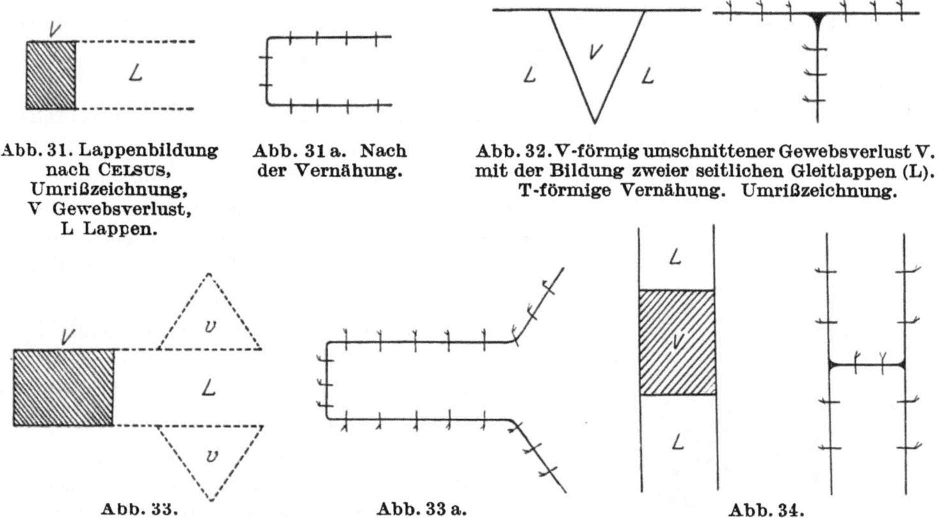

Abb. 31. Lappenbildung nach CELSUS, Umrißzeichnung, V Gewebsverlust, L Lappen.

Abb. 31 a. Nach der Vernähung.

Abb. 32. V-förmig umschnittener Gewebsverlust V. mit der Bildung zweier seitlichen Gleitlappen (L). T-förmige Vernähung. Umrißzeichnung.

Abb. 33.   Abb. 33 a.   Abb. 34.

Abb. 33. Bildung eines Gleitlappens (L.) mit Ausschneidung zweier seitlicher Hautdreiecke (v) bei überschüssiger Haut zur Deckung des Gewebsverlustes (V) (Verfahren von BUROW). Umrißzeichnung.
Abb. 33 a. Nach der Vernähung.
Abb. 34. Bildung zweier Gleitlappen L zur Deckung des Substanzverlustes V Daneben: Nach der Vernähung. Umrißzeichnung.

während ihn der Stiel mit der von der Wunde entfernten Umgebung verbindet. Diese Brücke übersetzt ein Gebiet, das mit Haut überzogen ist, und verwächst

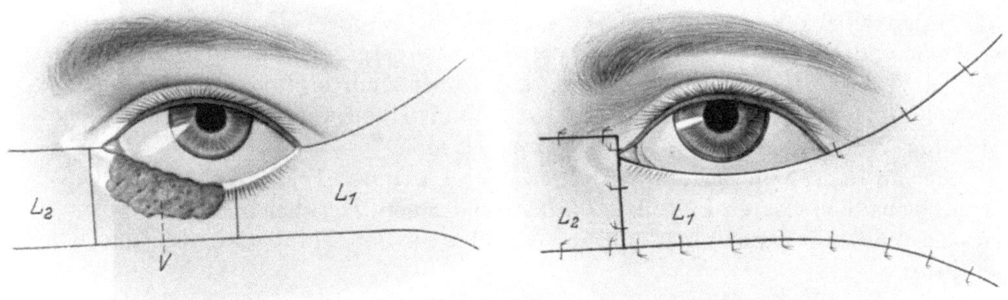

Abb. 35.   Abb. 36.

Abb. 35. Deckung eines Gewebsverlustes (V) des unteren Lides durch zwei Gleitlappen (L₁ und L₂) nach KNAPP.
Abb. 36. Nach der Vernähung.

daher dort nicht. Erst nach Anheilung des Lappens an die Wunde wird der Stiel des Lappens durchschnitten. Dieser ist somit von einem entfernten Orte auf die Wunde übertragen worden. Beispiel: Verfahren nach WICHERKIEWICZ zum Ersatz eines Lidteiles. Ein aus der Haut des Oberlides gebildeter Lappen, dessen Stiel an der Augenbraue gelegen ist, wird über die Lidspalte auf eine Wunde des Unterlides hinübergezogen und dort zur Anheilung gebracht. Nach der Durchschneidung des Stieles ist die Haut des oberen Lides dauernd ein Bestandteil des unteren Lides geworden. Eine solche Verwendung der Haut des oberen Lides ist nur bei reichlichem Hautüberschuß gestattet, da mit Rücksicht auf das Auge jede Verkürzung des oberen Lides vermieden zu werden hat. Denn diese hat größere Gefahren mit sich im Gefolge als Gewebsverluste des unteren Lides.

Nach dem Verfahren von WICHERKIEWICZ kann ferner ein Gewebsverlust des oberen Lides, sogar ein Kolobom, wenn es auf das Gebiet des Knorpels beschränkt ist, durch einen Lappen ersetzt werden, der dem Unterlide entnommen wird und der, wenn notwendig, selbst alle Schichten des Unterlides enthält (Abb. 37). Bildung eines dreieckigen Lappens aus der ganzen Dicke des Unterlides, Spitze in der Nähe des Lidrandes, Basis in der Gegend des Augenhöhlenrandes. Der dadurch entstandene Gewebsverlust im Unterlide wird zu einer lotrechten Linie vernäht. Zur Verminderung der Spannung wurde vorher von seinen beiden unteren Ecken je ein kurzer wagrechter Schnitt geführt. Der Lidlappen wird nach oben gezogen und in das Kolobom eingenäht. Der Stiel wird nach Einheilung in einer Woche durchtrennt.

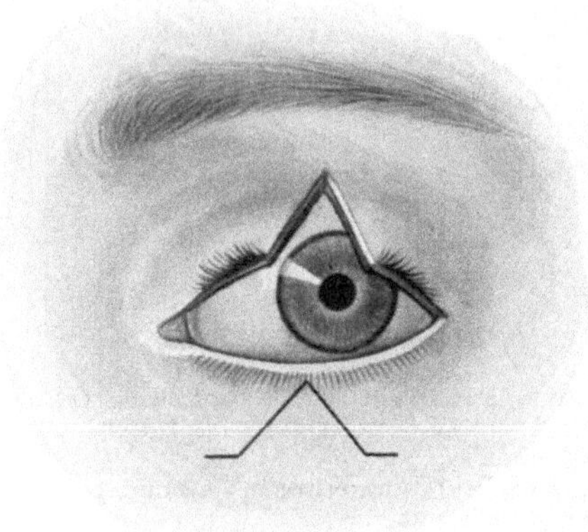

Abb. 37. Verfahren nach WICHERKIEWICZ zur Deckung eines Koloboms des oberen Lides. Bildung eines dreieckigen Lappens aus dem Unterlide (schwarze ausgezogene Linie).

3. Eine besondere Art von Gleitlappen ist der *Brückenlappen*, d. h. der doppelt gestielte Lappen. Er kann entweder der Haut entnommen werden, die unmittelbar an den Gewebsverlust anschließt, oder einer anderen Stelle entlehnt und auf den Gewebsverlust von dort hinübergezogen werden. Beispiele:

Bei Verlust des Unterlides Bildung eines über 2 cm breiten Brückenlappens nach KUHNT aus dem Lidreste und der unmittelbar angrenzenden Haut der obersten Wange;

oder für denselben Zustand Verfahren nach LANDOLT: Bildung eines Brückenlappens aus dem oberen Lide, Basis außen und innen, Herabziehen des Brückenlappens und Annähen seines unteren Randes an den Hautrand des Gewebsverlustes.

Oder: Bei Narbenektropium des oberen Lides, besonders wenn die Augenbraue durch die Narbe heruntergezogen und in die Augenhöhle hineingezogen ist: Bildung eines Brückenlappens aus der Haut der Stirne oberhalb der Augenbraue durch zwei der Augenbraue parallele, bogenförmige Schnitte, Herabziehen des Brückenlappens auf die Wunde, die nach Durchschneidung der Narbe durch Rücklagerung des oberen Lides in seine richtige Stellung entstanden ist, nachdem ihre beiden Enden durch wagrechte Schnitte mit den Enden des unteren Schnittes der Stirnhaut verbunden worden sind. Einnähung des Lappens. Durch Vernähung der die Augenbraue enthaltenden Haut mit dem oberen Rande des durch die Entnahme des Stirnlappens gesetzten Gewebsverlustes wird die Augenbraue über den Augenhöhlenrand gehoben.

III. Gestielte Lappen können schließlich als **Wanderlappen** Verwendung finden (v. HACKER). Der freie Rand des Lappens wird zunächst, gewöhnlich nach Drehung um 180⁰, in einer passend angelegten Hautwunde zur Einheilung gebracht und dient später selbst als Stiel, nachdem der ursprüngliche Lappenstiel durchtrennt worden ist.

Auf diese Weise wechselt der Lappen das zweite Mal seinen Platz, daher der Name Wanderlappen. Beispiel: Wiederherstellung eines fehlenden Bindehautsackes nach L. MÜLLER: Bildung eines Lappens aus der Haut der Stirn, Basis oberhalb der Augenbraue, freier Rand an der Haargrenze. Drehung des Lappens (Umklappung) um 180⁰ nach unten und Einnähung des freien Lappenrandes in eine im oberen Lide angelegte Wunde. Nach der Einheilung Durchtrennung des Lappenstieles und neuerliche Drehung des Lappens um 180⁰ nach unten mit Einnähung an die hintere Fläche des Unterlides. Schließlich Abtrennung des Lappens vom Oberlide und Einnähung in die Augenhöhle.

Als vorbildliche Verfahren seien einige der früher erwähnten Beispiele genauer beschrieben:

1. Verfahren von FRICKE. Bei einem langgestreckten Verlust von Haut am Ober- oder Unterlide wird ein Lappen aus der Umgebung gebildet, wie es

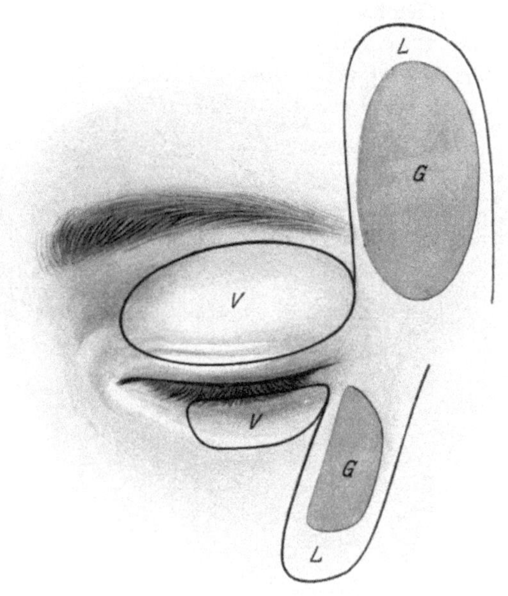

Abb. 38. Lappenbildung nach FRICKE zur Deckung eines Hautverlustes am Ober- und Unterlide. V Gewebsverlust, G Abklatsch aus Guttaperchapapier, dem Gewebsverluste gleich groß zugeschnitten, wird vor Ausschneidung des Lappens auf die betreffende Stelle gelegt, um die Größe des Lappens besser beurteilen zu können. L zu umschneidender Lappen.

beistehende Abbildung zeigt (Abb. 38). Die Basis des Lappens schließt sich an den Gewebsverlust an. Mit Rücksicht auf die Zusammenziehung der Haut nach ihrer Ablösung wird der Lappen um ungefähr ein Drittel größer genommen als der Gewebsverlust ist. Ein entsprechend breiter Stiel stellt die Ernährung des Lappens sicher. In derselben Absicht wird auch durch ausgiebige Unterminierung die Drehung des Lappens so leicht als möglich gemacht. Nähte befestigen den Lappen in seiner neuen Stellung, so daß er die Lidwunde deckt. Die durch die Entnahme des Lappens erzeugte Wunde wird entweder nach Unterminierung ihrer Ränder durch Nähte wenigstens teilweise geschlossen und der Rest der Verheilung durch Granulation überlassen oder durch Überpflanzung von Epidermis nach THIERSCH oder durch ein ungestieltes Läppchen bedeckt. Der am Stiele des Lappens durch die Drehung entstandene Wulst verflacht sich in einiger Zeit.

2. Verfahren von DIEFFENBACH. Die Wunde des Lides wird in Dreiecksform gebracht. Die Basis des Dreieckes entspricht dem Lidrande (Abb. 39). In der Verlängerung der Basis wird ein Schnitt nach außen schläfenwärts geführt, etwas länger als der Gewebsverlust, da sich der Lappen nach der Loslösung zusammenzieht. Von dem äußeren Ende des Schnittes wird ein anderer Schnitt nach unten geführt, parallel zu der äußeren Seite des Dreieckes und etwas länger als diese. Der so umgrenzte viereckige Lappen wird abgelöst. Seine Basis liegt nach abwärts. Nach genügender Unterminierung wird er auf den Gewebsverlust hinübergeschoben und durch Nähte befestigt. Die an Stelle des Lappens zurückbleibende Wunde wird durch Nähte nach guter Unterminierung soweit als möglich geschlossen, der Rest der Verheilung durch Granulation überlassen.

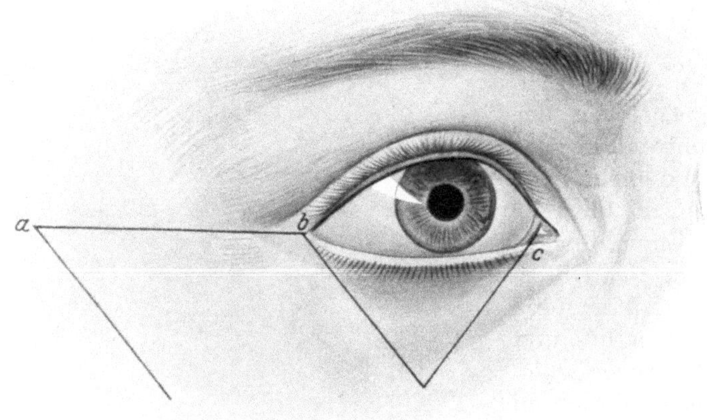

Abb. 39. Lappenbildung nach DIEFFENBACH. Ausschneidung des Lides in Dreieckform (Basis b, c), b a wagrechter Schnitt nach außen.

Ersatz des Unterlides. Soll der nach DIEFFENBACH gebildete Lappen zum Ersatze für ein gänzlich zerstörtes oder abgetragenes Unterlid verwendet werden, so ist das Verfahren mit dem von BÜDINGER, der Einpflanzung eines Ohrknorpelplättchens zum Ersatz des Lidknorpels zu verbinden. Der Hautlappen allein ist nicht geeignet, einen dem Unterlide halbwegs gleichwertigen Ersatz abzugeben. Da er aus Mangel einer knorpeligen Grundlage weich ist, sinkt er herunter und wird durch die Narbenbildung an das Auge herangezogen und angelötet, so daß, da auch die Bindehaut wesentlich verkürzt ist, die Beweglichkeit des Augapfels eine Einbuße erleidet. Außerdem wird die untere Hornhauthälfte durch die aus der Haut des Lappens hervorsprießenden Haare in kurzer Zeit getrübt.

BÜDINGERs Verfahren der Ohrknorpelplastik. Nachdem der Hautlappen nach DIEFFENBACH oder FRICKE gebildet und wie früher losgelöst worden ist, wird von der Rückseite des Ohres ein Lappen ausgeschnitten, der die Haut und den Knorpel enthält. Er soll die Länge des unteren Lides haben, einen geraden Rand, der dem Lidrande entspricht und einen zweiten etwas gewölbten Rand, der den unteren Rand des Lidknorpels nachahmt. Entsprechend der Schmalheit des Tarsus im unteren Lide braucht nur ein schmales Knorpelstück aus dem Ohre entnommen zu werden, dagegen ist zur Deckung der Wundfläche das Hautstück größer zu nehmen. Es wird also an der Hinterfläche des Ohres zunächst ein entsprechend langer senkrechter Schnitt durch die Haut gemacht. Diese zieht sich nach der Durchtrennung etwas zurück; erst dort, wo der Hautrand nun zu liegen kommt, wird der Ohrknorpel der Länge des Lidknorpels entsprechend eingeschnitten. Dieser Rand des Lappens bildet den neuen Lidrand. Nun wird das lockere Verbindungsgewebe vor dem Knorpel, d. h. also zwischen Knorpel und Haut der vorderen Ohrfläche 3 mm weiter durchtrennt und dann von vorneher der Knorpel durchgeschnitten, ohne die Haut

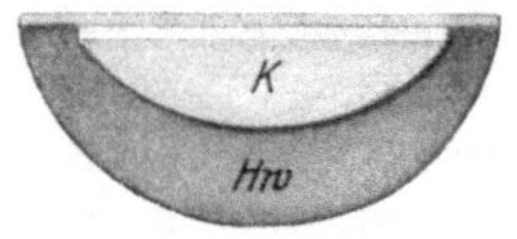

Abb. 40. Haut-Knorpellappen aus der hinteren Fläche des Ohres. K Knorpel, Hw Haut, gesehen von der Wundfläche.

der hinteren Ohrfläche zu verletzen. Die Haut dieser Ohrseite wird dann noch etwa 5 mm weiter vom Knorpel abgelöst und schließlich mit einem schwach gewölbten Schnitte abgetrennt. Der abgelöste Lappen zeigt also, von der Wundseite her betrachtet, die Form wie Abb. 40 zeigt. Da der Ohrknorpel zu dick

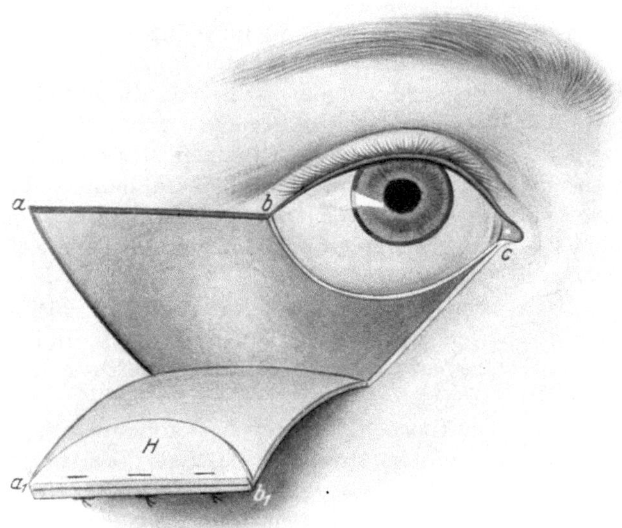

Abb. 41. BÜDINGERs Ohrknorpelplastik. Der in Abb. 40 abgebildete Lappen ist hier auf den gestielten, zum Ersatze des Lides bestimmten Hautlappen an dessen Rückseite (d. h. Wundseite) so aufgenäht, daß die Haut (H.) nach rückwärts gegen das Auge gerichtet ist. Der Lappen wird nun an die Stelle des Lides gebracht und so angenäht, daß b₁ an c, und a₁ an b zu liegen kommt.

ist, werden mit dem flach angelegten Messer dünne Schichten davon abgetragen, bis er dem Lidknorpel an Dicke ungefähr gleichkommt. Dieser Lappen wird an den Lidspaltenbezirk des Hautlappens mit mehreren Nähten so befestigt (Abb. 41), daß die Wundflächen aneinander zu liegen kommen, d. h. die Haut des Ohrlappens (H) nach hinten gegen den Augapfel gerichtet ist und daß der gerade Rand an dem freien oberen Rand ($a_1 b_1$) des gestielten Hautlappens zu liegen kommt. Damit der Rand durch die Nähte nicht eingekerbt wird, werden die beiden Enden von drei doppelt armierten Fäden von rückwärts her, 2 mm unter dem freien Rande durch die Haut und den Knorpel nach vorne durch den Lappen geführt und über einer Glasperle geknüpft. In ähnlicher Weise werden eine oder zwei Nähte entsprechend dem unteren Rand des Hautknorpellappens nach vorne durchgeführt und geknüpft, um den Lappen an seine neue Unterlage gut anzupassen. Das Ohrknorpelplättchen ist allseitig von Haut umschlossen und ragt nirgends frei vor. Der auf diese Weise nun auch an seiner Hinterfläche mit Haut versehene gestielte Lappen wird nach entsprechender Drehung an die Ränder des Gewebsverlustes angenäht. Um die Hornhaut gegen die mechanischen Schäden des anfänglich harten Lappens zu schützen, der geeignet ist, Erosionen und Geschwüre der Hornhaut hervorzurufen, wird durch zwei oberhalb des Lidrandes in der Haut eingesetzte Nähte das obere Lid weit nach unten gezogen. Die beiden Enden jedes Fadens werden durch die Basis des herübergedrehten Lappens von hinten nach vorne durchgeführt, worauf erst der Lappen in seiner neuen Stellung befestigt wird. So liegt also jetzt das neue untere Lid zunächst dem oberen Lide auf. Die Wunde außen wird durch Nähte verkleinert, wie bei dem ursprünglichen DIEFFENBACHschen Verfahren. Verband über beide Augen. Erster Verbandwechsel in zwei Tagen. Die Haltenähte des oberen Lides, die über Gazebäuschchen geknüpft wurden, bleiben liegen, bis sie durchschneiden, was in ungefähr 5—6 Tagen eintritt. Aber auch nachher hängt noch mehrere Tage hindurch das obere Lid herunter und bedeckt die Hornhaut. Bis es hinaufgeht, ist der Hautknorpellappen schon angeheilt und die Haut in der feuchten Umgebung so zart geworden, daß die Hornhaut keinen Schaden mehr erleidet. Der Lappen, der anfänglich für ein unteres Lid zu dick und wulstig erschien, wird später allmählich dünner und ahmt ein wimperloses unteres Lid recht gut nach, besonders dadurch, daß er wegen der knorpeligen Grundlage frei emporsteht und nicht durch Narbengewebe an den Augapfel herangezogen wird. Das Verfahren ist besonders dadurch wertvoll, daß die Beweglichkeit des Auges erhalten bleibt und ein tiefer Bindehautsack geschaffen wird; ferner auch dadurch, daß der überpflanzte Lappen frei von Haaren ist und daher zu keiner Reizung der Hornhaut Veranlassung gibt.

Die Überpflanzung des Ohrknorpel-Hautlappens kann auch in der Weise geschehen, daß er zunächst in den Gewebsverlust des Lides sorgfältig eingenäht und erst dann der Hautlappen hinübergelegt und befestigt wird.

Das Verfahren, aus der ganzen Dicke des Ohres im Bereiche des Helix einen Keil auszuschneiden und als Lidersatz zu verwenden, ist wegen der Krümmung und plumpen Gestalt des Ohrrandes weniger zu empfehlen. Auch geht die Anheilung nicht immer ohne Zwischenfälle vonstatten.

KNAPP verwendet den Haut-Ohrknorpellappen in der Weise, daß er bei genügend vorhandener Bindehaut die Haut des Ohrknorpellappens als Ersatz der Lidhaut nach vorne gerichtet einsetzt und durch Nähte befestigt, während der nach hinten gerichtete Knorpel mit der Bindehaut überzogen wird.

KUHNT bildet ein neues Unterlid unter Verwendung der Lidreste nebst der unmittelbar angrenzenden Haut der obersten Wange durch Bildung eines $2^1/_2$—3 cm breiten Brückenlappens. Dieser wird entsprechend gehoben, mit der Beinhaut des Augenhöhlenrandes vernäht und auf der dem Auge zugewendeten Seite mit einem Haut-Ohrknorpellappen versehen.

Ersatz des Oberlides. Nach den eben beschriebenen Verfahren gelingt es nunmehr auch, das ganze obere Lid zu ersetzen, wenn es durch Verletzung zerstört ist oder bei der Entfernung von Neubildungen im ganzen ausgeschnitten werden mußte. Der Hautteil wird durch einen Lappen nach FRICKE aus der Haut der Schläfe gebildet, durch Drehung an die Stelle des Lides gebracht und seine hintere Fläche mit einem Haut-Ohrknorpellappen versehen, der mit seinem oberen Rande an das Schnittende der Bindehaut unter Mitfassung der Fascia tarso-orbitalis und des Levators angenäht und mit seinem unteren Rande an den unteren Rand des Hautlappens durch Matratzennähte befestigt wird. Um die Hornhaut zu schützen, wird die Bindehaut am Limbus ringsum abgelöst und durch eine Tabaksbeutelnaht so zusammengezogen, daß sie die Hornhaut völlig deckt. Erst nach Anheilung des Lappens und Aufhören der Absonderung und nachdem die hintere Fläche des neuen Oberlides entsprechend weich und zart geworden ist, wird die Hornhaut durch Eröffnung der Bindehaut wieder freigegeben.

LANDOLT versuchte ein oberes Lid aus dem unteren zu gewinnen, indem er den von der Narbe am oberen Augenhöhlenrande abgetrennten, auch an seiner Innenseite angefrischten Rest der oberen Übergangsfalte zwischen die beiden Blätter des gespaltenen Unterlides einnäht. Nach Verheilung der Wunde durch Narbenbildung, die zu einer Dehnung aller betroffenen Gewebe führt, wird zugewartet und nach Monaten eine neue Lidspalte angelegt.

Ähnlich wie beim unteren Lide bildet KUHNT bei erhaltenem Augenhöhlenteil des oberen Lides das neue Lid durch einen Brückenlappen.

Sonstige Anwendung der Verpflanzung eines Ohrknorpellappens. Die Ohrknorpelplastik kann auch zum Ersatz des Lidknorpels und der Bindehaut herangezogen werden, wenn diese wundärztlich entfernt werden mußten, z. B. bei Abtragung wegen Tuberkulose oder bei der Beseitigung eines Symblepharon, indem dadurch die Wundfläche des Lides gedeckt wird.

Ersatz der Augenbrauen und Wimpern. Bei Verbrennungen und Verätzungen, auch bei schweren Verletzungen wird gelegentlich außer dem ganzen Lide auch die Gegend der Augenbraue so zerstört, daß keine Haare zurückbleiben. Entsprechend geschnittene gestielte Lappen aus der Kopfhaut, die einen Streifen Haare an dem einen Rand enthalten, können zur Neuschaffung einer Augenbraue dienen. Soll also neben der Augenbraue das obere Lid ersetzt werden, so wird die Stirnhaut zum Ersatz des Lides verwendet und der Lappen so geschnitten, daß er die Haargrenze in seinem oberen Rand enthält. Ist das Lid vorhanden und nur die Augenbraue zu bilden, so wird aus der Kopfhaut oberhalb des Ohres ein gestielter Lappen gebildet, der in den an Stelle der Augenbraue befindlichen oder dort angelegten Gewebsverlust hinübergedreht wird. Der Lappen wird später zurückgepflanzt und die Augenbraue durch geeignete Ausschneidungen entsprechend verschmälert.

Für das samt den Wimpern verlorengegangene oder durch eine Narbenmasse ersetzte obere Lid kann aus der Augenbraue in der Weise für die Wimpern Ersatz geschaffen werden, daß aus der Stirnhaut durch zwei der Augenbraue parallele bogenförmige Schnitte ein entsprechend breiter Brückenlappen gebildet wird, wobei der untere Schnitt so angelegt wird, daß der obere Rand der Augenbraue mit in den Lappen einbezogen wird (HIRSCHBERG). Der untere Schnittrand wird durch seitliche Schnitte mit den beiden Enden des Gewebsverlustes des Lides in Verbindung gebracht, der Brückenlappen vor der Augenbraue heruntergezogen und angenäht, die Augenbraue selbst, die in diesen Fällen durch die Narbe oft heruntergezogen war, mit dem oberen Rande des durch die Entnahme des Lappens entstandenen Gewebsverlustes vernäht und dadurch gehoben (siehe S. 56).

Zum Ersatz der Wimpern empfiehlt LEXER *freie* Transplantation von kleinen behaarten Hautstücken. Zur Entnahme eignet sich nach LEXER am besten die Haargrenze des Nackens, da dort die Haare zarter sind als an der übrigen Kopfhaut. Da die Haare die Kopfhaut schräg durchsetzen, muß das Messer entsprechend schräg geführt werden, damit nicht zu viele Wurzeln abgeschnitten werden. Der Streifen wird 1—2 mm breit geschnitten und in die Wunde am Lidrand eingelegt, welche, wenn nötig, zu diesem Zwecke eigens angelegt wird. Durch die Wundränder werden zwei Seidenfäden geführt und über dem transplantierten Lappen locker geknüpft. Die Haare müssen dann regelmäßig geschnitten werden. Diese Transplantation empfiehlt sich besonders auch, um an den Lidern, die durch Plastik neu gemacht worden sind, Wimpern herzustellen.

Auch die Augenbraue läßt sich durch ungestielte Lappen ersetzen. Es wird ein der Augenbraue in Länge und Breite entsprechender Defekt angelegt und in ihn ein ungestielter Lappen aus einer gut behaarten Stelle der Kopfhaut gebracht.

Frische Kolobome. Kolobome der Lider bei frischen Verletzungen haben sofort durch Naht geschlossen zu werden, wenn nicht eine schwere traumatische Schädigung der Wundränder mit ausgedehnter Nekrose oder eine Infektion diesem Vorgehen im Wege steht. Unebenheiten der Wundränder, gequetschte Gewebsstückchen und Zacken werden mit der geraden Schere abgetragen und die Ränder zur genauen Anpassung geglättet. Ist die Wunde nicht mehr ganz frisch, so wird ein schmaler Streifen entlang den Kolobomschenkeln in der ganzen Dicke des Lides abgetragen, d. h. die Wunde angefrischt. Die Kolobome haben immer eine dreieckige Form mit dem Lidrande entsprechender Basis.

Die Vernähung des Koloboms wird in zwei Schichten vorgenommen. Die Wunde in der Bindehaut-Lidknorpelplatte mit ihrer Fortsetzung der Fascia tarso-orbitalis wird mit Katgut, darüber die Hautwunde mit Seidennähten verschlossen. Die genaue Anpassung der Lidflügel am freien Lidrande sichert eine durch den intermarginalen Saum geführte, mehrere Millimeter von dem Wundrande entfernt angelegte, kräftige Haltenaht aus Seide. Eine vorübergehende Zusammenziehung ihrer Fäden unterrichtet über die Durchstichpunkte der Katgutnähte im Lidknorpel, die in genau gleicher Entfernung vom Lidrande in beiden Lidflügeln liegen müssen. Auch sonst können in der Entfernung von mehreren Millimetern von den Wundrändern 1—2 kräftige Seidennähte durch die ganze Dicke beider Lidflügel durchgeführt und auf der Haut über Bäuschchen geknüpft werden, um die Gewebe des Lides herbeizuziehen und die Wunde zu entspannen. Dies ist um so notwendiger, je breiter der Gewebsverlust des Lides war, da durch die nach Vereinigung der Wundränder bestehende Gewebsspannung die Nähte in Gefahr kommen, auszureißen. Ist die Gewebsspannung sichtlich zu groß, so wird sie durch einen den äußeren Lidwinkel spaltenden, nach außen verlaufenden Schnitt (Kanthotomie) mit

Unterminierung der an das Lid angrenzenden Haut herabgesetzt. Senkrechte Einschnitte durch die Haut in dieser Gegend entspannen viel ausgiebiger, werden aber nach Möglichkeit vermieden, da sie dauernde Narben hinterlassen. Verband über beide Augen bis zur vollständigen Heilung, also mindestens durch 4—5 Tage, ist eine unumgängliche Forderung, da sonst durch die Mitbewegung des genähten Lides mit den Lidern des offengehaltenen Auges die Nähte zu früh ausreißen.

Neuerdings empfahl LINDNER, den äußeren Lidband-Faszienapparat gründlich zu durchtrennen, um die Wunde zu entspannen. Es wird etwas nach außen vom äußeren Lidwinkel ein etwa $^1/_2$ cm langer senkrechter Schnitt durch die Haut angelegt, der Lidwinkel mit einer starken Hakenpinzette gefaßt und medialwärts gezogen, so daß der Lidband-Faszienapparat kräftig angespannt wird. Diese Gewebsstränge werden nun mit der Schere so durchschnitten, daß der Lidwinkel selbst bis zur Mitte der früheren Lidspalte verschoben werden kann. Dadurch werden die Wundränder so ausgiebig entspannt, daß der Lidrand mit Sicherheit fehlerfrei, kerbenlos verheilt.

Muß, wie es bei Kriegsverletzungen nicht selten der Fall ist, das schwer verletzte Auge entfernt werden, so sind auch bei großen Kolobomen Entspannungsschnitte überflüssig, da das Lid wegen des Mangels einer Unterlage nicht gespannt ist.

Ist auch eine saubere Vernähung bei frischen Wunden mit Quetschung der Umgebung oder wegen Entzündungserscheinungen nicht möglich, so können doch durch die eine oder andere Lagerungsnaht die beiden Kolobomschenkel nicht selten teilweise, z. B. wenigstens von dem Wundwinkel an, aneinandergebracht werden, so daß das schließlich sich ergebende Kolobom doch wesentlich kleiner und leichter zu beheben ist, als wenn die Sache unbeeinflußt ihren Weg gegangen wäre.

Liegt das frische Kolobom nicht in der Mitte des Lides, sondern am äußeren oder inneren Ende, so wird die Vernähung in ähnlicher Weise durchgeführt.

Die Vernähung der frischen Kolobome gelingt leicht, wenn keine wesentlichen Gewebsverluste, sondern nur einfache Durchtrennungen gesetzt wurden. Aber auch Gewebsverluste, die ein Drittel der Lidbreite nicht übersteigen, können durch die früher geschilderten Entspannungsschnitte, noch durch Naht gedeckt werden.

Ein ausgiebiger, wenn auch frischer Gewebsverlust an dem einen Ende des Lides aber erfordert schon eine plastische Deckung, für die ein *Verfahren* LANDOLTs gute Dienste leistet. Es kann auch bei künstlich gesetzten Gewebsverlusten dieser Gegend (z. B. bei Entfernung bösartiger Neubildungen) in gleicher Weise verwendet werden. Der erhalten gebliebene Teil des Lides wird im intermarginalen Saume gespalten und das ganze Lid durch ausgiebige Unterminierung in seine beiden Blätter zerlegt. Ein vom Lidrande senkrecht durch die Haut an den dem Gewebsverluste entgegengesetzten Ende bis zur Augenbraue geführter Schnitt bildet aus der Lidhaut einen viereckigen Lappen, der durch Drehung und Verschieben über die klaffende Wunde gebracht wird, so daß die beiden Hautränder der Wunde nunmehr ohne Spannung vernäht werden können. Der ununterbrochene Verlauf des Lides ist damit schon hergestellt. Denn über die Wunde spannt sich die Haut, und entsprechend dem Einschnitte durch die Haut am anderen Ende des Lides, der sich durch die

Verschiebung des Lappens zu einer klaffenden dreieckigen Wunde umgestaltet hat, ist der Lidknorpel unversehrt geblieben (Abb. 42). Diese Wunde heilt durch Granulation und Narbenbildung, wodurch die Haut der Umgebung allmählich hinübergezogen wird.

Alte Kolobome. Sind die Ränder der Kolobomschenkel schon vernarbt, so werden sie durch Abtragung einer schmalen Zone mit der Schere angefrischt und nach den früher gegebenen Regeln vernäht. Bei Kolobomen, die auf das Gebiet des Lidknorpels beschränkt und nicht über 1 cm breit sind, gelingt die Vernähung besonders bei gleichzeitiger äußerer Kanthotomie mit Loslösung der Haut von ihrer Unterlage. Die Überbrückung des Koloboms durch ein aus dem Wundrande gebildetes Hautläppchen nach dem Vorschlage von PFLUGK trägt wesentlich dazu bei, zu verhindern, daß sich, wie sonst so häufig, trotz der Vernähung eine Kerbe oder kolobomartige Mulde am Lidrande bildet.

Bei weitergreifenden Kolobomen, die sich über die ganze Höhe des Lides erstrecken, verhindern meist Narbenstränge die gewünschte widerstandslose Annäherung der beiden Schenkel. Die Narben werden daher gründlich ausgeschnitten, in der Nähe des Augenhöhlenrandes ein wagrechter Schnitt zum mindesten durch die Faszie, wenn notwendig auch durch die Haut des Lides hinzugefügt und die Schenkel durch

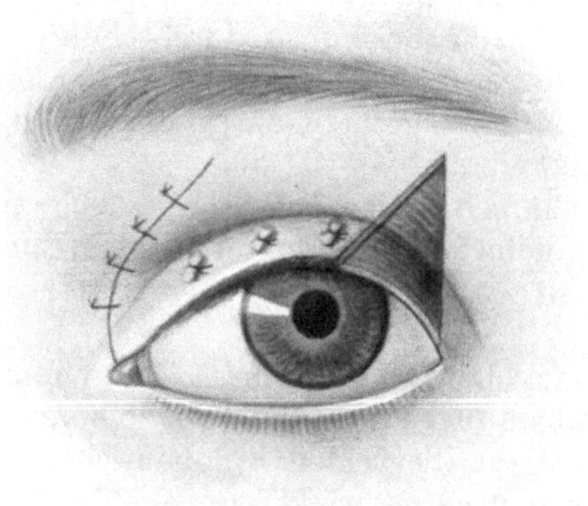

Abb. 42. Verfahren nach LANDOLT zur Deckung eines Gewebsverlustes an dem einen (hier inneren) Ende des Lides. Der Hautlappen ist schon über den Gewebsverlust hinübergeschoben und angenäht. Dadurch hat sich außen aus einem Entspannungsschnitt eine dreieckige Wunde in der Haut gebildet.

Nähte, wie früher beschrieben, vereinigt. Ist der Widerstand noch nicht überwunden, so gelingt dies nach dem Vorschlage KUHNTs dadurch, daß der ganze temporale Lidflügel beweglich gemacht wird. Dazu wird der äußere Lidwinkel gespalten und der Schnitt bis über $1^1/_2$ cm über den Augenhöhlenrand hinaus verlängert; von dem Ende des Schnittes wird in einem Winkel von ungefähr 40° medialwärts verlaufend ein zweiter Schnitt angelegt, im unteren Lide nach unten, im oberen Lide nach oben und der ganze Hautlappen bis zum Augenhöhlenrande von der Unterlage abgelöst; schließlich wird noch die Lidfaszie von ihrem Ansatze am äußeren Augenhöhlenrande abgetrennt.

Eine leicht ovale Begrenzung der Kolobomschenkel, wie es KUHNT empfiehlt, läßt unmittelbar nach der Naht den Lidrand an der Vereinigungsstelle etwas vorspringen. Auf diese Weise wird eine Einkerbung des Lidrandes hintangehalten, die sich sonst nach der Vernähung der Kolobomränder einzustellen pflegt.

Sind die Kolobomschenkel auch noch durch Narben nach auswärts gedreht und an dem Knochen angelötet, so müssen beide Lidflügel nach gründlicher Ausrottung der Narbe durch ausgiebige wagrechte Schnitte entlang dem Augenhöhlenrande vollständig freigemacht werden, um in die richtige Lage gebracht und zusammengenäht werden zu können. Die Wunde wird mit gestielten Lappen gedeckt. Der unter ihnen entstandene Hohlraum wird mit Fett, das aus der Seite des Oberschenkels entnommen wird, ausgefüllt.

Große Gewebsverluste mit Vernarbung an dem nasalen oder temporalen Rande des Lides erfordern nach Freimachung und Rücklagerung des Lides in seine richtige Stellung die Deckung der vorliegenden Spalte durch einen der Umgebung entnommenen gestielten Lappen. Seiner Hinterfläche wird ein Haut-Ohrknorpellappen angefügt, der mit dem Bindehaut-Tarsusrand des Lidflügels durch Nähte vereinigt wird.

Plastiken mit gestielten Lappen und gleichzeitiger Anwendung von Ohrknorpelplättchen zum Ersatz des Lidknorpels sind bei ausgedehnten traumatischen Kolobomen allen anderen Verfahren der Deckung vorzuziehen. Denn auf diese Weise kann genügend Haut herangeschafft werden, ohne die Nähte Spannungen auszusetzen, die sie zum vorzeitigen Durchschneiden bringen.

Abreißung des Lides von seinem Ansatze. Eine der häufigsten Kriegsverletzungen des Lides ist die Abreißung, besonders des unteren Lides von seinem inneren Ansatze. In der Mehrzahl der Fälle wäre der Übelstand durch primäre Nähte gewiß zu beheben oder durch die eine oder andere Lagerungsnaht die schließliche Stellungsabweichung zum mindesten bedeutend zu verringern gewesen.

Im fertigen Zustande, wenn das innere Lidende unten am Augen-

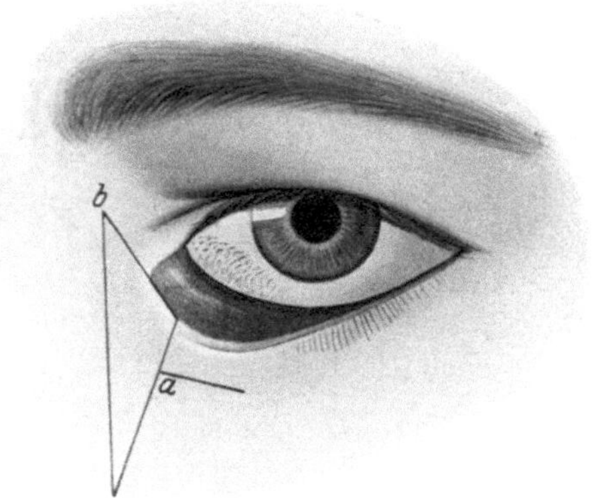

Abb. 43. Abreißung des unteren Lides von seinem inneren Ansatze. Ausschneidung eines Dreieckes im Narbengebiete nach dem Vorgehen von SZYMANOWSKI. Hinzufügen eines kleinen Einschnittes durch die Haut des Lides unter dem Lidrande und parallel dazu. Annähen der Lappenecke a in die innere obere Wundecke b.

höhlenrande angewachsen ist, das Lid demnach vom äußeren Lidwinkel schräg nach innen unten zieht, wird es auf folgende Weise in die richtige Stellung zurückgebracht: Entlang der Grenze zwischen Bindehaut und Narbe vom inneren Ende des unteren Lides aufsteigend ein Schnitt zum Ansatz des Oberlides und darüber noch einige Millimeter weiter hinaus nach oben innen. Von derselben Stelle aus ein zweiter Schnitt nach unten und etwas nach innen und ein dritter, annähernd senkrechter, der die Enden der beiden ersten verbindet (Abb. 43). Das durch diese Schnitte umschriebene Dreieck enthält die Narbe und hat daher auch je nach der Ausdehnung des Narbengewebes in den verschiedenen Fällen eine verschiedene Form zu bekommen. Das innerhalb des Dreieckes gelegene Narbengewebe wird ausgeschnitten, so daß eine entsprechend geformte Wundfläche zustande kommt. Das Lid wird gründlich von seinen Verwachsungen gelöst und wird, nachdem es frei beweglich geworden ist, in die richtige Stellung zurückgeführt. Um durch die Nähte die gewünschte Lage des Lides zu erhalten, wird etwas unter dem Rande des unteren Lides parallel dazu vom Wundrande aus die Haut des Lides einige Millimeter weit eingeschnitten. Dadurch entsteht aus der Lidhaut ein Läppchen, dessen Spitze in dem inneren oberen Winkel der dreieckigen Wunde zuerst befestigt wird.

Die übrigen Nähte ergeben sich dann von selbst. Das Lid schmiegt sich dabei in tadelloser Lage an den Augapfel an.

In sinngemäßer Umänderung kann dieser Eingriff bei allen Abreißungen der Enden beider Lider in Anwendung gebracht werden.

KUHNTs **Lidrandplastik.** Wenn bei der Entfernung von Lidrandgeschwülsten (Warzen mit Verdacht auf beginnende Entartung) der Lidrand in seiner ganzen Dicke ausgeschnitten werden muß, besteht die Gefahr, daß eine Kerbe zurückbleibt. KUHNT ersann für diese Fälle die *Automarginoplastik,* indem er den an der Stelle des Eingriffes verbliebenen Rest des Lidknorpels verschieblich macht und seinen Wundrand zum Lidrande verwendet. Die Geschwulst wird

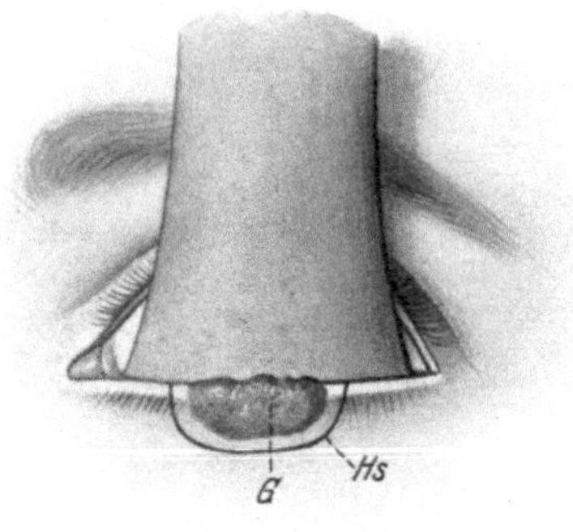

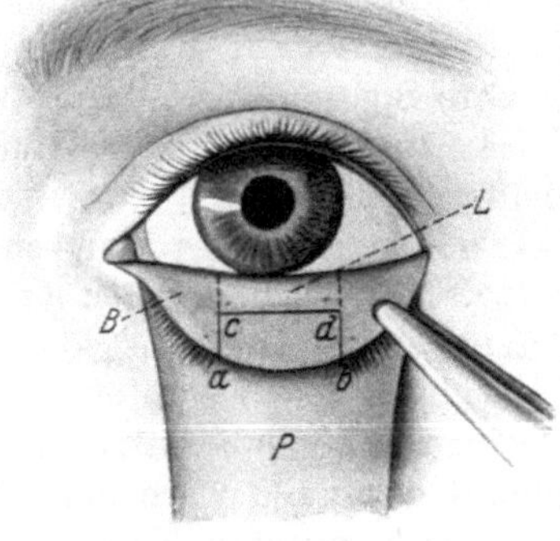

Abb. 44. Abb. 45.

Abb. 44. KUHNTsche Lidrandplastik. Umgrenzung der Geschwulst (G) durch einen bogenförmigen Hautschnitt (Hs).

Abb. 45. Umgrenzung der Geschwulst auf der Bindehautseite (B) durch gerade Schnitte a c, b d und c d (ausgezogene Linien). Bildung eines Lappens (L) durch Schnitte (gestrichelte Linien) in Fortsetzung von a c und b d. Das Lid ist über eine Lidplatte (P) nach außen gedreht. Die Punkte bezeichnen die Durchstichstellen der Nähte.

zuerst auf der Hautseite bogenförmig umschnitten (Abb. 44), auf der Bindehautseite aber geradlinig, indem vom Lidrande zwei seitliche senkrechte Schnitte gegen den angewachsenen Rand des Lidknorpels geführt werden und jenseits der Geschwulst ein dem Lidrande paralleler Schnitt angelegt wird (Abb. 45). Nach Entfernung der auf diese Weise von den Schnitten umgrenzten Geschwulst wird die Bindehaut-Knorpelplatte des Lides in der Verlängerung der beiden seitlichen senkrechten Schnitte 1 cm weit gegen die Übergangsfalte zu durchtrennt und von der Hautmuskelplatte losgelöst. Passend angelegte Nähte vermögen dann diesen Lappen so zu heben, daß er die Randlücke ausfüllt. Zu diesem Zwecke wird auf jeder Seite von einem doppelt armierten Faden eine Nadel durch den Wundrand des Lides von hinten nach vorne durchgeführt, ungefähr 1 mm von den begrenzenden Rändern entfernt, die zweite Nadel durch die Ecke des Bindehaut-Knorpellappens und dann durch die Haut an passender Stelle geleitet, ungefähr 2 mm vom Schnittrande entfernt (Abb. 46). Beim Zusammenziehen der Fäden wird der Bindehaut-Knorpellappen so gehoben, daß er die Lücke genau ausfüllt. In 6—8 Tagen ist die Heilung eingetreten.

Bei bösartigen Neubildungen, die schon über den Lidrand auf die innere Seite des Lides übergegriffen haben, bleibt allerdings bei wirklich gründlicher

Entfernung vom Lidknorpel nichts mehr übrig, da nach unserer Anschauung
der Schnitt in einer Entfernung von mindestens 5 mm vom Rande der Geschwulst
im Gesunden gemacht zu werden hat, der Lidknorpel des unteren Lides aber
diese Höhe nicht erreicht. Es kommen
daher die für die Behandlung frischer
Kolobome gegebenen Grundsätze in
Geltung.

Ein ähnliches Verfahren, nämlich
Bildung eines Gleitlappens aus der
Bindehaut-Knorpelplatte, kann auch
zum Ersatz des gegenüberliegenden
Lides nach einem Verfahren von
KÖLLNER angewendet werden. Es
eignet sich besonders zum Ersatz eines
in der Mitte des unteren Lides gelegenen Gewebsverlustes, der die ganze
Dicke des Lides betrifft. Doch wurden
von anderer Seite auch befriedigende
Erfolge bei Ersatz des Oberlides mitgeteilt.

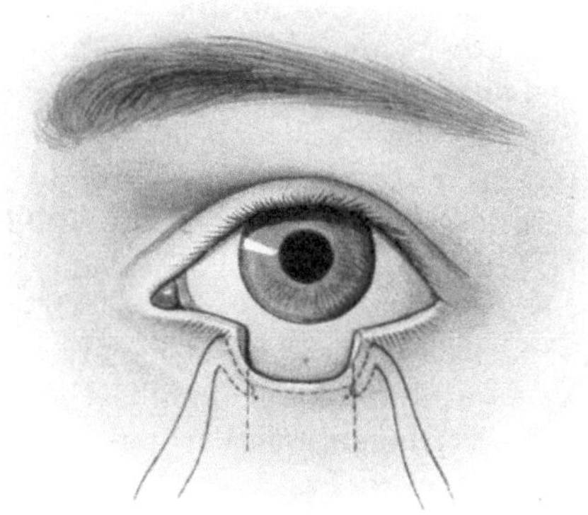

Abb. 46. Nähte angelegt. Das eine Fadenende
durch die Wundecke des Lides, das andere
durch die Ecke des Lappens und die Haut.

Nach KÖLLNER wird zum Ersatz des Unterlides folgendes Verfahren eingeschlagen:

Das obere Lid wird umgekehrt und über den GRÖNHOLMschen Löffel ausgebreitet, 2 mm oberhalb des Lidrandes wird parallel zu diesem ein Schnitt

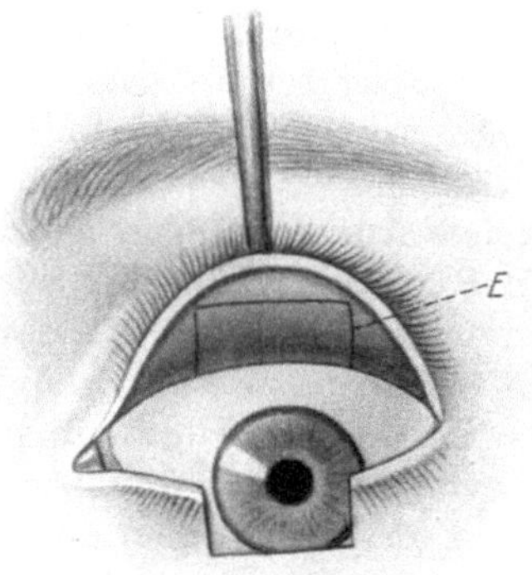

Abb. 47.

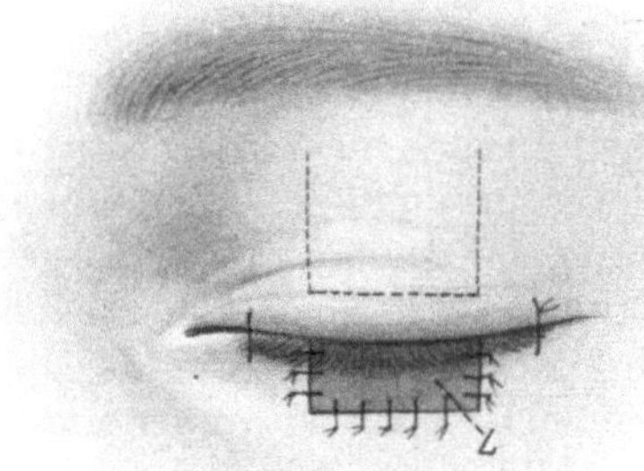

Abb. 48.

Abb. 47. Lappenbildung aus der hinteren Platte des Oberlides nach KÖLLNER, Ausgezogene Linie E
Bindehaut-Knorpelschnitt. Gewebsverlust im unteren Lide viereckig angelegt.

Abb. 48. Lappen (L) des oberen Lides in den Gewebsverlust des unteren Lides eingenäht. Gestrichelte
Linie im oberen Lide Stelle der Lappenentnahme. Zwei seitliche Nähte zum vorübergehenden
Verschluß der Lidspalte.

gemacht von der Länge des Gewebsverlustes des unteren Lides oder etwas
länger. Der Schnitt durchsetzt Bindehaut und Lidknorpel, zum mindesten
dessen hintere Schichten. Von den beiden Enden dieses Schnittes werden
nach oben senkrecht zwei Schnitte geführt, die über das Gebiet des Lidknorpels,
den sie auch durchsetzen, bis in die Übergangsfalte hineinreichen (Abb. 47).

Es kann nun ein Bindehautknorpellappen leicht von der vorderen Lidplatte abgeschält werden, der schürzenförmig von der oberen Übergangsfalte herabhängt. Das obere Lid wird in seine richtige Lage zurückgebracht. Der Lappen wird nun herabgezogen und durch mehrere Nähte in den viereckig angelegten Gewebsverlust des unteren Lides eingenäht, sowohl an dem unteren Rande wie an den beiden seitlichen Rändern (Abb. 48). Damit ist für das untere Lid Bindehaut und Lidknorpel wiedergewonnen und die nach vorne sehende Wundfläche wird nun mit Epithel versehen, und zwar nach Belieben entweder nach THIERSCH oder mit ungestielten oder gestielten Lappen. Zu beiden Seiten wird die Lidspalte vorübergehend durch Nähte geschlossen, damit die Lidbewegungen die Heilung nicht stören. Verband über beide Augen. Nach 7—8 Tagen wird die Bindehautbrücke zwischen Ober- und Unterlid durchschnitten und die Lidränder mit der Schere geglättet.

Das Verfahren kann auch bei Symblepharon des unteren Lides, also besonders nach Verätzungen und Verbrennungen angewendet werden und zeigt hier seine Überlegenheit in Fällen, wo schon Einpflanzungen von Epidermis und Schleimhautlappen ohne Erfolg versucht worden waren.

Auch ein freier Lappen, aus Tarsus und Bindehaut samt einem Stück der Übergangsfalte gebildet, kann nach v. BLASKOVICS verwendet werden, in den Defekt des unteren Lides eingesetzt zu werden, z. B. nach Ausschneidung einer Geschwulst. Die Haut wird durch einen der Umgebung entnommenen gestielten Lappen ersetzt.

Ektropien mit schweren Läsionen der Knochen gehören schon mehr in die Hände des Chirurgen. Der Augenhöhlenrand wird nach LEXER am besten durch Knorpelspangen ersetzt, die aus dem Rippenbogen entnommen werden. Durch Einlagerung von Knorpel unter das Auge läßt sich auch der Boden der Augenhöhle wieder herstellen, wenn er durch Verletzung zerstört worden ist. Dadurch wird auch das Auge gehoben und gestützt und die ganze Lidspalte nach oben verschoben.

Eingriffe gegen die Verwachsung der Lider mit dem Augapfel (Symblepharon) und bei Vernarbung des Augenhöhlengewebes. Mit Rücksicht auf die Schwierigkeiten, die der Heilung einer ausgedehnten Verwachsung der Lider mit dem Augapfel im Wege stehen, soll nach Möglichkeit getrachtet werden, die Verwachsung zu verhindern. Als das beste Mittel dazu ist die *Frühtransplantation* zu bezeichnen. Sie soll vorgenommen werden, bevor sich noch Granulationsgewebe gebildet hat. Es ist das Verdienst von PFALZ als Erster schon im Jahre 1905 auf die guten Erfolge der freien Transplantation hingewiesen zu haben. PFALZ empfahl, schon am 3.—5. Tage nach der Verbrennung die Rückseite der Lider mit THIERSCHschen Epidermislappen zu decken. Dagegen verzichtete er auf eine Deckung der Defekte in der Bindehaut am Augapfel, weil sie überflüssig sei, da die benachbarte Bindehaut durch die Narbe über den Defekt von selbst hinübergezogen wird. Außerdem wirken Epidermislappen am Auge durch ihr weißes trockenes Aussehen entstellend. Wichtig ist, das Stadium der Granulationsbildung gar nicht abzuwarten, weil aus ihr immer schrumpfendes Gewebe hervorgeht. Es wird also alles nekrotische Gewebe gründlich mit dem scharfen Löffel entfernt, für gute Blutstillung Sorge getragen und dann *ein* großer THIERSCHscher Lappen auf die hintere Seite der Lider gelegt und durch eine Matratzennaht in der Gegend der Übergangsfalte fixiert.

Denig dagegen (1912) legte im Interesse der Hornhaut besonderen Wert auf die sofortige Transplantation von Mundschleimhaut auf die Lederhaut bei Verätzungen der Bindehaut des Augapfels. Nach sauberer Entfernung alles kranken Gewebes wird ein entsprechend geformter Lappen der Mundschleimhaut auf die bloßliegende Lederhaut aufgelegt und mit mehreren Nähten befestigt. Auf eine genaue Deckung des Substanzverlustes ist besondere Sorgfalt zu verwenden. A. Löwenstein hat eine Lippenklemme (erhältlich bei Fischer in Freiburg) für die Mundschleimhautplastik angegeben, durch welche die Ausschneidung der Schleimhaut aus der Unterlippe wesentlich erleichtert wird, indem sie gespannt und blutleer gemacht wird. Die Metallplatte (Abb. 49) ist eiförmig gekrümmt und überragt die Ebene des Metallringes beträchtlich. Nachdem die Schleimhaut durch Bepinselung mit $3\,^0/_0$iger Kokainlösung unempfindlich gemacht worden ist, wird die Unterlippe eingeklemmt und sie sinkt durch die Schwere der Klemme genügend herab.

Die Platte ist 40 mm lang und 20 mm breit und genügt also für alle Ansprüche an Größe des zu gewinnenden Schleimhautstückes. Die zugezogene Klemme macht

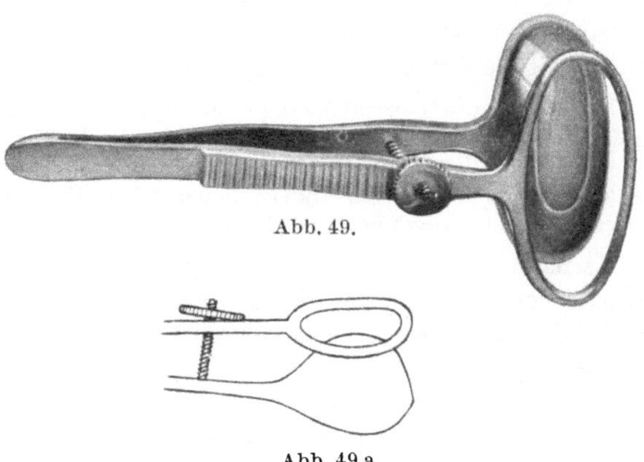

Abb. 49.

Abb. 49 a.
Abb. 49. Löwensteinsche Lippenklemme.
Abb. 49 a. Im Durchschnitte.

die Schleimhaut völlig blutleer. Auch die Naht kann noch bei zugezogener Klemme angelegt werden, wenn man einen Saum der Schleimhaut innerhalb des Ringes übriggelassen hat. Mit dieser Klemme wird das mühsame Halten und die Anspannung der Lippe durch einen Gehilfen überflüssig. Der Lappen wird mit einer feinen, etwas gekrümmten Schere von den anhaftenden Fettläppchen befreit, so daß er zu einem dünnen Häutchen wird. Sonst bildet er später unschöne Wülste.

Der auf den Augapfel transplantierte Lappen darf den Limbus nicht überschreiten, denn sonst verwächst er mit der Hornhaut, wenn diese auch einen Substanzverlust hat. Es ist daher vorerst vor dem Verband beim Blick des Kranken nach innen oben die Lage des Lappens zu überwachen und der hornhautwärts gelegene Rand des Lappens mit einer scharfen gebogenen Schere so zuzuschneiden, daß er über den Limbus nicht hinausragt. Doppelseitiger Verband durch 5 Tage. Aber jeden Tag Verbandwechsel und Reinigung des Bindehautsackes mit physiologischer Kochsalzlösung. Die Nähte werden erst nach 10 Tagen entfernt. Gelegentlich werden die Lappen abgestoßen, dann bleibt entweder die Möglichkeit, alsbald eine neue Überpflanzung zu versuchen oder sich mit dem alten Verfahren zu begnügen, einen kunstaugenähnlichen Körper aus Glas in den Bindehautsack einzulegen. Mit der Schleimhautplastik scheint es zu gelingen, gelegentlich Hornhäute zu erhalten, welche sonst infolge der schweren Schädigung der Bindehaut durch die Verätzung verloren gegangen wären. Wer schon bei geringgradigen Verätzungen immer transplantiert, wird natürlich über eine große Zahl von Erfolgen berichten können, auch was die Durchsichtigkeit der Hornhaut anbelangt.

Ist aber die Sklera, auf welche der Lappen gepflanzt wird, selbst auch schwer geschädigt worden, wie es besonders bei Ammoniakverätzungen der Fall ist, bei denen die Gewebszerstörung immer viel tiefer reicht wie bei anderen Verätzungen, so kann eine Anheilung des Lappens nicht erwartet werden. Zweifellos wird durch das Gelingen einer Schleimhauttransplantation aber der Krankheitsvorgang wesentlich abgekürzt. Mit der Beurteilung des Erfolges aber in bezug auf die Durchsichtigkeit der Hornhaut möge man vorsichtig sein. Nichts ist schwerer als mit Bestimmtheit zu sagen, inwieweit die Hornhaut bei einer Verätzung geschädigt worden ist und namentlich wie sich die Durchsichtigkeit der Hornhaut nach Ablauf des Heilungsvorganges verhalten wird.

DENIG hat die Überpflanzung von Lippenschleimhaut auf die bloßgelegte Lederhaut um den Limbus herum auch für hartnäckigen *Pannus* warm empfohlen. Wir selbst haben nie Veranlassung gehabt, diesen Eingriff vorzunehmen, um eines Pannus Herr zu werden. Aus den Trachomländern liegen über die Wirksamkeit dieses DENIGschen Eingriffes einander widersprechende Berichte vor.

Ist nach Ablauf der Vernarbung das Lid mit dem Auge nur durch einzelne Stränge verlötet, so ist es angezeigt, diese zu durchtrennen, wenn die Beweglichkeit des Auges durch sie gestört wird (Doppeltsehen). Die Wunde muß gedeckt werden, damit die beiden Wundflächen nicht wieder zusammenheilen können. Bei schmalen Strängen reichen passend angelegte Nähte aus. Die angrenzende Bindehaut wird zu diesem Zwecke unterminiert, damit sie sich durch die Naht über die Wunde hinüberziehen läßt, wozu Entspannungsschnitte in der Umgebung von großem Vorteile sind.

Ist aber die Bindehaut in größerer Ausdehnung zerstört gewesen, d. h. das Symblepharon ein breites, so ist nicht genügend davon vorhanden, die Wunde zu decken. Dagegen gelingt die Deckung manchmal durch einen aus der Umgebung genommenen gestielten Bindehautlappen, oder durch einen ungestielten Lappen, der aus einer passenden Stelle gewonnen wird, meistens aus der oberen Übergangsfalte oder aus der Bindehaut des anderen Auges desselben Kranken.

Die meisten Eingriffe gegen Symblepharon erstrecken sich auf das Gebiet des unteren Lides. Ist z. B. ein innen oder außen unten bestehendes Symblepharon durchtrennt worden, und muß der Gewebsverlust wegen seiner Größe auf plastische Weise gedeckt werden, so wird dies durch gestielte Bindehautlappen besorgt, die, in der Umgebung der Wunde gebildet, auf diese hinübergedreht und durch Nähte befestigt werden. Der durch die Entnahme der Lappen erzeugte neue Gewebsverlust wird der allmählichen Vernarbung überlassen, da er, jenseits der Wunde des Lides gelegen, keine Verwachsung von neuem veranlaßt; oder er wird durch Unterminierung und Naht nach Möglichkeit verkleinert.

Ist für gestielte Lappen aus der Umgebung nicht genügend Bindehaut zur Verfügung, so wird ein ungestielter Lappen verwendet, der aus der oberen Übergangsfalte ausgeschnitten wird. Einige zarte Seidennähte halten ihn in seiner neuen Stellung fest. Diese Entnahme ist nur dann möglich, wenn die Bindehaut der oberen Übergangsfalte nicht auch narbig verändert ist. Eine gesunde Übergangsfalte bietet reichlich Bindehaut für breite Lappen. Ist sie aber geschrumpft, so kann die Bindehaut mit sicherer Aussicht auf Einheilung dem anderen Auge des Kranken entnommen werden.

Pfropfungen mit Kaninchenschleimhaut sind wertlos. Wenn sie ausnahmsweise einheilt, so schrumpft sie nachträglich so stark, daß der Erfolg vollständig verloren geht.

Bei allen diesen Verfahren kann aber nur die Wunde der Augapfelbindehaut gedeckt werden, da nicht genügend Bindehaut zur Verfügung steht, auch die Lidwunde zu versorgen. Wenn nun auch einseitige Deckung in den meisten Fällen halbwegs hinreicht, so ist es doch immerhin besser, beide Wunden mit Epithel bekleidet zu haben. Denn für den Fall, daß der eine Lappen nicht anheilt, kann sich doch kein Symblepharon wieder bilden. Dann sprechen auch andere Gründe dafür: wird der Gewebsverlust am Lide nicht gedeckt, so dreht die schrumpfende Narbe das Lid allmählich nach einwärts, bis die Lidhaare die Hornhaut reizen, oder die aus der unbedeckten Wunde am Augapfel hervorgegangene Narbe schränkt die Beweglichkeit des Auges ein. Es wurden daher zahlreiche Verfahren erdacht, um auch die Wunde der Lidfläche plastisch zu decken. Sie bestanden wie die sämtlicher plastischer Eingriffe entweder in der Übertragung gestielter Lappen aus der Umgebung oder ungestielter Epidermislappen oder Schleimhautlappen (Lippen - Scheidenschleimhaut). Gelegentlich kann die ein Pseudopterygium bildende, auf den Augapfel

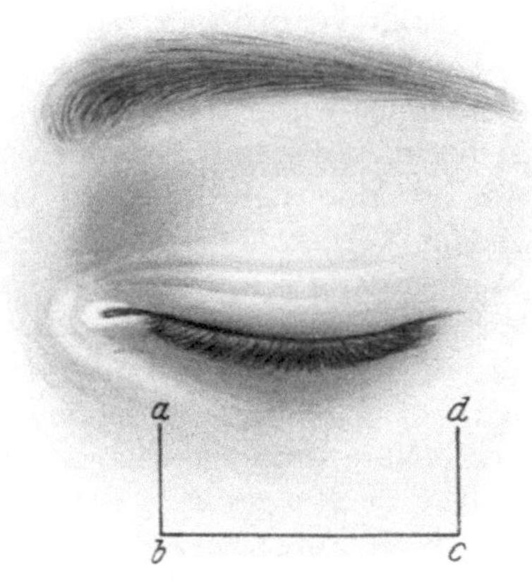

Abb. 50. Lappenbildung nach ROGMAN. Nach Durchtrennung der Verwachsung zwischen Augapfel und Unterlid wird aus der Haut des Unterlides der Lappen a b c d gebildet, der in a d seine Basis hat. Dieser Lappen wird durch eine Spalte so nach rückwärts gedreht, daß der Rand b c an den Lidrand angenäht werden kann und die Haut – die Bindehaut ersetzend gegen den Augapfel gewendet ist. (Drehung des Lappens um 180 Grade.)

hinübergezogene Bindehaut nach sorgfältiger Ablösung von der Anwachsungsstelle zur Deckung der Wunde auf der Lidseite verwendet werden, indem der Lappen auf die hintere Seite des Lides geschlagen und sein freier Rand mit einer Naht befestigt wird, während die Wundfläche auf der Lederhaut mit Mundschleimhaut versorgt wird.

Besonders bei totalem Symblepharon des unteren Lides erscheint es als unabweislich, insbesondere die Lidwunde zu decken. Der Gewebsverlust der Augapfelbindehaut ist zu groß, als daß er in seiner Gänze von anderwärts hergenommener Bindehaut bekleidet werden könnte. In diesen Fällen leistet eine zusammengesetzte Schleimhaut-Hautplastik sehr gute Dienste. Nach gründlicher Durchtrennung der Narbe und Bekleidung eines Teiles der Wunde am Auge durch einen aus der oberen Übergangsfalte entnommenen ungestielten Lappen oder einen Lappen von Lippenschleimhaut wird die Wunde am Lide durch einen Hautlappen gedeckt, der nach dem *Verfahren von* ROGMAN aus dem unteren Lide genommen wird (Abb. 50). Aus der Haut des unteren Lides wird ein Lappen (a b c d) gebildet, dessen Stiel (a d) gerade in der Höhe der neuen Übergangsfalte gelegen ist. Dieser Lappen ist so lang und so hoch als das Lid. Nun wird von der Tiefe der Übergangsfalte aus entsprechend der Linie a d das ganze Gewebe durchtrennt, so daß nur die Haut unversehrt bleibt. Durch diese Spalte wird der Lappen so hineingedreht, daß seine Wundfläche der Wunde des Lides zugekehrt ist und der Rand b c des Lappens mit dem Lidrande durch einige Nähte befestigt werden kann. Der Lappen heilt sicher ein, da er durch seinen Stiel mit der Umgebung in Zusammenhang steht. Die Wunde am Lide außen wird so gut als möglich vernäht. Zunächst aber bleibt eine Spalte offen, die von außen in den neuen Bindehautsack führt. Nach ungefähr 8 Tagen wird die Brücke durchtrennt, worauf sich die Spalte durch eine Narbe verschließt. Diese Abänderung ist dem ursprünglichen Verfahren von ROGMAN vorzuziehen, wonach später noch ein zweites Mal aus der übriggebliebenen Haut des Unterlides ein Lappen gebildet und durch die Spalte hineingedreht wurde, um die Wunde in der Augapfelbindehaut zu decken. Denn für diesen zweiten Lappen ist zu wenig Lidhaut vorhanden.

Am gründlichsten wird ein totales Symblepharon des unteren Lides nach folgendem Verfahren beseitigt:

Durchtrennung der Narbe wie sonst mit dem Messer. Darauf Kanthotomie nach außen. Vom Ende des Hautschnittes wird nach unten und etwas nach außen ein 3 cm langer Schnitt geführt, von dem aus die Haut gegen das Lid zu abgelöst wird, so daß schließlich das ganze untere Lid als freier Lappen gegen die Nase zurückgeschlagen werden kann. Dabei wird bis unter das Gebiet der Narbe in das gesunde Gewebe eingedrungen. So wird eine große Wundfläche gebildet, die sich vom Limbus in einer Ebene bis zum Lidrande erstreckt. Nach den schon besprochenen Regeln wird ein entsprechend geformter großer zarter Lappen aus der Haut des Oberarmes gebildet und auf den Lidteil der Wundfläche übertragen. Der Lappen wird mit einigen feinen Nähten am Lidrand befestigt und ebenso unten mit Matratzennähten an der Stelle, die der Übergangsfalte entspricht. Die Wunde am Augapfel wird mit einem Lappen bedeckt, der aus der Lippenschleimhaut gewonnen worden ist. Das Lid wird darauf in seine richtige Lage zurückgedreht und der Eingriff mit der Vernähung der ursprünglichen Wunden beendet. Verband über beide Augen. Erster Verbandwechsel nach 3 Tagen. Frühzeitiges Einlegen eines Kunstauges ist empfehlenswert, um eine Schrumpfung des neugebildeten Sackes zu verhindern.

Auch folgendes Verfahren ist geeignet, freien Raum in einer vernarbten Augenhöhle für ein Kunstauge zu schaffen:

Nach gründlicher Durchtrennung der Narbe und Freimachen des Oberlides wird ein gestielter Lappen aus der Schläfe durch einen am äußeren Ende des oberen Lides angelegten senkrechten Schnitt in die Augenhöhle hineingezogen, so daß seine Wundfläche mit der der Augenhöhle verwächst. Nähte halten ihn in der gewünschten Stellung fest. Die Wundfläche der hinteren Lidseite wird mit einem ungestielten Lappen (äußere Haut, Lippen- oder Scheidenschleimhaut) bedeckt, der durch Matratzennähte befestigt wird. Nach Einheilung des Schläfenlappens wird der Stiel durchtrennt und die Wunde verschlossen. Ein gleicher Eingriff wird in einigen Wochen am Unterlide vorgenommen, hinter das durch einen an seinem äußeren Ende angebrachten senkrechten Einschnitt ein gestielter Lappen aus der Jochbein-Wangengegend hineingedreht wird. Auch am unteren Lide wird die hintere Lidseite durch einen ungestielten Lappen gedeckt, damit das Lid durch die Narbenbildung an seiner hinteren Seite nicht nach einwärts gedreht wird. Volle Glaskörper werden unmittelbar nach dem Eingriffe eingelegt, um den gestielten Lappen gegen die Unterlage zu drücken und das Lid abgehoben zu erhalten.

Das Einlegen von ungestielten Lappen ohne vorherige Ablösung der Lider durch Kanthotomie und Anschlußschnitt ist weniger zu empfehlen, da bei dem beschränkten Raume der Einblick in die Wunde erschwert ist und der Lappen schlechterdings nicht angepaßt werden kann. Bessere Ergebnisse werden erzielt, wenn der ungestielte, der Innenfläche des Oberarmes entnommene Lappen mit seiner Epithelseite über eine Glaseinlage gelegt wird, die mit dieser Bedeckung nach Durchtrennung der Narbe hinter die Lider geschoben wird, wie es zuerst von MORTON und MAY gemacht worden war. Als besonders geeignet zum Einlegen in die Wundhöhle zwischen Auge und Lid empfiehlt HAITZ Zelluloidplatten, die aus den überall käuflichen Augenklappen in richtiger Form und Größe leicht zugeschnitten werden

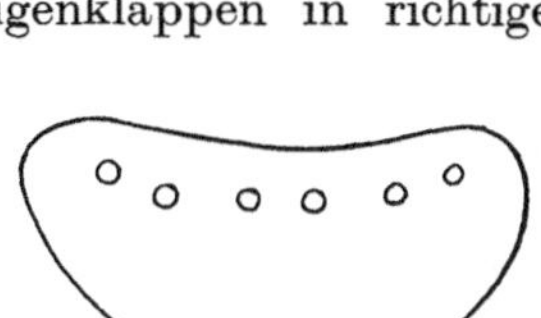

können und den Vorteil haben, sich durch Auskochen keimfrei machen zu lassen. Für den unteren Fornix wählt man für die einzulegende Scheibe die Halbmondform, und indem man an ihrem dem Lidrande entsprechenden Rande sechs Nahtlöcher anbringt, kann sie durch Nähte am Lide befestigt werden. Man macht sie ungefähr 3 cm lang und in ihrer größten Höhe etwa 13 mm hoch (Abb. 51). Das Verfahren gestaltet

Abb. 51. Platte zum Einlegen in den unteren Bindehautsack nach dem Verfahren nach HAITZ. (Nat. Größe.)

sich also nach HAITZ so, daß zunächst die den Lidrand an das Auge heftende Narbe durchtrennt und daß unter Durchschneidung aller Stränge so weit mit dem Messer nach unten eingegangen wird, bis dieses allseits den Knochen berührt. Der aus der Innenfläche des Oberarmes ausgeschälte Hautlappen wird mit der Wundseite nach unten so aufs Auge gelegt, daß der obere Rand den Limbus berührt, während das Auge mit der Haltezange nach oben gezogen ist. Die vorbereitete Zelluloidschale wird nun mit ihrer gehöhlten Fläche nach hinten, mit ihrem konvexen Rande nach unten auf den Lappen aufgelegt und mit den Fingern der rechten Hand angedrückt erhalten. Der Zeigefinger der linken wird von unten her unter den Lappen geschoben, das untere Lid so stark wie möglich nach außen gedreht, so daß es schließlich über die untere Kante der Platte hinübergleitet, gleichzeitig mit der unteren Lappenhälfte, die sich dabei nach oben umschlägt. Nunmehr schieben die Finger der rechten Hand Platte und den augenwärts gelegenen Lappenteil tief in die Tasche hinab. Während der obere Plattenrand andauernd niedergedrückt gehalten wird, wird die überpflanzte Haut mit einem Irisspatel geglättet. Drei Nähte mit doppelt benadeltem Faden befestigen schließlich den Plattenrand an den lidseitigen Lappenteil und Lidrand. Die Nadeln werden von der Rückseite der Platte durch die Nahtlöcher, den Lappenrand und durch das Lid gerade nach vorne geführt, so daß sie 3 mm unterhalb des Lidrandes in der Haut zum Vorschein kommen, wo sie über kleinen Gazebäuschchen geknüpft werden. Mit zwei feinen Seidenfäden wird der Limbusrand des Lappens mit den Resten der Bindehaut an der Hornhaut vereinigt. Einstreichen von Fett hinter die Platte. 3—4 Tage Verband über beide Augen, darauf einseitiger Verband. Entfernung der Platte und Nähte nach 8 Tagen.

Das Einlegen von Lappen, die über passend geformte Körper gelegt werden, dient auch zur Wiederherstellung eines verengten Bindehautsackes bei geschrumpftem oder fehlendem Auge, um das Tragen eines künstlichen Auges zu ermöglichen. Bei Kriegsverletzten bot sich dazu häufig Gelegenheit. Nachdem sämtliche Narbenstränge durchtrennt und die Lider freigemacht worden sind und der Augapfel ausgeschält und das Narbengewebe der Augenhöhle, soweit es mangelhaft mit Blutgefäßen versehen ist, ausgeschnitten worden ist, wird die große Wundfläche, die die beiden Hinterseiten der Lider und das freiliegende Höhlengewebe umfaßt, mit einem feinsten Hautlappen gedeckt, der der Innenfläche des Oberarmes entnommen worden ist. Einige Nähte befestigen ihn an die Wundränder im oberen und unteren Lid. Seine Anpassung auf das Gewebe, wo die Übergangsfalte wieder erstehen soll, sowie auf das bloßliegende Höhlengewebe besorgt eine Vollprothese, die in Form und Größe passend auszuwählen ist. MÜLLER in Wiesbaden liefert solche aus Glas geblasene Voll- und Schalenaugen von verschiedenster Form und Größe, mit entsprechenden gerifften Greifflächen, die ein bequemes Anfassen mit Pinzetten gestatten. Auch durchlöcherte Kunstaugen, die durch die Öffnung einen Einblick auf die Beschaffenheit des eingepflanzten Lappens gewähren, können verwendet werden. Das entsprechend gewählte Auge wird durch die Lidspalte eingeführt und der Lappen, nach Verschluß der Lidspalte mit Heftpflaster, durch einen Verband an seine Unterlage angedrückt gehalten.

Verband über beide Augen. Auch nach Anheilung des Lappens hat das Auge andauernd getragen zu werden, damit sich der Sack nicht wieder verkleinere. Durch Einlegen größerer Körper kann er mit der Zeit sogar etwas ausgedehnt werden.

ESSER macht sich zuerst einen Abdruck der Wundtasche mit Stents composition und umwickelt die auf diese Weise gewonnene Moulage mit THIERSCHschen Lappen, führt sie in die Wundtasche ein und vernäht die Wundränder darüber.

Um die Augenhöhle nach Wunsch zu formen und um namentlich zu verhindern, daß der eingelegte Körper durch das schrumpfende Narbengewebe herausgedrängt wird, wurden eigene Vorrichtungen ersonnen (BRUHN). Diese werden an Kopf und Gebiß angebracht, so daß sie unbeweglich sind, und tragen an einem Balken, der gegen die Augenhöhle gerichtet ist, Kugelgelenke, durch die dem daran befestigten Kunstauge jede beliebige Stellung gegeben werden kann. Es ist damit ein dauerndes Hineindrücken des entsprechend geformten Körpers in die Augenhöhle gewährleistet, bis der Vernarbungsprozeß vollständig abgelaufen ist.

$$\text{Fünftes Kapitel.}$$

Eingriffe gegen die Einwärtskehrung des Lides und der Lidhaare.
(Entropium und Trichiasis.)

Die Einwärtsdrehung des Lides kommt bei Altersveränderungen seiner Gewebe (Erschlaffung der Haut, leichtere Verschiebbarkeit der Gewebe des Lides in sich) durch die Zusammenziehung des Schließmuskels zustande (Entropium senile). Ihre Entstehung wird u. a. durch den Druck eines Verbandes auf die Lidränder sehr begünstigt. Die hornhautwärts gedrehten Lidhaare erhöhen durch den auf das Auge ausgeübten Reiz den Krampf des Muskels, wodurch die Stellungsänderung dauernd wird. Der schmale Lidknorpel des unteren Lides setzt der Einwärtsrollung ein geringeres Hindernis entgegen als der breite des oberen. Daher tritt das sog. *Entropium spasticum* gerade im unteren Lide auf.

Dieser Krankheitszustand wird durch Eingriffe behoben, die auf den Lidrand einen Zug in lotrechter Richtung ausüben, wie dies durch Verkürzung der Lidhaut bei Ausschneidung wagrechter Falten oder durch Anlegung passender Nähte bewirkt wird (GAILLARDs *Naht*).

Auch Eingriffe, die in der Weise die Stellung des Lides beeinflussen und berichtigen, daß durch sie ein Druck auf den gewölbten Knorpelrand in der Richtung nach rückwärts ausgeübt wird, kommen hier in Betracht (v. GRAEFEs *Verfahren* — Gruppe I).

Eine andere Ursache für die Entstehung der Einwärtsdrehung liegt in der trachomatösen Bindehautentzündung. Teilweise auch unter dem Einfluß der Muskelwirkung (SCHNABEL), besonders aber durch Veränderungen in der Haut (Erschlaffung und Faltenbildung), ferner durch die mechanischen Folgen der Schrumpfung der Bindehaut und die anatomischen Veränderungen des Lidknorpels (bindegewebige Verdickung nach lange dauernder Entzündung, besonders in seinen hinteren, der kranken Bindehaut benachbarten Schichten mit folgender Schrumpfung und dadurch hervorgerufener kahnförmiger Verkrümmung) wird die Lidrandfläche aufgestellt und schließlich nach einwärts gedreht, so daß die Lidhaare auf der Hornhaut schleifen und einen dauernden Reiz hervorrufen.

Unter den vielen, gegen diese Art von Entropium vorgeschlagenen Eingriffen vermögen die am besten den Fehler abzuschaffen, wo die gelockerte und erschlaffte Lidhaut zur dauernden Richtiglagerung an den gewölbten Rand des Lidknorpels angeheftet und dieser durch Ausschneidung des ihn verdickenden und verhärtenden Narbengewebes geschmeidig gemacht wird, so daß er aus seiner verkrümmten Stellung in die richtige Lage zurückgebracht (gestreckt) werden kann. Dadurch kehren dann auch die Lidhaare in ihre richtige Stellung zurück (Verfahren von HOTZ-ANAGNOSTAKIS — Gruppe II).

Bei vorgeschrittenem Zustande dieser Erkrankung und Mitbeteiligung des Haarwurzelbodens gesellt sich zu den beschriebenen Veränderungen auch eine echte *Trichiasis* dazu, d. h. ein Mißwuchs der Lidhaare, indem diese nicht mehr in regelmäßiger Anordnung und Richtung aus dem vorderen Lidrande hervorkommen, sondern, oft verbogen und verstümmelt, in schräger Richtung durch den Lidknorpel nach rückwärts durchwachsen.

Die durch die angeführten Verfahren bewirkte Wiederherstellung der richtigen Lage des Lidknorpels und der Lidrandfläche genügt dann nicht mehr, die Einwärtskehrung der Lidhaare, die nun nicht mehr eine bloße Folge der Stellungsänderung des Lides, sondern unabhängig davon eine Folge ihres Mißwuchses ist, verschwinden zu machen. Es müssen Eingriffe ausgeführt werden, die eine ausgiebigere Änderung der Lidrandstellung herbeiführen (Tarsoplastik). Als solche Verfahren werden hier die von SNELLEN und PANAS beschrieben werden. Es handelt sich um Eingriffe, die zwar nicht mehr eigentlich die Ursache und die Art der Entstehung der Liderkrankung berücksichtigen, aber doch außer der Einwärtskehrung des Lidrandes auch der der Lidhaare, d. h. der Trichiasis ein Ende machen. Sie stellen somit eine *Verbindung von Entropium- und Trichiasiseingriffen* dar (Gruppe III).

Völligen Verzicht auf die Heilung des Entropiums und seiner Ursachen leisten schließlich die Verfahren, die sich auf die Fortschaffung der Lidhaare aus der Umgebung des Auges beschränken, so daß die Hornhaut nicht mehr gereizt und geschädigt werden kann. Es wird durch sie die schädliche Wirkung der Trichiasis aufgehoben, ohne daß die falsche Stellung des Lides, das Entropium, geändert, noch auch der Mißwuchs als solcher beeinflußt wird (Gruppe IV).

Hierher gehören die Verfahren, durch die die Lidhaare ausgerottet werden (Abtragung des Haarzwiebelbodens nach FLARER) und durch die der Haarzwiebelboden vom Lidrande weggeschoben wird. Die dadurch entstehende Wunde wird mit Epithel bedeckt: Lidrandplastik. Dazu werden gestielte oder ungestielte Hautlappen oder Schleimhautlappen verwendet. Von den zahlreichen Eingriffen dieser Art werden im folgenden die STELLWAGsche Abänderung des FLARERschen Verfahrens und die WALDHAUERsche Abänderung des JAESCHE-ARLTschen Verfahrens kurz erwähnt, das Verfahren von SPENCER WATSON und die von v. MILLINGEN eingeführte Schleimhautplastik genauer beschrieben werden.

Alle diese Verfahren sind nur gegen die *Trichiasis* gerichtet und sind für jeden Mißwuchs der Lidhaare anwendbar, aus welcher Ursache er auch hervorgegangen ist.

Zur Heilung des Hineinstehens einzelner Haare dient die *elektrolytische Epilation,* die zuletzt besprochen werden wird.

Eine Sonderstellung nimmt die *Ausschälung des Lidknorpels* nach KUHNT bei Entropium durch Narbentrachom ein, die im Anhange beschrieben werden wird.

Gruppe I.

Krampfentropium.

Entropium spasticum (senile).

1. Richtigstellung des Lides durch *unblutige Verkürzung der Haut in lotrechter Richtung.*

In Fällen eben entstandener (z. B. bei Starausziehung unter dem Verband) und vorübergehender Einwärtsdrehung des unteren Lides kann versucht werden, das Lid durch Pflasterstreifen in die richtige Stellung zurückzuführen und darin bis zum Verschwinden der Ursache zu erhalten. Zu bevorzugen ist BAIERSDORFs Paraplast, da es fast immer ohne Reizung der Haut oder Ekzembildung vertragen wird. Vor Anlegen der Streifen wird die Haut sorgfältig abgetrocknet, da sonst das Pflaster nicht klebt. Die ungefähr 1 cm breiten und 2 cm langen Streifen werden knapp am Lidrande durch leichten Druck befestigt. Das Lid wird in die richtige Stellung gezogen und durch entsprechendes Festkleben des unteren Streifenendes an der Wange darin erhalten.

Sehr häufig verschwindet die Einwärtsdrehung bei diesen Kranken von selbst durch Weglassen des Verbandes. Zum Schutze gegen mechanische Schädigungen wird ein FUCHSsches Gitter, dessen Drahtnetz mit schwarzem Tuche überzogen ist, ohne Unterlegung von Verbandmaterial angewendet. Schon am Tage nach dem Eingriffe kann der Verband auf diesen mechanischen Schutz beschränkt und das Auge unbedeckt gelassen werden, wenn die Schnittwunde nicht klafft. Es besteht alsdann keine Gefahr für die Wunde, durch das Oberlid bei den reflektorischen Bewegungen aufgestellt zu werden.

2. Die Verkürzung der Haut durch die *Ausschneidung eines queren ovalen Hautstückes* übt einen Zug auf den Lidrand in senkrechter Richtung aus und stellt ihn richtig. Durch Aufheben einer Hautfalte mit dem Finger wird ungefähr gemessen, wieviel Haut entfernt werden muß, um das Lid in die richtige Stellung zu bringen. Es genügt meist ein Stück von $^3/_4$ cm Höhe. Auf der untergelegten Hornplatte wird es nach Einspritzung von Kokainlösung unter die Haut mit Messer oder Lanze umschnitten und abgelöst. Die Wunde, deren oberer Rand knapp am Lidrand liegen muß, wird durch mehrere Nähte in senkrechter Richtung geschlossen. Die Narbe wird später völlig unsichtbar. Wegen der Nachgiebigkeit und der sich bald einstellenden Dehnung der Haut taugt dieser Eingriff nur für Einwärtsdrehungen, die durch vorübergehende Ursachen hervorgerufen werden. Eine ausgiebige Dauerwirkung kann aber bei dem Wundverschluß durch Anlegen der Nähte nach dem Verfahren von HOTZ (siehe später) erzielt werden.

3. GAILLARDs **Naht** (Abb. 52) stellt das einwärtsgedrehte Lid durch eine *Falten*bildung der Haut richtig, die eine vorübergehende Verkürzung in senkrechter Richtung herbeiführt. Zur Naht werden kräftige Seidenfäden verwendet, deren beide Enden mit langen, flach gekrümmten Nadeln versehen sind. Beide Nadeln werden, 2 mm voneinander entfernt, durch die Haut auf der Höhe der Krümmung des eingerollten Lides (d. i. ungefähr 3 mm vom Lidrande entfernt) eingestochen, unter der Haut in senkrechter Richtung bis zum unteren Augenhöhlenrand geführt und hier ausgestochen (Abb. 53). Zwei Nähte solcher Art genügen: Eine an der Grenze des inneren und mittleren Drittels, die andere an der Grenze des mittleren und äußeren Drittels. Werden die beiden Enden jedes Fadens über einem Bäuschchen Gaze geknüpft, nachdem auch unter die Fadenschlinge auf dem Lide ein Röllchen gebracht worden ist, so wird die Höhe des eingerollten Lides nach unten gezogen, eine Falte der Haut des unteren Lides abgeschnürt und dadurch der Lidrand aus seiner Stellung herausgedreht und vom Auge abgezogen. Nach 4—5 Tagen werden die Nähte entfernt, indem die Fadenschlinge über dem Röllchen durchschnitten und der Faden unten aus der Wunde gezogen wird.

4. Das **Verfahren nach** GRAEFE wirkt durch Verkürzung der Haut in wagrechter Richtung.

Es wird ein dreieckiges Stück aus der Haut des Unterlides nach folgender Art ausgeschnitten (Abb. 54). Der erste Schnitt verläuft parallel mit dem Lidrande in einer Entfernung von 3 mm und ist 3 cm lang. Von den beiden Enden b c seines mittleren

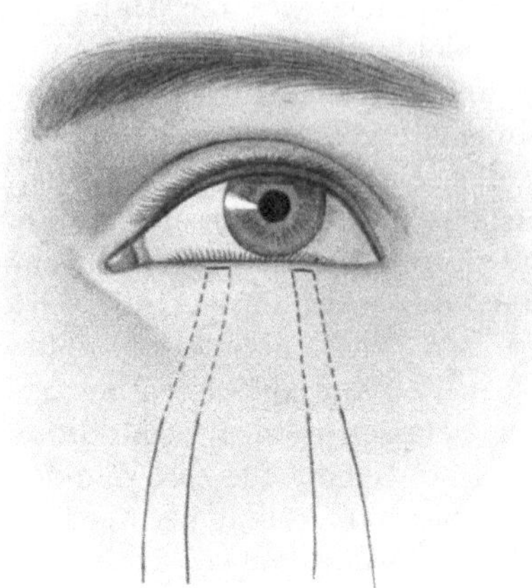

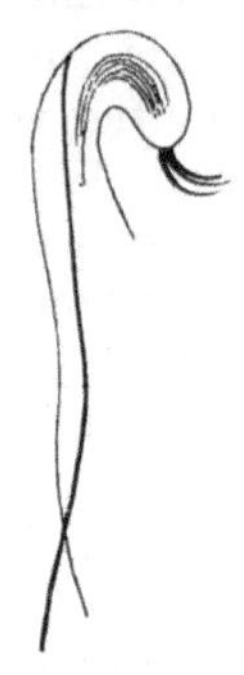

Abb. 52. GAILLARDsche Naht. An der höchsten Stelle des einwärtsgedrehten Lides liegt das 3 mm lange Fadenstück, dessen beide Enden unter der Haut bis zum unteren Augenhöhlenrand geführt sind.

Abb. 53. Senkrechter Durchschnitt durch das einwärtsgekehrte untere Lid mit eingelegtem Faden.

Drittels gehen nach unten konvergierend die beiden anderen Schnitte b e und c e, ein gleichschenkeliges Dreieck b c e bildend. Das so umschriebene Hautstück wird ausgeschnitten. Die seitlichen Wundränder werden etwas unterminiert.

Die erste Naht vereinigt die beiden Wundwinkel b und c miteinander. Die Haut wird also in wagrechter Richtung verkürzt und entsprechend dem unteren Rande des Lidknorpels angespannt. Dadurch wird dieser gegen das Auge gedrückt, während der freie Lidrand vom Auge weg nach vorne gedreht wird. Die Wunde wird durch zwei weitere wagrechte Nähte zu einer lotrechten Linie geschlossen.

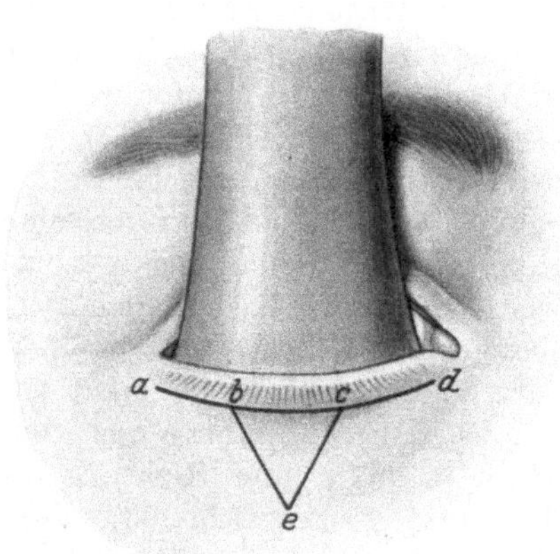

Abb. 54. GRAEFEs Verfahren. 3 cm langer wagrechter Hautschnitt a d, parallel dem Lidrande. 3 mm davon entfernt. Vom mittleren Drittel b c zwei nach unten zusammenlaufende Schnitte b e und c e. Das durch sie umschriebene Hautstück wird ausgeschnitten. Nach Unterminierung Vernähung der beiden Ränder b e und c e in wagrechter Richtung.

Unmittelbar nach dem Eingriffe befindet sich das Lid in starker Auswärtsdrehung, und zwar so, daß der mittlere Teil des Lides pürzelförmig vorspringt; aber diese unschöne Stellung des Lides verschwindet innerhalb weniger Tage, da die Haut genügend nachgibt und das Lid wieder in die richtige Stellung zurückgleiten läßt. Liegt die erste Naht zu nahe dem Lidrande, so hat sie gerade den entgegengesetzten Erfolg und erhöht das Entropium durch den Druck, den die angespannte Haut auf den freien Lidrand nach rückwärts gegen das Auge ausübt. Befindet sie sich aber zu weit unten, unterhalb des Lidknorpels, so hat sie keinen oder kaum einen Einfluß auf die Stellung des Lides. Der erste, dem Lidrande parallele Schnitt muß daher genau dem unteren Rande des Knorpels entsprechen und daher 3 mm vom Lidrande entfernt sein. Hat das Lid nach dem Eingriffe Neigung, was gelegentlich vorkommt, aus der Auswärtsstellung nach einwärts umzuschnappen, so muß die Auswärtsstellung unter dem Verbande durch ein Gazebäuschchen aufrechterhalten werden, das in der Höhe des unteren Randes des Knorpels angelegt, diesen nach rückwärts gegen das Auge drückt. In 3—4 Tagen können die Nähte entfernt werden.

Gruppe II. Als Vertreter dieser Gruppe sei das **Verfahren nach Hotz-Anagnostakis** beschrieben.

Örtliche Betäubung. Der Bindehautsack wird durch Einträufeln von 3% Lösung von Kokain unempfindlich gemacht. Unter die Haut wird in der ganzen Länge des Lides $^1/_2$—$^3/_4$ ccm einer 1% Kokainlösung mit Zusatz einiger Tropfen Suprareninlösung (1 : 1000,0) eingespritzt, wobei die Nadel auch in die tieferen Lidschichten (Muskel) geführt wird und bei dickem Knorpel auch in dessen Gewebe eingesenkt werden kann.

Verfahren. Wie bei allen Eingriffen, wo ein Schnitt in das Lid gemacht zu werden hat, wird unter das Lid die Hornplatte geschoben, um das Auge zu schützen und eine feste Unterlage zu schaffen. Die Hornplatte wird vom Gehilfen gegen das Lid gedrückt, um es zu spannen und die Blutung durch den Druck zu verringern.

In der ganzen Länge des Lides wird mit einem Messer oder einer Lanze ein Schnitt durch die Haut gemacht, der, ungefähr 3 mm über dem Lidrand gelegen, gleichgerichtet mit ihm verläuft. Nach Ablösen der Haut von der Unterlage liegen in der Wunde die parallel zum Lidrand verlaufenden roten Fasern des Schließmuskels bloß. Sie werden durch Unterminieren der Haut in der ganzen Breite des Knorpels, vom Lidrande bis zum oberen Knorpelrande, bloßgelegt. Mit einer Hakenpinzette (Abb. 55) an dem einen Ende der Wunde in ihrer ganzen Breite zu einem Bündel aufgefaßt, werden sie mit der flach angelegten, kleinen gekrümmten Schere in einem Zuge bis zum anderen Wundende abgetragen. Die ganze Oberfläche des Knorpels wird dadurch bloßgelegt.

Dieser ist meist schwer erkrankt: er ist bedeutend verdickt, durch narbige Umwandlung hart und zeigt wegen einer kahnförmigen Verkrümmung eine gewölbte vordere Fläche. Die schöne Streifung, die die in einem gesunden Knorpel befindlichen Meibomschen Drüsen hervorrufen, fehlt. Diese sind größtenteils zugrunde gegangen und von ihnen sind nur noch unregelmäßige Reste übriggeblieben. Dieses unnütze, die Verkrümmung des Lides verursachende Narbengewebe wird ausgeschnitten und der Knorpel hinlänglich dünngemacht. Zu diesem Zwecke wird ein feines Skalpell oder kräftiges Graefesches Messer mit seiner Fläche nur wenig geneigt zur vorderen Fläche des Lidknorpels knapp unter dessen oberem Rande angelegt (Abb. 56), und mit sägenden Bewegungen nach unten werden dünne Platten aus ihm herausgeschnitten. Der obere Rand soll unverdickt zurückbleiben, da er zur Befestigung der Nähte dient und sich um ihn das Lid in seine richtige Stellung zurückzudrehen hat. Der untere Rand des Knorpels darf nicht verletzt werden.

Es wird somit in der vorderen Fläche des Lidknorpels eine Furche angelegt, die ihn soweit verdünnt, daß er durch die Nähte leicht nach auswärts gebogen werden kann. Eine Durchbohrung sollte dabei vermieden werden, da sonst der Knorpel beim Anziehen der Nähte an dieser Stelle winkelig abknickt. Auch kann es durch die Durchschnittsstelle zu Nachblutungen in den Bindehautsack kommen.

Anlegen der Nähte. Die Nähte haben die Aufgabe, der Haut einen Stützpunkt am Knorpel zu geben und diesen aus seiner nach rückwärts verbogenen Stellung herauszudrehen, ihn zu „strecken". Beides wird dadurch erreicht, daß der untere Wundrand der Haut an den oberen Rand des Knorpels angenäht und dauernd daran befestigt wird. Mit diesem Hautrande wird aber auch der

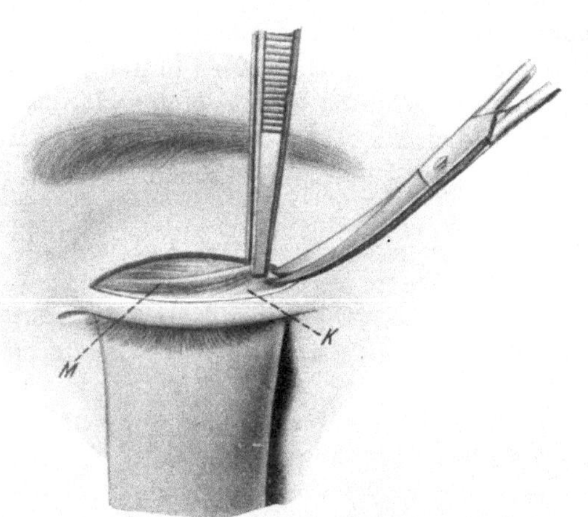
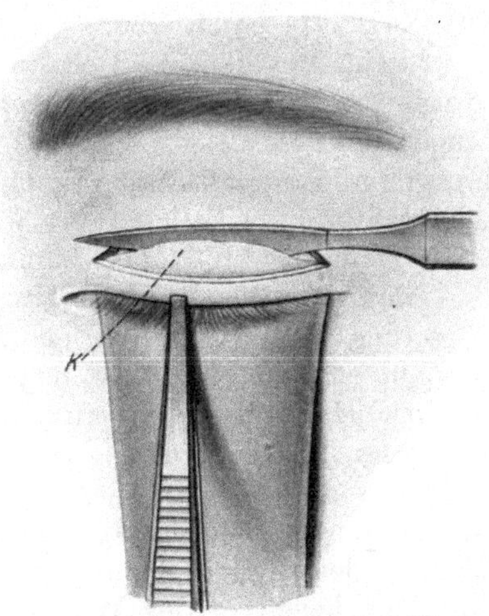

Abb. 55. Ausschneidung der den Lidknorpel (K) bedeckenden Fasern des Schließmuskels (M). Die Pinzette faßt sie in der ganzen Höhe der Wunde am linken Ende des Schnittes, die kleine gekrümmte Schere wird knapp an den Knorpel angelegt und löst mit kleinen Schnitten den Muskel in der ganzen Länge des Lides ab.

Abb. 56. Das flach an die vordere Fläche des verdickten und gewölbten Knorpels (K) angelegte Messer schneidet dünne Platten aus ihm heraus. Der obere Knorpelrand und der Lidrand bleiben unberührt.

freie Knorpelrand, der mit dem Lidrande innig verbunden ist, gegen den oberen Knorpelrand bewegt. Wegen des senkrechten Abstandes dieser beiden Punkte muß sich daher durch die Naht der untere Knorpelrand nach vorne und oben biegen und durch die Befestigung des mit ihm innig verbundenen unteren Wundrandes der Haut an den oberen Rand des Knorpels dauernd in dieser Stellung erhalten bleiben.

Die Nähte, die durch die beiden Hautwundränder und den oberen Knorpelrand durchgeführt werden, werden in folgender Weise angelegt (Abb. 57):

Die mittlere Naht wird entsprechend der Mitte des Lides zunächst durch den oberen Wundrand der Haut geführt. Während dann der Gehilfe die Haut etwas zurückzieht, um den oberen Rand des Lidknorpels freizulegen, wird in diesem der Faden bei wagrechter Richtung der Nadel verankert, womöglich ohne Durchlöcherung der Bindehaut. Der Gehilfe läßt nun den oberen Wundrand der Haut wieder heruntersinken, so daß der Faden nunmehr an der dem oberen Hautstiche entsprechenden Stelle durch den unteren Rand der Hautwunde durchgeführt werden kann. Zu beiden Seiten dieser mittleren Naht wird je eine, bei langen Lidern werden je zwei Nähte in gleicher Weise angelegt.

Die mittlere Naht wird zuerst geknüpft. Der Gehilfe paßt die beiden Ränder der Hautwunde mit einer Hakenpinzette aneinander. Während der Faden angezogen wird, biegt sich der Knorpel mit dem freien Lidrand nach vorne und etwas nach oben, so daß er zunächst unter einer leichten Überberichtigung vom Auge absteht (Abb. 58). Die übrigen Nähte werden mit gleicher Vorsicht geknüpft und die Fadenenden knapp abgeschnitten.

Verband. Die geschlossenen Lider werden mit einem einfachen Verband bedeckt, der durch Unterlage eines mit Salbe bestrichenen Guttaperchapapiers an die Wunde anzukleben verhindert wird. Das andere Auge braucht nicht verbunden zu werden. Verbandwechsel wie bei jedem Eingriffe an den Lidern am nächsten Tage. Die Nähte werden nach vier Tagen entfernt.

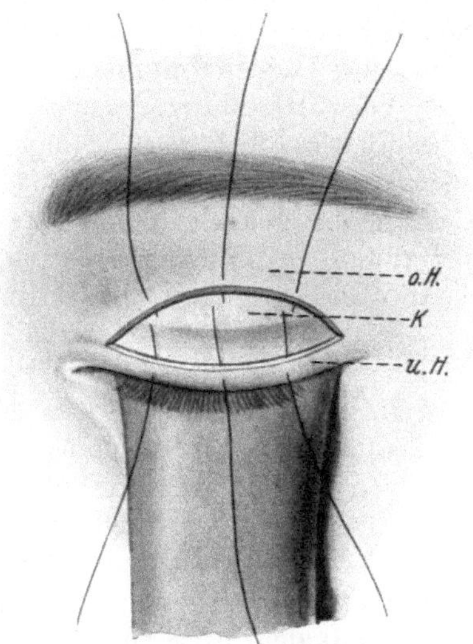

Abb. 57. Die drei Fäden sind angelegt. Sie gehen oben durch die Haut (o. H.), dann durch den oberen Rand des Knorpels (K), worin sie fest verankert sind und schließlich durch den unteren Hautrand (u. H.) ober den Lidhaaren.

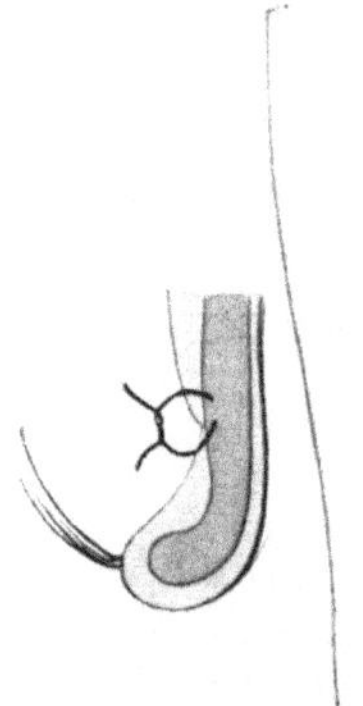

Abb. 58. Senkrechter Durchschnitt durch das obere Lid nach Zusammenziehen der Naht. Die Hautwunde ist geschlossen, der Lidknorpel nach vorne gekrümmt. Die Lidhaare sind nach vorne und oben gerichtet.

Ergebnisse. *Bemerkungen.* In der beschriebenen Weise ausgeführt, hat dieser Eingriff sehr zufriedenstellende Ergebnisse. Da der Lidrand dabei nicht berührt wird, bleibt seine richtige Form gewahrt, was für ein tadelloses Aussehen von großer Bedeutung ist. Auch darin liegt ein großer Vorteil des Verfahrens, daß der krankhaft schwere Knorpel durch die Ausschneidung eines großen Teiles seines Gewebes leicht gemacht wird. Dadurch wird namentlich auf eine trachomatöse Ptosis der beste Einfluß ausgeübt. Dazu kommt als weiterer Vorzug des Verfahrens der Umstand, daß die Stellung des Lides ohne Verkürzung berichtigt wird. Dies bedeutet gerade bei dem zur Deckung der Hornhaut sehr wichtigen Oberlide einen besonderen Vorteil, da durch die Narbenbildung in den Geweben des Lides nicht selten eine entschiedene Verkürzung des Gesamtlides eingetreten war.

Es soll nicht geleugnet werden, daß dem Verfahren auch einige Mängel anhaften. Da der Knorpel in der Mitte am breitesten ist und gegen beide Enden zu schmäler wird, macht sich der Einfluß des Eingriffes in der Mitte mehr geltend als an beiden Seiten. So ist gelegentlich die Stellungsverbesserung an beiden Enden des Lides nicht genügend. Es kann an dieser Stelle durch Ausschneidung eines schmalen Hautstreifens der Einfluß der Naht erhöht werden. Nur ausnahmsweise darf zu dem gleichen Zwecke an der betreffenden Stelle ein kurzer Einschnitt in den intermarginalen Saum gemacht werden, so daß durch die Naht die Hautplatte des Lides gehoben wird und die Lid-haare vom Auge entfernt werden. Die kleine Wunde im intermarginalen Saum wird der Vernarbung überlassen.

Sonst darf aber bei diesem Eingriffe kein Einschnitt in den intermarginalen Saum gemacht werden. Da nämlich dadurch die vordere (Haut-)Platte des Lides mit den Lidhaaren vom unteren Rande des Knorpels freigemacht wird, verliert die Naht jeglichen Einfluß auf die Stellung des Knorpels. Es würde dann durch das Zusammenziehen der Fäden nur eine Verschiebung der Haut mit dem Haarzwiebelboden erreicht, aber keine Vorwärtsrollung des unteren Knorpelrandes und Streckung des Knorpels bewirkt werden. Der verdickte und harte Knorpel bliebe also nach wie vor in der Richtung gegen die Hornhaut verkrümmt und schädigte sie durch das beständige Reiben. Die im inter-marginalen Saum gesetzte Wunde käme ferner durch ein Narbengewebe all-mählich zur Verheilung und auch dadurch würde das Endergebnis in ungünstiger Weise beeinflußt werden.

Die Naht kann unten außer durch den Hautwundrand auch durch das Gewebe des Knorpels knapp ober dem Lidrand durchgelegt werden, um die Sicherheit der Befestigung der Naht und ihren Einfluß auf die Streckung des Lidknorpels zu erhöhen. Dies ist besonders dann von Vorteil, wenn der Haut-schnitt hoch angelegt worden war — entlang dem oberen Knorpelrand, wie es in dem ursprünglichen Verfahren vorgeschrieben war. Wird aber der Haut-schnitt, wie hier beschrieben, näher an den Lidrand verlegt, so ist der schmale, an dem Lidrand zurückgelassene Hautsaum so innig mit dem unteren Knorpel-rand verbunden, daß es genügt, den Faden durch die Haut allein durchzuziehen, um den Lidknorpel aufzurollen.

Die Naht soll aber nicht durch den intermarginalen Saum geführt werden, weil der Faden in den vorderen Lidrand eine Furche einschneidet und Haar-wurzeln zerstört.

Wird der Eingriff mit gründlicher Verdünnung des Lidknorpels vorgenommen, so ist eine Wiederkehr der unrichtigen Lidstellung, die bei dem ursprünglichen Verfahren nichts Seltenes war, nicht zu befürchten. Bleibt der Knorpel dick, so ist die Naht meist nicht imstande, ihn zu strecken, und ferner kann durch Fortschreiten der narbigen Schrumpfung der gewonnene geringe Einfluß des Eingriffes wieder verloren gehen.

Im *unteren* Lide hat dieser Eingriff wegen der geringen Höhe des Knorpels einen schwächeren Einfluß als im oberen, er kann aber durch Ausschneidung eines schmalen Hautstreifens verstärkt werden.

Durch die muldenförmige Verdünnung des Knorpels nähert sich das beschriebene Verfahren in gewisser Beziehung denen der

III. Gruppe: der Tarsoplastik. **1. SNELLENs Verfahren.** Der Hautschnitt und die Ausschneidung der Muskelfasern werden in gleicher Weise wie bei dem HOTZschen vorgenommen. Aus dem bloßliegenden Lidknorpel wird ein keilförmiges Stück in der Weise entfernt, daß mit einem Starmesser in der ganzen Länge des Knorpels zwei wagrechte, ungefähr 2—3 mm voneinander entfernte Schnitte angelegt werden, von denen der untere ungefähr 2 mm vom Lidrande entfernt ist. Sie durchsetzen das Gewebe des Knorpels in schräger Richtung, so daß sie sich nahe seiner hinteren Fläche treffen, ohne jedoch die Bindehaut zu verletzen.

Der auf diese Weise umschriebene Keil, dessen Fuß also nach vorne sieht und dessen Spitze gegen die Bindehaut gerichtet ist, wird ausgeschnitten. Die dadurch entstandene keilförmige Wunde (Abb. 59) wird durch eine Naht folgender Art geschlossen: Beide Nadeln des doppelt armierten Seidenfadens werden durch den oberen Rand des Ausschnittes nahe der Mitte des Lides durchgeführt, dann in die untere Keilfläche eingestoßen und kommen durch die Haut knapp

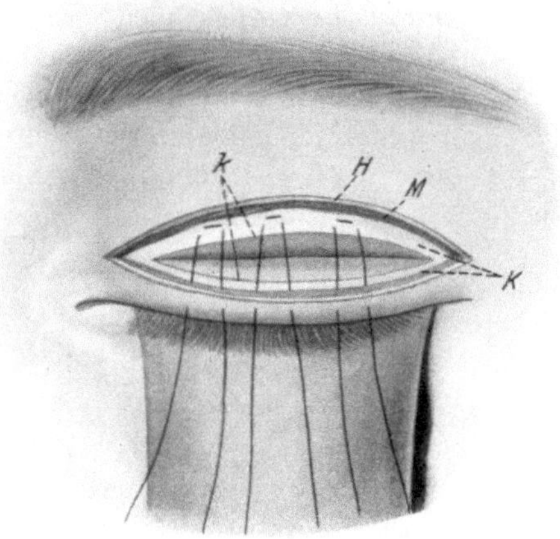

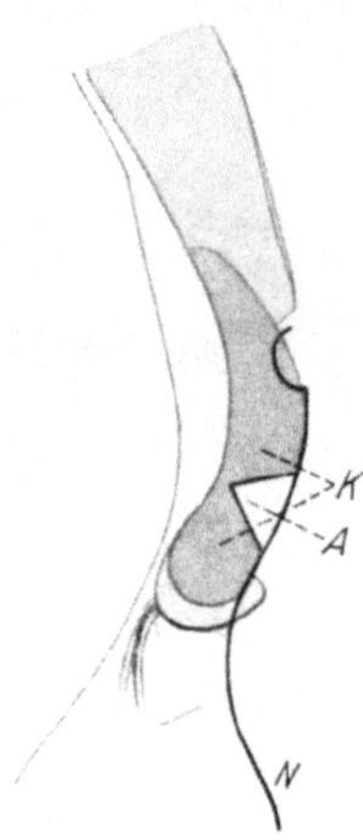

Abb. 59. SNELLENsches Verfahren. Aus dem Lidknorpel (K) wurde ein keilförmiges Stück (k) ausgeschnitten. Die Nähte sind angelegt. H Haut, M Muskel.

Abb. 60. Senkrechter Durchschnitt durch das obere Lid bei dem SNELLENschen Verfahren. A Keilförmiger Ausschnitt aus dem Lidknorpel (K). Die Naht (N) angelegt.

ober den Lidhaaren wieder zum Vorschein (Abb. 60). Werden die beiden Enden der Naht über einer Glasperle geknüpft, so wird der keilförmige Ausschnitt zum Verschluß gebracht und dadurch der Lidrand nach vorne gedreht. Es werden drei solche Nähte angelegt. Die Hautwunde wird durch mehrere Nähte geschlossen. Diese werden in 3—4 Tagen herausgenommen. Je breiter die Basis des Ausschnittkeiles gewählt wird, um so größer wird die Drehung, die der Lidrand beim Knüpfen der Nähte ausführt. Auf diese Weise können die verschieden hohen Grade des Fehlers in gewünschter Weise beseitigt werden.

2. Ein noch wirksamerer Eingriff ist das **Verfahren von PANAS**. Mit seiner Ausführung wird auf die Wiederherstellung normaler Lageverhältnisse des Knorpels und Lidrandes zwar verzichtet, aber der Einwärtskehrung des Lidrandes und der Lidhaare ein gründliches Ende bereitet.

Nach Einführung einer Hornplatte unter das durch die Einspritzung empfindungslos gemachte Lid durchtrennt ein Schnitt, der in ungefähr 3 mm vom Lidrande mit einem Messer oder einer Lanze in der ganzen Länge des Lides gleichlaufend mit dessen Rand geführt wird, Haut und Fasern des Schließmuskels. Die Muskelfasern brauchen nicht ausgeschnitten zu werden. Der

Knorpel wird bis zu seinem oberen Rande freigelegt. Unmittelbar oberhalb des Lidrandes und gleichlaufend damit wird mit dem Messer in der ganzen Länge des Lides ein Schnitt durch Knorpel und Bindehaut gemacht. Dadurch wird der Lidrand ein beweglicher Lappen, der nur an den beiden Lidwinkeln mit der Umgebung noch in Zusammenhang steht. Dieser Lappen hat durch Nähte in einer solchen Weise an der Vorderfläche des bloßliegenden Knorpels befestigt zu werden, daß er im rechten Winkel anheilt. Vier Nähte werden angelegt, deren Fäden mit dünnen, stark gekrümmten Nadeln doppelt versehen sind. Die eine Nadel wird in den Lidknorpel knapp oberhalb des Durchschnittes tief verankert, indem sie, gleich-gerichtet mit dem Schnittrande gehalten, in seine Gewebe ein-geführt und knapp daneben wieder daraus hervorgestoßen wird. Ein Durchbohren der Bindehaut ist leicht zu vermeiden, da der Knor-pel hinreichend dick ist. Sollte es aber doch geschehen, so hat dies

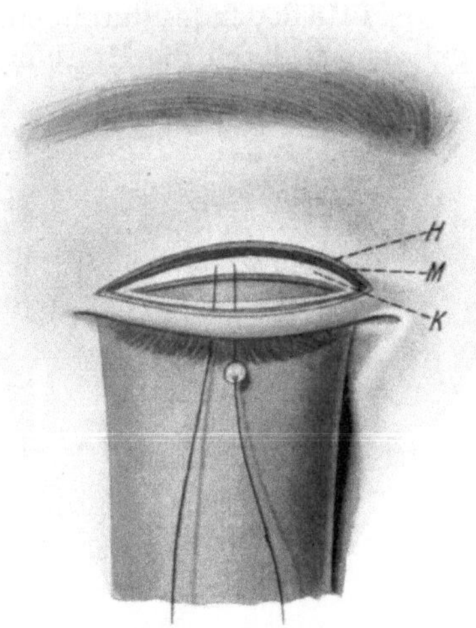
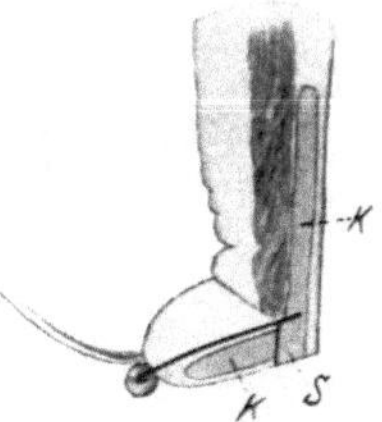

Abb. 61. Verfahren nach PANAS. Nach Anlegung des Haut-(H)Muskelschnittes (M)wurde der Lidknorpel (K) samt Bindehaut in der ganzen Länge des Lides auf der untergelegten Hornplatte durchschnitten. Der mittlere Faden ist bereits angelegt. Oben wurde er nahe am Wundrande des Knorpels (K) befestigt. Beide Enden des Fadens gehen nach unten zwischen Knorpel und Muskel und kommen im intermarginalen Saume hinter den Lidhaaren hervor. Über das eine Fadenende ist eine Perle gezogen.

Abb. 62. Senkrechter Schnitt durch das obere Lid nach Beendigung des Eingriffes. Der jetzt senkrecht zur Lidfläche stehende Lidrand ist so an den Lidknorpel (K) an-gepaßt, daß von diesem nichts in der Lid-spalte vorsteht und nur eine schmale Wund-fläche, der Schnittrand (S) des Knorpels unbedeckt bleibt.

keine Bedeutung, weil das kleine, auf der hinteren Lidfläche bloßliegende Fadenstück sich so in die Bindehaut hineinzieht, daß die Hornhaut nicht geschädigt wird.

Nach dieser Befestigung des Fadens im Lidknorpel werden beide Faden-enden unten zwischen Muskel und Knorpel des freien Lidrandlappens durch- und im intermarginalen Saum herausgeführt (Abb. 61). In gleicher Weise werden die übrigen Nähte angelegt.

Während darauf durch den Gehilfen der Lidrandlappen mit zwei Pinzetten nach vorne gedreht und in die neue Stellung, nämlich senkrecht auf die Vorder-fläche des Knorpels, gebracht wird, wird der mittlere über eine Perle gezogene Faden geknüpft (Abb. 62). Er soll nicht stark zusammengezogen werden, damit die Perle auf den Lidrand keinen Druck ausübt, da dieser zu umschriebenem Gewebstod und Verlust von Lidhaaren führen kann; doch muß die Naht genügend angezogen werden, damit der Lappen sicher befestigt wird. In gleicher Weise werden die übrigen Nähte versorgt. Die Fäden werden kurz abgeschnitten. Die Hautwunde wird durch einige Nähte geschlossen und ein Salbenverband angelegt. Nach 4—5 Tagen werden die Nähte entfernt.

Der Eingriff wird im *unteren* Lide nach denselben Regeln vorgenommen.

Ergebnis. *Bemerkungen.* Durch das Verfahren nach PANAS werden auch die höchsten Grade von Entropium und Trichiasis endgültig beseitigt. Einer Wiederkehr des Zustandes ist mit Sicherheit vorgebeugt. Darin liegen seine großen Vorteile. Schönheitlich steht es dem Verfahren von HOTZ bedeutend nach. Werden die Fäden richtig angelegt, so fügt sich im allgemeinen der Lappen gut an, so daß die unnatürliche Stellung des Lidrandes — in einem rechten Winkel zum Knorpel — kaum auffällt. Bei nicht ganz tadelloser Ausführung führt aber der Eingriff zu einer häßlichen Entstellung. Werden nämlich die Nähte nicht knapp oberhalb des Durchschnittes durch den Knorpel befestigt, sondern einige Millimeter darüber, so wird der freie Lidrand über den oberen Wundrand des Knorpels emporgezogen und dieser ragt unbedeckt in der Lidspalte vor. Die unbedeckte Wundfläche heilt nur langsam unter Granulations- und Narbenbildung. Entsprechend der Verkrümmung des Knorpels ist auch diese Narbe wieder gegen die Hornhaut gerichtet und schädigt sie durch beständiges Reiben mit ihrer unebenen Oberfläche.

Eine schwere Verunstaltung des Lides erfolgt auch, wenn der Durchschnitt durch den Knorpel in zu großem Abstande vom Lidrande gemacht wird, da der vorwärts gedrehte freie Lidlappen wie der Schirm einer Kappe vorspringt und das Lid zu stark verkürzt wird.

Dem Verfahren kommen auch einige Nachteile zu, die nicht unterschätzt werden dürfen. Der Lappen, der im Verhältnis zu seiner Länge nur eine schmale Basis hat, ist in Gefahr, nekrotisch zu werden. Deswegen ist auf eine genaue Lagerung beim Knüpfen der Nähte zu achten, so daß der Lappen mit seiner Schnittwunde genau der vorderen Knorpelfläche angelagert und von hier aus bald ernährt wird. Wird durch zu starkes Anziehen der Nähte der Lappen zu stark gedreht, so daß seine schmale Schnittfläche frei nach unten sieht, so gerät er in Gefahr der Nekrose. Durch diese wird das Lid schwer entstellt und der Zustand verschlechtert. Denn das obere Lid hat seinen Lidrand verloren und ist außerdem kürzer geworden, so daß sogar ein geringer Lagophthalmus die Folge sein kann.

Aber auch bei richtigem Verlaufe des Eingriffes wird das obere Lid verkürzt, und zwar um die Breite des Lappens, da er aus der Ebene des Lides herausgedreht und senkrecht darauf gestellt wird. Kurze Lider sollten daher diesem Verfahren nicht unterzogen werden.

Anhang. Ein wertvolles Verfahren zur Heilung des Entropiums, besonders des *unteren* Lides, ist die **Ausschälung des Knorpels nach KUHNT.** Sie kann nur im Narbenstadium des Trachoms angewendet werden, da sich nur dabei die Bindehaut von dem geschrumpften und verkrümmten Knorpel leicht abschälen läßt, ohne durchlöchert zu werden. Solange die Bindehaut noch infiltriert ist, wären bei der Ablösung wiederholte Verletzungen unvermeidlich. Die Einwärtsdrehung wird durch den Eingriff für immer beseitigt und überdies auf den weiteren Verlauf des Trachoms der günstigste Einfluß genommen.

Nach Auswärtsrollung des Unterlides mit einer starken Pinzette wird durch Bindehaut und Knorpel $1\frac{1}{2}$ mm von der inneren Lidkante entfernt und damit gleichgerichtet ein Einschnitt gemacht, der sich vom Tränenpünktchen bis zum äußeren Lidwinkel erstreckt. Die Bindehaut wird mit flachen Messerzügen vom Knorpel abgelöst und auch seine vordere Fläche bis zum unteren Rande freigemacht, wo er von dem anhaftenden Gewebe abgetrennt wird. Durch den Schnittrand der abgelösten Bindehaut werden 2—3 doppelt armierte Fäden gelegt, die Fadenschlingen ungefähr 2 mm breit, worauf die Nadeln durch den stehengebliebenen Knorpelrand geführt und durch die Haut nahe dem Lidrande ausgestochen werden. Die Fäden werden über Bäuschchen geknüpft und so weit angezogen, daß der Lidrand und mit ihm die Lidhaare in die richtige Stellung zurückkehren. Die Fäden werden nach unten geschlagen und mit Heftpflaster an der Haut befestigt. Sie können in 4—5 Tagen entfernt werden.

Gruppe IV. 1. Verfahren von FLARER. Nach Spaltung des Lides im intermarginalen Saum wird die Haut mit einem Schnitte, der ungefähr 2 mm vom Lidrand entfernt und ihm gleichgerichtet ist, in der ganzen Länge des Lides durchtrennt und an beiden Enden des Lides der Hautschnitt mit dem intermarginalen Schnitt vereinigt. In dem so umschriebenen Hautlappen, der mit der kleinen gekrümmten Schere ausgeschnitten wird, sind alle Lidhaare enthalten. Feine Nähte schließen die schmale Wunde. Da dieses Verfahren alle Lidhaare opfert, kommt es nur für die schweren Fälle in Betracht, wo die meisten Lidhaare schon zugrunde gegangen und nur wenige, unregelmäßig aus dem Lidrande hervorwachsende Haare übriggeblieben sind. Daher kommt auch die durch den Eingriff verursachte Entstellung, besonders im unteren Lide, nicht in Betracht.

v. STELLWAG deckte die durch die Ausschneidung des Hautstreifens entstehende Wunde mit diesem selbst, indem er ihn, um 180° gedreht, wieder auf die Wundfläche pflanzte. Nähte werden nicht angelegt. Verband über befettetes, auf die Wunde gelegtes Guttaperchapapier.

2. Das **Verfahren von JAESCHE-ARLT.** Durch einen intermarginalen Schnitt wird die Hautplatte vom Knorpel getrennt und darauf mit den ihr anhaftenden Lidhaaren nach oben gezogen, indem aus dem oberen Lid ein sichelförmiges Hautstück ausgeschnitten und diese Wunde durch senkrechte Nähte verschlossen wird. Dadurch wird ein entsprechend breites Stück des Knorpels am Lidrande bloßgelegt, das mit dem ausgeschnittenen Hautstück bedeckt wird (WALDHAUER). Dieser Eingriff leidet wie alle auf den Lidrand erfolgten Hautüberpflanzungen an dem Übelstand, daß die in der Haut vorhandenen, feinen Wollhärchen immer wieder die Hornhaut reizen.

Die Kranken stehen diesem andauernden Fremdkörpergefühl im Auge machtlos gegenüber, weil die feinen Härchen kaum sichtbar sind, während sie sich vorher durch Ausziehen der großen Lidhaare immer vorübergehende Erleichterung verschaffen konnten. Abhilfe kann nur durch Ausschneidung der Hautlappen und durch Ersatz mit Schleimhaut geschaffen werden.

Hautverpflanzungen eignen sich daher nur zur Behandlung von krankhaften Zuständen der Lider, die sich jenseits des Hornhautbereiches eingestellt haben, sonst hat das Verfahren von HOTZ angewendet zu werden.

Die Beschreibung eines Verfahrens für Trichiasis, die auf die Gegend des äußeren Lidwinkels beschränkt ist, sei hier angeschlossen:

3. Das **Verfahren von SPENCER WATSON.** Nach intermarginalem Einschnitt in der Länge des betreffenden Gebietes wird durch die Haut gleichgerichtet

mit dem Lidrand in einer Entfernung von 2 mm ein Hautschnitt gemacht, der am Lidwinkel in den intermarginalen Schnitt einmündet, indem er allmählich gegen den Lidrand ablenkt. Die Lidhaare kommen so in ein Läppchen zu liegen, dessen Stiel auf der vom Lidwinkel abgewendeten Seite liegt. Durch einen zweiten gleichgerichteten, wieder fast 2 mm höher gelegenen Hautschnitt wird ein zweites Läppchen abgegrenzt, dessen Stiel auf die Seite des Lidwinkels verlegt wird (Abb. 63). Beide Läppchen werden durch Ablösen von der Unterlage frei beweglich gemacht und sodann so verschoben, daß das Läppchen mit den Lidhaaren nach oben zu liegen kommt, das obere Hautläppchen dagegen an den Lidrand angepaßt wird (Abb. 64). Nähte, je eine durch die Spitze der

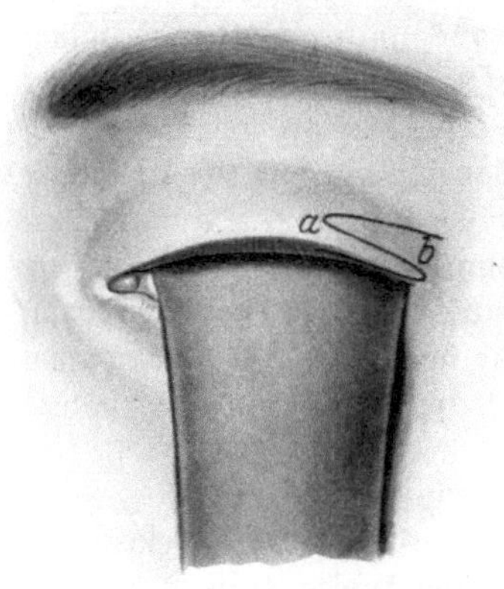 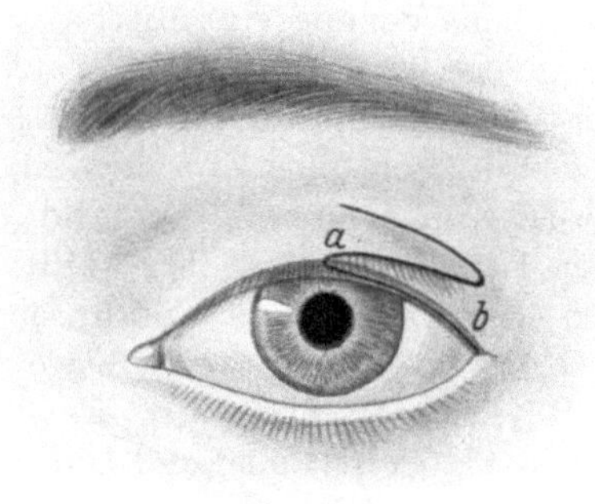

Abb. 63. Abb. 64.

Abb. 63. Verfahren nach Spencer Watson. Intermarginaler Schnitt und die beiden Hautschnitte Basis des Hautlappens mit den Lidhaaren bei a. Basis des oberen Hautlappens: b.
Abb. 64. Läppchen ausgetauscht.

Läppchen gelegt, halten sie in ihrer neuen Lage fest, in der sie binnen wenigen Tagen angeheilt sind.

Das Verfahren taugt nur für Eingriffe auf kurzer Strecke, weil Lappen, die aus der ganzen Länge des Lides gebildet werden, für den schmalen Stiel zu lang sind und daher absterben.

4. Überpflanzung von Schleimhaut. Plastische Eingriffe sind insbesondere in den schweren Formen angezeigt, wo die Anordnung der Lidhaare bereits unregelmäßig ist und gewöhnlich auch Hornhauterkrankungen bestehen. Nur Schleimhaut soll zur Überpflanzung verwendet werden. Ärzte, die in trachomdurchseuchten Gegenden große Erfahrung gesammelt haben, bezeichnen gerade diese Art der Trichiasisoperation als die sicherste, die dauernde Heilung verbürgt. Wir aber verwenden sie wegen des ungenügenden kosmetischen Erfolges nur in Ausnahmsfällen. Durch einen in der ganzen Länge des Lides oder aber bei umschriebener Trichiasis im Bereiche dieses Gebietes ausgeführten intermarginalen Schnitt mit folgender Unterminierung der Haut wird diese bis zum oberen Rande des Knorpels von ihm abgelöst. Da die Haut gewöhnlich ziemlich kurz ist, zieht sie sich von selbst vom Lidrande etwas zurück und wird durch einige feine Seidennähte an den Knorpel so befestigt, daß der Hautrand mit den Lidhaaren einige Millimeter oberhalb des Lidrandes zu liegen kommt.

Dadurch bleibt ein entsprechend breiter Streifen der vorderen Knorpelfläche frei; auf ihn wird die Lippenschleimhaut verpflanzt. Der Lappen wird gewöhnlich der inneren Fläche der unteren Lippe entnommen. Durch das Bepinseln mit einer 3% Kokainlösung wird genügende Unempfindlichkeit erzeugt. Ein Lappen von gewünschter Größe wird umgrenzt und mit einigen Scherenschlägen herausgeschnitten. Die anhängenden Fettläppchen haben sorgfältig entfernt zu werden. Zu diesem Behufe wird das Läppchen mit seiner Schleimhautfläche auf einen mit warmer Kochsalzlösung getränkten Tupfer gelegt, und mit einer flach angelegten, kleinen, gekrümmten Schere werden die vorstehenden Fettläppchen sauber abgekappt, so daß nur die dünne Schleimhaut übrigbleibt. Sie wird mit ihrer Wundfläche auf den freiliegenden Knorpel gebracht und ihre Ränder werden genau angepaßt. Da das Läppchen sofort anklebt, brauchen keine Nähte angelegt zu werden. Dadurch wird eine mechanische Beschädigung des Läppchens vermieden. Mit Salbe bestrichenes Guttaperchapapier, das auf das Lid gelegt wird, verhindert ein Ankleben des Verbandes an das Läppchen. Darüber der gewöhnliche Verband. Die Lippenwunde wird genäht. Die Heilung erfolgt fast immer ohne Zwischenfall, und ungefähr 4—5 Tage nach dem Eingriffe wird von weiterem Verband Abstand genommen. Da sich die überpflanzten Läppchen durch ihre weiße Farbe immer auffällig von der Umgebung abheben, wird das Verfahren in unseren Ländern nur bei den schweren Formen von Liderkrankung angewendet, wo die Forderung der Erhaltung des Auges andere Rücksichten überwiegt.

5. **Elektrolytische Epilation.** Einzelne Lidhaare werden durch elektrolytische Zerstörung ihrer Wurzel ausgerottet. Die vollständige Empfindungslosigkeit der zu behandelnden Strecke des Lidrandes wird in der Weise erzielt, daß die durch die Haut eingedrungene Nadel der Spritze bis in den Lidrand vorgeschoben wird; dieser soll durch die Einspritzung (1% Kokainlösung) ganz weiß werden. Die Epilationsnadel, die an den negativen Pol des Stromes angeschlossen ist — der andere Pol wird mit einer auf der Stirne ruhenden feuchten Plattenelektrode in Verbindung gebracht — wird knapp neben dem Haar in die Haarwurzelscheide eingesenkt. Dies geschieht ohne fühlbaren Widerstand, wenn die Nadel an richtiger Stelle eindringt. Ein kurzes Einwirken des Stromes — ein halbe Minute — von $^1/_2$—1 Milliampère Stärke erzeugt das Aufsteigen von Wasserstoffblasen aus der Haarwurzelscheide. Mit der Zilienpinzette kann darauf das Haar ohne Widerstand ausgezogen werden. Wer nicht kurzsichtig ist, bedient sich zum Einführen der Nadel mit Vorteil einer Lupe, um den Ausgang der Haarwurzelscheide zu sehen und die Nadel richtig einzuführen. Stärkere Ströme sind zu vermeiden, da sie eine umschriebene Nekrose des Lidrandes hervorrufen.

Die Epilation wird gewöhnlich auf mehrere Sitzungen ausgedehnt, da in einer Sitzung nur wenige Lidhaare behandelt werden können und nicht selten Lidhaare, deren Wurzelscheiden noch nicht behandelt worden waren, nachwachsen.

Sechstes Kapitel.

Die Einschneidung des Lidwinkels (Kanthotomie).
Die Lidwinkelplastik (Kanthoplastik).

Durch die Kanthotomie wird die Lidspalte vorübergehend, durch die Kanthoplastik dauernd verlängert.

Kanthotomie.

Anzeigen: 1. Bei starker Absonderung der Bindehaut (Blenorrhöe, Trachom), wenn durch die Enge der Lidspalte die Behandlung erschwert und der Abfluß des Sekretes verhindert wird; 2. bei Kindern mit Lidkrampf und Ödem der Lider; 3. gelegentlich, um bei Eingriffen am Auge oder im Innern der Augenhöhle besseren Zutritt zu haben: zum Beispiel vor Iridektomieen, besonders bei kleiner Lidspalte (Kinder) und vergrößerten Augen (Buphthalmus), bei

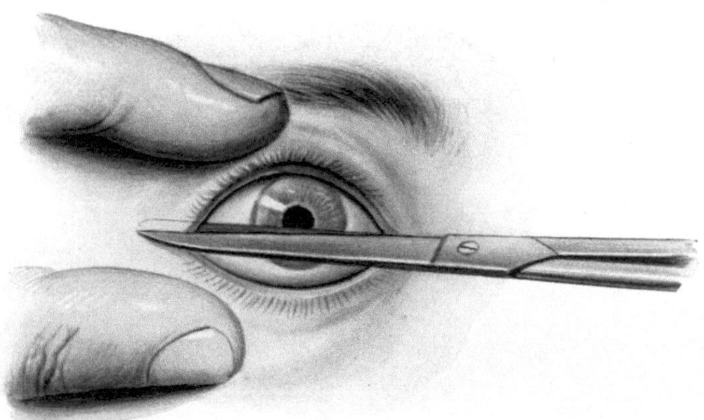

Abb. 65. Der äußere Lidwinkel wird mit Daumen und Zeigefinger auseinandergezogen und dabei auch nasal verschoben. Eine gerade Schere wird wagrecht eingeführt. Ihr stumpfes Blatt kommt rückwärts zu liegen.

gewissen Eingriffen im hinteren Augenabschnitt, zur leichteren Entfernung von Geschwülsten oder Fremdkörpern der Augenhöhle, vor der Ausweidung der Augenhöhle u. a.

Örtliche Betäubung. Nach Einträufeln von $3\,^0/_0$ Kokainlösung in den Bindehautsack Einspritzung von $^1/_2$ ccm einer $1\,^0/_0$ Kokainlösung mit $^1/_{10}$ ccm Suprareninlösung unter die Haut in der Gegend des äußeren Lidwinkels.

Eingriff. Mit dem Daumen und Zeigefinger, die auf die äußere Hälfte des Unter- und Oberlides aufgesetzt werden, wird die Haut im Bereiche des äußeren Lidwinkels angespannt. Die Lider werden dabei auseinander und gleichzeitig in der Richtung gegen die Nase hin gezogen. Das stumpfe Blatt einer mittellangen geraden Schere wird im Bindehautsacke wagrecht nach außen hinter den Lidwinkel geschoben (Abb. 65) und dieser mit einem Scherenschlage in wagrechter Richtung durchtrennt. Wer den Scherenschlag auch auf dem linken Auge mit der rechten Hand ausführen will, muß, wenn er rechts neben dem Kranken sitzt, die rechte Hand stark dorsal beugen, um die Schere in die richtige Stellung zu bringen, oder der Schnitt muß von rückwärts vorgenommen werden. Die Blutung wird durch Druck gestillt. Die Wunde heilt in kurzer Zeit, ohne eine dauernde Erweiterung der Lidspalte zu hinterlassen. Nur eine zarte wagrechte Narbe bleibt außen als sichtbarer Rest übrig.

Kanthoplastik.

Anzeigen: 1. Bei den ersten zwei Anzeigegruppen der Kanthotomie, wenn der Einfluß des Eingriffes länger als einige Tage dauern soll; 2. bei Krampfentropium, da durch den Scherenschlag der Schließmuskel seines Ansatzpunktes, des äußeren Lidbändchens, beraubt wird; 3. bei Ankyloblepharon; 4. bei Blepharophimosis.

Örtliche Betäubung. Wie zur Ausführung der Kanthotomie.

Eingriff. Um einen genügenden Erfolg zu erzielen, haben nach dem wagrechten Schnitte, der gleich dem der Kanthotomie ist, noch die Bindegewebs-

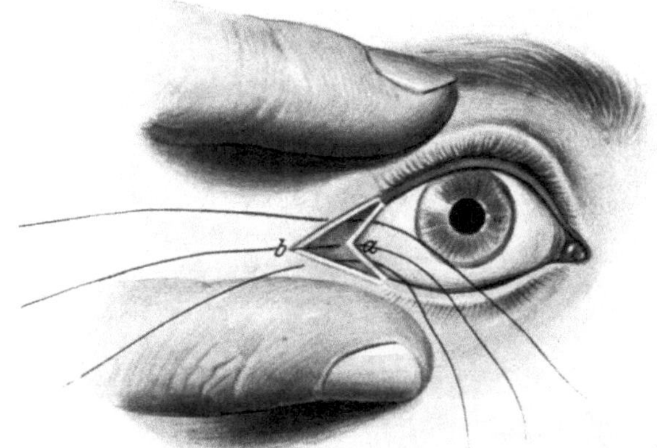

Abb. 66. Schnittwunde nach der Einschneidung des äußeren Lidwinkels. Der Winkel a der Bindehautwunde wird mit dem Winkel b der Hautwunde durch eine Naht vereinigt. Je eine Naht darüber und darunter.

züge, die beide Lider an den Knochen befestigen, mit einer kleinen Schere durchtrennt zu werden, so daß die Lider, vollständig frei beweglich, gut voneinander abgezogen werden können. Die Dauerwirkung wird durch Nähte erreicht, die die Bindehaut mit der Haut vereinigen. Dadurch wird die Wunde gedeckt. Nach dem Schnitt ist die Wunde beim Auseinanderziehen der Lider rhomboidal. Wird die Bindehaut genügend freigemacht, so kann sie nach außen gezogen und die Ecke der Bindehautwunde (a) durch eine Naht mit der Ecke der Hautwunde (b) vereinigt werden. Je eine Naht oben und unten genügt zur Vereinigung der Längsseiten der Bindehaut- und Hautwunde (Abb. 66).

Kuhnts Verfahren. Wenn bei Trachom die Bindehaut stark geschrumpft ist, kann sie nicht an die Haut angenäht werden. Die Nähte reißen sofort oder

in kürzester Zeit aus, so daß die Schnittwunde heilt und die Lidspalte auf ihre frühere Kürze zurückkehrt. Für solche Fälle — es sind gewöhnlich dringende Fälle, Augen, wo sich infolge des Trachoms schwere Infiltrationen der Hornhaut entwickelt haben, die bisher jeder Behandlung trotzten — eignet sich die von Kuhnt beschriebene Abänderung der Kanthoplastik, die in folgender Weise ausgeführt wird:

Es wird zunächst die Linie des wagrechten Einschnittes mit einigen Tuschepünktchen vorgezeichnet, die also in der geraden Verlängerung der Lidspalte vom äußeren Lidwinkel bis zum äußeren Augenhöhlenrande gelegen sind. Die

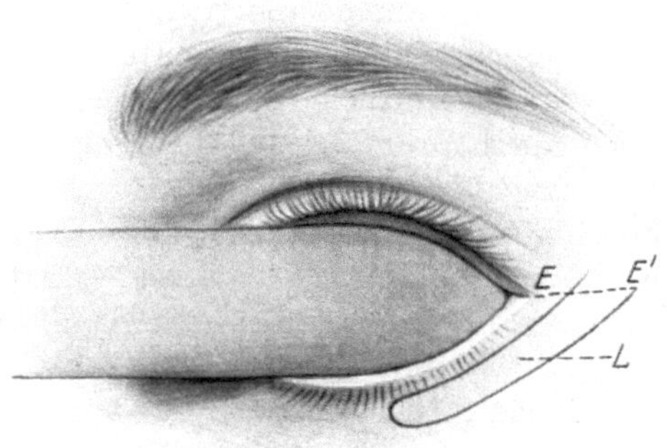

Abb. 67. Lidwinkelplastik nach Kuhnt. Die Lidplatte ist unter den äußeren Lidwinkel geschoben. Die Richtung des Schnittes, der später zu machen ist, wurde durch Tintenpunkte am Kranken vorgezeichnet: E E¹. Aus dem Unterlide wird ein Hautlappen (L) geschnitten, dessen Basis der äußeren Hälfte der vorgezeichneten Linie entspricht.

Jägersche Hornplatte wird darauf unter den äußeren Lidwinkel geschoben, die Haut in der Richtung nach oben und außen angespannt und ein 2 mm

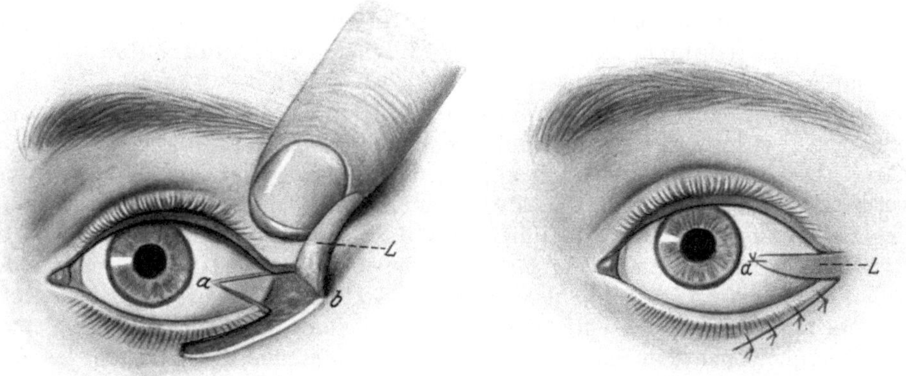

Abb. 68.   Abb. 69.

Abb. 68. Der Lappen (L.) ist abgelöst. Er hat sich durch Zusammenziehen des Gewebes etwas verkürzt. Der äußere Lidwinkel ist durchschnitten. Daher dieselben Wundecken in Haut (b) und Bindehaut (a) wie in Abbildung 66. Nur hat sich hier der Winkel (a) gegen die Hornhaut verschoben, da sich die geschrumpfte Bindehaut zurückgezogen hat.

Abb. 69. Die Wunde des unteren Lides ist vernäht. Der Hautlappen (L) ist in den Wundwinkel der Bindehaut (a) eingepaßt worden.

breiter Hautlappen aus dem Unterlide umschnitten, wie die Abb. 67 zeigt. Die Basis dieses Lappens ist so gelegen, daß er nach Ausführung des Schnittes für die Kanthoplastik an dem oberen Wundrande hängt. Die Länge des Lappens entspricht beiläufig einem Drittel der Lidlänge; der Lappen muß etwas länger umschnitten werden, weil sich die Haut nach der Loslösung verkürzt. Die

nach Ablösung des Lappens im Lide erscheinenden Muskelfasern werden ausgeschnitten. Darauf wird der wagrechte Schnitt nach außen gemacht wie
bei der gewöhnlichen Kanthoplastik. Der anfänglich gebildete Hautlappen
hängt nun frei an dem oberen Wundrand und ist so angelegt, daß er vom äußeren
Wundwinkel einige Millimeter entfernt bleibt (Abb. 68). Nun werden durch
Scherenschläge sämtliche Anhaftungen der Lider an dem Augenhöhlenrande
gründlich durchtrennt, so daß die Lider ganz frei beweglich werden; die Bindehaut des Augapfels wird bis zur Hornhautgrenze unterminiert. Nach Stillung
der Blutung werden die Wunden durch Nähte geschlossen. Drei Nähte genügen
für die Wunde am unteren Lide, eine vierte befestigt den temporalen Rand des
Unterlides schräg nach außen nahe dem äußeren Wundwinkel. Der Hautlappen
wird so in die Wunde eingelegt, daß seine Spitze in den Wundwinkel der Bindehaut unter sie geschoben oder mit einer Naht an ihr befestigt wird (Abb. 69).

Da in diesen Fällen gewöhnlich ein Entropium besteht, wird durch die
Entnahme eines Hautlappens aus dem unteren Lide sehr günstig auf diesen
Stellungsfehler eingewirkt. Würde das obere Lid einer Stellungsberichtigung
bedürfen, so könnte der Lappen aus dem oberen Lide entnommen werden.

In schweren Fällen von Trachom ist der Einfluß dieses Eingriffes auf das
Befinden und die weitere Behandlung der Erkrankung sehr günstig. Durch
die Einheilung des Hautläppchens, die immer ohne Zwischenfall erfolgt, bleibt
die Lidspalte dauernd ausgiebig erweitert. Die Nähte können nach wenigen
Tagen entfernt werden.

Tarsorrhaphie.

Die Tarsorrhaphie bezweckt, die Lidspalte kürzer zu machen. Der Eingriff
beseitigt die Gefahren, die dem Auge durch einen Lagophthalmus drohen.
Fazialislähmungen, die voraussichtlich eine lange Zeit bestehen oder gar nicht
mehr heilen werden, starker Exophthalmus infolge von Basedowscher Krankheit
oder von Geschwülsten der Augenhöhle bilden die hauptsächlichsten Anzeigen
dafür. Der Eingriff leistet auch bei einem durch angeborene Kürze der Lider
verursachten Lagophthalmus beste Dienste; ferner dient er zur Beseitigung
des Lähmungsektropiums, da durch ihn das hinuntergesunkene Lid gehoben
wird. Auch zur Verhinderung eines Narbenektropiums bei noch bestehender
kariöser Fistel am Augenhöhlenrande ist der Eingriff sehr empfehlenswert.
Obwohl an und für sich entstellend, so ist er doch in seltenen Fällen gerade
aus Schönheitsgründen angezeigt: nämlich bei weiterem Offenstehen der Lidspalte nach Schieleingriffen oder bei einseitiger Vergrößerung des Augapfels
(zum Beispiel einseitiger hoher Kurzsichtigkeit) und dadurch verursachter
Erweiterung der Lidspalte.

Die Tarsorrhaphie wird gelegentlich auch vor plastischen Eingriffen zur
Richtigstellung des Lides gemacht.

Äußere Tarsorrhaphie.

Verfahren nach Fuchs. Zuerst muß festgestellt werden, wie weit die Lidspalte verkürzt zu werden hat. Zu diesem Zwecke werden mit Daumen und
Zeigefinger vom äußeren Lidwinkel her beide Lider zusammengehalten und
die Lidspalte verkürzt, bis der Kranke, bei Aufforderung das Auge zu schließen,
die Lidspalte vollständig oder fast ganz schließen kann.

Meistens genügen wenige Millimeter, doch wird auch bei schweren Fällen nicht über 8 mm hinausgegangen, um einer häßlichen einseitigen Verkürzung der Lidspalte vorzubeugen. Bei ungenügendem Erfolge muß derselbe Eingriff auch in der inneren Lidhälfte ausgeführt werden (siehe unten).

Örtliche Betäubung. Einspritzung von $\frac{1}{2}$ ccm einer 1% Kokainlösung in das obere und untere Lid mit Einbeziehung des intermarginalen Saumes, um ihn schmerzlos einschneiden zu können.

Die Schnitte. An der gewünschten Stelle wird in die Haut des oberen und unteren Lides ein kleiner senkrechter Einschnitt gemacht, um am oberen und unteren Lid gleich weit vorzugehen und um anzumerken, wie weit die Vernähung reichen soll.

Zuerst wird ein intermarginaler Schnitt im unteren Lid geführt, der vom äußeren Lidwinkel bis zur bezeichneten Stelle reicht. Das Auge wird durch die Hornplatte geschützt. Der Schnitt wird mit der Lanze gemacht, die parallel zur Lidfläche gehalten wird, so daß weder die Haut, noch rückwärts der Lidknorpel mit der Spitze verletzt werden kann. Der Gehilfe zieht die Haut des Lides nach außen und drückt die schräg gehaltene Hornplatte so nach vorwärts, daß das Lid gut gespannt ist. Durch einen leichten Druck mit dem Finger wird das Lid an der Unterlage festgehalten und die

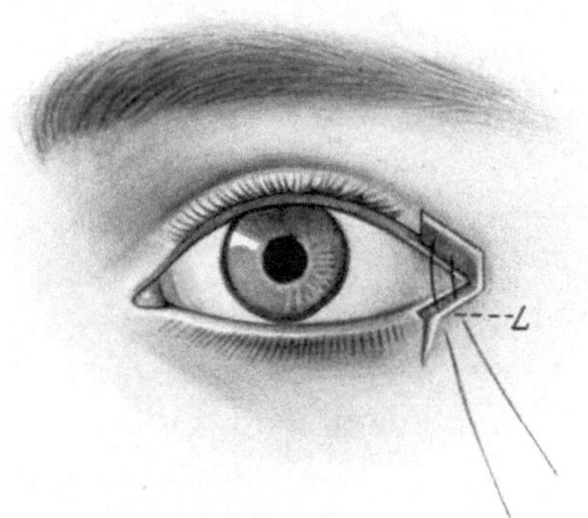

Abb. 70. Tarsorrhaphie nach FUCHS. Aus der Haut des unteren Lides wurde ein Läppchen (L) gebildet. Die Lidhaare sind abgetragen. Aus der Haut des oberen Lides wurde ein entsprechend langer Streifen ausgeschnitten. Der Faden ist bereits eingelegt: oben nahe am Lidrand, unten nahe der Basis des Läppchens.

Spitze der Lanze auf den intermarginalen Saum aufgesetzt. Diese dringt leicht zwischen die beiden Platten des Lides ein und trennt sie voneinander. Dann wird an der Stelle der Marke, am Lidrande beginnend, durch die Haut ein 3 mm langer senkrechter Schnitt angelegt, wodurch ein kleiner Hautlappen (Abb. 70) aus dem Unterlide gebildet wird, an dessen, dem Lidrande entsprechender Seite sich noch die Lidhaare befinden. Diese werden zum Ausfallen gebracht, indem ihre Wurzeln mit einer an der Wundseite des Lappens flach angelegten Schere verletzt werden.

Ein intermarginaler Schnitt wie unten wird auch im Oberlide vom äußeren Lidwinkel bis zur Marke ausgeführt, ferner ein zum Lidrande parallel verlaufender Schnitt in einem Abstand von ungefähr 2 mm in der Länge des intermarginalen Schnittes durch die Haut des Oberlides gemacht. Die Lanze unterminiert die auf diese Weise gebildete Hautbrücke, worauf mit zwei Scherenschlägen der Zusammenhang dieses Lappens von seiner Umgebung außen und innen durchtrennt wird. Auf diese Weise wird am oberen Lide eine Wundfläche geschaffen.

Der vom unteren Lide gebildete Lappen wird nun so befestigt, daß er diese Wundfläche bedeckt und mit ihr verheilt. Die Lidknorpel werden bei diesem Eingriffe nicht verletzt; der Knorpel des Unterlides schiebt sich hinter den des Oberlides.

Nähte. Zur Naht wird ein doppelt benadelter Faden verwendet. Beide Nadeln werden zuerst von der Bindehautseite aus nahe dem Lidrande durch das obere Lid geführt. Die beiden Stiche sind ungefähr 2 mm voneinander entfernt. Es kommt also auf die Bindehautseite des oberen Lides ein kurzes Fadenstück zu liegen. Dieses hat für das Auge keine Bedeutung, zumal da es mit der weiter medialwärts gelegenen Hornhaut nicht in Berührung kommt. Nunmehr wird jedes Fadenende durch die Basis des Lappens des unteren Lides geleitet, von der Wundseite zur Hautseite, in der gleichen Entfernung der Durchstiche wie früher. Werden dann die beiden Fadenenden über einem kleinen Bäuschchen Gaze geknüpft, so wird dadurch die Basis des Lappens an den Rand des oberen Lides gezogen und der Lappen kommt auf die Wundfläche des oberen Lides zu liegen. Mehrere feine Hautnähte vereinigen die Ränder des Lappens genau mit denen der Wunde am oberen Lid (Abb. 71). Über das Auge wird ein leichter Verband angelegt. Die Nähte können am dritten Tage entfernt werden. Das andere Auge braucht nicht verbunden zu werden.

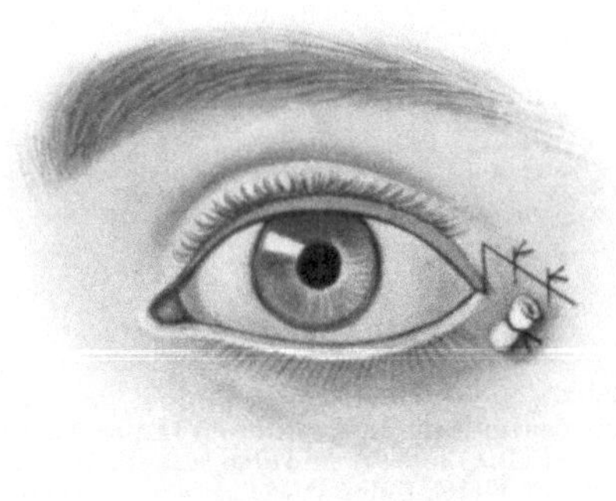

Abb. 71. Aussehen der Lidspalte nach Knüpfen der Fäden. Die beiden Fadenenden der zuerst angelegten Haltenaht sind über einem kleinen Bäuschchen geknüpft.

Ergebnisse. Der Vorteil des Verfahrens liegt darin, daß die Lider miteinander flächenhaft verwachsen, wodurch ein Wiederaufgehen der Lidspalte — ein bei anderen Verfahren nicht seltenes Vorkommen — vermieden wird. Sein Nachteil ist, daß ein Teil des gesunden Lidhautrandes geopfert wird. Ergibt sich wieder einmal die Möglichkeit, die Lidspalte aufzutrennen, so liegen zwar die freien Ränder des oberen und unteren Knorpels nach Durchtrennung der Haut sofort frei zutage und es kann der Wundrand in der Haut mit dem Rande des Knorpels durch einige Nähte leicht vereinigt werden, aber der so geschaffene neue Lidrand hat keine Lidhaare; daher soll der Eingriff nur in den Fällen vorgenommen werden, wo voraussichtlich, zum Beispiel bei manchen Fazialislähmungen, keine Heilung zu erwarten ist. Unangenehme Folgen des Eingriffes können durch eine ungleiche Länge des intermarginalen Schnittes am oberen und unteren Lide verursacht werden. Wurde z. B. vom oberen Lide ein Hautstück ausgeschnitten, das länger ist als der Lappen des Unterlides, so zieht dieser schief nach innen hinauf und bildet eine häßliche, an eine Blepharophimosis erinnernde Falte. Dadurch können auch die Lidhaare des angrenzenden Teiles des unteren Lides in eine schiefe Richtung gegen die Hornhaut gebracht werden.

Verfahren nach ELSCHNIG. Um die Lidhaare nicht zu opfern, hat ELSCHNIG das Verfahren von FUCHS in der Weise abgeändert, daß er aus dem *hinteren* Blatt des Oberlides ein Stück ausschneidet und in diesen Defekt ein Läppchen aus dem *hinteren* Blatt des Unterlides einnäht, während er die Haut der Lider und die Zilienreihe unversehrt läßt. Der Eingriff gestaltet sich folgendermaßen: Örtliche Betäubung, wie früher beschrieben.

Die Schnitte. Zuerst wird im unteren Lide in der festgesetzten Strecke der Schnitt im intermarginalen Saum gemacht. Im medialen Ende dieses Schnittes wird die hintere Lidplatte vom Lidrande aus 3—4 mm weit senkrecht nach unten eingeschnitten und auf diese Weise aus der hinteren Lidplatte ein Läppchen gebildet (Abb. 72). Die beiden Lidplatten werden gründlich voneinander losgelöst und ihre freien Ränder angefrischt, wobei die Lidhaare geschont werden. Darauf wird ein entsprechender intermarginaler Schnitt auch im oberen Lide angelegt und in gleicher Weise in dem medialen Ende dieses Schnittes vom Lidrande aus ein 3—4 mm langer senkrechter Schnitt durch die hintere Lidplatte geführt. Der dadurch geschaffene freie Zipfel des inneren Oberlidblattes wird nun mit einer Hakenpinzette gefaßt und durch

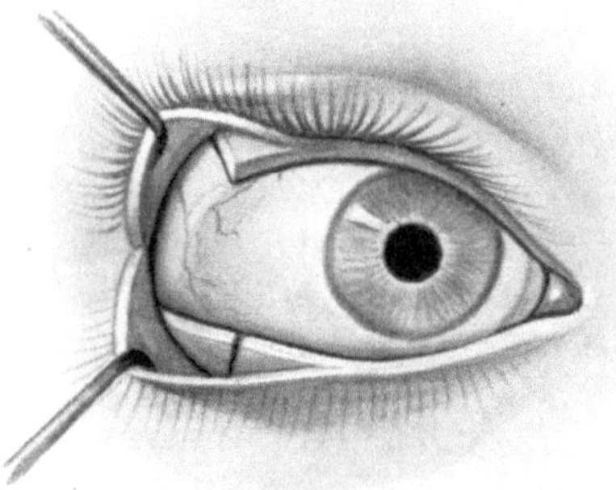

Abb. 72. Tarsorrhaphie nach ELSCHNIG. Intermarginaler Schnitt im oberen und unteren Lide vom äußeren Lidwinkel an. (In der Zeichnung länger gemacht, um die Eingriffe an dem Knorpelteil darstellen zu können.) Senkrechter Einschnitt durch den Knorpel des unteren Lides. Aus dem Knorpel des oberen Lides ist ein dreieckiges Stück ausgeschnitten.

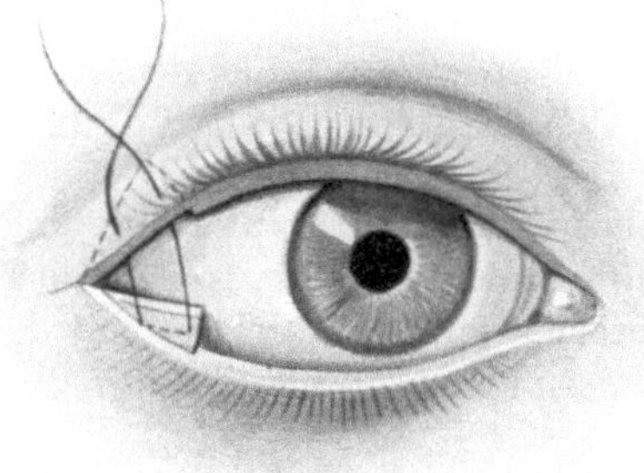

Abb. 73. Naht durch das Knorpelläppchen des unteren Lides durchgeführt. Ein kurzes Fadenstück (punktiert gezeichnet) kommt auf der Bindehautseite zu liegen. Beide Fadenenden von hinten her durch die Haut des oberen Lides einige Millimeter über dem Lidrande herausgeleitet. Der Ausschnitt im Knorpel des oberen Lides durch punktierte Linien angezeigt.

diese Lidplatte mit der Schere ein Schnitt geführt, der vom oberen Rande des senkrechten Schnittes ausgeht, zuerst parallel zum Lidrande verläuft und dann zum Canthus externus oder etwas darunter abbiegt. Auf diese Weise wird ein dreieckiges Stück der Tarsus-Bindehautplatte aus dem Oberlide entfernt. Die Basis dieses Dreieckes entspricht dem senkrechten Schnitte, die Spitze liegt im Canthus externus. Schließlich wird der Lidrand der äußeren Lidplatte des oberen Lides angefrischt, die Zilien werden dabei verschont.

Nähte. Zur Naht wird ein doppelt benadelter Faden verwendet. Beide Nadeln werden 2 mm vom Rande des Tarsus-Bindehautläppchens des unteren Lides von der Bindehaut aus nach vorne durchgeführt und dann etwa 4 mm oberhalb der Wimpern des Oberlides von hinten her an die Hautoberfläche durchgestochen (Abb. 73). Die Fadenenden werden über einem Bäuschchen geknüpft. Durch diese Naht wird das innere Blatt des Unterlides in den im inneren Blatt des Oberlides gesetzten Defekt hineingezogen, wo es anheilt. Die beiden äußeren Lidblätter werden durch 2—3 Nähte mit feiner Seide vereinigt. Verband für 2—3 Tage. Entfernung der Hautnähte nach 3—4 Tagen, der Haltenaht nach 5—6 Tagen.

Ergebnisse. Zu dem Vorteile der flächenhaften Verklebung der Lider, wodurch der Eingriff auch bei großer Spannung der Lider seinen Zweck erfüllt, kommt der gute kosmetische Erfolg, der dadurch gegeben ist, daß die Wimpern-reihen in normaler Stellung in der Verlängerung der Lidspalte die Gegend der Verlötung der Lidspalte decken (Abb. 74). Dazu kommt noch ein zweiter Vorteil, der darin besteht, daß in dem Falle, als es je wieder angängig ist, die Verbindung der Lider zu lösen, die von dem Eingriffe be-troffenen Lidrandteile ihre regelrechte Zilienreihe haben.

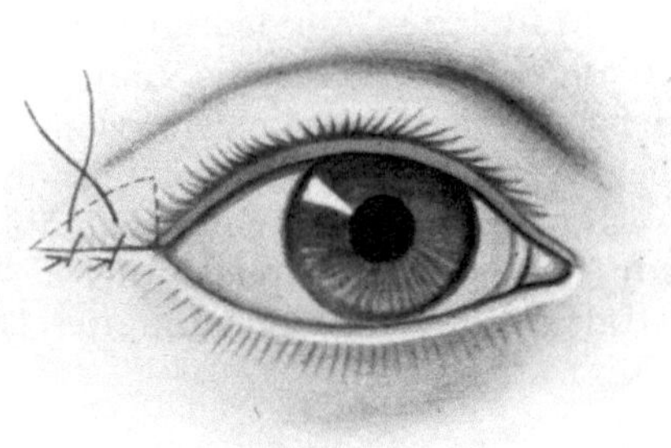

Abb. 74. Aussehen der Lidspalte nach Knüpfen des Haltefadens. Zwei Hautnähte.

Innere Tarsorrhaphie.

Hat der Eingriff im inneren Lid-winkel ausgeführt zu werden, Tarsor-rhaphia interna, so ist auf zweierlei zu achten: Der innere Lidwinkel darf in die Vernähung nicht einbezogen und die Tränenröhrchen dürfen nicht verletzt werden. Der intermarginale Einschnitt hat demgemäß von der auf die früher angegebene Weise gefundenen Stelle bis zum Ende des Lidknorpels, d. h. bis zum Tränen-pünktchen zu reichen. Dringt die Lanze genau im intermarginalen Saum zwischen den beiden Platten des Lides ein, so besteht um so weniger Gefahr, das Tränenröhrchen zu verletzen, als dieses erst in der Fortsetzung des Knorpels im Schenkel des Lidbändchens, also medialwärts von dem Schnittende gelegen ist. Dasselbe gilt für das obere Lid. Im übrigen ist kein Unterschied von dem Vorgehen am äußeren Lidwinkel. Der hufeisenförmige Ausschnitt bleibt dabei erhalten und als Grübchen sichtbar. Auf diese Weise kommt, wenn je wieder die Lidspalte ge-

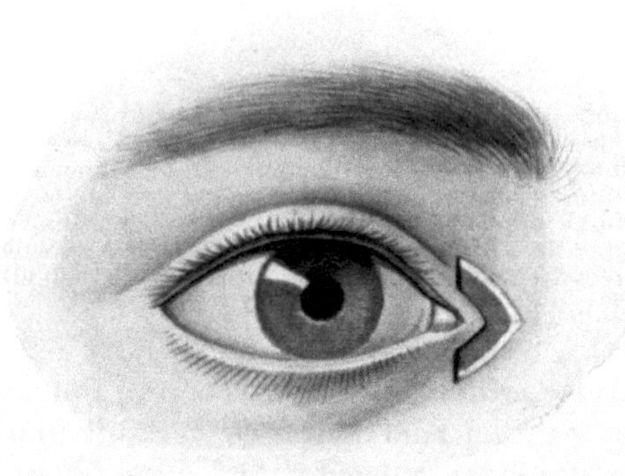

Abb. 75. Tarsorrhaphie nach ARLT. Hufeisenförmiger Ausschnitt aus der Haut des oberen und unteren Lides entlang dem inneren Lidwinkel.

öffnet werden könnte, der richtig gebildete innere Lidwinkel zum Vorschein.

Bei den höchsten Graden des Exophthalmus muß der äußere und der innere Lidwinkel gleichzeitig vernäht und die Lidspalte in eine kurze zentrale Lücke verwandelt werden, um die Hornhaut genügend zu decken.

Die mediale Tarsorrhaphie kann auch in der Weise ausgeführt werden (v. ARLT), daß nahe dem inneren Lidwinkel vom oberen und unteren Lid ein Streifen Haut mit Pinzette und Schere ausgeschnitten wird, so daß die Wunden nach innen vom inneren Augenwinkel in einem spitzen Winkel zusammen stoßen (Abb. 75). Drei senkrecht gelegte Nähte vereinigen die Wunden und schließen die Lidspalte von der inneren Seite her. Dieses Verfahren hat den Vorzug, daß dabei die Wurzeln der Lidhaare nicht verletzt werden und die

Lidränder unversehrt zum Vorschein kommen, wenn später einmal die Lidspalte wieder eröffnet werden kann.

In seltenen Fällen muß die Lidspalte gänzlich vernäht werden. Wenn z. B. die Haut des Ober- und Unterlides in großer Ausdehnung und schwer verätzt worden ist, so wird das sonst unausbleibliche Entstehen eines Narbenektropiums in der Weise hintangehalten, daß die Lidspalte vollständig vernäht wird.

Um nicht sämtliche Lidhaare dabei zu zerstören, werden die Lidränder hinter den Haaren mit der Lanze angefrischt, oder es wird von der Haut des oberen und unteren Lides nahe dem Lidrande ein schmaler Streifen ausgeschnitten; die Wundflächen werden durch Nähte miteinander vereinigt.

Ist aber das Lid *vollständig* zerstört worden, so wird das Auge durch eine feuchte Kammer so lange geschützt, bis der Vernarbungsvorgang abgelaufen und eine plastische Operation, wie beim Narbenektropium beschrieben, möglich ist.

Wird die Tarsorrhaphie bei starkem Exophthalmus gemacht, so wird nach ihrer Beendigung der Rest der Lidspalte durch einige Nähte ohne Anfrischung der Lidränder vorübergehend verschlossen, damit der Lappen gut anheilen kann und die Nähte nicht etwa durch die starke Spannung frühzeitig ausreißen.

Bei einer Tarsorrhaphie zur Beseitigung eines Lähmungsektropiums kann in ähnlicher Weise wie beim Altersektropium nach Art des SZYMANOWSKIschen Eingriffes eine dreieckige Hautfalte ausgeschnitten werden. Dadurch wird das etwas verlängerte Lid verkürzt und inniger an das Auge angelegt.

Siebentes Kapitel.

Ptosis.

Zur wundärztlichen Behandlung eignen sich besonders die Fälle von ange-
borener Ptosis. Dabei ist manchmal auch der obere Gerade mangelhaft entwickelt und schwach oder er fehlt ganz.

Die verschiedenen Erkrankungen, die zur Lähmung des Lidhebers führen,
geben nur dann Veranlassung zum Einschreiten, wenn jede Aussicht auf ander-
weitige Heilung des Zustandes geschwunden ist. Wurde die erworbene Ptosis
nicht durch eine unmittelbare Schädigung des Hebers verursacht, so sind häufig
andere vom Okulomotorius versorgte Muskeln des Auges in Mitleidenschaft
gezogen. Dadurch wurde aber das beidäugige Sehen unmöglich und oft eine
entstellende Ablenkung des Auges: Lähmungsschielen hervorgerufen. Diese
beiden Umstände können geradezu eine Anzeige gegen die Vornahme eines
Eingriffes abgeben, da nach Beseitigung der Ptosis die Störung durch die
Doppelbilder ein Nachteil sein könnte gegenüber dem ursprünglichen Zustand.
Nur bei Ptosis beider Oberlider wäre in solchen Fällen ein einseitiger Eingriff
an dem sehtüchtigeren und beweglicheren Auge vorzunehmen.

Von den zur Heilung der Ptosis ersonnenen Verfahren sind nur die von
Wert, die an Stelle der verlorengegangenen Muskelwirkung eine neue Muskel-
kraft zu setzen versuchen. Ist der Lidheber nicht vollkommen gelähmt, so
stellt eine Verkürzung und Vornähung des Muskels seine ursprüngliche Kraft
wieder her (Verfahren von EVERSBUSCH und damit verwandte). Ist er aber
wegen völliger Gebrauchsunfähigkeit nicht mehr herbeizuziehen, so wird Ersatz
gesucht in dem Stirnmuskel, der durch seine Zusammenziehung die Haut des
Lides zu heben vermag (Verfahren nach PAGENSTECHER, HESS u. a.). Dieses
Muskels bedienen sich viele Kranke unwillkürlich, indem sie die Haut der
Stirne in Falten legen und auf diese Weise verkürzen, so daß die Augenbraue
weit über ihren richtigen Sitz, den oberen Augenhöhlenrand, hinaufgezogen
und damit mittelbar auch das Lid gehoben wird. Da der Stirnmuskel gewöhnlich
doppelseitig zusammengezogen wird, entsteht im Falle einer einseitigen Ptosis
eine ungewöhnliche Erweiterung der Lidspalte der gesunden Seite. Dieser
Umstand macht sich auch nach dem Eingriffe, wenn der Stirnmuskel zum
Ersatz herangezogen wurde, in gleicher Weise geltend und beeinträchtigt oft
genug den Schönheitserfolg des Eingriffes.

Ein anderer Muskel, der zur Hebung des Lides verwendet werden kann,
ist der obere gerade Augenmuskel. Mit dem Blicke wird nämlich auch das
Lid gehoben. Oberer gerader Augenmuskel und Lidheber wirken in dieser
Hinsicht miteinander und eine Vertretung des gelähmten Hebers durch den
oberen geraden Augenmuskel ist von diesem Standpunkte ein sehr ansprechendes

Verfahren (Motais). Ist die Ptosis durch Vermittlung des Stirnmuskels verbessert worden, so wird der Ausfall des Hebers, d. h. die Ptosis sofort wieder sichtbar, wenn der Blick gehoben wird. Diesem Übelstande ist vorgebeugt, wenn ein Teil des oberen Geraden als Lidheber verwendet wird.

Andererseits wird aber durch diesen Eingriff ein mechanischer Zusammenhang zwischen Oberlid und Augapfel geschaffen, der im physiologischen Zustande nicht besteht und die Bewegungen des Oberlides unter allen Umständen von der Innervation des oberen Geraden abhängig macht. Wird eine Zunge dieses Muskels an den Lidknorpel genäht, so muß schon aus mechanischen Gründen das Oberlid zurückgezogen und gehoben werden, da der sagittale Abstand zwischen dem Augapfelansatz des oberen Geraden und dem Lidknorpel ziemlich bedeutend ist. Da sich nun physiologischerweise Lidheber und oberer Gerader gelegentlich auch in entgegengesetztem Innervationszustand befinden, können durch einen solchen Eingriff unerwünschte Nebenerscheinungen in der Lidstellung ausgelöst werden.

Verfahren nach Eversbusch.
(Vorlagerung des Lidhebers.)

Anzeige: Die Vorlagerung des Lidhebers eignet sich nicht für alle Fälle von Ptosis; sie ist nur verwendbar, wenn der Heber nicht vollständig gelähmt ist. Um dies zu erkennen, wird der Kranke aufgefordert, beide Augen wie zum Schlafen zu schließen, so daß der Augenbrauenbogen an die richtige Stelle gerade vor dem oberen Augenhöhlenrande zu liegen kommt. Die Haut der Augenbrauenbogen wird in dieser Stellung auf beiden Seiten durch einen kräftigen Daumendruck festgehalten. Vermag nun der Untersuchte auf Aufforderung das Auge, wenn auch nur in bescheidenem Umfange zu öffnen, so kann dies nur durch den Heber bewirkt worden sein. Damit wurde der Beweis erbracht, daß der Muskel nicht völlig gelähmt ist. In solchen Fällen darf von der Vorlagerung nach Eversbusch ein guter Erfolg erwartet werden. Der schwächer gewordene Muskel wird bei diesem Verfahren in der Weise wieder kräftig gemacht, daß er verkürzt und sein Ansatzpunkt weiter nach vorne verlegt wird.

Anatomie. Zum Verständnis des Eingriffes mögen die topographischen Verhältnisse dieser Gegend mit wenigen Worten ins Gedächtnis zurückgerufen werden. Ein sagittaler Durchschnitt durch die Mitte der Augenhöhle zeigt folgendes Bild (Abb. 76): Augenhöhlenrand (R), daran befestigt die Fascia tarso-orbitalis (F), die wie ein Vorhang nach unten hängt und sich unten zum Lidknorpel (K) verdickt; vor ihr die Fasern des Schließmuskels (M) und die Haut mit den Lidhaaren am freien Lidrande; hinter ihr am Dache der Augenhöhle nach vorne ziehend der Lidheber (Lh), der sich am Ausgang der Augenhöhle fächerförmig ausbreitet und mit seiner faszienähnlichen Sehne in die Fascia tarso-orbitalis übergeht, so daß unmittelbar ober dem oberen Knorpelrande nur noch *eine* Membran sichtbar ist: die mit der Sehne des Lidhebers vereinigte Fascia tarso-orbitalis.

Die **örtliche Betäubung** wird durch anfängliche Kokainisierung des Bindehautsackes und folgendes Einspritzen einer Menge von 1 ccm einer $1\,^0/_0$ Kokainlösung unter die Haut und in die tieferen Teile des Lides erzielt.

Der **Eingriff** beginnt mit einem Schnitte, der in der Mitte zwischen Augen-brauenbogen und Lidrand in der Länge des Lides durch die Haut und den Schließmuskel geführt wird. Das Auge ist durch die unter das Lid gelegte Hornplatte geschützt. Nach geringer Unterminierung beider Wundränder kommt unten der obere Rand des Knorpels, oben die dünne Fascia tarsoorbitalis zum Vorschein. Diese wird 5—6 mm ober dem Knorpel durchschnitten, worauf die Muskelbündel des Lidhebers frei vorliegen und sich nach oben in den geschlossenen Körper des Muskels verfolgen lassen (Abb. 77).

Wird die Faszie zu weit unten, d. h. zu nahe dem oberen

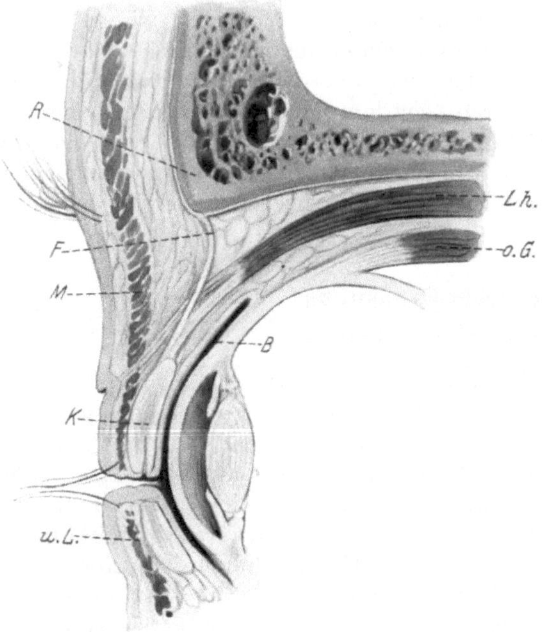

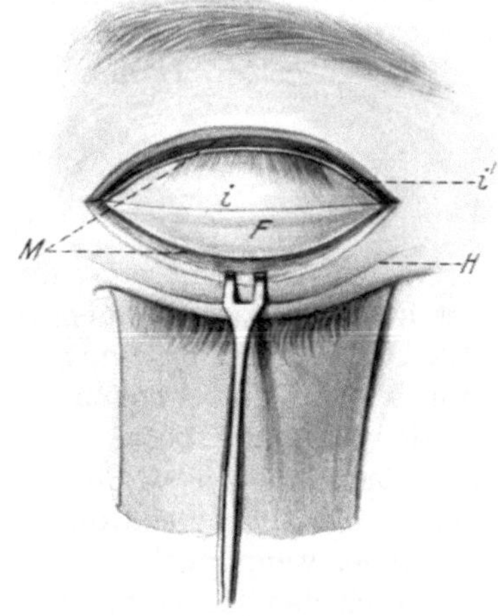

Abb. 76. Sagittalschnitt durch die Lider und den vorderen Abschnitt der Augenhöhle. R oberer Rand der Augenhöhle; F Fascia tarso-orbitalis. Sie ist an der Beinhaut des Knochens befestigt, hängt nach unten und geht in den Lidknorpel (K) über. Der Lidheber (Lh.) zieht oberhalb des oberen Geraden (o. G.) nach vorne und geht hier in eine fächerartige Sehne über, die sich, mit der Fascia tarso-orbitalis verschmolzen, am oberen Knorpelrande ansetzt. Die hintere Seite des Knorpels und der Hebersehne ist von Bindehaut (B) überzogen; vor dem Knorpel liegt der Schließmuskel (M); u.L. Durchschnitt durch das untere Lid.

Abb. 77. Der in der Mitte zwischen Augenbraue und Lidrand angelegte Schnitt durch die Haut (H) und den Schließmuskel (M) wird durch eingelegte Haken offen gehalten. Die Fascia tarso-orbitalis, die bei i' durchtrennt worden ist, wurde so nach unten geschlagen (F), daß die Linie i, wo sie mit der Sehne des Lidhebers verschmilzt, frei sichtbar ist.

Knorpelrande durchschnitten, so wird die Bindehaut der Übergangsfalte bloßgelegt, aber nicht der Muskel, dessen Fasern sich schon weiter oben mit der Faszie vereinigt hatten. Wird aber der Schnitt durch die Faszie zu hoch oben gemacht, so tritt das Fettgewebe der Augenhöhle hervor, bedeckt das Eingriffsfeld und stört das Auffinden des Muskels sehr. Um die richtige Stelle zu finden, wo die Faszie durchschnitten werden soll, wird sie etwas oberhalb des oberen Knorpelrandes mit einer Pinzette aufgehoben und von der Unterlage abgezogen. Knapp oberhalb der Stelle, wo sie anfängt, sich von dem unterliegenden Gewebe abheben zu lassen, wird sie mit dem Skalpell gespalten. In der Öffnung erscheinen sofort die roten Muskelfasern, die sich hier fächerförmig ausbreiten.

Nähte. Drei Nähte werden in derselben Weise wie bei der Vorlagerung der geraden Augenmuskeln durch den Muskel gelegt: die erste durch seine

Mitte. Diese wird so hoch oben als möglich mit der Pinzette gefaßt und in der ganzen Dicke (die Hornplatte bleibt unterlegt) mit der ziemlich stark

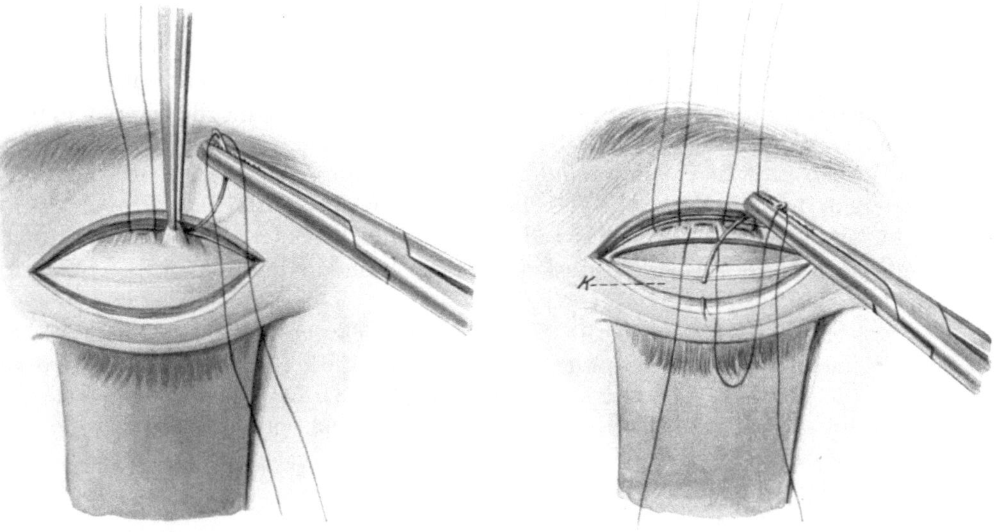

Abb. 78.   Abb. 79.

Abb. 78. Der mittlere Faden ist schon eingelegt. Es wird eben die zweite Naht angelegt. Der seitliche Teil des Muskels ist mit einer Pinzette in Form einer Falte aufgehoben und die Nadel wird in der ganzen Dicke des Gewebes durchgeführt.

Abb. 79. Nach Ausschneidung eines 5 mm breiten Streifens aus Muskel (und Bindehaut) wird zuerst das mittlere Fadenpaar an die vordere Fläche des Knorpels (K.) angenäht. Dadurch wird beim Knüpfen der Fäden das Ende des durchschnittenen Lidhebers auf die vordere Fläche des Knorpels gezogen, wo es in der Nähe des Lidrandes anheilt.

gekrümmten Nadel zweimal nacheinander durchstochen. Dadurch wird eine Schlinge gebildet, in der die Fasern des mittleren Drittels des Muskels beim Zusammenziehen eingeschnürt werden.

Eine zweite Schlinge wird medial davon angelegt, eine dritte lateral, beide in der gleichen Höhe (Abb. 78). 2 mm unterhalb der Fäden wird der Muskel quer durchtrennt und aus ihm ein 5—8 mm langes Stück, das nach unten bis an den oberen Rand des Knorpels reicht oder auch noch ein schmales Stück von diesem enthält, ausgeschnitten. Die Bindehaut kann bei einiger Vorsicht geschont werden. Nur wenn ein Streifen aus dem Knorpel ausgeschnitten wird, muß auch die Bindehaut mitgenommen werden, da sie an ihn angewachsen ist. Die klaffende Wunde wird in der Weise geschlossen, daß die sechs Enden der Seidenfäden zwischen Knorpel und Schließmuskel durch den intermarginalen Saum herausgeleitet und über Stückchen von Kautschukdrainröhrchen geknüpft werden.

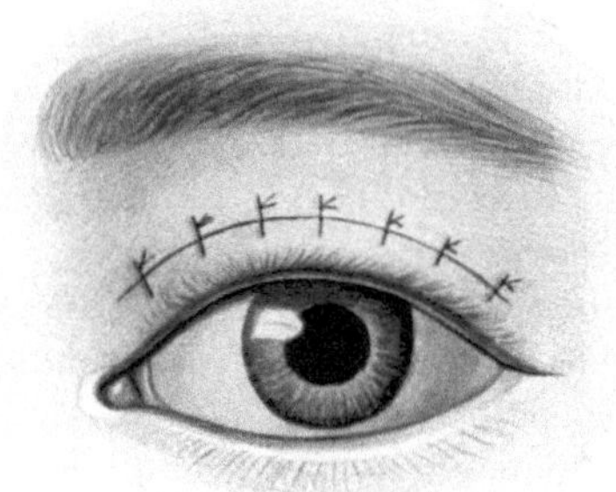

Abb. 80. Aussehen des Lides nach Beendigung der Vorlagerung des Hebers. Die Hautwunde ist durch mehrere Nähte verschlossen. Der Lidrand blieb unberührt.

Zu diesem Zwecke wird der periphere Lidteil mit der Pinzette an den Fäden hinaufgeschoben, bis er den zentralen Muskelteil, d. h. die Fadenschlingen berührt. Es genügt dann ein zartes Anziehen beim Knüpfen der Fäden, um das Lid in der richtigen Stellung zu erhalten. Werden die Fäden straff geknüpft, so kann das unterlegte Material, auch wenn es aus Kautschuk besteht, einen Eindruck im Lidrande erzeugen und die Lidhaare zum Ausfall bringen.

Wird Katgut verwendet, so werden die Fadenenden möglichst weit unten an der vorderen Fläche des Knorpels angenäht, wodurch das obere Schnittende des Muskels über den Wundrand des Knorpels auf dessen vordere Fläche gezogen wird und dort in der Nähe des Lidrandes anheilt (Abb. 79). Diese Art der Naht hat den Vorteil, daß der Lidrand in keine Mitleidenschaft gezogen wird.

Über dem vorgelagerten Muskel wird die Hautwunde durch mehrere Nähte geschlossen (Abb. 80).

Ergebnisse. Dieser Eingriff wirkt zumeist sehr gut. Es kann aber nicht in Millimetern angegeben werden, wieviel vom Muskel ausgeschnitten werden muß, um das Lid um ein gewisses Maß zu heben. Es besteht keine Gefahr, durch zu starkes Kürzen des Muskels einen Lagophthalmus zu erzeugen, da die Haut unverkürzt bleibt.

Das Verfahren nach Hess.

Anzeige: Das Verfahren ist nur für die Fälle von Wert, wo der Stirnmuskel zur Verbesserung der Ptosis ausgiebig verwendet wird. Dies ist bei den meisten Kranken mit Ptosis der Fall: die Stirne ist in Falten gelegt und die Haut der Augenbraue weit über den oberen Augenhöhlenrand, der ihrer gewöhnlichen Lage entspricht, hinaufgezogen. Wo kein Versuch gemacht wird, den Stirnmuskel zusammenzuziehen, um die Ptosis zu verbessern, verspricht der Eingriff von vornherein wenig Erfolg.

Örtliche Betäubung. Der Eingriff wird in örtlicher Betäubung ausgeführt. 1 ccm einer 1% Kokainlösung genügt zur Einspritzung unter die Haut der Augenbraue und Lidhaut, und vor dem Durchstechen der Fäden oben wird eine gleiche Menge der Lösung nahe der Beinhaut in der Gegend der oberen Durchstichstelle einverleibt.

Verfahren. Vor dem Eingriffe wird die Augenbraue geschoren. An dieser Stelle wird die Haut in der Länge der Lidspalte wagrecht eingeschnitten. Die Narbe wird daher später von der Augenbraue bedeckt und dadurch unsichtbar. Der Schnitt durchsetzt nur die Haut. Beim tieferen Einschneiden werden größere Gefäße verletzt und durch die Blutung wird der weitere Verlauf des Eingriffes gestört. Nach Ausführung des Schnittes wird mit dem Messer die Haut nach abwärts bis unter den oberen Rand des Knorpels, d. h. bis nahe zum Lidrand unterminiert. Der Anfang der Ablösung ist dadurch erschwert, daß sich hier zahlreiche Muskelfasern in der Haut ansetzen. Weiter unten aber ist das Unterhautzellgewebe sehr locker und wird mit dem Messer leicht durchtrennt. Auch eine geringe Blutung stört wegen der Ansammlung des Blutes in der Tasche, in der das Messer vorzuschieben ist. Die Lage und das Fortschreiten des Messers wird daher von vorne durch die Haut überwacht: es wird in senkrechter Haltung parallel zur Haut nach unten vorgeschoben und die Haut mit der Pinzette so weit unten als jeweilig möglich festgehalten

(Abb. 81). Auf diese Weise kann mit wenigen Messerzügen die Haut in der ganzen Länge des Schnittes bis zum Lidknorpel hinunter abgelöst werden. Bei dieser Art des Vorgehens besteht auch weniger Gefahr, die Haut zu fenstern, als wenn trotz des ungenügenden Einblickes in die Tasche versucht wird, unter unmittelbarer Beobachtung die Hinterfläche der Haut mit dem Messer von dem unterliegenden Gewebe abzutrennen.

Nähte. Nach vollendeter Ablösung der Haut werden drei Nähte angelegt, die erste in der Mitte des Lides, die beiden anderen zur Seite. Die kräftigen Seidenfäden sind mit langen und flachen Nadeln doppelt versehen. Die beiden Nadeln des ersten Fadens werden 3 mm voneinander

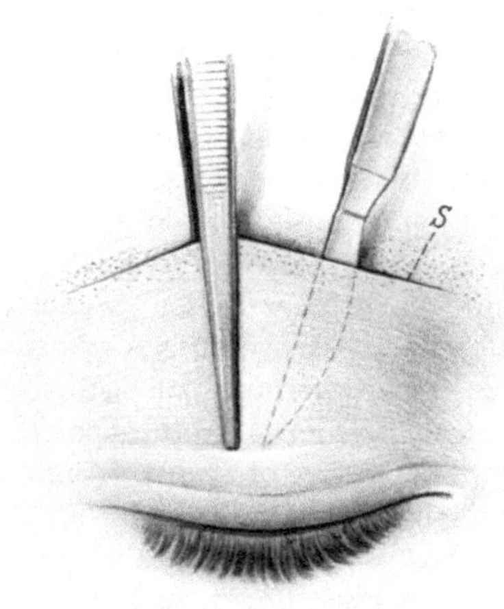

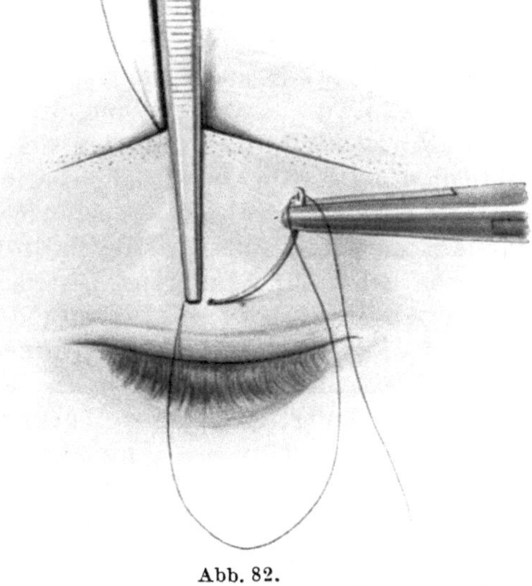

Abb. 81.   Abb. 82.

Abb. 81. Verfahren nach HESS. Ablösung der Haut vom Schnitte S aus. Die Pinzette faßt die Haut so weit unten, als der Fortschritt der Unterminierung erlaubt. Das steil gehaltene Messer dringt hinter der Haut nach unten, während es von vorne durch die Haut hindurch beobachtet wird.
Abb. 82. Anlegen der Nähte. Die Pinzette, von der sich ein Arm vorne, der andere rückwärts in der Tasche befindet, faßt die Haut dort, wo die Nadel eingestochen wird. Das eine Fadenende ist bereits durchgeführt, die am anderen Ende angebrachte Nadel wird eben eingestochen.

entfernt in der Richtung von vorne nach hinten in einem Abstande von 4—8 mm vom Lidrande durch die Haut geführt. Diese wird mit der Pinzette gerade an der Stelle des Durchstiches festgehalten, indem ein Arm in der Tasche, der andere außen auf der Haut angesetzt wird (Abb. 82). Dadurch wird ein Nachgeben der lockeren Haut verhindert und der Faden an der gewünschten Stelle angebracht. Die Nadeln mit den Fäden werden aus der Schnittwunde herausgeleitet und nach oben gelegt. In gleicher Weise werden die äußere und innere Naht ungefähr je 1 cm von der mittleren entfernt eingesetzt. Darauf werden zunächst die beiden Enden des mittleren Fadens hinter den oberen Wundrand nahe der Beinhaut, also hinter dem Muskel nach oben geführt und in einer Entfernung von ungefähr $1^1/_2$—2 cm vom Einschnitt durch die Haut knapp nebeneinander ausgestochen. In gleicher Weise wird das äußere Fadenpaar nach oben geführt. Die beiden Enden des inneren Fadens sollen nicht senkrecht nach oben angelegt, sondern etwas nach innen gegen die Mittellinie zu abgelenkt werden.

Die drei Fäden werden schließlich über Gazebäuschchen geknüpft. Dadurch wird das Lid gehoben und gleichzeitig entsprechend der Einstichstelle der Fäden eine Falte der Haut, ähnlich der Deckfalte gebildet. Die früher auf 4—8 mm angegebene Entfernung der Einstichstelle der Fäden vom Lidrande muß je nach der Lage der Deckfalte im anderen Lide bemessen werden. Eine zu hoch oben gelegene Deckfalte ist ebenso entstellend, wie eine zu nahe dem Lidrand gelegene.

Schon beim leisen Anziehen der Fäden wird das Lid gehoben, so daß die Lidspalte alsbald die natürliche Größe erreicht. Es müssen aber die Fäden beim Knüpfen soweit angezogen werden, daß das Lid höher steigt, als seine richtige Lage war. Zur Erreichung dieser Überberichtigung ist aber ein sehr starkes Zusammenziehen der Fäden zu unterlassen, weil dadurch das Lid nicht wesentlich mehr gehoben würde, als es bei mäßig stark angezogenen Fäden schon gehoben war und diese außerdem zu rasch durchschneiden würden.

Die Hautwunde wird mit mehreren Seidennähten geschlossen.

Verband. Nach dem Knüpfen der Fäden besteht ein vollständiger Lagophthalmus. Das Auge wird daher mit einer Zelluloidschale so bedeckt, daß ein ziemlich luftdichter Abschluß zustande kommt. Es genügt, die Schale entlang ihrem Rande mit Paraplaststreifen anzukleben und dort, wo größere Spalten zwischen Schale und Unterlage bestehen, diese mit Watte auszufüllen. Schon in wenigen Minuten ist die Innenwand der Schale feucht. Unter diesem Verband (Abb. 83) vermag das Auge wochenlang ohne Reizerscheinung zu bleiben.

Der Verband braucht nicht jeden Tag gewechselt zu werden. Da die Schale zur Überwachung der Hornhaut genügenden Einblick gestattet, wird er nur dann erneuert, wenn eine Absonderung die Reinigung des Auges erfordert.

Nachbehandlung. Die Hautnähte der Schnittwunde werden in 3—4 Tagen herausgenommen. Die anderen aber haben solange als möglich liegen zu bleiben, womöglich 14 Tage; wenn sie bis dahin nicht locker geworden sind, noch länger: 3 Wochen. Nach dieser Zeit sind sie gewöhnlich so locker, daß sie keinen Halt mehr haben, und nach Durchschneidung leicht herausgezogen werden können. Durch das lange Belassen der Fäden bilden sich entlang den Stichkanälen Narbenstränge, die das Lid mit dem Stirnmuskel in Verbindung bringen, da die Fäden oben durch diesen durchgeführt worden sind. Sie sollen gleichsam als Sehnen dienen, mit denen der Stirnmuskel das Lid zu heben instand gesetzt wird.

Werden die Fäden schon beim Knüpfen bis zur Überberichtigung zusammengezogen, so kann man es sich ersparen, sie in Form einer Schlinge zu knüpfen und diese öfters nachzuziehen, um das Lid in der richtigen Stellung zu erhalten. Der Eingriff ist wirksamer, wenn die Fäden sofort genügend angezogen werden. Da bei diesem Verfahren das Lid nicht verkürzt, sondern nur gehoben wird, und zwar dadurch, daß die vordere (Haut-)Platte des gespalteten Lides, nach oben verschoben, höher oben auf der hinteren Platte anheilt, ist kein dauernder Lagophthalmus zu befürchten. Diesem großen Vorzug des Verfahrens steht der Umstand als Nachteil gegenüber, daß der endgültige Einfluß des Eingriffes nicht von vornherein bemessen werden kann. Aber ermöglicht uns das überhaupt einer der vielen Eingriffe, die bis jetzt gegen Ptosis empfohlen worden sind? Es gibt kein Verfahren, womit die Lidspalte mit Sicherheit genau auf die Weite der Lidspalte der gesunden Seite gebracht werden könnte.

Ergebnis. Der Erfolg des Hessschen Verfahrens ist in den meisten Fällen ausgezeichnet, nur selten ungenügend; nie braucht dauernde Überberichtigung befürchtet werden. Besonders empfehlenswert ist es bei beiderseitiger Ptosis. Der Erfolg genügt auch den Ansprüchen der Schönheit: die Narbe der Einschnittstelle ist später von der Augenbraue bedeckt, und durch die richtig eingesetzten Nähte wird eine gute Lage der Deckfalte verbürgt.

Gelegentlich scheint nach Ausführung dieses Eingriffes der Kranke nach wie vor die Ptosis zu haben. Erst in dem Augenblicke, wo das gesunde Auge

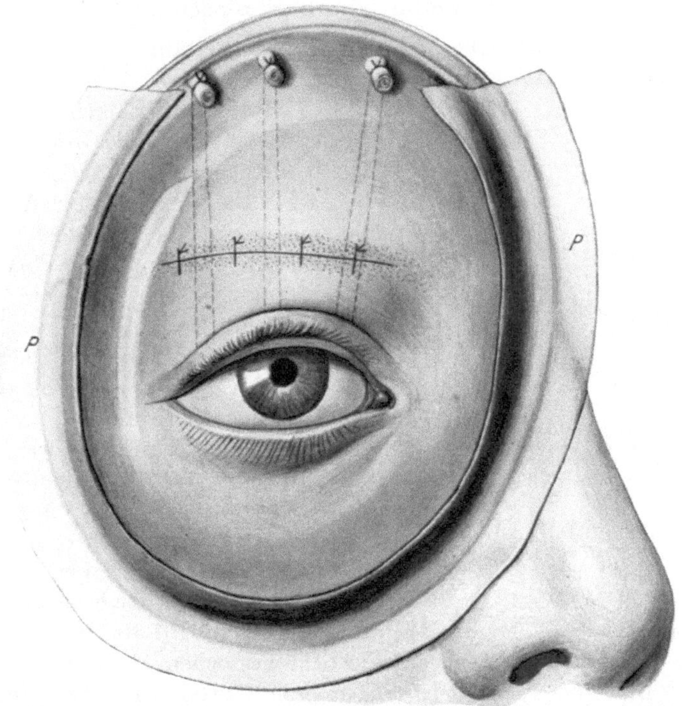

Abb. 83. Anlegung der feuchten Kammer. Die Hautwunde durch mehrere Nähte verschlossen. Die drei Hebenähte, deren innere etwas medialwärts abweicht, über Bäuschchen geknüpft. Das Lid stark gehoben, vom Auge etwas abstehend. Neue Deckfalte entsprechend den Durchstichspunkten der Fäden. Zum Schutze des Auges, das nun durch das obere Lid nicht bedeckt werden kann, ist eine Zelluloidkapsel darübergelegt, die mit Paraplaststreifen (P), ringsum angeklebt ist.

geschlossen wird, hebt sich das obere Lid bis zur richtigen Breite der Lidspalte. Die Erklärung ist darin zu suchen, daß hier erst nach Verschluß des gesunden Auges der Stirnmuskel zur Hebung des Lides herangezogen wird. Eine einseitige Tätigkeit des Stirnmuskels bei geöffnetem zweiten Auge war dem Betreffenden nicht möglich, auf die beiderseitige aber hatte er verzichtet. Andere haben nach dem auf einer Seite ausgeführten Hessschen Eingriff nunmehr diese Lidspalte zwar richtig weit, aber die gesunde Lidspalte durch die Zusammenziehung des Stirnmuskels zu weit offen. Die beiderseitige Innervation des Stirnmuskels hat bei diesen eine übermäßige Erweiterung der Lidspalte am gesunden Auge, auf der kranken Seite aber die richtige Breite herbeigeführt. Die besten Erfolge gibt daher das Hesssche Verfahren bei beiderseitiger Ptosis.

Als nicht für das Verfahren geeignet sind außer den Fällen von mangelnder Tätigkeit des Stirnmuskels die anzusehen, wo außer dem Lidheber auch der obere gerade Augenmuskel gelähmt ist oder eine totale Ophthalmoplegie vorliegt. Wenn sich das Auge auch während des Schlafens nicht nach oben hinter das obere Lid drehen kann, so besteht immerhin die Gefahr einer Erkrankung der Hornhaut; dazu kann aber auch dadurch Veranlassung gegeben werden, daß sich die Haut des oberen Lides, die manchmal nach dem Eingriff durch Suffusion oder Ödem geschwollen ist, über den Lidrand nach unten vorwölbt und die Hornhaut berührt, wodurch sich Erosionen und Geschwüre bilden.

PAGENSTECHERs Naht. Die Nähte bei dem Verfahren von HESS sind im Wesen die von PAGENSTECHER gegen Ptosis empfohlenen. Die größere Wirksamkeit des HESSschen Eingriffes erklärt sich in erster Linie durch die infolge der Nähte bewirkte Flächenverschiebung der vorderen Lidplatte. Die PAGENSTECHERsche Naht möge nur gegen die leichtesten Fälle von Ptosis versucht werden. Die Nähte sind lange Zeit liegen zu lassen. Anstatt Seide kann dazu ein Draht verwendet werden, der durch Zusammendrehen der beiden oberen Enden entsprechend verkürzt wird, bis das Lid genügend gehoben ist. Um eine Narbenbildung in der Haut zu vermeiden, wird die Naht unter ihr (subkutan) angelegt. Von dem Einstichpunkte a wird das eine Fadenende ober der Augenbraue durch c herausgeführt, darauf mit dem zweiten Fadenende von a aus subkutan 2 mm nach außen gegangen

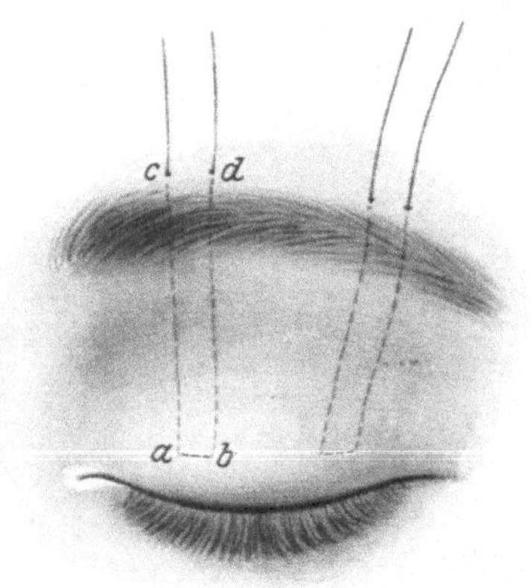

Abb. 84. PAGENSTECHERsche Nähte. In der Strecke a b c d liegt der Faden unter der Haut.

und in b ausgestochen. Durch denselben Punkt b wird die Nadel wieder eingeführt und oben entweder in c oder in d ausgestochen. Knüpfung über Gazebäuschchen. Die eine Naht wird im inneren Drittel, die zweite im äußeren Drittel des Lides angelegt (Abb. 84).

Verfahren von MOTAIS. Bei diesem Verfahren wird der gelähmte Lidheber durch eine schmale, aus der Mitte des oberen geraden Augenmuskels geformte Zunge ersetzt, die an den Knorpel angenäht wird. Ermöglicht wird diese Verwendung durch den Umstand, daß der Lidheber und der obere gerade Augenmuskel insoferne zusammen in Tätigkeit treten, als beim Blick nach oben auch das Lid gehoben wird.

Örtliche Betäubung. Nach gründlichem Kokainisieren des Bindehautsackes durch Einträufeln einer 3% Kokainlösung Einspritzung von $\frac{1}{2}$ ccm einer 1% Kokainlösung unter die Bindehaut der Übergangsfalte.

Ausführung. 1. Das obere Lid wird umgestülpt und der gewölbte Knorpelrand mit einem Doppelhaken nach oben gezogen, während das Auge durch einen in der Bindehaut nahe dem oberen Limbus befestigten Faden stark nach unten gedreht wird. Auf diese Weise ist die Übergangsfalte bloßgelegt und entfaltet. Das Eingriffsgebiet wird nun durch die angegebene Einspritzung unempfindlich gemacht.

2. Freilegung des oberen Geraden in gleicher Weise wie bei der Vorlagerung der Augenmuskeln beschrieben: Einschnitt in die Bindehaut des Augapfels mit der kleinen gekrümmten Schere 6 mm hinter dem Limbus parallel dazu, 8 mm lang. Von der Mitte des Schnittes ein langer Bindehautschnitt nach oben durch das Gebiet der Übergangsfalte hindurch bis zum gewölbten Rand des Knorpels (Abb. 85). Der gerade Schielhaken wird von innen unter die Sehne des Muskels geschoben und damit vom Gehilfen das Auge nach unten gezogen (Abb. 86).

3. Mit der Pinzette wird der mittlere Teil der Sehne aufgefaßt, mit der geschlossenen Schere das zugehörige Faserbündel nach rückwärts von den

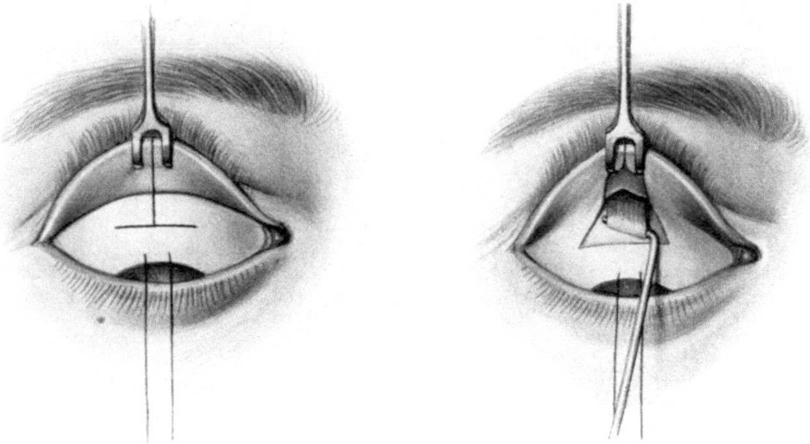

Abb. 85.   Abb. 86.

Abb. 85. Das obere Lid ist umgestülpt und der gewölbte Knorpelrand durch einen Doppelhaken hinaufgezogen. Die Übergangsfalte ist dadurch bloßgelegt. Die wagrechte und die senkrechte Linie bezeichnen die Stelle der Einschnitte in die Bindehaut. Das Auge wird durch einen am oberen Limbus eingesetzten Faden nach unten gezogen.

Abb. 86. Der Ansatz des oberen Geraden ist bloßgelegt und ein gerader Schielhaken darunter geschoben.

angrenzenden Muskelfasern freigemacht und ein krummer Schielhaken darunter eingeführt. Nachdem unmittelbar hinter dem Muskelansatz die Nadeln eines doppelt bewaffneten Fadens von hinten nach vorne durch diesen Muskelteil durchgestochen worden sind, durchtrennt ihn ein Scherenschlag von seinem Ansatze. Auf diese Weise ist eine Muskelzunge des oberen Geraden mit einer Fadenschlinge versehen (Abb. 87).

4. Am gewölbten Knorpelrand werden von dem Bindehautschnitte aus zwei kleine seitliche Einschnitte der Bindehaut angelegt und der dahinter gelegene Lidheber eingeschnitten. Durch dieses Knopfloch wird die Schere eingeführt und mit kleinen Schlägen entlang der vorderen Fläche des Lidknorpels bis in die Nähe des freien Lidrandes vorgeschoben (Abb. 88).

5. Beide Nadeln des Fadens werden durch das Knopfloch ober dem Knorpel eingeführt, zwischen Haut und vorderer Knorpelfläche hinuntergeleitet und 2 mm oberhalb des Lidrandes durch die Haut ausgestochen. Die Durchstichspunkte sind ungefähr 4 mm voneinander entfernt. Werden beim Knüpfen die beiden Fadenenden gleichmäßig angezogen, so wird dadurch die Muskelzunge zwischen Knorpel und Haut lidwärts gezogen, bis ihr Ende nahe der

Mitte des Lidrandes zu liegen kommt (Abb. 89). Die Fäden werden über einer Perle oder über einem Gazebäuschchen geknüpft (Abb. 90). Die Bindehaut-

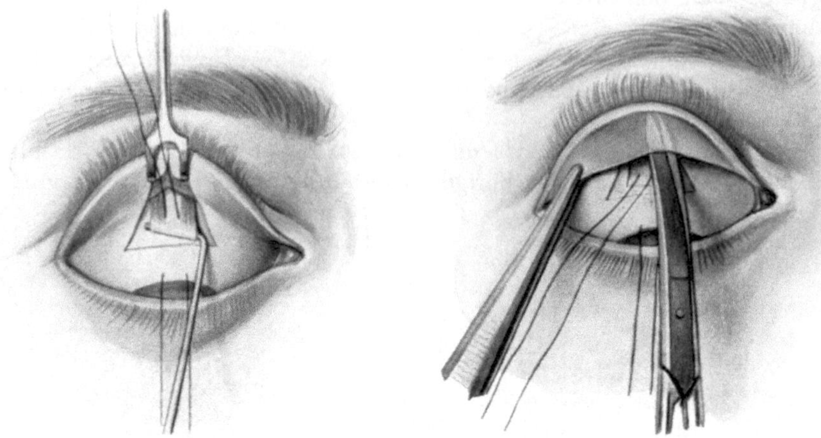

Abb. 87.   Abb. 88.

Abb. 87. Durch das mittlere Drittel des Muskels ist nahe dem Ansatze eine Fadenschlinge gelegt.
Abb. 88. Die Schere, die durch ein Knopfloch der Fascia orbitalis an die vordere Knorpelfläche gelangt ist, dringt entlang dieser mit kleinen Schlägen bis an den Lidrand vor.

wunde wird durch einige Katgutnähte sorgfältig verschlossen. In der Übergangsfalte wird die Bindehaut ziemlich tief aufgefaßt, um einem Vorfall des

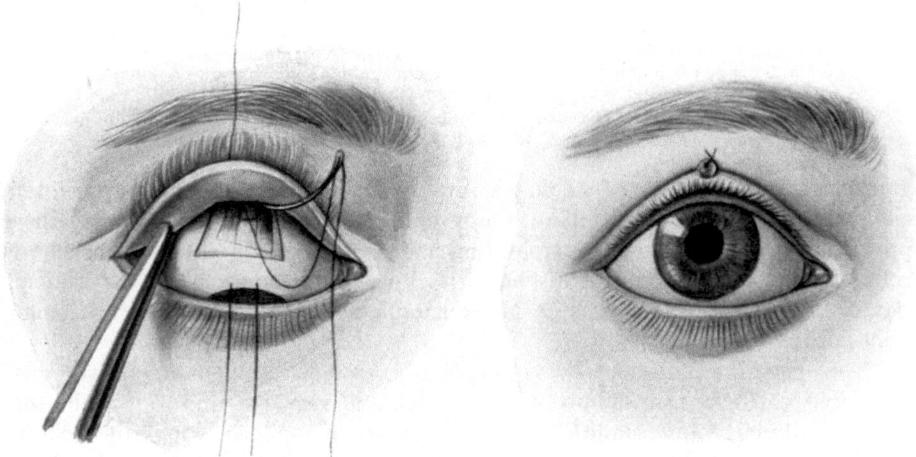

Abb. 89.   Abb. 90.

Abb. 89. Das eine Fadenende ist bereits durch die Lidhaut ober den Lidhaaren durchgeführt, die Nadel des anderen Endes wird eben durchgestochen. Die Muskelzunge erscheint schon gegen das Lid hinaufgezogen.
Abb. 90. Der Faden ist über einer Perle geknüpft. Das Lid ausgiebig gehoben.

Gewebes dieser Gegend vorzubeugen. Beide Augen werden verbunden. Der Verband wird täglich erneuert. Nach 8 Tagen werden die Nähte entfernt.

Der Eingriff hat den Vorteil, daß er keine sichtbare Narbe hinterläßt und die regelrechte Beziehung zwischen Auge und Oberlid in der Hebung wieder herstellt, so daß auch bei Hebung des Auges das Lid nicht mehr herunterhängt. Die Ergebnisse sind durchschnittlich gut. Aber auch dieses Verfahren läßt manchmal im Stiche.

Zwischenfälle und Nachteile.

1. Hernienartige Vorwölbung des Augenhöhlenfettes in die Bindehautwunde. Diese muß daher durch mehrere Katgutnähte sorgfältig verschlossen werden.

2. Das in dem ursprünglichen Verfahren angegebene Ausstechen und Knüpfen des Fadens auf der Bindehautseite des Lides birgt die große Gefahr von Hornhautschädigungen (Geschwürbildung). Diese Hornhauterkrankungen können vielleicht auch durch den Lagophthalmus bedingt sein, der wenigstens in der ersten Zeit nach dem Eingriffe besteht, da ein Anziehen des Fadens bis zur Überberichtigung notwendig ist, um ein genügendes Dauerergebnis zu erreichen. Anlegen eines Verbandes wie bei dem Verfahren von HESS wird am besten davor schützen.

3. Der Lagophthalmus macht sich besonders beim Schlafen geltend. Im gesunden Zustande sinkt beim Schlafen das obere Lid herunter (Erschlaffung des Lidhebers), während sich das Auge nach oben dreht (Wirkung des oberen Geraden). Ist durch diesen Eingriff der obere Gerade in dauernde Verbindung mit dem Lide gebracht, so kann dieser Umstand zu einem ungenügenden Lidschlusse führen. Dieser Nachteil des Eingriffes ist eben dadurch gegeben, daß die Hebung des Auges nicht immer mit der des Lides vergesellschaftet ist. Beim Blinzeln senkt sich das obere Lid, während das Auge fast unbeweglich bleibt. Ähnlich wie beim Schlafen ist es beim freiwilligen festen Verschluß der Lidspalte. Wird nun durch den Eingriff die Bewegung des oberen Lides lediglich abhängig gemacht von dem oberen Geraden, so muß es zu solchen regelwidrigen Erscheinungen kommen. Der obere Gerade ist demnach nicht in uneingeschränkter Weise geeignet, einen vollwertigen Ersatz für den gelähmten Heber zu schaffen.

4. Störungen der Augenbewegungen im Sinne einer Schwäche des oberen Geraden (Doppeltsehen) werden unmittelbar nach dem Eingriffe oft beobachtet. Meist verschwinden die Beschwerden nach einiger Zeit.

Achtes Kapitel.

Die Eingriffe gegen das Schielen.

Die Sehnenablösung (Tenotomie).

Örtliche Betäubung. Nach wiederholtem Einträufeln einer 3 % Kokainlösung in den Bindehautsack Aufdrücken eines mit 10 % Kokainlösung getränkten kleinen Stielwattetupfers auf die Bindehaut in der Gegend des Sehnenansatzes. Bei sehr empfindlichen Leuten Einspritzung von $^1/_3$ ccm 1 % Kokainlösung unter die Bindehaut am Sehnenansatz, aber auf keinen Fall entlang dem Muskel nach rückwärts. Auf den Vorteil der Vermeidung einer Einspritzung unter die Bindehaut siehe S. 122.

Zur Ausführung der Tenotomie des *inneren* Geraden wird mit der in der linken Hand gehaltenen Hakenpinzette 3 mm vom Limbus entfernt eine Falte der Bindehaut des Auges aufgehoben und mit einer kleinen, gekrümmten Schere ein ungefähr 5—7 mm langer, senkrechter Einschnitt gemacht. Der nasale Wundrand wird mit der Pinzette etwas emporgehoben und das subkonjunktivale Gewebe mit kleinen Scherenschlägen durchschnitten und unterminiert. Darauf wird die geschlossene Pinzette hart an der Lederhaut wagrecht in die Wunde bis zum Muskelansatz (5 mm vom Limbus) eingeführt, wobei der Gehilfe den nasalen Wundrand der Bindehaut etwas emporhebt. Am Muskelansatz angelangt, wird die Pinzette geöffnet und an die Lederhaut angedrückt. Durch das Schließen der Pinzette wird die Sehne gefaßt. Die Pinzette wird darauf senkrecht zur Oberfläche des Augapfels aufgestellt, wodurch die in der TENONschen Kapsel eingehüllte Sehne von ihm abgehoben wird. Der Sehnenansatz schimmert durch die Kapsel genügend deutlich durch. Die in der rechten Hand bereitgehaltene Schere macht nun zunächst am unteren Rande des Sehnenansatzes einen kurzen Einschnitt in diesen. Damit wird auch die TENONsche Kapsel eröffnet. Durch diese Lücke wird das eine Blatt der Schere unter die Sehne geschoben, das andere Blatt wird knapp vor dem Ansatze angelegt. Die Wölbung der Scherenblätter ist gegen die Lederhaut gerichtet, so daß die Spitzen vom Augapfel abgewendet sind. Damit ist ein Anstechen der Lederhaut ausgeschlossen. Wird nun der Ansatz abgetrennt (Abb. 91), so bleibt nichts von der Sehne an der Lederhaut haften. Der Schnitt erstreckt sich ausschließlich auf die Länge des Sehnenansatzes und läßt den Ansatz der TENONschen Kapsel jenseits davon unberührt. Nach der Ablösung bleibt nur eine zarte Leiste zurück, der Ansatzstelle der Sehne entsprechend. Der Muskel wird sofort losgelassen, weil Zerrung daran schmerzhaft ist. An Stelle der Pinzette übernimmt die linke Hand einen gekrümmten Schielhaken; er wird knapp an der Lederhaut in die Wunde eingeführt und nach oben und unten bewegt, um zu prüfen, ob alle Fasern der Sehne durchschnitten wurden. Undurchschnittene Fasern leisten dem vorgezogenen Haken einen unverkennbaren Widerstand. Auch diese Fasern werden knapp am Auge abgetrennt. Verfängt sich der Haken in der Tenonschen Kapsel, so zieht er eine zarte membranöse Falte vor; diese darf nicht mit Fasern der Sehne verwechselt werden. Denn Einschneiden der Tenonschen Kapsel jenseits des Sehnenbereiches führt eine unerwünschte Steigerung des Erfolges herbei. Sind alle Fasern durchtrennt, so wird die Wunde mit einer oder zwei Katgutnähten in der Richtung von

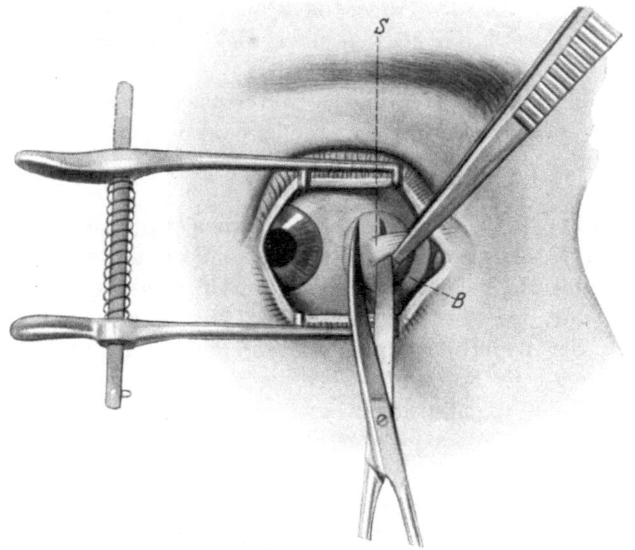

Abb. 91. Tenotomie des inneren Geraden. Um zu zeigen, wie die Scherenblätter liegen und wie die Sehne hart an ihrem Ansatze von der Lederhaut abgelöst wird, mußte der Muskel freigelegt gezeichnet werden. Beim Eingriffe aber bleiben Sehne und Muskel von der Tenonschen Kapsel bedeckt und ihre Ränder sind daher nicht so sichtbar, wie hier in der Zeichnung. Die Kapsel wird weder von der Sehne, noch von ihrem Ansatz an der Lederhaut abgelöst.
Das Auge ist nach außen gedreht. Die Bindehaut (B) ist eingeschnitten. Die Pinzette ist senkrecht aufgestellt, nachdem sie die Sehne (S) aufgefaßt hat. Das eine Blatt der Schere ist knapp hinter dem Ansatze unter die Sehne geführt, das andere liegt davor.

oben nach unten geschlossen. Beim Durchstoßen der Nadel durch die Bindehaut soll diese mit der Hakenpinzette fest- und der Nadel entgegengehalten werden, weil Zerren an der Bindehaut dem Kranken unnötige Schmerzen bereitet.

Die Haltung der Instrumente ist dieselbe, ob die Tenotomie am rechten oder linken Auge ausgeführt wird. Nach dem Eingriffe wird ein leichter Verband angelegt, der in 1—2 Tagen weggelassen werden kann. Siehe darüber auch S. 127.

Für die Tenotomie des *äußeren* Geraden wird der Einschnitt durch die Bindehaut etwas weiter vom Limbus entfernt angelegt, da sich die Sehne dieses Muskels weiter vom Limbus entfernt ansetzt (7 mm gegenüber 5 mm). Im übrigen ist der Vorgang gleich.

Als unangenehme Folgen einer Tenotomie des inneren Geraden stellen sich manchmal ein:

Hervortreten des Auges, Erweiterung der Lidspalte und Einsinken der Karunkel. Diese Einziehung zeigt sich bisweilen schon unmittelbar nach der

Ablösung der Sehne, indem durch den Rückzug des Muskels Fasern, die von ihm zur Karunkel ausstrahlen, angespannt werden und sie nach hinten ziehen. Durch Unterminieren der Bindehaut gegen die Karunkel mit kleinen Scherenschlägen werden diese Fasern durchtrennt und dadurch die Einsenkung beseitigt. Dies kann auch längere Zeit nach der Tenotomie von einer frisch gesetzten Bindehautwunde aus vorgenommen werden.

Das Hervortreten des Auges und eine starke Erweiterung der Lidspalte sind meistens Folgen ausgiebigen Einschneidens in den Ansatz der TENONschen Kapsel und daher auch fast immer mit Überberichtigung des Schielens verbunden, d. h. mit Schielen des Auges nach auswärts. Sie verschwinden daher auch alle zusammen, wenn der zu weit nach rückwärts geglittene Muskel regelrecht vorgelagert wird.

Ist aber mit diesen Erscheinungen kein Auswärtsschielen verbunden, so können sie durch eine Tarsorrhaphie behoben werden.

Vorlagerung.

Örtliche Betäubung. Nach vorheriger Kokainisierung des Bindehautsackes Einspritzung von $^{1}/_{2}$—$^{3}/_{4}$ ccm einer 1% Kokainlösung unter die Bindehaut. Über der Sehne des Muskels wird eine Falte der Bindehaut aufgehoben und die in der Richtung des Muskels gegen den Lidwinkel gekehrte Spitze der Nadel knapp an der Lederhaut unter die Bindehaut eingestochen. Während der Einspritzung wird die Nadel etwas vorgeschoben, um auch die weiter rückwärts gelegenen Teile unempfindlich zu machen. Die sich emporwölbende Blase wird durch leichte Massage verteilt.

Ausführung. Um zur Vorlagerung genügenden Raum zu bekommen, wird auf die Mitte eines kurzen lotrechten, vom Limbus 3 mm entfernten Einschnittes in die Bindehaut ein langer, wagrechter gegen den Lidwinkel zu angelegt. Kleine Scherenschläge durchsetzen das infolge der Einspritzung gequollene subkonjunktivale Gewebe bis zur Lederhaut und unterminieren die Wunde. Darauf wird mit der Pinzette der Sehnenansatz gefaßt und das Auge in die der Muskelwirkung entgegengesetzte Richtung gedreht. Indem die Spitze der geschlossenen Schere durch das Gewebe entlang dem oberen und unteren Rande des Muskels geführt wird, wird dieser mit einigen Zügen freigelegt. Ein gerader Schielhaken wird unter den Muskel gebracht, gleichgültig ob zuerst von oben oder unten, und damit weiterhin an Stelle der Pinzette der Muskel festgehalten. Ist die Spitze des Schielhakens noch von der Bindehaut oder der TENONschen Kapsel bedeckt, so wird sie durch kleine Schnitte freigemacht und darauf der zweite Schielhaken in derselben oder entgegengesetzten Richtung unter den Muskel geführt, wobei häufig Fasern des Muskels aufgeladen werden, die dem ersten Schielhaken entgangen waren. Um den Muskel rein zu präparieren, wird das aufliegende Gewebe mit der Schere abgelöst, wobei die Schnitte immer in der Richtung des Muskels geführt werden. Bei einer Schnittrichtung senkrecht auf die Richtung seiner Fasern besteht die Gefahr, den Muskel unversehens zu durchschneiden. So wird ein über 1 cm langes Stück des Muskels freigelegt.

Nähte. Während der Naht spannt der Gehilfe den Muskel an, d. h. er zieht mit dem vorderen Schielhaken das Auge in der der Muskelwirkung entgegengesetzten Richtung, während der andere Schielhaken in der der Muskelwirkung gleichen Richtung bewegt wird. Dies hat nicht andauernd, sondern nur beim Durchziehen der Fäden zu geschehen, weil das Anspannen des Muskels Schmerzen verursacht. Zu Nähten werden verwendet zwei nicht zu dünne Fäden aus Seide, auf deren Güte sicherer Verlaß ist, versehen mit je einer dünnen, stark gekrümmten Nadel. Knapp am rückwärtigen Schielhaken wird der eine Faden durch den Muskel hindurch von seiner hinteren Fläche aus ungefähr in der Mitte seiner Breite nach vorne geführt, der Faden zur Hälfte durchgezogen und durch Wiederholung des Durchstiches knapp daneben mit derselben Nadel eine Schlinge erzeugt, worin die eine Hälfte des Muskels — gleichgültig ob

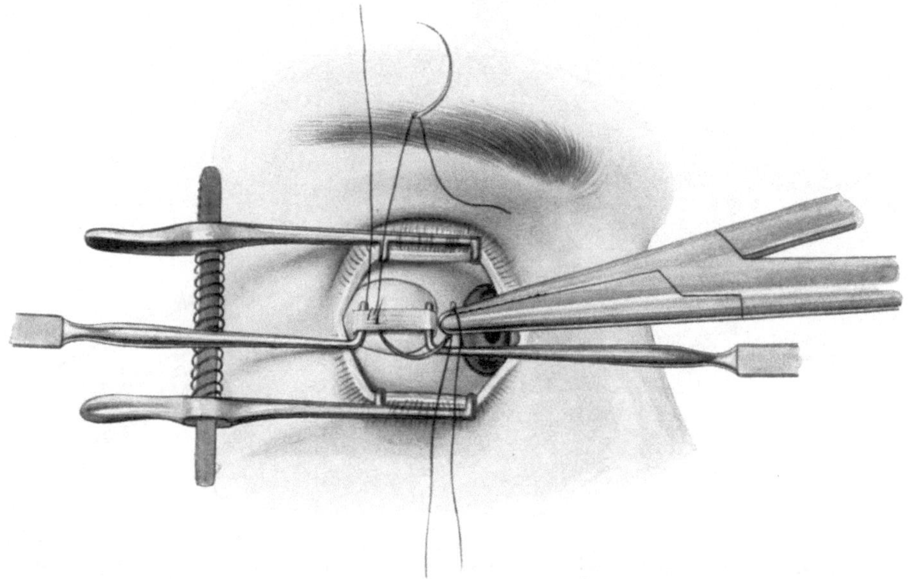

Abb. 92. Vorlagerung des äußeren Geraden. Auge nach einwärts gekehrt. Der Muskel ist auf zwei Schielhaken aufgespannt. Der obere Faden ist schon durchgezogen; der untere wird eben angelegt.

zuerst die obere oder untere — durch Anziehen an beiden Fadenenden eingeschnürt wird. Die andere Hälfte des Muskels wird in demselben Abstande vom Sehnenansatz in gleicher Weise in eine Fadenschlinge aufgenommen und eingeschnürt (Abb. 92). Die beiden Fadenenden der die obere Hälfte des Muskels enthaltenden Schlinge werden nach oben, die der unteren Schlinge nach unten gelegt, oder es wird ein weißer und ein schwarzer Faden verwendet, um nicht später falsche Enden der Fäden zu knüpfen. Nach Anlegen der Nähte wird der Muskel mit einem Scherenschlag durchschnitten, nicht zu nahe den Schlingen (ungefähr 2 mm davon entfernt), um ein Entschlüpfen zu verhindern. Der am Auge haftende Stumpf des Muskels wird nun knapp an der Lederhaut abgetragen und nur an dem einen Ende des Ansatzes ein kurzes Stück stehengelassen, um daran das Auge mit der Pinzette halten zu können. Der Muskel wird also bei diesem Eingriffe um ein gewisses Stück verkürzt. Darauf wird er am Auge wieder befestigt, und zwar so, daß sich sein Einfluß stärker geltend machen kann, d. h. sein Ansatz wird näher an den Limbus verlegt, woher der Name **Vorlagerung.**

Zu diesem Behufe wird die Nadel jedes Fadens durch die oberflächlichen Lagen der Lederhaut knapp am Limbus durchgeführt, wobei der Faden der oberen Schlinge mit seiner Lage der oberen Hälfte des ursprünglichen Ansatzes entspricht und umgekehrt. Die Lederhaut wird zwischen ursprünglichem Ansatz und Limbus durch Ablösen der Bindehaut bloßgelegt, um dem Muskel eine Wundfläche zur Anheilung zu bieten. Manche skarifizieren auch die Leder-haut nahe dem Limbus mit einer Lanze und machen außerdem den Muskel an seiner Innenfläche hinter den Nähten mit einem scharfen Löffel etwas wund,

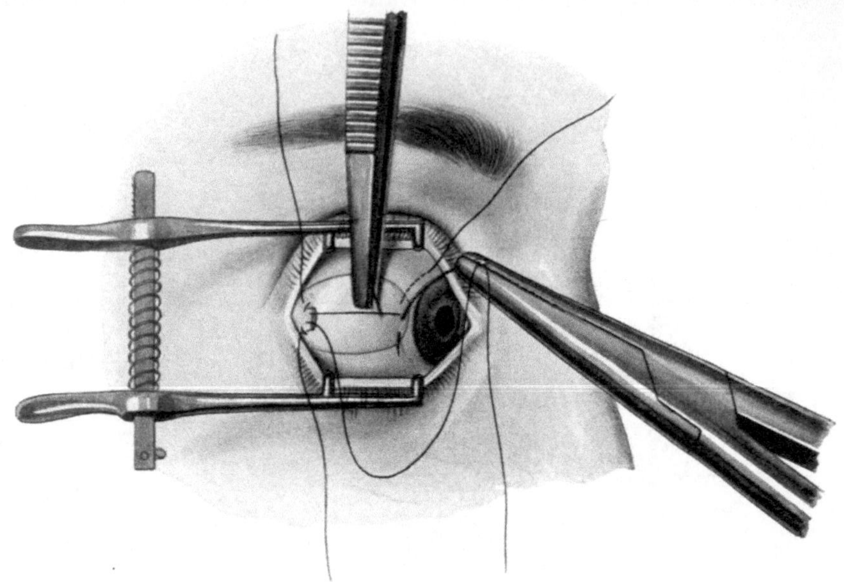

Abb. 93. Der Muskel ist durchschnitten, ein Stück davon ausgeschnitten. Das Auge wird mit der Pinzette an einem zurückgelassenen Teil des Sehnenstumpfes festgehalten. Der obere Faden ist bereits durch die Lederhaut nahe am Limbus durchgezogen und unter der Bindehaut eine Strecke weit (punktierte Linie) bis zum Ausstich fortgeführt. Der untere Faden wird eben an der Lederhaut befestigt. Die flach an die Lederhaut angelegte Nadel ist von der Mitte aus in die oberflächlichen Schichten eingedrungen.

um eine schnellere Verklebung beider Flächen zu erzielen. Dünne Nadeln mit flachem ovalen Querschnitt sind für diesen Zweck den gewöhnlichen drei-kantigen überlegen, da diese ziemlich tief eingeführt werden müssen, um nicht durchzuschneiden.

Die Gefahr einer Durchbohrung liegt bei gewöhnlicher Dicke der Lederhaut nicht vor, wofern nur die Nadel richtig, d. h. nicht etwa senkrecht auf sie auf-gesetzt, sondern fast parallel an ihre Oberfläche angelegt wird, so daß eben nur die oberflächlichen Schichten der Lederhaut damit aufgefaßt werden. Bleibt dabei die Nadel zu oberflächlich, so daß sie durchschneidet, so wird knapp daneben der Versuch wiederholt. Schon einige wenige Fasern der Leder-haut genügen zur sicheren Verankerung des Fadens. Die Fäden sollen zwar nahe dem Limbus durchgezogen werden, aber doch mindestens 1 mm von ihm entfernt bleiben, damit nicht durch den Druck des Knotens die Hornhaut geschädigt wird. Daher werden die Nadeln parallel zum Limbus, d. h. senkrecht auf die Muskelrichtung durch die Lederhaut durchgeführt (Abb. 93), die Nadel des oberen Fadens von dem wagrechten Meridian aus nach oben, die des unteren Fadens von demselben Punkte nach unten. Diese Nahtrichtung hat außerdem den Vorteil, senkrecht zur Faserrichtung der Lederhaut gelegen zu sein.

Nach Befestigung in der Lederhaut werden die Fäden noch nach oben und nach unten durch die Bindehaut geführt. Dadurch wird ihnen für den Fall, als der Halt in der Lederhaut nicht genügen sollte, eine neue Stütze verliehen, gleichzeitig aber auch mit dieser Naht die Bindehautwunde geschlossen. Es wird nur je ein Fadenende durch die Lederhaut durchgeführt. Oberer und

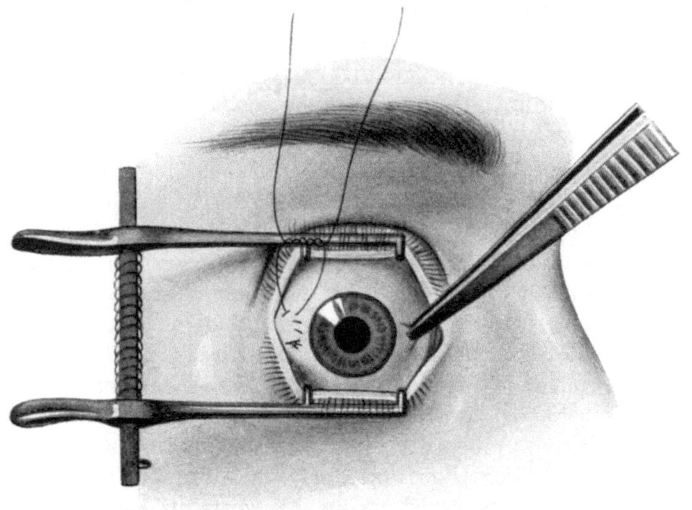

Abb. 94. Knüpfen der Fäden. Das Auge wird mit der innen angesetzten Pinzette nach außen gedreht. Der untere Faden ist schon geknüpft. Der obere muß noch zusammengezogen werden. Die Bindehaut deckt von selbst die Wunde.

unterer Faden werden dann in eine chirurgische Schlinge gelegt. Während nun der Gehilfe das Auge mit der Pinzette, die am entgegengesetzten Limbus angelegt worden ist, in die Richtung des vorgelagerten Muskels dreht, werden die Schlingen kräftig zusammengezogen und sogleich der zweite Knopf darüber gemacht (Abb. 94). Die Fäden müssen kräftig zusammengezogen werden, damit der Muskel bis an den Limbus vorrückt. Bleiben die Fäden locker, so folgt dem Eingriffe anstatt einer Stärkung eine Schwächung des Muskels.

Wurde durch die Muskelnähte die Bindehaut nicht vollkommen geschlossen, so wird eine wagrechte Naht durch die Bindehaut angelegt. Die Fäden werden kurz abgeschnitten, so daß sie die Hornhaut nicht berühren. Nach dem Eingriffe werden beide Augen verbunden, um durch Ausschluß von Augenbewegungen den frisch genähten Muskel in seiner Stellung zu bewahren und seine Verwachsung am Limbus zu sichern.

Das Verfahren ist für den inneren und äußeren Geraden dasselbe.

Nachbehandlung. Beide Augen werden durchschnittlich für vier Tage geschlossen gehalten (siehe darüber auch S. 127). Der Verband wird aber schon am Tage nach dem Eingriffe gewechselt, um die Hornhaut zu überwachen.

Die Nähte werden erst nach 8—10 Tagen herausgezogen. Nur ausnahmsweise ist die Bindehaut in den ersten Tagen stark geschwollen. Meist wird sie durch den Eingriff nur wenig gereizt, auch das Auge bleibt reiz- und schmerzlos, und in kurzer Zeit verrät nur noch eine leichte Verdickung der Bindehaut über dem Muskel die Stelle des Eingriffes. In seltenen Fällen bleibt der vorgelagerte Muskel dauernd durch die dünne Bindehaut als rote Vorwölbung sichtbar und verursacht dadurch eine gewisse Entstellung.

Ist es unmöglich, dem Kranken das andere Auge zu verbinden (bei ambulatorischen Eingriffen, wenn der Kranke allein nach Hause gehen muß), so wird der vorgelagerte Muskel durch eine Naht ruhiggestellt, die, auf der Seite des vorgelagerten Muskels in der Bindehaut nahe dem Limbus eingesetzt, durch den Lidwinkel zur äußeren Haut geführt und hier geknüpft wird. Auf diese Weise ist es dem Auge unmöglich gemacht, nach der dem vorgelagerten Muskel entgegengesetzten Seite zu blicken.

Befestigung des Muskels in der Bindehaut. Nach der vorgebrachten Darstellung wird der Muskel unmittelbar an die Lederhaut angenäht, indem der Faden durch ihre oberflächlichsten Schichten geführt wird. Ein anderes Verfahren besteht darin, das eine Fadenende des oberen Fadens unter der Bindehaut entlang dem Limbus nach oben bis zum senkrechten Meridian und in gleicher Weise das eine Fadenende des unteren Fadens unter der Bindehaut bis zum unteren Ende desselben Meridians zu führen. Auf diese Weise wird dem Muskel eine genügende Stütze in der Bindehaut verschafft. Werden die Fäden geknüpft, so wird der Muskel an den Limbus vorgezogen, wobei er sich spalten muß. Andererseits gibt aber auch die Bindehaut des Auges dem Zuge nach und spannt sich in der Richtung der Sehne schräg über die Hornhaut. Abgesehen davon, daß diese Befestigung bei zerreißlicher Bindehaut nicht ganz verläßlich ist, hat dieses Verfahren den großen Nachteil, daß sich die Bindehaut von oben und unten in Form einer straff gespannten Falte über die Hornhaut legt; dabei kann der Faden, namentlich wenn er nicht genügend angezogen wurde, auf die Hornhaut zu liegen kommen, ohne daß es bemerkt wird, da der Knoten von der Bindehaut bedeckt ist. Druckgeschwüre, die dadurch auf der Hornhaut zustande kommen, geben eine schlechte Vorhersage; sie heilen nur langsam und hinterlassen eine dichte Narbe. Die drückenden Nähte müssen sofort entfernt werden. Dabei geht meist der ganze Erfolg der Vorlagerung verloren. Das unmittelbare Annähen an die Lederhaut ist daher unbedingt vorzuziehen. Nur eine Verdünnung der Lederhaut (Ektasie) wäre als Gegenanzeige anzuerkennen.

Abänderung des Verfahrens nach v. Liebermann.

v. Liebermann legt noch ein zweites Schlingenpaar 3 mm hinter dem ersten in gleicher Weise an und verankert die Fäden knapp nach oben und unten von den ersten am Limbus in der Lederhaut. Dieses zweite Fadenpaar entlastet das erste, so daß dieses ohne Zerrung zur sicheren Anheilung kommen kann. Daher gibt bei diesem Verfahren der unmittelbare Erfolg der Vorlagerung nicht so viel nach als sonst, und es können daher auch hohe Grade von Einwärtsschielen durch Vorlagerung allein ohne Zuhilfenahme einer Tenotomie beseitigt werden.

Maßregeln vor Eingriffen.

Bei rechtzeitigem ärztlichen Einschreiten kann in den meisten Fällen die Entwicklung des Dauerschielens, besonders des Einwärtsschielens verhindert werden. Anfänglich stellt sich das Schielen nur für wenige Minuten ein, wenn das Kind im Alter von 2—3 Jahren anfängt, mit zunehmender geistiger Regsamkeit feinere Gegenstände in der Nähe genau zu fixieren. Fast immer bestehen Fehler des Brechungszustandes: Hypermetropie und Astigmatismus. Sie haben unter vollständiger Ausschaltung der Akkomodation durch Atropin mit Hilfe der Schattenprobe bestimmt zu werden. Beständiges Tragen der genau berichtigenden Gläser lassen dieses zeitweise auftretende Schielen meist gar nicht mehr zustande kommen. In je früherem Lebensalter der Brechungsfehler ausgeglichen wird, um so wirksamer sind die Brillen. Schon zweijährige Kinder können mit einer Brille versehen werden. Treten diese Maßregeln zu einer Zeit in Tätigkeit, wo sich das Schielen erst nur gelegentlich gezeigt hatte und noch nicht zum Dauerschielen geworden war, so wirken sie so gut wie immer sicher, allen Theorien zum Trotz, die diesen innigen Zusammenhang zwischen Refraktionsanomalie und Schielen in Abrede stellen wollen.

Ist das Schielen schon aus dem Stadium des nur gelegentlich eintretenden Schielens — ein Stadium, das im allgemeinen nur recht kurz dauert — in das Stadium des Dauerschielens getreten, so haben diese Maßregeln oft nur noch einen unsicheren Einfluß auf die Schielstellung. Wohl findet man auch Fälle, wo unter der Brille das Schielen spurlos verschwunden ist, aber meist wird der Schielwinkel durch das Tragen der Brille zwar verringert, aber nicht beseitigt.

Indem nun durch die berichtigende Brille das Schielen nicht mehr verschwindet, treten an die Behandlung zwei wichtige Aufgaben heran: Dem Schielauge eine gute Sehschärfe zu erhalten oder zu verschaffen und das Fusionsvermögen nach Möglichkeit zu erwecken. Durchaus aussichtsreich ist die Vorsorge für die Erhaltung oder Schaffung einer guten Sehschärfe des Schielauges. Die gute Sehschärfe ist das Ergebnis der beständigen und ununterbrochenen Übung während der ersten Lebensjahre. Das Auge des Neugeborenen ist amblyopisch, wenn wir uns so ausdrücken wollen. Richtiger wäre gesagt, daß die Netzhautbilder, auch wenn sie infolge normaler anatomischer und optischer Verhältnisse tadellos sind, in den Gehirnzentren nicht verwertet werden können. Das Kind muß das Sehen, d. h. die geistige Verwertung der Seheindrücke erst erlernen. Die Fähigkeit des Sehenlernens, d. h. also in die gewöhnliche augenärztliche Ausdrucksweise übersetzt, die Fähigkeit, das Auge aus dem angeborenen amblyopen Zustand zu dem Auge mit guter Sehschärfe zu überführen, ist am größten in den allerersten Lebensjahren. Sie erlischt aber während des ganzen Lebens nicht. Jeder erfahrene Augenarzt hat Fälle beobachten können, wo ein von Geburt amblyopes Auge zu einem sehtüchtigen mit guter Sehschärfe wird, wenn es infolge des Unterganges des anderen gesunden Auges, z. B. durch Verletzung oder Entzündung oder durch Enukleation wegen eines Tumors, rücksichtslos gezwungen wird, nunmehr allein die Seheindrücke aufzunehmen und verwerten zu lernen. Es ist überraschend, wie innerhalb eines halben bis eines Jahres auch bei älteren Leuten solche Augen, die das ganze Leben gebrauchsunfähig waren, sehen lernen, von einer Sehschärfe unter $^6/_{60}$ auf halbe Sehschärfe und höher kommen, so daß der Betreffende, der in der ersten Zeit nach Verlust des gesunden Auges in einer verzweifelten Lage gewesen war, nunmehr wieder seinem Berufe nachgehen, tadellos lesen kann usw. Nur eine Bedingung ist notwendig: Daß der Augenhintergrund im Bereiche der Makula und der Sehnerv normal ist. Wenn in der Makula pathologische Veränderungen vorhanden sind, dann ist keine Besserung zu gewärtigen. In solchen Fällen war die Amblyopie nicht ein Mangel an Ausbildung der Sehfähigkeit, sondern die unmittelbare Folge der ungenügenden Bildentwicklung. Es ist daher auch durchaus verständlich, daß man durch ganz radikales vollständiges Ausschalten des gesunden Auges nach dem Vorgange von SATTLER durch einen Mastisoldauerverband in der Verbesserung der Sehschärfe des schwachen Auges bei Kindern sehr gute Erfolge erzielen kann.

Ist nun auch die Fähigkeit des Sehenlernens in den ersten Jahren des Kindes am größten, so gehört auf der anderen Seite doch auch wieder längere Zeit dazu, bis diese Fähigkeit der guten Verwertung der Netzhautbilder — die gute Sehschärfe — dauernd und unzerstörbar verankert ist. Beim Erwachsenen kann ein sehfähiges Auge durch Jahre und Jahrzehnte vom Sehakte ausgeschlossen sein, z. B. durch einen Star, und es wird doch sofort wieder gut sehen, wenn das Sehhindernis beseitigt wird. Es scheint auch da Ausnahmen zu geben. Manchmal ist die Sehschärfe bei der ersten Sehprobe nach einer Staroperation trotz guter optischer Verhältnisse ganz ungenügend, bessert sich dann aber rasch in wenigen Wochen des Gläsertragens.

Das gute Sehen des kindlichen Auges verliert sich infolge der noch ungenügenden Verankerung schnell, wenn es frühzeitig durch irgendwelchen Umstand vom Sehakte ausgeschaltet wird; so wie sich jede andere erlernte Kunstfertigkeit wieder verliert, wenn sie durch lange Zeit nicht geübt wird. Eine solche Ausschaltung aus dem Sehakte kommt durch das Schielen zustande. Die Sehschärfe, die eben in den ersten Lebensjahren des Kindes in Entwicklung und zunehmender Ausbildung begriffen war, vermindert sich in dem durch das Schielen ausgeschalteten Auge häufig sogar auf recht geringe Reste. Nur wenn abwechselnd geschielt wird, bleiben beide Augen in Übung und entwickeln ihre Sehschärfe weiter bis zur normalen.

Die hauptsächlichste Aufgabe bei der Behandlung des Schielens hat sich daher mit aller Sorgfalt darauf zu richten, die Sehschärfe des in Schielstellung geratenen Auges nicht verkümmern zu lassen, sondern durch beständige Übung des Auges sie zu weiterer Entwicklung zu veranlassen. Das einfachste Verfahren besteht in dem seit altersher geübten Verdecken des gewöhnlich fixierenden Auges. Am besten eignet sich dazu eine Brille, wo das fixierende Auge durch eine gut an die Augenhöhle anschließende, undurchsichtige Kapsel ausgeschaltet ist, während dem anderen Auge das voll berichtigende Glas geboten wird. Die Brille hat mehrere Stunden täglich getragen zu werden. Dieses Vorgehen ist bequemer als das zeitweilige Verbinden des fixierenden Auges. Es wurde auch zu dem Zwecke, um das Schielauge wenigstens zum Nahesehen heranzuziehen und das Auge beständig zu üben, das fixierende Auge andauernd unter dem Einfluß von Atropin gehalten. Ich ziehe die erwähnte Übungsbrille vor. Es ist überraschend, wie die meisten solcher Augen im Verlaufe mehrerer Jahre bis zur normalen Sehschärfe in stetigem langsamen Fortschritte herangezogen werden können. Daß durch zu lange fortgesetzten Dauerverband ein gut sehendes Auge schwachsichtig werden kann, wie SATTLER es berichtet, ist nur ein Beweis für das früher Gesagte. Diese Verbesserung der Sehschärfe und Erziehung zu einer guten Sehschärfe ist nur möglich, wenn die Brechungsanomalie ganz genau berichtigt ist, um dem Auge Netzhautbilder von bester Qualität zu verschaffen, denn ohne solche kann sich eine gute Sehschärfe nicht entwickeln. Es ist eine bekannte Tatsache, daß z. B. astigmatische Augen, deren Fehler nie berichtigt worden war, eine ganz ungenügende Sehschärfe haben und im späteren Alter auch durch die berichtigenden Gläser kaum wesentlich in ihrer Sehschärfe gehoben werden können. Dagegen vermag die frühzeitig schon in den ersten Lebensjahren einsetzende genaue Berichtigung die Sehschärfe bis zur normalen innerhalb weniger Jahre aufsteigen zu lassen.

Gelingt es auf diese Weise, dem Schielauge gute Sehschärfe zu verschaffen, so ist damit das Wichtigste getan, denn die falsche Stellung kann später durch den Eingriff beseitigt werden; nicht aber kann ein vernachlässigtes und schwachsichtig gebliebenes Auge später noch sehtüchtig gemacht werden. In diesem Falle hat der Schielende das Auge so gut wie verloren.

Eine weitere Aufgabe besteht nun darin, trotz des Schielens, wenn dieses durch die früher genannten Maßregeln schon nicht beseitigt werden konnte, ein beidäugiges Sehen wieder herzustellen, das Fusionsvermögen zu stärken, wenn es nur unterentwickelt, aber doch vorhanden ist, oder erst zu schaffen, wenn es noch nicht ausgebildet ist. Denn auch das Fusionsvermögen ist erworben, es hat sich erst entwickelt, allerdings noch früher als die gute Sehschärfe. Nach den ersten unkoordinierten Augenbewegungen des Neugeborenen bildet sich innerhalb weniger Monate die binokulare Einstellung der Augen, die beidäugige Fixation mit der Makula aus. Aber auch hier ist die Verankerung anfänglich eine lockere und kann rasch wieder verloren gehen. Zur Wiederherstellung und weiteren Ausbildung des binokularen Sehaktes dienen stereoskopische Übungen. Dazu ist ein Stereoskop mit verschiebbaren Objektträgern notwendig, um die Entfernung der Bilder bequem ändern zu können, und ferner eigene zu diesen Übungszwecken angelegte Bilder (DAHLFELDsches, HAUSMANNsches und ganz besonders das SATTLERsche Bilderbuch). Stereoskopische Übungen haben nur einen Erfolg, wenn die Mutter oder Pflegerin des Kindes über die Art und Weise des Vorgehens und Übens dabei recht genau unterrichtet worden sind und sich auch in liebevoller Hingabe mit dem Kinde beschäftigen. SATTLER berichtet über den günstigen Einfluß durch das Tragen von entsprechenden Prismengläsern (bis zu 20° auf jeder Seite) auf die Wiederherstellung des binokularen Sehaktes. Dieses Verfahren hat den Vorteil, daß weiter keine tägliche eingehende Beschäftigung zu Übungen mit dem Kinde beansprucht wird.

Im Laufe der Jahre hat der Grad der Schielablenkung und die Beweglichkeit der Augen, sowie deren Funktion wiederholt geprüft und vermerkt zu werden, weil ihr Ausmaß und jede Veränderung darin für die Wahl des Eingriffes von großer Bedeutung sind.

Örtliche Betäubung. Da diese vollständig ausreicht, wird von der Allgemeinbetäubung um so mehr Abstand genommen, als sie die Mithilfe des Schielenden ausschließt. Dies ist aber zur Beobachtung des Erfolges, der Beweglichkeit der Augen nach dem Eingriffe usw. von unschätzbarem Werte. Daher soll dazu bei Kindern erst geschritten werden, wenn sie den nötigen Verstand erlangt haben, sich bei dem nur wenig schmerzhaften Eingriff ruhig zu verhalten und den verschiedenen Aufforderungen nachzukommen. Schieleingriffe werden daher frühestens bei Kindern mit 12 Jahren, meistens erst später vorgenommen. Sehr vorteilhaft für ein ruhiges Benehmen während des Eingriffes ist es, wenn in dem Schielenden selbst schon der Wunsch rege geworden ist, von dem Übel befreit zu werden. Entscheidend für diese späte Vornahme des Eingriffes ist aber die Tatsache, daß sich im Laufe des Wachstums sehr häufig der Grad des Schielens ändert, insbesondere die Konvergenz abnimmt. Zu frühes Einschreiten könnte daher später zu einem Übererfolg führen.

Nur bei hohen Graden von Schielen ist gegen einen Eingriff in Allgemeinbetäubung bei Kindern nichts einzuwenden, da dadurch zunächst nur eine wesentliche Abnahme des Schielwinkels bezweckt wird, teils aus kosmetischen Gründen, teils um die folgende Behandlung mit Gläsern und Übungen erfolgreicher zu gestalten.

I. Einwärtsschielen.

Es hängt namentlich von dem Grade der Schielablenkung und der Sehschärfe der beiden Augen ab, welche Eingriffe in Betracht kommen. Entweder haben beide Augen fast gleiche Sehschärfe, so daß abwechselnd mit dem einen oder dem anderen Auge fixiert wird (alternierendes Schielen), oder aber das eine Auge ist infolge Schwachsichtigkeit zum Fixieren unbrauchbar, so daß immer nur das eine Auge fixiert, das andere schielt (monokulares Schielen).

Anzeigen für die Eingriffe bei Einwärtsschielen. Ist das Schielauge schwachsichtig (Sehvermögen $< {}^6/_{60}$), so wird an ihm in erster Linie der Eingriff vorgenommen, soweit die Rücksichtnahme auf seine Bewegungsfähigkeit es gestattet. — Doch ist für gewöhnlich auch ein Eingriff am anderen Auge durchaus erlaubt.

Bei Einwärtsschielen *geringen* Grades (Höchstmaß 15°) kommt zunächst die Tenotomie des inneren Geraden des Schielauges in Betracht, wenn ein Überschuß an Adduktionskraft besteht. Die unmittelbar nach der Sehnenablösung vorgenommene Untersuchung der neuen Augenstellung wird darüber aufklären, ob der erzielte Erfolg geändert zu werden hat. — Ist durch die Tenotomie schon eine bedeutende Schwächung in der Leistungsfähigkeit des inneren Geraden eingetreten, so muß trotz noch bestehenden Einwärtsschielens *zunächst* von einem weiteren Eingriff Abstand genommen werden.

Die Vorlagerung des äußeren Geraden an einem oder an beiden Augen wird ausgeführt: 1. Wenn die Abduktionsfähigkeit des Schielauges wesentlich eingeschränkt ist, 2. wenn das Schielauge eine Sehschärfe von mehr als ${}^6/_{60}$ hat. Bei mäßigen Schielgraden wird die Vorlagerung nur an einem Auge vorgenommen. Bei Schielen über 15° kann die Vorlagerung an beiden Augen in einer Sitzung gemacht werden. Die Vorlagerung des äußeren Geraden auf beiden Seiten bewährt sich besonders beim alternierenden Einwärtsschielen, da dabei die Abduktion oft beiderseits mangelhaft ist. Die Dosierung der zweiten Vorlagerung hängt von dem übriggebliebenen Grad des Einwärtsschielens nach der ersten Vorlagerung ab. Eine dauernde Überberichtigung ist nicht zu befürchten, selbst wenn unmittelbar nach dem Eingriff Auswärtsschielen besteht.

Bei Schielen *hohen* Grades mit Schwachsichtigkeit des Schielauges hat die Vorlagerung und Tenotomie gleichzeitig ausgeführt zu werden. Über das dabei zu verwendende Verfahren siehe S. 125. Auch unter den dort angegebenen Vorsichtsmaßregeln besteht aber immer eine gewisse Gefahr einer dauernden Überberichtigung. Gibt daher der Schielende seine Zustimmung zu einem zweizeitigen Eingriffe, so ist es vorzuziehen, zuerst durch eine Tenotomie, allenfalls mit unterstützender Naht, das Schielen nach Möglichkeit zu verringern. Unter Gebrauch von Gläsern, die den Brechungsfehler vollständig ausgleichen, wird nach Verlauf mehrerer Monate die endgültige Wirkung des Eingriffes sicher erkannt. Durch eine Vorlagerung, die je nach dem Grade des noch vorhandenen Schielens entsprechend abgestuft wird, kann dann der Rest des Schielens beseitigt werden.

Wirkung der Tenotomie. Man nimmt allgemein an, daß die Tenotomie des inneren Geraden die Stellung des Auges um durchschnittlich 15^{0} ändere. Aber oft ist das Endergebnis geringer, manchmal sogar um vieles. Und während sich gelegentlich nach einer Tenotomie nach Ablauf einer gewissen Zeit der Schielwinkel kaum verändert hat, gestaltet sich in anderen Fällen die Wirkung unerwartet hoch, so daß das angegebene Maß weit überschritten wird. Diese Bemerkungen beziehen sich auf eine regelrecht ausgeführte Tenotomie. Denn es wäre nicht zu verwundern, wenn bei ausgiebigem Einschneiden in die Bindehaut, das subkonjunktivale Gewebe und besonders in die Tenonsche Kapsel der Eingriff eine gewaltige Stellungsänderung des Auges herbeiführte, oder aber, wenn bei Schonung einzelner Muskelfasern der Erfolg vollständig ausbliebe. Es mögen aber auch bei tadelloser Ausführung des Eingriffes nicht nur physiologische Verschiedenheiten in der Entfernung des Muskelansatzes vom Limbus, in der Stärke des Muskels, in den Verhältnissen der Tenonschen Kapsel usw. einen entscheidenden Einfluß auf die Wirkung des Eingriffes nehmen, sondern auch die dabei innerhalb gewisser, wenn auch kleiner Grenzen sich bewegenden Schwankungen im Grade der durch den Eingriff gesetzten Durchtrennungen des subkonjunktivalen Gewebes, der Tenonschen Kapsel usw. von nicht zu unterschätzender Bedeutung sein. In dieser Beziehung schont das Aufsuchen des Muskels mit dem Schielhaken vor der Durchtrennung der Sehne die Tenonsche Kapsel weniger, als das beschriebene Verfahren des Auffassens der Sehne mit der Pinzette; denn der Haken kann nur unter Zerreißung der einscheidenden Tenonschen Kapsel unter den Muskel eingeführt werden.

Nicht zu vergessen ist ferner der uns in seiner Stärke vollkommen unbekannte und bei den verschiedenen Menschen ganz verschieden große Faktor des individuellen Muskeltonus. Setzen wir bei zwei Patienten durchaus gleiche Einzelheiten in den anatomischen Verhältnissen und im Eingriffe selbst voraus, so wird der Erfolg einer Tenotomie des Rectus internus ungleich größer sein, wenn der Muskeltonus hoch ist, weil dadurch nunmehr der Rectus externus einen wesentlich größeren Einfluß auf die Stellung des Auges gewinnen muß als bei niedrigem Muskeltonus. Es ist daher für die Begutachtung des unmittelbaren Einflusses einer Tenotomie von großem Vorteil, durch die Anästhesierung den Tonus des durchzuschneidenden Muskels nicht zu schwächen. Ganz unvermeidlich ist eine gewisse Schwächung des Tonus durch das Trauma der Operation selbst. Wenn der Kranke nicht zu empfindlich ist, führe man daher die Tenotomie ohne Einspritzungen unter die Bindehaut durch. Durch Aufdrücken eines mit einer starken ($10^0/_0$) Kokainlösung getränkten Tupfers auf die

Bindehaut entsprechend der Ansatzstelle des Muskels kann die Sehne genügend unempfindlich gemacht und der Eingriff in Ruhe durchgeführt werden, wenn der Patient nur halbwegs vernünftig ist. Durch die Einspritzung unter die Bindehaut wird nämlich, namentlich wenn die Flüssigkeit entlang dem Muskel etwas nach rückwärts vordringt, der Tonus des Muskels so sehr geschwächt, daß der unmittelbare Einfluß der Tenotomie viel größer erscheint, als er wirklich ist. Am Tage nach dem Eingriffe, wo die Wirkung des Anästhetikums wieder verschwunden ist, erscheint dann die Wirkung der Tenotomie überraschend geringer. Dieser Umstand ist wahrscheinlich eine der häufigsten Ursachen, warum so oft der unmittelbare Erfolg nicht gleich ist dem bleibenden, dem Dauererfolge. Freilich kann sich auch das entgegengesetzte Verhalten zeigen, nämlich daß der unmittelbare Erfolg schon in den ersten Tagen nach dem Eingriffe wesentlich zunimmt. Dies ist meistens dann der Fall, wenn der Muskel in seinen anatomischen Verhältnissen zu sehr geschädigt worden ist.

Regelung der Wirkung der Tenotomie. Wie dem auch immer sei, in Wirklichkeit steht das eine fest: es kann von vornherein nicht mit Sicherheit der Grad der Stellungsänderung vorausgesagt werden.

Aber selbst, wenn die Wirkung einer Tenotomie ganz bestimmt und im voraus bekannt wäre, so würden uns dadurch nicht geringe Verlegenheiten erwachsen. Es wird natürlich eine Seltenheit sein, daß der Grad der Stellungsänderung, den die Sehnenablösung herbeiführt, genau gleich ist dem Grade des Schielens. Es stellte sich daher schon sehr bald das Bedürfnis heraus, den Erfolg in beliebiger Weise verändern zu können. Ist man dies imstande, so kann füglicherweise darauf verzichtet werden, von vornherein auf das Genaueste zu wissen, wie groß die Wirkung der Sehnenablösung sein wird.

Die Mittel, den Erfolg einer Tenotomie zu verändern, sind Nähte, die als unterstützende und als gegenwirkende Naht bezeichnet werden.

Unterstützende Naht. Mit einer kleinen, mäßig stark gekrümmten Nadel wird ein Seidenfaden in der Bindehaut außen knapp am Limbus im wagrechten Meridian befestigt. Dort ist die Bindehaut fest mit den Augenhäuten verwachsen. Wird der Faden weiter außen angelegt, so kann damit nur eine Falte der Bindehaut vorgezogen, aber kein wesentlicher Einfluß auf die Stellung des Auges ausgeübt werden. Wird die Befestigung ober- oder unterhalb des wagrechten Meridians vorgenommen, so bewirkt das Anziehen des Fadens eine unerwünschte Drehung des Auges um andere Achsen als die senkrechte, die hier einzig in Betracht kommt. Zur sicheren Befestigung des Fadens kann die Nadel zweimal durchgeführt werden, das erste Mal knapp ober dem wagrechten Meridian, das zweite Mal knapp unterhalb davon. Ist die Bindehaut leicht zerreißlich, so wird mit der Nadel etwas tiefer eingestochen und der Faden in das episklerale Gewebe versenkt. Beide Fadenenden werden unter den äußeren Augenwinkel im wagrechten Meridian zur äußeren Haut durchgeführt, indem die Nadel rasch durch den Lidwinkel durchgestochen wird. Zu diesem Behufe wird der äußere Augenwinkel mit zwei Fingern angespannt. Indem die beiden Fadenenden über einem Bäuschchen Gaze geknüpft werden, kann das Auge beliebig weit nach außen gerollt werden.

Die Fragen, die sich nun von selbst aufdrängen, sind folgende: Wieweit darf das Auge nach außen gerollt werden, wie groß ist der Einfluß dieser Naht und wann darf sie angewendet werden? Die Anwendung der Naht ist auf die Fälle beschränkt, wo nach Ausführung der Tenotomie noch Einwärtsschielen besteht, dabei aber der eben von seinem Ansatze abgelöste Muskel in seiner Wirksamkeit noch nicht zu sehr beschränkt ist. Daraus ergibt sich von selbst, daß — eine Hauptregel bei jedem Schieleingriffe — unmittelbar nach Ausführung der Sehnendurchschneidung die Stellung der Augen überprüft werden muß. Der auf dem Tisch liegende Kranke wird aufgefordert, einen Punkt auf der Decke des Zimmers zu fixieren, während beide Augen geöffnet sind. So ist leicht zu erkennen, wie viel der Eingriff an Verbesserung der Stellung herbeigeführt hat. Durch Fixation des in der Mittellinie angenäherten Fingers wird die Konvergenzfähigkeit der Augen geprüft und durch seitlich ausgeführte Augenbewegungen die Adduktionsfähigkeit des eben durchschnittenen Muskels. Die Naht hat zu unterbleiben, wenn trotz noch vorhandener Schielstellung der Muskel schon bedeutend geschwächt erscheint. Dadurch, daß die Naht das Auge nach auswärts dreht, kommt der Muskelansatz noch entfernter vom Limbus zu liegen, als die Tenotomie allein es bewirkt hatte, und damit verliert der Muskel noch mehr an Wirksamkeit. Eine zu starke Schwächung des Muskels aber hat eine baldige Entwicklung von Auswärtsschielen zur Folge, veranlaßt durch das Übergewicht des ungeschwächt gebliebenen äußeren Geraden.

Entsprechend unserem Grundsatze, es bei der Sehnenablösung gegen Einwärtsschielen immer bei einer leichten **Unterberichtigung zu lassen,** darf das Auge durch die Naht nicht in höchstem Maße nach auswärts gedreht werden, obwohl es nach Entfernung der Naht eine Rückrollung nach einwärts macht. Die Naht darf also höchstens so stark angezogen werden, daß eine leichte Divergenzstellung zustande kommt. Es genügt, die Naht 24 Stunden liegen zu lassen. Über den endgültigen Einfluß der Naht können nicht bestimmte Angaben in Graden gemacht werden. Für gewöhnlich geht, wie eben erwähnt, das Auge wieder etwas nach einwärts zurück. Der Einfluß der unterstützenden Naht hängt innig zusammen mit der Größe des Einschnittes in die TENONsche Kapsel. Seitliche Einschnitte in sie, die auch zur Erhöhung der Wirkung empfohlen werden, werden ja in geringerem Maße bei Ausführung jeder Sehnenablösung sicher gemacht.

Einen großen Vorteil bedeutet der Umstand, daß es möglich ist, diese Naht noch 1, 2, ja 3 Tage nach der Tenotomie anzulegen. Es kommt gelegentlich vor, daß die durch die Sehnenablösung hervorgerufene Stellungsverbesserung unmittelbar nachher ganz zufriedenstellend ist, während in den nächsten Tagen der Einfluß wieder bedeutend zurückgeht und dementsprechend der Grad des Schielens wieder wächst. Die Naht ist alsdann das sicherste Mittel, das ursprüngliche Ergebnis wieder herzustellen. Nach Kokainisierung und Eröffnung der Bindehautwunde werden mit einem Schielhaken die jungen Verklebungen, die sich seit dem Eingriffe schon gebildet hatten, gelöst, worauf die Naht gewöhnlich mit bestem Erfolge angelegt wird.

Die gegenwirkende Naht. Knapp am inneren Limbus wird in der Bindehaut — wenn nötig in den oberflächlichen Lederhautschichten — ein Faden verankert, in derselben Weise, wie früher bei der unterstützenden Naht am äußeren Limbus beschrieben. Der Gehilfe hebt darauf den inneren Rand der Bindehautwunde empor, um den Weg für die Hakenpinzette freizumachen, die entlang der inneren Fläche des aufgehobenen Bindehautlappens bis zum Muskel geführt wird. Auf diese Weise gelingt es, den Muskel selbst vorzuziehen und beide Enden des doppelt armierten Fadens durch ihn durchzuführen; die stark gekrümmten Nadeln werden dabei so stark gedreht, daß sie durch den inneren Wundrand der Bindehaut herauskommen. Die beiden Enden werden geknüpft. Das Auge wird dadurch nach einwärts gerollt, so daß der eben früher abgelöste Muskel mit seinem Sehnenansatze wieder näher an den Limbus rückt und dadurch an Einfluß gewinnt.

Die gegenwirkende Naht muß unbedingt angelegt werden, wenn durch die Tenotomie eine Überberichtigung entstanden ist. — Wenn schon unmittelbar nach der Sehnenablösung das Auge Neigung zeigt, in Auswärtsstellung zu geraten, wenn die Adduktions- und Konvergenzfähigkeit des Auges durch den Eingriff schwer beeinträchtigt wurde, würde die Unterlassung dieser Naht ein schwerer Fehler sein. Die höchsten Grade von Divergenzschielen schließen sich an solche verunglückte Tenotomien an. Wie die unterstützende, kann auch diese Naht 1—3 Tage nach der Tenotomie angelegt werden. Es sind nur vorerst die entstandenen Verklebungen mit dem Schielhaken zu lösen. Die Naht wird kräftig genug angezogen, so daß sie eine deutliche Konvergenzstellung des Auges erzeugt. Die Naht soll mehrere Tage liegen bleiben.

Wirkung der Vorlagerung des äußeren Geraden. Der Grad der Stellungsänderung, der durch die Vorlagerung des äußeren Geraden erreicht wird, kann noch weniger genau von vornherein angegeben werden als bei der Sehnenablösung. Es wäre ein Irrtum, zu glauben, daß jedem Millimeter ausgeschnittenen Muskelstückes in jedem Falle derselbe Grad an Stellungsänderung zukäme, daß somit ein bestimmter Schielgrad nach festgesetzter Liste durch Ausschneidung einer bestimmten Zahl von Millimeter Muskel beseitigt werden könnte. Die Beurteilung wird insbesondere dadurch erschwert, daß der unmittelbare Erfolg der Vorlagerung im Laufe der Heilung ganz beträchtlich zurückgeht. Eine Stellungsänderung von 30° dürfte das höchste Ausmaß des durch eine Vorlagerung erreichbaren Erfolges sein, durchschnittlich dürfte man mit der Annahme von 15—20° das Richtige treffen. Die Ergebnisse hängen nicht bloß von der Ausgiebigkeit der Muskelausschneidung ab, sondern insbesondere auch von der Vornähung des Ansatzes vor den ursprünglichen Ansatzpunkt. Dieser Umstand hat gewiß einen größeren Einfluß als die Ausschneidung. Wird der Eingriff nur auf die Ausschneidung eines Muskelstückes beschränkt und der Muskel wieder an den ursprünglichen Sehnenansatz angenäht, so bleibt der Erfolg stets gering. Von entscheidender Bedeutung ist die Annäherung des neuen Ansatzpunktes des Muskels an den Limbus.

In den beiden genannten Mitteln stehen uns also zwei Möglichkeiten zur Verfügung, die Wirkung einer Vorlagerung verschieden stark zu gestalten.

Erleichtert wird die Stellungsnahme wesentlich dadurch, daß bei alleiniger Ausführung einer Vorlagerung keine dauernde Überberichtigung zu befürchten ist, selbst bei geringem Einwärtsschielen von nicht mehr als 15°. Der unmittelbar nach der Vorlagerung sichtbare Erfolg stellt das Höchstmaß der erreichten Wirkung dar — wie schon erwähnt — und geht fast ausnahmslos in den nächsten Tagen bedeutend zurück. Darin liegt ein wichtiger Gegensatz zur Wirkung der Tenotomie. Während bei dieser eine Überberichtigung strengstens zu vermeiden ist, da ein zunehmender Grad von Auswärtsschielen die unausbleibliche Folge wäre, ist die durch eine Vorlagerung erzeugte harmlos. Es ist nicht nur keine Zunahme der Divergenz zu erwarten, sondern im Gegenteil ein Rückgang gewiß.

Wirkung der gleichzeitigen Ausführung von **Vorlagerung** des äußeren Geraden und **Sehnenablösung** des inneren Geraden.

Wird eine Vorlagerung des äußeren Geraden unmittelbar an die Sehnenablösung des inneren Geraden angeschlossen, so ist die Wirkung meistens von unerwünschter Größe. Selbst wenn nach der Sehnenablösung des inneren Geraden noch ein bedeutender Grad von Einwärtsschielen bei guter Adduktionsfähigkeit des Auges besteht, ist die sofortige Vorlagerung des äußeren Geraden ein gewagter Eingriff. Die erzielte Wirkung ist oft überraschend groß und ein hoher Grad von Auswärtsschielen die unmittelbare Folge. Wegen der vorausgeschickten Sehnenablösung bewirkt nämlich die Vorlagerung außer den die Augenstellung beeinflussenden Veränderungen im Bereiche des äußeren Geraden auch noch eine weitere Schwächung des inneren. Durch die Vorlagerung des äußeren Geraden wird das Auge nach außen gedreht, und zwar, weil der Widerstand des inneren Geraden fehlt, mehr als sonst. Die Folge muß dieselbe sein, wie wenn eine (die Tenotomie) unterstützende Naht angelegt worden wäre. Der innere Gerade kommt weiter von seinem ursprünglichen Ansatzpunkt weg gegen den Äquator des Auges zu liegen und verliert dementsprechend an Einfluß.

Die gleichzeitige Ausführung der Tenotomie und Vorlagerung kann daher nur für die hohen Grade des Einwärtsschielens zugestanden werden und auch dann soll die Vorlagerung auf eine Verkürzung des Muskels beschränkt bleiben und dieser wieder an der ursprünglichen Ansatzstelle angenäht werden. Sollte trotzdem eine Überberichtigung erzeugt worden sein, so darf sie auf keinen Fall geduldet werden, da das erzeugte Auswärtsschielen rasch zunehmen würde. Eine gegenwirkende Naht, die am inneren Limbus kräftig in den oberflächlichen Lederhautschichten zu verankern ist, um ein baldiges Ausreißen der Fäden zu verhindern, ist sofort anzulegen. Würde dies nicht genügen, so müßten die Nähte der Vorlagerung gelöst und der Muskel weiter rückwärts befestigt werden. Das Herausnehmen der Nähte erst 2—3 Tage nach dem Eingriffe hat gewöhnlich keinen Einfluß mehr.

Um eine Überberichtigung bei gleichzeitiger Ausführung von Vorlagerung und Sehnenablösung zu vermeiden, empfahl BIELSCHOWSKY folgendes Vorgehen. Zuerst wird die Vorlagerung des äußeren Geraden durchgeführt, ohne daß zunächst die Nähte zusammengezogen werden. Nun wird die Bindehaut über dem inneren Geraden eingeschnitten, die abzulösende Sehne mit ihrer Faszienumhüllung mit der Pinzette gefaßt und ein feiner Seidenfaden nahe dem Ansatze durch die Sehne und die darüberliegende Bindehaut hinter der Stelle des Einschnittes geführt. Unter Anspannung des Fadens wird die Sehne mit der Schere von der Lederhaut sorgfältig unter Schonung der Faszienverbindungen zwischen Muskel, Lederhaut und Bindehaut abgetrennt. Der Seidenfaden wird dann noch durch den hornhautwärts gelegenen Wundrand der Bindehaut geführt, eine lose Schlinge gemacht und nach Vollendung der Vorlagerung nach Bedarf unter Beobachtung der Augenstellung zusammengezogen, bis der gewünschte Erfolg nach den vorher gegebenen Regeln erreicht ist.

Überlegenheit der Vorlagerung an **physiologischem Werte** gegenüber der Tenotomie. Vom physiologischen Standpunkte aus gebührt der Vorlagerung unbedingt der Vorzug. Sie erhöht die Beweglichkeit des Auges, während durch die Tenotomie der Einfluß des Muskels geschwächt wird. Denn seine Sehne wächst erst weiter rückwärts in größerer Entfernung vom Limbus an die Lederhaut an. Auch eine regelrecht ausgeführte Ablösung der Sehne ist in Wirklichkeit nichts anderes, als eine künstlich erzeugte Parese leichten Grades. Daraus ergeben sich die zwei Grundregeln, die bei Ausführung einer Tenotomie zu beobachten sind: Ein Muskel darf nur dann dem Eingriffe unterzogen werden, wenn die Beweglichkeit des Augapfels in dem Bereiche dieses Muskels über die Norm gesteigert ist. Sie ist dagegen zu unterlassen, wenn der Muskel nur normale und ganz besonders, wenn er eine verminderte Leistungsfähigkeit zeigt. Die Beweglichkeit des Auges ist also unbedingt zu untersuchen, bevor die Entscheidung getroffen wird, ob eine Tenotomie gemacht werden soll oder nicht.

Bei normaler Leistungsfähigkeit des inneren Geraden gelangt das adduzierte Auge mit seinem medialen Pupillarrand bis zur Verbindungslinie der Tränenpunkte. Unter normalen Verhältnissen kann ferner der äußere Hornhautrand bei stärkster Abduktion eben noch die Lidkommissur erreichen, so daß durchschnittlich der äußere Lidwinkel als der Grenzpunkt der Abduktion genommen werden kann. Die gesamte seitliche Bewegungsbahn ist beim Schielen gewöhnlich etwas verrückt, und zwar stets nach der Richtung, nach der geschielt wird. Ist die Adduktionsfähigkeit des Schielauges um denselben Grad erhöht, als die Abduktionsfähigkeit vermindert ist, so kann von einer normalen Beweglichkeit des Schielauges gesprochen werden. Eine Schwächung des inneren Geraden durch eine Tenotomie ist dann nicht erlaubt. Besteht beim Einwärtsschielen ein Überschuß an Adduktionsfähigkeit, so ist gegen eine Tenotomie nichts einzuwenden, vorausgesetzt, daß die Muskelleistung dadurch nicht unter das normale Mindestmaß herabgesetzt wird. Daher die zweite Grundregel für die Tenotomie des inneren Geraden: Nicht überberichtigen. Damit ist nicht bloß gemeint, ein offenes Auswärtsschielen zu vermeiden, sondern insbesondere die Leistungsfähigkeit des Muskels nicht unter die Norm zu bringen. Selbst für den Fall, als nach der Tenotomie trotz der Beseitigung des Überschusses an Beweglichkeit im Bereiche des Muskels das Schielen noch nicht genügend verringert wurde, darf nichts weiter zur Steigerung des Erfolges der Tenotomie unternommen werden.

Ist bei Einwärtsschielen der Ausfall der Abduktion größer als der Zuwachs an Adduktion, so ist damit eine Hauptanzeige für die Vorlagerung gegeben.

Nach diesen Betrachtungen bedarf es keiner weiteren Begründung, daß im Falle von Auswärtsschielen, das durch eine zu ausgiebige Tenotomie des inneren Geraden bei Einwärtsschielen entstanden war, nur die Vorlagerung dieses Muskels auszuführen ist, nicht aber die Tenotomie des äußeren Geraden. Denn durch die Schwächung des einen Muskels wird die Leistungsfähigkeit des Antagonisten nicht erhöht.

Es erhellt daraus auch, daß die Sehnenablösung — von seltenen Ausnahmen abgesehen — nicht wiederholt werden soll.

Wenn wir nun auch die physiologische Höherwertigkeit der Vorlagerung ausdrücklich betonen, so soll damit nicht gesagt sein, daß die Vorlagerung unter allen Umständen ausgeführt werden müßte; ja, es ist nicht zu leugnen, daß die Tenotomie in vielen Fällen ein nicht zu entbehrender Eingriff ist.

Blickübungen nach dem Eingriffe. Von besonderer Wichtigkeit für die richtige Einstellung des operierten Auges ist die Bewegungsübung, die schon in den ersten Tagen, gelegentlich schon am Tage nach dem Eingriffe einzusetzen hat und nach bestimmten Grundsätzen durchgeführt werden muß. Die Frage, wie lange ein Auge nach einer Schieloperation verbunden zu werden hat, hängt wesentlich davon ab, ob es angezeigt ist, mit solchen Übungen zu beginnen oder nicht.

Finden wir z. B. nach einer einfachen Tenotomie des Rectus internus, welche am Operationstische zunächst sichtlich genügend gewirkt hat, am Tage darauf das Auge wieder in deutlicher Konvergenzstellung und dabei die Wirksamkeit des Rectus internus genügend groß, so daß eine weitere Schwächung des Muskels erlaubt ist, so wird das Auge sofort offen gelassen und der Patient angewiesen, untertags mit beiden Augen nicht nur sehr oft in die der Muskelwirkung entgegengesetzte Richtung zu blicken, also nach einer Tenotomie des Rectus internus des linken Auges nach links, nach einer solchen des rechten Auges nach rechts, sondern auch in dieser extremen Blickrichtung immer lang zu verharren. Da an diesem Tage die frisch geformten Adhäsionen, durch welche das durchschnittene Ende der Sehne wieder an die Sklera angelötet wird, noch ganz zart sind, werden sie gedehnt oder gar gelöst, die Sehne gleitet weiter nach rückwärts und der Erfolg der Operation wird dadurch vergrößert. Sollte das Auge noch empfindlich sein und nicht gut geöffnet werden, so wird eine 3%ige Kokainsalbe eingestrichen, wodurch diese subjektiven Beschwerden genügend verringert werden, um dem Patienten sofort die Blickübungen zu ermöglichen.

Es hängt von dem Einfluß dieser ganztägigen Übung ab, ob wir sie in den nächsten Tagen fortsetzen lassen oder nicht. Ihr Einfluß ist meist ausgezeichnet, da wir es jederzeit in der Hand haben, die Übung zu unterbrechen und das Auge auf diese Weise in der uns richtig erscheinenden Stellung zu erhalten.

Das gleiche gilt aber auch für die Vorlagerung des Rectus externus, selbstverständlich nur wenn sie gleichzeitig mit der Tenotomie des Rectus internus gemacht worden ist. Ist nach einem solchen Eingriffe das operierte Auge gerade in der gewünschten Stellung bei genügend guter Funktion des Rectus internus, so wird, wie erwähnt, der Verband über beiden Augen durch mindestens 4 Tage belassen, um die Stellung nach Möglichkeit zu erhalten. Sollte aber der Erfolg nicht genügend sein, der Rectus internus zu sehr an Kraft wieder gewonnen haben und das Auge wieder in Strabismus convergens geraten sein, so werden spätestens schon am zweiten Tage nach der Operation beide Augen offen gelassen, um mit den Übungen zu beginnen. Diese bestehen darin, die Augen in die Richtung des vorgelagerten Muskels oft und lange blicken zu lassen, um eine Schwächung des tenotomierten Rectus internus herbeizuführen. Man besorge nicht, daß dadurch die Nähte des vorgelagerten Muskels Schaden nehmen. Sind die Nähte genügend gut in dem skleralen Gewebe verankert worden, so halten sie der Blickbewegung stand und der günstige Einfluß dieser macht sich sehr rasch geltend.

Bei Überkorrektion nach kombinierter Operation eines Strabismus convergens sollen Blickübungen in der Richtung des tenotomierten Rectus internus, also entgegengesetzt der Wirkung des vorgelagerten Muskels die Nähte der Vorlagerung zum Nachgeben bringen, um auf diese Weise den Erfolg zu verringern. In diesem Falle haben aber solche Übungen nur dann einen Zweck, wenn der Rectus internus nicht etwa durch fehlerhafte Durchtrennung oder durch zu starke Ablösung der seitlichen Bänder zu sehr geschwächt worden ist.

Noch besser und genauer also als durch die früher erwähnten chirurgischen Mittel kann durch diese Blickübungen der Erfolg der Schieloperation in der gewünschten Weise dosiert werden. Diese Übungen müssen aber schon in den ersten Tagen nach der Operation einsetzen, weil sie später nach Erstarkung der frischen Adhäsionen keinen Einfluß mehr haben.

II. Auswärtsschielen.

Für die Eingriffe bei Auswärtsschielen gilt als *Hauptregel*, eine *Überberichtigung* zu erzeugen. Diese wird aber nicht leicht erreicht. Denn der einzige Eingriff, der bei Auswärtsschielen von wesentlichem Einfluß ist, ist die Vorlagerung des inneren Geraden. Aber an und für sich hat eine Vorlagerung dieses Muskels nicht die gleiche Höhe des Einflusses auf die Stellung des Auges, wie die Vorlagerung des äußeren Geraden. Daran sind zwei Umstände schuld. Es ist infolge der örtlichen Behinderung nicht möglich, ein gleich langes Stück des Muskels freizulegen und die Nähte so weit rückwärts anzulegen, wie beim äußeren Geraden; und andererseits gibt die Vornähung des Muskels weniger aus, da sich der Sehnenansatz ohnehin schon nahe am Limbus befindet und nicht um so vieles näher an ihn herangebracht werden kann. In ähnlicher Weise beeinflußt die Sehnenablösung des äußeren Geraden die Stellung des Auges weniger als die des inneren Geraden. Die Verschiebung des ohnehin schon weiter vom Limbus entfernten Sehnenansatzes des äußeren Geraden durch die Ablösung bedeutet verhältnismäßig weniger Verlust an Einfluß des Muskels auf die Beweglichkeit als beim inneren Geraden. Die Wertigkeit der Ansatzstelle wächst eben mit der Annäherung an den Limbus in rasch steigender Progression.

Aus diesen Betrachtungen ergibt sich, daß selbst bei geringen Graden von Auswärtsschielen gewöhnlich beide Eingriffe gleichzeitig auszuführen sind. um eine leichte Überberichtigung, einen geringen Grad von Einwärtsschielen unmittelbar nachher zu erzielen, da erfahrungsgemäß immer die Neigung zur Rückkehr der Auswärtsstellung besteht. Die alleinige Ausführung der Sehnenablösung des äußeren Geraden hat kaum einen Einfluß. Bei höheren Graden von Auswärtsschielen genügt nicht einmal die gleichzeitige Ausführung beider Eingriffe.

In solchen Fällen kann eine unterstützende Naht angelegt werden, ähnlich der bei der Sehnenablösung des inneren Geraden als gegenwirkende Naht beschriebenen. Oder es wird eine Naht außen in der Bindehaut des Auges, nicht zu knapp am Limbus oder noch besser im Sehnenstumpf des äußeren Augenmuskels eingesetzt, deren beide Fäden aus der Lidspalte heraus medialwärts geleitet werden, der eine nach oben zur Mittellinie auf der Stirne, der andere über den Nasenrücken auf die andere Seite der Nase. An den betreffenden Stellen werden beide mit mehreren Pflasterstreifen befestigt, nachdem sie so stark angezogen wurden, daß sich das Auge in starker Einwärtsstellung befindet. Um ein Einschneiden des Fadens am Nasenrücken zu verhindern, wird etwas Watte unterlegt. Da das Auge nicht ganz geschlossen werden kann, wird es mit einem befetteten Guttaperchapapier bedeckt. Die Naht kann 4—5 Tage belassen werden. Die Hornhaut wird durch den Faden, da er nach vorne zieht, nicht beschädigt, besonders wenn er, außen vom Limbus eingesetzt, eine kleine Falte der Bindehaut vorgezogen hat.

Ist trotz der unterstützenden Naht die Auswärtsstellung noch immer nicht beseitigt, so müssen später dieselben Eingriffe am anderen Auge vorgenommen werden.

Auswärtsschielen nach Sehnenablösung des **inneren Geraden.** Ist das Auswärtsschielen nach einer gegen Einwärtsschielen ausgeführten Sehnenablösung des inneren Geraden eingetreten, so gibt die Vorlagerung dieses Muskels gewöhnlich einen sehr guten Erfolg. Es ist nur seine Freilegung etwas schwieriger, da er oft erstaunlich weit rückwärts vom Limbus angeheilt ist. Es gelingt daher kaum, ein Stück davon auszuschneiden, da eben nur Platz vorhanden ist, die Fäden durchzulegen. Trotzdem ist der Erfolg sehr ausgiebig, da der Ansatzpunkt um eine große Strecke nach vorne verlegt werden kann. War die Sehnenablösung des inneren Geraden mit dem übermäßigen Erfolge erst vor wenigen Tagen gemacht worden, so wird, wie schon früher beschrieben, das Auswärtsschielen durch die gegenwirkende Naht beseitigt, da der Muskel in dem durchbluteten und geschwollenen Gewebe zu einer regelrechten Vorlagerung nicht geeignet ist. Hatte aber die Naht nicht den erwünschten Erfolg, so ist es besser, zu warten, bis das Auge abgeblaßt ist, und den Muskel erst nach einigen Wochen vorzulagern. Ein mißglückter vorzeitiger Versuch einer Vorlagerung könnte den Zustand eher noch verschlechtern.

Latentes Auswärtsschielen (Exophorie).

Die Vorlagerung des inneren Geraden hat auch in den Fällen von Exophorie vorgenommen zu werden, wo Beschwerden (Ermüdung, Doppeltsehen) schon beim Blick in die Ferne bestehen, ohne daß sie durch Anwendung prismatischer Gläser beseitigt werden könnten. Da eine möglichst ausgiebig angelegte Vorlagerung des inneren Geraden ungefähr auf 12 Winkelgrade zu bewerten ist, wird die Ausführung des Eingriffes entsprechend dem Grad der Exophorie abgestuft. Bei geringen Graden beschränkt sich das Verfahren auf die einfache Vornähung ohne Ausschneidung oder mit Ausschneidung eines nur sehr kurzen Muskelstückes. Unmittelbar nachher ist beim Blick in die Ferne ein geringes Einwärtsschielen erwünscht. Dieses verschwindet bei vorher bestandenem binokularen Sehen sehr bald unter Einfluß der Fusionstendenz. Sind die Beschwerden der Exophorie durch die sorgfältig ausgeführte Vorlagerung noch immer nicht behoben, so wird nach Ablauf einiger Wochen auch der innere Gerade des anderen Auges vorgelagert.

Sehnenablösung des äußeren Geraden kommt nur in den seltenen Fällen von Exophorie in Betracht, die auf einem Überschuß an Divergenzkraft beruhen.

Lähmungsschielen.

Bei Lähmungsschielen darf nur zu einem Eingriff geschritten werden, wenn die Lähmung voraussichtlich nicht mehr vergehen wird und mindestens schon $^3/_4$ Jahre bis 1 Jahr alt ist. Nur wenn die Lähmung des Muskels nicht vollständig ist, kann von der Vorlagerung ein Erfolg erwartet werden, was Beweglichkeit des Auges anbelangt. Sonst kann kein Einfluß auf die Beweglichkeit erzielt werden, der Eingriff hat vielmehr nur den Zweck, das gelähmte Auge in die Primärstellung zurückzuführen.

Neuntes Kapitel.

Die Ausschälung des Augapfels (Enucleatio bulbi).

Anzeigen. Die häufigste Anzeige zu diesem Eingriffe ist damit gegeben, daß ein Auge, dessen Sehvermögen *unwiederbringlich* verloren ist, dem Kranken *Schmerzen* bereitet oder das andere Auge durch eine *sympathische* Erkrankung bedroht.

Sehende Augen dürfen nur wegen einer *bösartigen Neubildung* in ihrem Inneren zur Ausschälung bestimmt werden. Auch bei der Entfernung von bösartigen Neubildungen aus der Umgebung des Auges, besonders der Augenhöhle, kann es geschehen, daß ein sehtüchtiges Auge nicht erhalten werden kann.

Wird im Verlaufe einer *Iridozyklitis* nach *durchbohrender Verletzung* der Ausbruch einer sympathischen Entzündung befürchtet, so kann doch die Entfernung des Auges solange nicht verfügt werden, als es noch gute Lichtempfindung in 6 m und richtige Projektion hat. Erst wenn diese schlecht geworden sind, darf mit dem Eingriffe nicht länger gezögert werden. Bei frischen Verletzungen darf er vorgenommen werden, wenn der Untergang des Auges über jeden Zweifel steht. Ausgedehnte Spaltungen der Hornhaut und Lederhaut mit Vorfall der Regenbogenhaut, des Strahlenkörpers und des Glaskörpers berechtigen zur sofortigen Ausschälung. Der Verletzte wird dadurch vor wochen- und monatelangem Krankenlager bewahrt. Berstungen der Lederhaut geben viel seltener dazu die Anzeige. Wenn auch dabei das Sehvermögen gewöhnlich entweder ganz verloren ist oder sich nur in geringem Maße (Fingerzählen) wieder herstellt, so können diese Augen später doch zur Ruhe kommen und erscheinen häufig nicht wesentlich verunstaltet. Erst wenn infolge der Lederhautberstung das Auge unter Entzündungserscheinungen schrumpft, darf die Ausschälung nicht weiter aufgeschoben werden. Daraus aber, daß unmittelbar nach einem Trauma die Lichtempfindung eines Auges vollständig erloschen ist, darf nicht die Berechtigung zur Entfernung des Auges abgeleitet werden. Nicht so selten ist, besonders nach einer stumpfen Verletzung, die Lichtempfindung vollständig erloschen und hebt sich innerhalb von Tagen allmählich wieder auf normale Lichtempfindung und Projektion; ja es gibt Augen, die nach vollständiger Amaurose (Lederhautberstung mit Blutungen in den Glaskörper, schwere Prellungen) wieder eine, wenn auch geringe Sehschärfe bekommen.

Weitere Anzeigen für die Entfernung des Auges sind gegeben:

durch starke *Ausdehnung* (Staphyloma corneae totale, Skleralstaphylome), da diese Augen durch ihre Größe entstellen und der Gefahr unterliegen, zu zerplatzen und schwere Blutungen zu veranlassen;

durch Eintritt einer *Panophthalmitis*; wenn z. B. nach einer Verletzung, die zunächst noch nicht zur Ausschälung Veranlassung gegeben hätte, eine Infektion eintritt, die rasch fortschreitet und durch ihre Heftigkeit eine Panophthalmitis wahrscheinlich macht, kann der Vorgang durch Ausschälung des Auges noch rechtzeitig abgeschnitten werden. Das gleiche gilt für die Fälle, wo es nach Eingriffen, z. B. Starausziehung, zu einer schweren Infektion des Auges gekommen ist. Auch bei vollentwickeltem Bilde der Panophthalmitis (Exophthalmus, starkes Ödem der Lider, Bewegungseinschränkung des Bulbus, Chemosis) kann ohne Gefahr einer Meningitis das Auge herausgenommen werden, wenn bei geschlossener Augenkapsel kein Austritt des Eiters in die Gewebe der Augenhöhle zu befürchten ist. Sonst soll nur durch Eröffnung des vorderen Augapfelabschnittes zur Erleichterung des Zustandes dem Eiter freier Abfluß verschafft werden.

Örtliche und allgemeine Betäubung. Die Ausschälung wird fast immer in örtlicher Betäubung vorgenommen. Für die allgemeine Betäubung verbleiben, abgesehen von den Eingriffen bei Kindern und unvernünftigen Menschen, nur schwierige Ausschälungen zerschmetterter oder entzündeter Augen, insbesondere bei Mitbeteiligung des Gewebes der Augenhöhle an der Verletzung. Das Auge und seine Umgebung wird nach dem SIEGRISTschen Verfahren unempfindlich gemacht. Dies wird durch Einspritzungen von 2% Novokainlösung, der etwas Suprareninlösung beigesetzt ist, erreicht, die in das Gewebe um den hinteren Augenpol und Sehnerveneintritt einverleibt werden. Man verwendet dazu eine gewöhnliche PRAVAZsche Spritze, die mit einem gebogenen Ansatz versehen ist. Nach gründlicher Kokainisierung des Bindehautsackes mit einer Mischung einer 3% Kokainlösung mit Suprareninlösung und Einspritzung von 1 ccm der Novokainlösung unter die Bindehaut wird die Bindehaut des Augapfels samt der Kapsel nacheinander an vier Stellen aufgefaßt, oben und unten, außen und innen, und etwas vorgezogen, und die gebogene Nadel, mit ihrer Höhlung gegen den Augapfel gerichtet, eingestochen und bis an den hinteren Augenpol zur Eintrittsstelle des Sehnerven und der Ziliarnerven eingeführt. Die Nadel wird neben den Augenmuskeln nach rückwärts geleitet, weil das Durchführen der Nadel durch diese und die damit verbundene Zerrung daran sehr schmerzhaft empfunden wird. Es werden je 0,75 ccm der bezeichneten Lösung eingespritzt. Die Empfindungslosigkeit tritt schnell ein, so daß der Eingriff, auch bei entzündeten und vorher schmerzempfindlichen Augen schon nach wenigen Minuten begonnen und meist ganz schmerzlos durchgeführt werden kann. Die angegebene Menge der eingespritzten Flüssigkeit wird ohne schädliche Folgen vertragen.

Ein anderes Verfahren der örtlichen Betäubung ist die von LÖWENSTEIN aus der Klinik ELSCHNIG bekanntgemachte *Ganglionanästhesie.*

Ganglionanästhesie. Das Ganglion ciliare liegt rückwärts in der Augenhöhle in dem Winkel zwischen dem Sehnerven und dem äußeren geraden Augenmuskel. In seiner Nähe sind alle das Auge versorgenden Empfindungsnerven knapp aneinander gelagert. Eine Einspritzung in der Nähe des Ganglions ist daher geeignet, alle sensiblen Augennerven zu beeinflussen. Zur Einspritzung dient eine gewöhnliche, mit einer 1% Kokainlösung gefüllte PRAVAZsche Spritze (1 ccm), die einen 5 cm langen und entsprechend dicken Ansatz hat. Nach Kokainisierung der Bindehaut durch Einträufeln einer 3% Kokainlösung wird der äußere Lidwinkel schläfenwärts angespannt und die Nadel knapp am äußeren Augenhöhlenrande, etwas unterhalb seiner Mitte, d. h. entlang dem unteren Rande des äußeren Geraden eingestoßen. Auf diese Weise wird die

schmerzhafte Verletzung dieses Muskels vermieden. Da die äußere Augenhöhlenwand nicht sagittal verläuft, sondern von vorn nach hinten in schräger
Richtung gegen die Mittellinie, so ist die Nadel dementsprechend mit der Spitze
nach einwärts gerichtet zu halten. Wird die Nadel sagittal nach rückwärts
eingeführt, so gerät sie alsbald auf den Knochen der äußeren Augenhöhlenwand
und kann nicht weiter vordringen. Ist sie aber in richtiger Stellung, so kann
sie ohne Widerstand vorgeschoben werden, bis nur noch ein halber Zentimeter
ihres Ansatzes sichtbar bleibt (Abb. 95). Nun wird die Spritze etwas nach
außen gedrückt, so daß sich die Spitze der Nadel vom Knochen abhebelt. In
dieser Lage wird zunächst die Hälfte der Lösung langsam eingespritzt. Ist
die Nadel wirklich an die richtige Stelle gelangt, so macht sich bei empfindlichen Augen alsbald ein Nachlassen des Schmerzes und insbesondere eine
auffallend geringe Schmerzhaftigkeit bei unsanfter Berührung des Augapfels mit der Pinzette geltend. Ist diese Erscheinung eingetreten, so wird
der Rest der Lösung eingespritzt. Nach wenigen Minuten ist das Auge vollständig unempfindlich geworden. Die Gegend des Strahlenkörpers mag mit
der Pinzette kräftig angefaßt werden und doch empfindet der Kranke keine
Schmerzen, selbst wenn das Auge früher sehr empfindlich gewesen war.

Die Nadel darf nicht zu weit vor-geschoben werden, da sie sonst in den
Sehnerven hineingerät und die Ein-spritzung dadurch ihren Zweck ver-

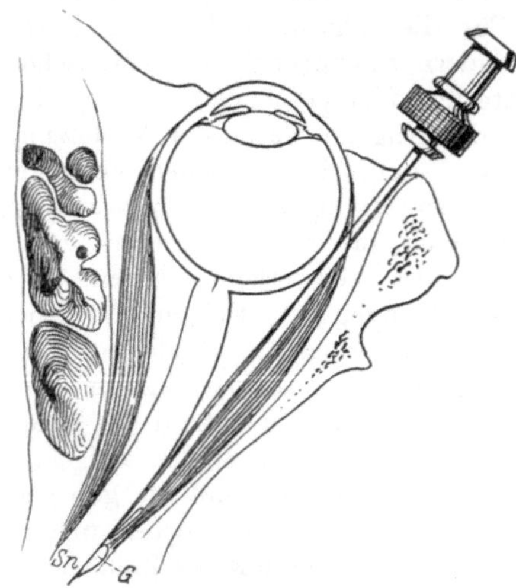

Abb. 95. Wagrechter Schnitt durch die Augen-höhle. Sn. Sehnerv, G Ganglion ciliare. Nadel bis an das Ganglion eingeführt.

fehlt. Durch die hebelnde Bewegung kann man sich davon überzeugen, ob
die Nadelspitze wirklich frei und nicht etwa im Sehnerven oder in einem
größeren Gefäße gefangen ist.

War das Auge durch lange Zeit hindurch entzündet, so empfiehlt es sich,
vor dem Durchschneiden der Bindehaut noch $\frac{1}{2}$ ccm einer 1 % Kokainlösung
unter die Bindehaut rings um den Limbus einzuspritzen, da die Ablösung der
Bindehaut sonst noch schmerzen könnte.

Sollte nach Einverleibung der ersten Hälfte der Lösung die Empfindlichkeit
des Auges noch nicht abgenommen haben, so ist die Nadel etwas zurückzuziehen
und in leicht geänderter Richtung vorzuschieben, um das Ganglion zu erreichen.

Bei furchtsamen und aufgeregten Kranken leistet eine vor dem Eingriffe
verabreichte subkutane Skopolamin-Morphium-Einspritzung wertvolle Dienste.

Rasche Vortreibung des Auges unter starken Schmerzen unmittelbar nach
der Einspritzung ist wahrscheinlich durch Verletzung eines größeren Blutgefäßes verursacht. Trotz der Seltenheit dieses Ereignisses wird dadurch wie
auch durch die Möglichkeit der Verletzung des Sehnerven durch die Nadel
dieses sonst sehr empfehlenswerte Verfahren auf die Ausschälung beschränkt

und kann für keine anderen Eingriffe am Auge, auch nicht wenn dieses blind ist, angewendet werden.

Die Nadel kann auch durch die äußere Haut knapp unter dem äußeren Lidwinkel nach gehöriger Reinigung dieser Stelle (Bepinseln mit Jodtinktur) eingestochen werden. Wird an dieser Stelle vorher etwas von der Lösung mit feinster Nadel unter die Haut ein-gespritzt, so verursacht das Ein-führen der kräftigen Nadel für die tiefe Einspritzung keine Schmerzen. Bei dieser Art des Vorgehens be-rührt die Nadel den Bindehautsack nicht. Dies ist in Fällen von Vor-teil, wo ansteckende Stoffe im Binde-hautsacke die Einspritzung von hier aus in die Tiefe wegen der Gefahr der Übertragung von Keimen und Ansteckung des Augenhöhlengewebes nicht rätlich erscheinen lassen.

Ausnahmsweise wird das Gang-lion nicht getroffen, so daß auf den Eintritt der Empfindungslosigkeit vergeblich gewartet wird. Es können dann zur Erreichung der Unemp-findlichkeit nach dem Vorschlage von LIEBERMANN noch zwei andere Einspritzungen durch die Haut der Lider hindurch gemacht werden, und zwar innen oben dicht unter dem oberen Augenhöhlenrande, finger-breit über dem inneren Augenwinkel durch die Haut des Oberlides, wobei nach einem ungefähr 2 cm weiten Vordringen in sagittaler Richtung die Nadel etwas mehr nach unten und schläfenwärts geneigt wird bis zu einer Tiefe von 4 cm; und die dritte Einspritzung unten innen un-

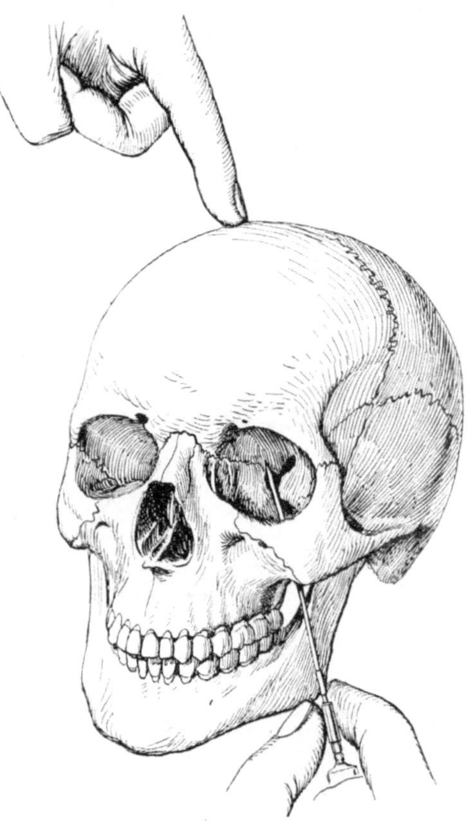

Abb. 96. Hintere Augenhöhleneinspritzung nach SEIDEL. Zeigefinger der freien Hand auf dem Ziel-punkte aufgesetzt. Die Spitze der Nadel hat dicht vor dem Foramen opticum das Augenhöhlendach erreicht.

gefähr an der Grenze des mittleren und inneren Drittels des unteren Augen-höhlenrandes durch die Haut des unteren Lides, in der Richtung wenig nach oben und temporal. Werden mit jeder Einspritzung 2 ccm der Novokainlösung verwendet, so ist durch diese drei Einspritzungen ein kegelförmiger Abschnitt des Augenhöhlengewebes hinreichend infiltriert. Innerhalb dieses Gebietes müssen die in Betracht kommenden Nerven von der Lösung erreicht werden.

Für die seltenen Fälle, wo vorne der Eingang in die Augenhöhle durch Geschwülste gesperrt ist oder wo bei starker Entzündung des Gewebes um den Augapfel mit der Ausschälung ausnahmsweise nicht so lange zugewartet werden kann, bis die Entzündung abgeklungen ist, wie wir es sonst tun, wird die von SEIDEL erdachte *hintere Augenhöhleneinspritzung* vorgenommen. Die Nadel,

die zu diesem Zwecke 8 cm lang sein muß, wird von der Wange aus — die Einstichstelle liegt fingerbreit unter dem vorderen Teil des unteren Jochbein-
randes — steil nach oben und etwas nach innen gerichtet hinter dem Jochbein
vorgeschoben.

Als Zielpunkt empfiehlt SEIDEL einen Punkt, der auf der Kranznaht gelegen
ist, und zwar daumenbreit nach außen auf der anderen Seite, von ihrem Schnitt-
punkt mit der Pfeilnaht, d. h. also nach rechts von der Mittellinie bei Einspritzung in die linke Augenhöhle. Man setzt dort den Zeigefinger der freien
Hand auf (Abb. 96). Um am Kranken diesen Punkt zu finden, lege man ein
Bandmaß vom vorderen Rande des Warzenfortsatzes der einen Seite dicht
hinter dem Gehörgange senkrecht über den Scheitel bis zum Warzenfortsatze

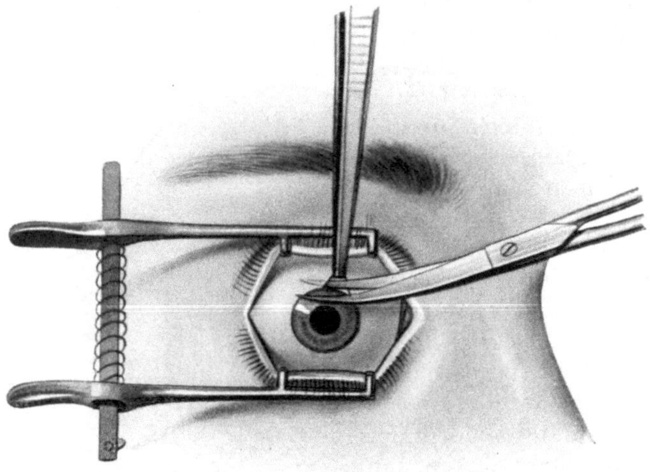

Abb. 97. Ausschälung des rechten Augapfels. Durchtrennung der Bindehaut bereits bis zum senkrechten Meridian vorgeschritten. Man beachte die Haltung der Schere: das eine Blatt wrid unter der
Bindehaut vorgeschoben, während die Pinzette den Rand der Bindehautwunde aufhebt; das andere
Blatt der geöffneten Schere liegt so vor der Hornhaut, daß beim Schließen der Schere die Bindehaut
knapp am Limbus abgetrennt wird.

der anderen Seite. Einen Daumen breit nach außen von dem Schnittpunkte
der Medianen mit dieser Linie liegt der Zielpunkt.

So gelangt die Nadel durch die Fissura orbitalis inferior in den hinteren
Teil der Augenhöhle (Abb. 96). Nachdem dort 1 ccm einer 2—4$\%$ Novokain-
Adrenalinlösung langsam eingespritzt worden ist, wird sie unter weiterer Ver-
wendung von 1 ccm dieser Lösung so weit vorgeschoben, bis sie dicht vor dem
Foramen nervi optici das Augenhöhlendach erreicht hat. Unter langsamem
Zurückziehen durch die Augenhöhle werden nun weitere 4 ccm in ihr Gewebe
eingespritzt, so daß also für die Augenhöhle bis zu 6 ccm verwendet werden.
Um das Einstechen der Nadel durch die Haut und in das Gewebe der Fossa
pterygopalatina schmerzlos zu machen, werden zuerst unter oberflächlicher
Infiltration der Haut der Einstichstelle mit einer feinen ungefähr 4 cm langen
Nadel 6 ccm der Lösung an die hintere Fläche des Oberkiefers in die erwähnte
Grube eingespritzt.

Nach einer Wartezeit von 20 Minuten kann der Augapfel ausgeschält, ja selbst
die Augenhöhle ausgeweidet werden, ohne daß der Kranke Schmerzen leidet.

Eingriff. Abtrennung der Bindehaut vom Augapfel. Mit der Hakenpinzette wird eine Falte der Bindehaut des Auges im wagrechten Meridian nahe dem Limbus aufgehoben und ein kleiner Einschnitt gemacht, von dem aus die Bindehaut knapp am Limbus abgelöst wird. Kein Streifen Bindehaut soll am Auge zurückbleiben. Jeder Millimeter der Bindehaut ist für das Tragen eines Kunstauges von größter Wichtigkeit. Die Ablösung der Bindehaut wird in der Weise vorgenommen (Abb. 97), daß das eine Blatt der kleinen, etwas gekrümmten Schere von der gesetzten Lücke aus unter der Bindehaut nahe dem Limbus vorgeschoben wird, während das andere Blatt vor der Hornhaut gleitet. Die Blätter werden dabei parallel zum Limbus gehalten. Durch Schließen der Schere wird die Bindehaut von ihrem Ansatze am Limbus abgetrennt. Darauf wird die Schere in gleicher Weise, wie eben beschrieben,

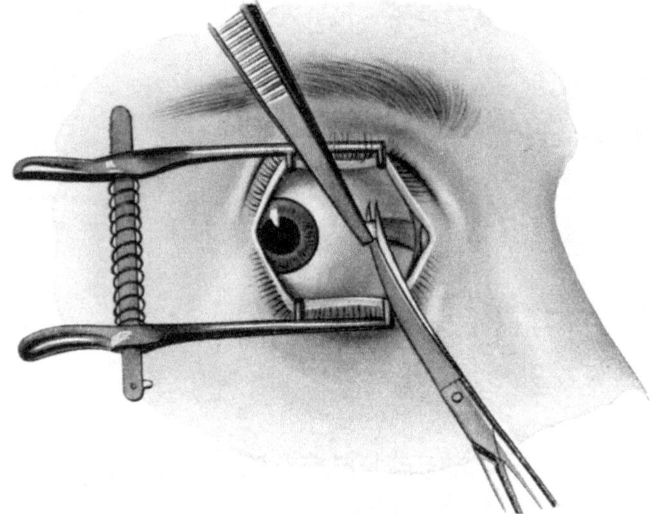

Abb. 98. Die Pinzette hat die Sehne des inneren Geraden an ihrem Ansatz gefaßt und dreht das Auge nach außen; das eine Blatt der Schere wird auf der von der Hornhaut abgewendeten Seite der Pinzette unter den Muskel geschoben, um ihn senkrecht auf seine Faserrichtung zu durchtrennen.

vorgeschoben, indem die Pinzette die Bindehaut am Ende des eben gemachten Schnittes emporhebt, und der Vorgang wiederholt, bis die Bindehaut ringsum abgetrennt ist. Da man mit der rechten Hand schneidend von rechts nach links arbeitet, empfiehlt es sich, am rechten Auge innen am Limbus mit der Ablösung der Bindehaut zu beginnen, am linken Auge außen. Ist die Bindehaut ringsum durchschnitten, so wird mit der geschlossenen Schere die Bindehaut allseitig unterminiert, um sie vollständig vom Augapfel freizumachen.

Durchtrennung der geraden Augenmuskeln. Am rechten Auge wird zuerst der innere Gerade, am linken der äußere Gerade durchschnitten. Während zu diesem Behufe der Gehilfe die Bindehaut über dem Muskel emporhebt, wird die in der linken Hand gehaltene, geschlossene Pinzette parallel zur Lederhaut hart an ihr an den Ansatz des Muskels geschoben, hier geöffnet und unter mäßigem Drucke gegen den Augapfel geschlossen. Der auf diese Weise mit der Pinzette aufgefaßte Muskel wird auf der von der Hornhaut abgewendeten

Seite der Pinzette quer durchschnitten, nachdem das eine Blatt der Schere von unten her unter den Muskel geschoben worden ist (Abb. 98). So bleibt am Auge ein kurzes Muskelstück haften, das zum Festhalten und Lenken des Auges während des Eingriffes dient. Durch die Durchschneidung des Muskels ist auch die TENONsche Kapsel eröffnet und die Lederhaut freigelegt worden. An Stelle der kleinen gekrümmten Schere, die bisher zur Durchschneidung der Bindehaut und des Muskels verwendet wurde, tritt nun eine größere gerade oder schwach gekrümmte kräftigere Schere, die Enukleationsschere.

Während die Pinzette das Auge wagrecht nach der dem durchgeschnittenen Muskel entgegengesetzten Seite rollt, d. h. das rechte Auge nach auswärts, das linke Auge nach einwärts, wird das stumpfe Blatt der geöffneten Schere,

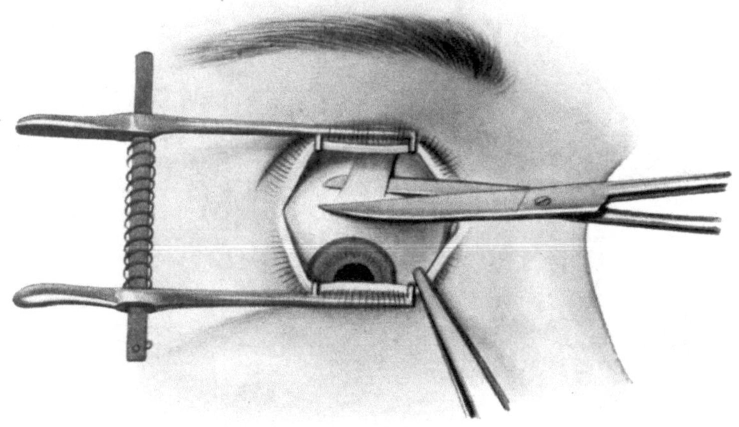

Abb. 99. Das stumpfe Blatt der Schere wurde von innen her unter die TENONsche Kapsel bis unter die Sehne des oberen Geraden geschoben. Diese wird knapp an ihrem Ansatze abgetrennt.

von der Wunde in der TENONschen Kapsel aus, unter diese, und zwar zunächst nach oben vorgeschoben. Den Weg unter die TENONsche Kapsel findet die Schere, indem sie hart an die bloßliegende Lederhaut an der Stelle des durchschnittenen Muskels angelegt und von hier nach aufwärts geschoben wird. So gelangt die stumpfe Scherenklinge unter die Sehne des oberen Geraden. Durch den kräftigeren Widerstand, den die Sehne der Schere bietet, ist die richtige Lage dieser sofort zu erkennen. Das Auge wird mit der Schere nach vorwärts und unten gedrückt, so daß die Sehne des Muskels deutlich sichtbar wird (Abb. 99). Sie wird mit einem Schlage knapp an ihrem Ansatze durchschnitten. Die Sehne des unteren Geraden wird unter gleichem Vorgehen durchschnitten, nur muß jetzt die die Schere führende Hand stark gebeugt werden. In gleicher Weise wie früher gleitet die stumpfe Klinge der Schere unter die TENONsche Kapsel, lädt die Sehne des unteren Geraden auf und durchschneidet sie. Die Durchschneidung des vierten geraden Augenmuskels braucht zunächst noch nicht vorgenommen zu werden; es folgt die

Durchschneidung des Sehnerven. Während das Auge nach rechts gedreht gehalten wird, wird die geschlossene Schere knapp an der Lederhaut langsam an den hinteren Pol des Auges geführt. Da am rechten Auge der Sehnerv von der inneren Seite her angegangen wird, ist er hier leichter zu erreichen als am linken Auge, bei dem die Schere von der äußeren Seite her eingeführt wird und daher um den hinteren Pol hinüber an die nasale Seite des Auges vorgeschoben werden muß. Dem Anfänger wird es oft schwer, den Sehnerven zu finden, meist infolge einer schlechten Haltung der Schere, indem sie fälschlich in sagittaler Richtung nach hinten in die Augenhöhle vorgeschoben wird. Sie muß vielmehr in einer fast frontalen Richtung ungefähr senkrecht zum Verlaufe des Sehnerven hart an der Lederhaut im wagrechten Meridian an den hinteren Pol des Auges gebracht werden. Wird das Auge genau um die senkrechte Achse nach rechts gedreht, so läßt sich der Sehnerv als ein straff gespannter Strang tasten, wenn die geschlossene Schere von oben nach unten bewegt wird. Der Sehnerv

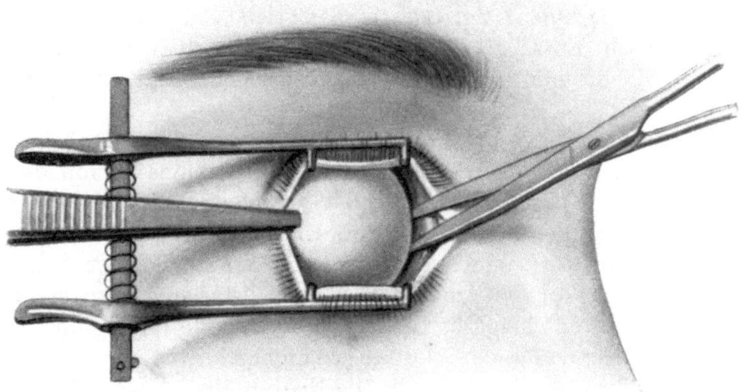

Abb. 100. Das Auge, das immer noch an derselben Stelle gehalten wird, ist um den senkrechten Meridian stark nach außen gedreht. Die geöffnete Schere faßt den Sehnerven zwischen ihre Blätter, um ihn zu durchschneiden.

wird leichter aufgefunden, wenn er durch geringes Vorziehen des Auges angespannt wird. Er wird gewöhnlich knapp am Auge durchschnitten. Zu diesem Behufe wird die Schere, nachdem man sich von der Lage des Nerven vergewissert hat, geöffnet, der Nerv zwischen die beiden Blätter gefaßt (Abb. 100) und mit einem Schlage durchtrennt. Unmittelbar darauf wird das haltlos gewordene Auge mit der geschlossenen Schere nach vorwärts gedrückt und aus der Augenhöhle luxiert; der Gehilfe stillt sofort mit einem Tampon trockener Gaze die Blutung. Dadurch wird eine Durchblutung der Gewebe verhindert. Das Auge wird schließlich von den übrigen Gebilden gelöst. Knapp am Auge durchschneidet die Schere die Verbindungen, die noch durch die Sehne der beiden Schiefen und des letzten Geraden gebildet werden. Bei regelrecht ausgeführtem Eingriffe hängen an dem Auge keine größeren Gewebsfetzen mit Ausnahme des Muskelstumpfes, mit dem das Auge gehalten wurde.

Verschluß der Bindehautwunde. Die Wunde in der Bindehaut wird entweder durch eine Tabaksbeutelnaht oder mit mehreren senkrecht angelegten Fäden geschlossen. Die Fäden haben knapp neben dem Wundrand durchgezogen zu werden. Sonst wird der Bindehautsack verkürzt, indem in der Mitte der Rand der Bindehaut als Wulst nach innen vorspringt. Aber auch ohne Nähte heilt die Wunde gut, wobei sich die Bindehaut von selbst in die richtige Stellung legt. Allerdings wächst dann nicht selten aus der Wunde ein kleiner Granulationsknopf hervor, was gewöhnlich mit einer stärkeren Absonderung aus dem Bindehautsack einhergeht. Der Knopf wird mit einem Scherenschlag abgetragen und die winzige wunde Stelle mit einem Lapisstift berührt und zur Vernarbung gebracht. Nach dem Eingriffe soll der Verband unter mäßigem Drucke angelegt werden, um eine Nachblutung zu verhindern. Am Tage darauf wird der Verband gewechselt und nun durch mehrere Tage noch ein leichter Verband getragen. Der Bindehautsack wird mit physiologischer Kochsalzlösung ausgewaschen.

Zwischenfälle. Nach lange dauernden Entzündungen des Auges sind Binde- und Lederhaut oft miteinander verwachsen. Dann kann die Bindehaut nur schwer abgelöst werden. Dies ist auch nach wiederholten Einspritzungen von Sublimat- oder Kochsalzlösungen unter die Bindehaut der Fall oder wenn Verletzungen zur narbigen Verwachsung zwischen beiden geführt haben. Unmöglich kann die Losschälung der Bindehaut nach Verätzungen werden, wo an ihrer Stelle oft nur eine dünne Narbenschicht liegt, die leicht durchlöchert wird.

Aber auch für diese Fälle gilt als erstes Gesetz, so viel als möglich von der Bindehaut zu schonen und sie nicht durch unnützes Anfassen mit der Hakenpinzette zu zerreißen. Der Anfänger findet die Muskelansätze leichter, wenn er sie mit dem Schielhaken aufsucht; die beschriebene Weise, die Schere unter die Tenonsche Kapsel zu schieben, besitzt den Vorzug großer Schnelligkeit; bei Durchtrennung des oberen und des unteren Geraden ist zu achten, nicht etwa durch einen Scherenschlag das Lid zu verletzen. Die Lider werden während des Eingriffes durch einen Lidsperrer auseinandergehalten.

Wenn der Muskelstumpf, der zum Festhalten des Auges dient, abreißt, oder beim wiederholten Anfassen zerreißt, so wird das Auge an der Sehnenleiste eines anderen Muskels oder es wird bei weichem Auge eine Falte der Lederhaut aufgefaßt. Sind aber alle Sehnen schon abgeschnitten worden, so muß das Auge mit dem Zeige- und Mittelfinger der linken Hand in die gewünschte Stellung gerollt werden, damit der Nerv durchschnitten werden kann. Je knapper an der Sehne das Auge gefaßt, je weniger oft die Pinzette von neuem angesetzt wird, um so besser wird die Sehne halten.

Vor der Durchschneidung des Nerven ist durch langsames Tasten mit der geschlossenen Schere eine richtige Vorstellung seiner Lage zu gewinnen, damit er nicht verfehlt wird. Wird aber das Auge in eine schräge Richtung verdreht und hastig irgendwo rückwärts ein Schnitt in das Gewebe der Augenhöhle gemacht, so gelingt es nicht, den Nerven zu durchtrennen. Durch die Verletzung des Augenhöhlengewebes fängt es stark zu bluten an. Da das Auge das Einführen eines Tampons verhindert, wird das Gewebe der Augenhöhle tumorartig vorgetrieben. Darüber vergehen Wochen, bis sich das Blut allmählich wieder aufsaugt. Der Sehnerv soll daher auf den ersten Schnitt getroffen werden. Nach der Durchschneidung ist das Auge sofort nach vorne zu luxieren, um dem Gehilfen die Tamponade zu ermöglichen. Besonders bei weichem Auge z. B. nach schweren Verletzungen, wobei das Auge schon vor Beginn des Eingriffes ganz zusammengefallen war, oder beim Durchschneiden der Muskeln ausgepreßt wurde, kann es geschehen, daß an Stelle des Nerven das Auge selbst rückwärts eingeschnitten wird. Dann muß der Nerv mit dem Stumpf des Auges aufgesucht und ausgeschnitten werden. Da das umliegende Gewebe infolge der Durchblutung sofort stark anschwillt, gelingt es oft nur sehr schwer, den Nerven freizulegen und weiter rückwärts zu durchschneiden. Denn es fehlt jeder Anhaltspunkt über seine Lage und die starke Blutung verhindert einen deutlichen Überblick.

Zur leichteren Ausführung des Eingriffes bei ausgedehnten Verletzungen wird die klaffende Wunde zuerst durch Nähte vereinigt und dadurch ein Ausquetschen des Inhaltes verhindert.

Der Lidheber kann nur bei ganz schlechter Haltung der Schere und Schnittführung verletzt werden; doch sind Fälle von totaler Ptosis nach Ausschälung schon beobachtet worden.

Wenn sich nach Herausnahme eines Auges wegen einer bösartigen Geschwulst der Stumpf des Sehnerven, der in solchen Fällen genau besichtigt werden muß, von der Neubildung durchsetzt findet, muß der Nerv weiter rückwärts ausgeschnitten werden. Sicherer dürfte es sein, statt den zurückgebliebenen Nerven auszuschneiden, die Augenhöhle auszuweiden. In solchen Fällen soll daher der Nerv von vornherein so weit rückwärts vom Auge als möglich durchschnitten werden. Auch in Fällen von Iridozyklitis nach Verletzungen, wo der Ausbruch einer sympathischen Entzündung befürchtet wird, wird der Nerv so weit rückwärts als möglich vom Auge durchtrennt. In seltenen Fällen kommt es nach der Durchschneidung des Sehnerven zu einer schweren, kaum stillbaren Blutung (Arteriosklerose, Hämophilie); wenn sehr kräftiger Druck nicht genügt, müssen die blutenden Gefäße umstochen, im Notfalle die Gewebe mit dem Glüheisen verschorft werden.

Die Ausweidung des Augapfels (Evisceratio bulbi). Die Ausräumung des Inhaltes der Lederhautkapsel, allein oder mit Einnähung von Glas- oder Goldkugeln (*Verfahren von* MULES) ausgeführt, kann nicht befürwortet werden. Fälle von sympathischer Entzündung wurden nach diesem Eingriffe wiederholt beobachtet. Die eingenähten Kugeln stoßen sich selbst noch nach Jahren unter Entzündungserscheinungen aus. Manchmal müssen die Kugeln herausgenommen, ja sogar die Stümpfe noch nachträglich ausgeschält werden, um dem Kranken Ruhe zu verschaffen.

Die Ausschälung des Auges mit Einpflanzung einer Kugel in den TENONschen Raum. Das ursprüngliche Verfahren, das von FROST-LANG angegeben worden war, nach Ausschälung des Augapfels eine Glas- oder Goldkugel in den leeren Raum der TENONschen Kapsel einzunähen, hatte den Nachteil, daß die eingenähten Kugeln nicht selten unter Entzündungserscheinungen ausgestoßen wurden. MAGITOT empfahl daher an Stelle unorganischer Körper organisches Gewebe, und zwar Knorpel zu verwenden.

Verfahren von MAGITOT. *Einpflanzung einer Knorpelkugel in den* TENONschen *Raum.* **Vorbereitung.** Die Kugeln werden in der Weise vorbereitet, daß aus dem knorpeligen Teil der Rippen eines großen Kalbes Stücke herausgeschnitten werden, die ungefähr einen Durchmesser von 20—25 mm in Dicke und Länge haben. Das Perichondrium hat erhalten zu bleiben, denn dieses allein ist geeignet, die organische Verbindung mit den umgebenden Geweben einzugehen. Das frisch gewonnene Knorpelstück wird durch ungefähr 8—10 Tage in einer 20%igen Formalinlösung fixiert. Darauf wird die Kugel in steriles Wasser gebracht,

in welchem sie mindestens 2 Wochen liegen muß, damit die konzentrierte Formol-
lösung aus dem Stücke ausgelaugt wird.

Die stark verdünnte Lösung von Formalin, die durch das Liegen der Kugel
im Wasser entsteht, reicht hin, um das Stück auf die Dauer in tadellosem
gebrauchsfertigen Zustande zu erhalten. Wir haben in der Klinik eine Reihe
von Knorpelstücken in solcher Weise fertig vorbereitet, um sie jederzeit zur
Verfügung zu haben.

Verfahren. Nach Enukleation des Auges und vollständiger Stillung der
Blutung wird die Kugel, nachdem sie vorher gründlich mit einer großen Menge
sterilen Wassers abgespült worden war, in den leeren TENONschen Raum eingelegt, und zwar so, daß die beiden Schnittflächen durch den Knorpel seitlich
zu liegen kommen, das Perichondrium aber nach vorne und hinten zu gekehrt
ist. Nur, wenn Perichondrium nach vorne gerichtet ist, kommt es nämlich zu
einer Anheilung der Muskeln, welche über die Kugel genäht werden. Um das
Aufsuchen der Muskeln zu vermeiden, können diese vor der Enukleation, bevor
sie durchschnitten werden, in Katgutschlingen gefaßt werden. Nach Einlegen
der Kugel in richtiger Stellung werden die durch den oberen und unteren Geraden
gelegten Fäden miteinander verknüpft, und darüber die Fäden der beiden
seitlichen Muskeln. Um dies ohne Spannung durchführen zu können, wird die
Kugel tief in das Orbitalgewebe hineingedrückt. Nach Vollendung der Muskelnähte wird die Bindehaut in der gewöhnlichen Weise darüber vernäht. Mäßiger
Druckverband.

Verlauf. Die Heilung erfolgt gewöhnlich ohne wesentliche Zwischenfälle.
Manchmal tritt eine starke Reizung der Bindehaut mit ödematöser Schwellung
und Ödem der Lider ein. (Formolwirkung bei ungenügender Auswässerung der
Kugel?) Doch pflegt sie gewöhnlich innerhalb weniger Tage zu verschwinden.
Die Einheilung erfolgt in der Mehrzahl der Fälle, vorausgesetzt, daß darauf
geachtet wurde, die Kugel so zu stellen, daß das Perichondrium nach vorne
gerichtet ist und mit den hinübergenähten Muskeln in Berührung kommt.
Ist die *Knorpel*schnittfläche nach vorne gerichtet, so heilen die Muskeln nicht
an, sondern rutschen in wenigen Tagen zurück, die Bindehautwunde beginnt
auch zu klaffen, und es zeigt sich in ihr der nackte Knorpel als ein kleiner,
weißer Fleck. Man wartet vergeblich auf den Verschluß dieser Wunde durch
Bildung eines Granulationsgewebes. Wochenlang besteht eine starke Sekretion
und erst nach Entfernung der Kugel tritt Ruhe ein. Ein solcher Zwischenfall
kann sich auch einstellen, trotzdem die Kugel in richtiger Weise in den TENON-
schen Raum gebracht worden war, und zwar dadurch, daß sie sich nach Einlegen
in die glatte TENONsche Kapsel unbemerkt gedreht hat. Das Herausnehmen
einer solchen falsch eingeheilten Kugel erfordert manchmal den Gebrauch des
Skalpells, indem die seitlich gerichteten Perichondriumflächen innige bindegewebige Verwachsungen mit der TENONschen Kapsel eingegangen waren.
Aber im allgemeinen gelingt die Entfernung leicht im Gegensatz zu den aus-
geglühten Knochenkugeln, die von anderen als Ersatz empfohlen worden waren.
Wenn diese nicht einheilen, so ist ihre Ausschälung eine recht mühsame Sache,
da sich das umliegende Gewebe in die Poren der Kugel geradezu eingesaugt hat.

Ausschälung des Auges mit Einpflanzung von Fett in den TENONschen Raum
(*Verfahren von* BARRAQUER). Bei der Ausschälung werden alle vier Geraden
wie bei einer Tenotomie durchtrennt. Durch jeden Muskel wird eine doppelt

armierte Katgutnaht durchgestochen. Nach Beendigung der Ausschälung wird durch einen gegen die Wundfläche gedrückten Tampon die Blutung gestillt. Gleichzeitig wird aus dem Unterhaut-Fettgewebe der Bauchdecke ein Stück ausgeschnitten, genügend groß, um den Raum der TENONschen Kapsel bequem auszufüllen. LAUBER empfiehlt zu diesem Zwecke einen rechtwinkeligen Schnitt in der Abdominalhaut, dessen einer Schenkel in der Linea alba verläuft, da bei einem geradlinigen Schnitt die Blutstillung erschwert ist. Diese muß zur Vermeidung von Hämatomen durch Gefäßunterbindungen genau durchgeführt werden. Das Fettstück wird nun in die TENONsche Kapsel eingeführt und die Geraden kreuzweise darüber vereinigt. Sodann wird die TENONsche Kapsel mit Katgut und darüber die Bindehaut mit Seide vernäht. Sich vordrängende Fettläppchen müssen sorgfältig abgeschnitten werden. Die Wunde in der Bindehaut wird vernäht. Nach 8—10 Tagen werden die Nähte entfernt. 2—3 Wochen später kann das Kunstauge eingelegt werden. Das eingepflanzte Fett nimmt im Verlaufe der Zeit mäßig an Masse ab, bildet aber noch immer eine genügende Stütze für das künstliche Auge.

Neurotomia optico-ciliaris.

Anzeigen. Erblindung eines Auges an Glaukom, verbunden mit Schmerzhaftigkeit, bildet die Hauptanzeige für diesen Eingriff. Da nämlich ein Auge in diesem Zustande meist nicht entstellt ist, ist es für den Besitzer angenehmer, es zu behalten, als sich das Auge herausnehmen und durch ein Kunstauge ersetzen zu lassen, da dessen Gebrauch so manche Unannehmlichkeiten im Gefolge hat. Eine seltene Anzeige ist gegeben durch Augen, die an einer spontanen, nicht durch Verletzung hervorgerufenen Iridozyklitis erblindet sind und dem Kranken Schmerzen verursachen. Dabei sind aber die Augen meistens geschrumpft und entstellend, so daß aus Schönheitsgründen die Ausschälung befürwortet werden muß. Immerhin könnte auch dieser Zustand insoferne eine Anzeige zur Neurotomia optico-ciliaris abgeben, als durch das Unempfindlichwerden der Hornhaut nach diesem Eingriffe das Tragen eines Kunstauges über dem geschrumpften Auge ermöglicht und dadurch eine tadellose Beweglichkeit des Kunstauges erzielt werden kann, wie AXENFELD bemerkt. Bei einer vorausgegangenen Verletzung darf nur die Ausschälung vorgenommen werden, da die Neurotomia optico-ciliaris das Entstehen einer sympathischen Entzündung nicht verhindert. Daß Ausschälung unabweisbar ist, wenn auch nur ein leiser Verdacht einer bösartigen Neubildung im Augeninnern besteht, bedarf keiner weiteren Erklärung.

Betäubung. Der Eingriff wird besonders bei starker Empfindlichkeit des Auges meist in allgemeiner Betäubung durchgeführt. Doch kann auch der Morphium-Skopolamin-Dämmerschlaf genügen, wenn durch tiefe Einspritzungen einer genügenden Menge von Novokain-Adrenalin in die Gegend der Spitze der Augenhöhle eine hinreichende örtliche Betäubung erreicht wird. Während diese Einspritzung auf der einen Seite den Vorteil hat, die Blutung beim Durchschneiden der Gefäße geringer zu gestalten, so darf nicht vergessen werden, daß gerade im Anschlusse an die Einspritzung ein rasch wachsender Exophthalmus eintreten kann.

Ausführung. Der innere Gerade wird freigelegt wie zu einer Vorlagerung. Ein Faden, der in einem Abstand von ungefähr $^1/_2$ cm von seinem Ansatze

durch den Muskel durchgelegt und geknüpft wird, wird dem Gehilfen über-
geben, nachdem der Muskel zwischen seinem Ansatz und dem Knopfe durchtrennt worden ist. Der Gehilfe zieht mit dem Faden den Muskel vom Auge ab.
Während das Auge an dem zurückbleibenden Stumpf mit der Pinzette gehalten
wird, wird wie bei der Ausschälung die Schere langsam an der Lederhaut nach
rückwärts geführt und der Sehnerv aufgesucht und zwischen die beiden Blätter
der Schere genommen; diese gleitet an ihm entlang etwas nach rückwärts und
durchtrennt ihn mit einem kräftigen Schnitte. Sofort wird die Schere herausgezogen und durch die geschlossenen Lider auf den Augapfel durch 5 Minuten
ein kräftiger Druck ausgeübt, damit es in das Gewebe der Augenhöhle nicht
bluten kann. Wird dieser Druck unterlassen, so kann entweder schon während
des Eingriffes das jetzt locker gewordene Auge durch eine Blutung vor die
Lidspalte getrieben und, da ein Zurückdrängen des Auges nicht möglich ist,
die Ausschälung erforderlich werden oder es stellt sich dieser Zustand in den
nächsten Stunden ein. Da mit dem einen Schnitte gewiß nicht alle Ziliarnerven,
die Vermittler des Schmerzes, durchschnitten wurden, muß die ganze rück-
wärtige Fläche des Augapfels, die ganze Umgebung des Sehnerven von dem
anhaftenden Gewebe gesäubert werden. Zu diesem Zwecke wird das Auge so
um seine senkrechte Achse gedreht, daß der abgeschnittene Sehnerv in der
Lidspalte frei liegt. So können die die Lederhaut in der Umgebung des Sehnerven
durchbohrenden Ziliarnerven durchtrennt werden. Sie sind übrigens schon
durch diese Drehung des Auges größtenteils zerrissen worden.

Axenfeld empfiehlt außerdem die oberflächliche Galvanokaustik der Ein-
trittsöffnungen der Ziliarnerven in dem den Sehnerven umgebenden Lederhaut-
gebiete. Denn da sich von den zentralen Stümpfen aus die Nervenfasern lebhaft
neu bilden und durch die skleralen Durchlässe wieder ihren Weg in das Augeninnere finden, wodurch solche Augen später wieder empfindlich werden können,
erscheint ein fester Verschluß dieser Öffnungen in der Lederhaut empfehlenswert.

Blieb ein langes Stück des Sehnerven am Auge, so kann ein Teil davon
ausgeschnitten werden (Neurektomie). Erst jetzt wird das Auge in seine richtige
Lage gebracht und der Muskel mit dem Faden an den Stumpf sorgfältig angenäht,
um dem Auge seine Beweglichkeit wieder zu geben; die Bindehaut darüber
wird mit einer Naht verschlossen und darauf bei geschlossenen Lidern ein
kräftiger Druckverband angelegt. Die Heilung erfolgt gewöhnlich ohne Zwischenfall. Der geringe Exophthalmus, der nach dem Eingriffe infolge der Blutung
vorhanden ist, verschwindet in kurzer Zeit.

Bei Kranken mit Arteriosklerosis kann es zu schweren Blutungen kommen,
gewöhnlich handelt es sich ja um alte Leute, an denen dieser Eingriff vorgenommen wird. So kann wohl auch einmal beim Verbandwechsel das Auge
vor der Lidspalte gefunden und die Ausschälung nachträglich nötig werden.
Nach regelrechtem Vorgehen ist die Hornhaut vollständig empfindungslos,
das Auge schmerzfrei. Die Empfindlichkeit der Hornhaut kehrt langsam wieder
zurück. Keratitis neuroparalytica ist nicht zu befürchten. Im Augenhintergrunde verlaufen die Blutgefäße völlig leer als weiße Streifen, die Papille ist
reinweiß. Die Spannung des Auges ist normal, ja selbst häufig noch höher als
normal. Eine Schrumpfung des Auges tritt nicht ein.

Die Ausweidung der Augenhöhle (Exenteratio orbitae). Die Ausschälung
des gesamten Inhaltes der Augenhöhle zur Entfernung bösartiger Neubildungen,

sei es der Augenhöhle selbst, oder des Auges, nachdem sie die Lederhaut durchbrochen haben, wird in folgender Weise durchgeführt:

Soll der Eingriff mit Schonung der Lider vorgenommen werden, so wird zunächst die Lidspalte durch einen wagrechten Schnitt nach außen verlängert und der äußere Augenhöhlenrand bloßgelegt. Nun wird mit einem Messer die Bindehaut der unteren Übergangsfalte bis auf den knöchernen unteren Augenhöhlenrand durchschnitten und dieser vollkommen freigelegt. Der Gehilfe zieht mit stumpfen Haken das Lid ab. In gleicher Weise wird die obere Übergangsfalte entlang dem oberen Augenhöhlenrand bis zum Knochen durchtrennt; innen treffen beide Schnitte entlang der vorderen Tränenleiste zusammen.

Die Bindehaut kann, wenn sie in ganzer Ausdehnung gesund ist, vollständig erhalten werden, indem sie zuerst vom Augapfel abgelöst und dahinter die Augenhöhle ausgeweidet wird (*subkonjunktivales Verfahren von* AXENFELD). Die beiden Lider können nun mit Haken leicht auseinandergehalten werden, so daß der ganze Augenhöhlenrand frei zu sehen ist. Ihm entlang wird darauf die Beinhaut durchschnitten. Mit einem Elevatorium oder einer geschlossenen, etwas gekrümmten Schere wird zwischen Knochen und Beinhaut der ganze Augenhöhleninhalt allseitig losgeschält und bis zum hinteren Ende der Augenhöhle abgelöst. Nur in der Fissura orbitalis inferior und an der Crista lacrymalis posterior muß von der Schere Gebrauch gemacht werden, um die Faszienstränge zu durchschneiden. Bei entsprechender Vorsicht wird eine Beschädigung der dünnen Knochenwand leicht vermieden. Schließlich wird die ganze Gewebsmasse soweit rückwärts als möglich durchtrennt, wozu mehrere Scherenschläge erforderlich sind. Eine kräftige Tamponade verhindert eine starke Blutung, zu deren Stillung nur selten das Glüheisen verwendet werden muß. Die Augenhöhle wird dann mit Gaze ausgefüllt, nachdem über ihre Wände ein Gazeschleier ausgebreitet worden ist, der einen Beutel zur Aufnahme der den Hohlraum ausfüllenden Gaze bildet. Die Lidspalte bleibt offen und die Gaze wird aus ihr herausgeleitet. Auch unter die Lider wird reichlich Gaze eingelegt, um sie am Einsinken zu verhindern. Zur Aufsaugung des Wundsekretes wird dann noch außen reichlich Gaze hinzugefügt und der Rollbindenverband angelegt.

Die Häufigkeit des Verbandwechsels hängt außer von dem Allgemeinbefinden (regelmäßiges Messen der Körperwärme) auch von der Stärke der Absonderung ab. Um beim Verbandwechsel die Gaze leicht herauszubringen, wird sie zuerst mit einer antiseptischen Flüssigkeit gründlich durchnäßt und erweicht. Allmählich bedecken sich die Wundflächen mit Granulationen. Erst nach mehreren Wochen ist die ganze Höhle damit ausgefüllt.

Die Lider werden schließlich doch immer durch das Narbengewebe weit nach rückwärts gezogen und das Tragen eines Kunstauges ist nach diesem Eingriffe nicht möglich. Die vorhandene Lidbindehaut kann dem Kranken durch ihre Absonderung sogar lästig werden. Viele ziehen es daher vor, die Bindehaut, auch wenn sie gesund ist, samt dem Wimpernboden abzutragen. Nach Ablauf der Vernarbung ist die Gegend der Augenhöhle von einer mit Epithel bedeckten grubigen Vertiefung eingenommen. Das Aussehen ist auch nach Überpflanzung von Hautlappen zur Deckung der Wundfläche nicht viel besser.

Die Entstellung wird durch das Tragen einer HENNINGschen Prothese behoben.

Eingriffe in der Augenhöhle.

Anzeigen. Akute oder chronische Entzündungen, Fremdkörper und Geschwülste.

Allgemeine Bemerkungen. Ist der vordere Abschnitt der Augenhöhle anzugehen, ohne daß der hintere Abschnitt in den Bereich des Eingriffes gezogen zu werden hat, so kann der Zugang in der Richtung von vorne geschaffen werden entweder durch einen Einschnitt in den Lidern am Rande der knöchernen Augenhöhle oder durch einen Einschnitt in den Übergangsteil der Bindehaut der Lider. Das Eindringen durch die Übergangsfalte hat den Vorteil, die an die Lider herantretenden, den Schließmuskel der Lider versorgenden Ästchen des Nervus facialis zu schonen und äußerlich sichtbare Narben zu vermeiden. Aber dieses Verfahren vermag nur geringen Raum zu schaffen, auch wenn vorübergehend Muskelablösungen damit verbunden werden.

Der Weg durch die obere Übergangsfalte verbietet sich aber, wenn gegen die obere Augenhöhlenwand selbst vorgedrungen werden soll; denn dabei müßte der Lidheber verletzt werden. Es bleiben daher für dieses Vorgehen oben nur die am meisten medial gelegenen Teile frei, wo zwischen oberem und innerem Geraden der Weg gebahnt werden kann; unten dagegen steht die ganze Ausdehnung der unteren Übergangsfalte zur Verfügung. Der beim Eingehen durch diese erzielte Raum kann bedeutend erweitert werden, wenn eine Canthotomia externa hinzugefügt und dadurch das Abziehen des ganzen Lides in voller Breite ermöglicht wird.

Ist der vordere Teil der Augenhöhle oberhalb des Augapfels freizulegen und dort ein Eingriff vorzunehmen, so wird der Schnitt durch die Haut und die darunter liegenden Weichteile entlang dem oberen Augenhöhlenrande geführt. Entlang diesem wird die Beinhaut durchschnitten. Der Levator palpebrae kommt dadurch nicht in Gefahr. Womöglich ist der Schnitt nicht so weit nach innen auszudehnen, daß dadurch der Nervus supraorbitalis und frontalis verletzt wird. Sollte aber der Schnitt in dieser Gegend nicht zu vermeiden sein, so sind die Nerven aufzusuchen und durch stumpfe Haken beiseitezuziehen.

Ist in der Gegend der Trochlea vorzugehen, so wird diese im Zusammenhange mit einer dünnen Knochenplatte abgelöst, jedenfalls aber ihre Verbindung mit der Beinhaut sorgfältig geschont, um den oberen schiefen Augenmuskel nicht dauernd zu schwächen. In ähnlicher Weise muß bei Eingriffen am Boden der Augenhöhle der Ansatz des unteren schiefen Augenmuskels schonend behandelt werden; das gleiche gilt für den Nervus infraorbitalis. Er hat durch Aufmeißlung seines Knochenkanals freigelegt und beiseitegezogen zu werden.

Das innere Lidbändchen darf, wenn es die Umstände erfordern, von seinem Ansatze abgelöst und allenfalls mit dem ganzen aus seiner Grube freigemachten Tränensack in dem Lidlappen von der Augenhöhlenwand abgezogen werden, wenn sich dort nach dem vorliegenden Befunde der passendste Eintritt in die Augenhöhle befindet. Wenn der Lappen wieder in seine richtige Stellung zurückgebracht und durch Nähte festgemacht wurde, ist der innere Lidwinkel durch diesen Eingriff nicht entstellt. Nur wenn ein größerer Teil des Lidbändchens weggeschnitten wird, besteht die Gefahr, den inneren Lidwinkel für immer verunstaltet zu haben.

Von den Eingriffen, die die Tiefe der Augenhöhle bloßzulegen imstande sind, sei der wichtigste und für unser Fach am meisten in Betracht kommende, die Aufklappung der äußeren Augenhöhlenwand, im folgenden beschrieben.

Die Aufklappung der äußeren Wand der Augenhöhle nach Krönlein.

Anzeigen. 1. In erster Linie geben Geschwülste, die in der Augenhöhle hinter dem Augapfel sitzen, die Anzeige zu diesem Eingriffe. Denn durch ihn gewinnt man freien Zugang zu den tiefen Gebilden der Augenhöhle. Geschwülste der Augenhöhle selbst, sei es, daß sie von der Beinhaut dieser oder von anderen Gewebsteilen ihren Ursprung nehmen, ob sie nun außerhalb oder innerhalb des Muskeltrichters wachsen, zwingen am häufigsten, die äußere Wand der Augenhöhle aufzuklappen, wenn der Eingriff mit Erhaltung des Augapfels durchgeführt werden soll (Knochengeschwülste, Zysten u. a.). Gelegentlich dient der Eingriff nur dazu, die Frage zu entscheiden, ob die Geschwulst mit Schonung des übrigen Inhaltes der Augenhöhle und insbesondere des Augapfels entfernt werden kann. Zeigt sich infolge bösartiger Infiltration des Augenhöhlengewebes die Unmöglichkeit erhaltender Behandlung, dann tritt die Ausweidung der Augenhöhle an deren Stelle.

2. Auch Eingriffe in den hinteren äußeren Abschnitten des Augapfels, z. B. die Ausziehung einer Zystizerkusblase aus dem Augeninneren, werden durch die Aufklappung der äußeren Augenhöhlenwand entweder erst ermöglicht oder doch wesentlich erleichtert.

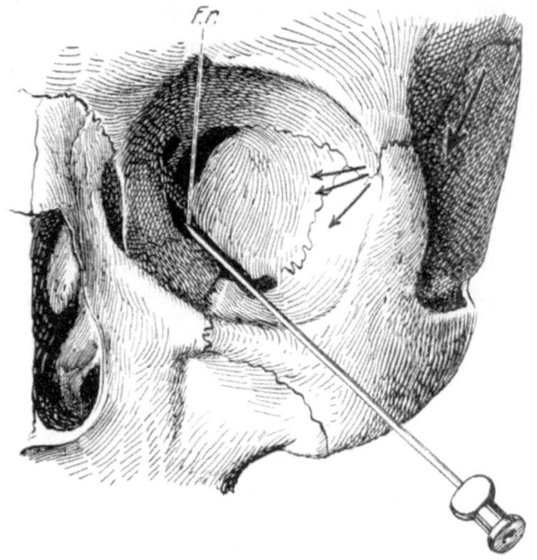

Abb. 101. Die drei Pfeile an der äußeren Augenhöhlenwand bezeichnen die Richtung, in welcher die am äußeren oberen Augenhöhlenrande eingestochene Nadel nacheinander gegen die untere Augenhöhlenspalte zu vorgeschoben wird. Der senkrechte Pfeil nach außen von der Augenhöhle bezeichnet die Lage und Richtung der Nadel, um die Lösung an die äußere Fläche des auszuschneidenden Knochenstückes zu bringen. Die eingezeichnete Nadel ist entlang der unteren Augenhöhlenspalte in der Richtung gegen das Foramen rotundum (F. r.) vorgeschoben.

Betäubung. In den meisten Fällen dürfte es sich empfehlen, allgemeine Betäubung anzuwenden. Doch kann der Eingriff nach dem Vorgange von Seidel auch bei örtlicher Betäubung vorgenommen werden. Dazu muß zuerst das Eingriffsgebiet im Bereiche der äußeren Haut durch Einspritzung von 6 ccm 1% Novokain-Adrenalinlösung infiltriert werden. Es muß dann das auszuschneidende Knochenstück von der Lösung umspült werden. Die Nadel der Spritze wird also am äußeren oberen Augenhöhlenwinkel eingestochen und schräg nach innen und unten vorgeschoben, nacheinander nach dem vorderen, mittleren und hinteren Drittel der unteren Augenhöhlenspalte (Abb. 101). Dazu werden 5 ccm einer 4% Novokain-Adrenalinlösung verwendet.

Um die äußere Fläche des Knochenstückes mit der Flüssigkeit zu erreichen, wird der hintere Rand des senkrechten Processus frontalis des Jochbeins durch Tasten aufgesucht. Fingerbreit nach außen vom oberen lateralen Orbitalwinkel wird die Nadel senkrecht nach unten in die Fossa pterygopalatina eingestochen und auf diese Weise die Gegend der hinteren Fläche des Processus fronto-sphenoidalis des Jochbeins erreicht. 6 ccm einer 1% Novokain-Adrenalinlösung werden hier eingespritzt.

Schließlich werden noch 3 ccm einer 2% Novokain-Adrenalinlösung ver-wendet, während die Nadel am äußeren unteren Augenhöhlenwinkel längs der Fissura orbitalis inferior 3—4 ccm tief vorgeschoben wird.

10 Minuten nach Beendigung der Einspritzung kann der Eingriff begonnen werden. Nach vollendeter Aufklappung, und nachdem der Sehnerv aufgesucht worden ist, müssen noch 2 ccm einer 2% Lösung von Novokain-Adrenalin um den Sehnerven nahe der Spitze der Augenhöhle eingespritzt werden, um die Gebilde innerhalb des Muskeltrichters unempfindlich zu machen. Auch darauf muß noch 10 Minuten lang gewartet werden, bis der Eingriff fortgesetzt werden kann. Vorzügliche Blutleere lohnt die Mühe der Vorbereitung.

Ausführung.

1. Der Weichteilschnitt. Beginnend ungefähr 1 cm oberhalb und 2 cm nach außen von dem äußeren Ende der Augenbraue führt das Messer durch die Haut und die darunter liegen-den Weichteile einen Schnitt, der sich in flachem, nach vorne konvexem Bogen nach unten gegen den äußeren Augenhöhlenrand erstreckt, diesen ungefähr in der Höhe der Lidspalte erreicht, und dann im Bogen nach rück-wärts wagrecht gegen den Jochbogen abbiegt, wo er senkrecht unter seinem Aus-gangspunkt ungefähr in der Mitte zwischen äußerem Lid-

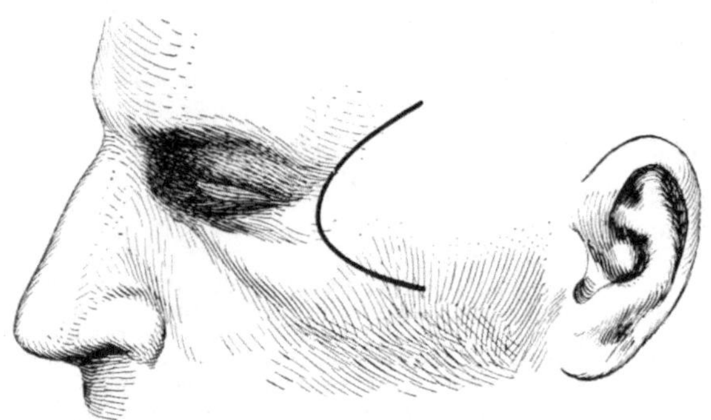

Abb. 102. Weichteilschnitt für die Aufklappung der äußeren Augenhöhlenwand nach KRÖNLEIN.

winkel und Tragus endet (Abb. 102). Der Schnitt durchsetzt die Weichteile bis auf die dahinter liegende Faszie und hat insbesondere im Bereiche des Augen-höhlenrandes bis auf den Knochen geführt zu werden. Durch einige Messerzüge werden von diesem Einschnitte aus die Weichteile von der fasziösen Unterlage abgeschält und der Lappen nach außen umgelegt. Dadurch wird das Gebiet der nun folgenden Schnitte freigelegt.

2. Einschnitt mit dem Messer **durch die Beinhaut** entlang dem äußeren Augenhöhlenrande, ferner wagrecht durch die Beinhaut an dem Ursprung des Processus frontalis des Jochbeins und von hier noch ungefähr 1 cm weiter nach rückwärts entlang dem Jochbogen. Mit dem Elevatorium wird darauf die Beinhaut im Bereiche der ganzen äußeren Augenhöhlenwand abgehebelt, nach oben bis an die Basis des Processus zygomaticus des Os frontale, nach unten bis zum Boden der Augenhöhle, in der Tiefe, bis die Fissura orbitalis fnferior erreicht ist. Diese ist durch den elastischen Widerstand der sie aus-iüllenden Faszie leicht fühlbar.

Der gesamte Augenhöhleninhalt bleibt daher zunächst von der Beinhaut bedeckt. Er wird mit einem breiten Spatel nach innen zu abgedrängt. Auf diese Weise wird das auszuschneidende Knochengebiet freigehalten (Abb. 103).

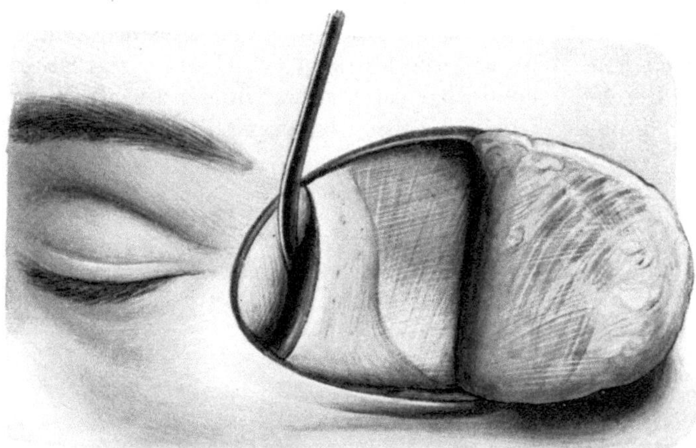

Abb. 103. Der Weichteillappen ist zurückgeschlagen. Die Beinhaut der äußeren Augenhöhlenwand wird mit dem Elevatorium abgelöst. Der Processus frontalis des Jochbeins und der Beginn des knöchernen Jochbogens schimmert durch die Faszie durch.

3. Die Knochenschnitte. Der zu bildende Knochenlappen hat folgende Grenzlinien: Unten durchsetzt der Knochenschnitt den Ursprung des Processus frontalis des Os zygomaticum und mündet in das vordere Ende der Fissura orbitalis inferior. Oben wird etwas oberhalb der Sutura zygomatico-frontalis der Processus zygomaticus des Stirnbeins durchtrennt und von da der Schnitt, indem er die äußere Augenhöhlenwand durchsetzt, bis 1 cm hinter das vordere Ende der Fissura orbitalis inferior fortgesetzt (Abb. 104). Wegen der Härte der zu durchtrennenden Knochen des Augenhöhlenrandes sollen Hammer und Meißel an diesen Stellen nicht verwendet werden. Wird der Augenhöhlenrand zersplittert, so bleibt eine dauernde Entstellung zurück. Schnell und glatt durchtrennt die Kreissäge den Processus frontalis. Wem diese nicht zur Verfügung steht, kann nach dem Vor-

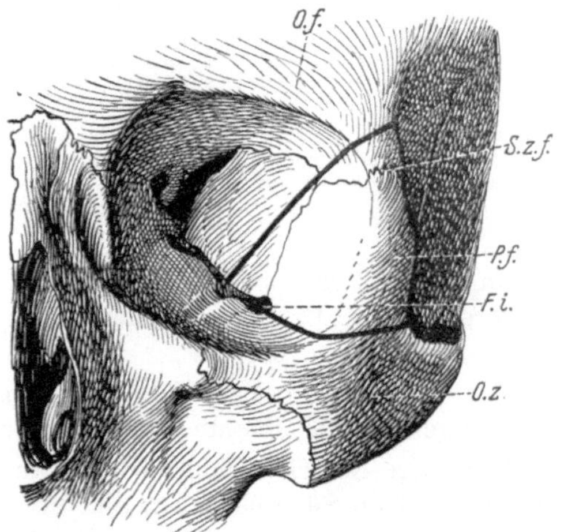

Abb. 104. Die Knochenschnitte sind durch die schwarz ausgezogenen Linien angegeben. O. f. Os frontale, S. z. f. Sutura zygomatico-frontalis, P. f. Processus frontalis des Os zygomaticum, F. i. Fissura orbitalis inferior, O. z. Os zygomaticum.

schlage von MAGITOT von der Fossa temporalis aus durch die Fissura orbitalis inferior eine Drahtsäge einführen und durch die Augenhöhle herausleiten und den Schnitt in der Richtung von der Fissur gegen die Oberfläche führen (Abb. 105). Zu diesem Zwecke muß zuerst die Fossa temporalis etwas freigemacht werden. Mit einer Hohlsonde wird der richtige Weg am ehesten gefunden, wenn man, von dem Winkel zwischen Jochbeinkörper und Processus frontalis des Jochbeins ausgehend, entlang der äußeren Fläche dieses Fortsatzes die Sonde wagrecht, nur wenig von der Frontalen nach rückwärts abweichend vorschiebt und dabei namentlich den Fehler vermeidet, sie zu weit oben zu suchen. Während die Muskeln der Grube zur Seite zu schieben sind, darf die Beinhaut nicht abgelöst werden, da sie für die Ernährung des Knochens von größter Bedeutung ist. Ist einmal der Weg gefunden, so ist

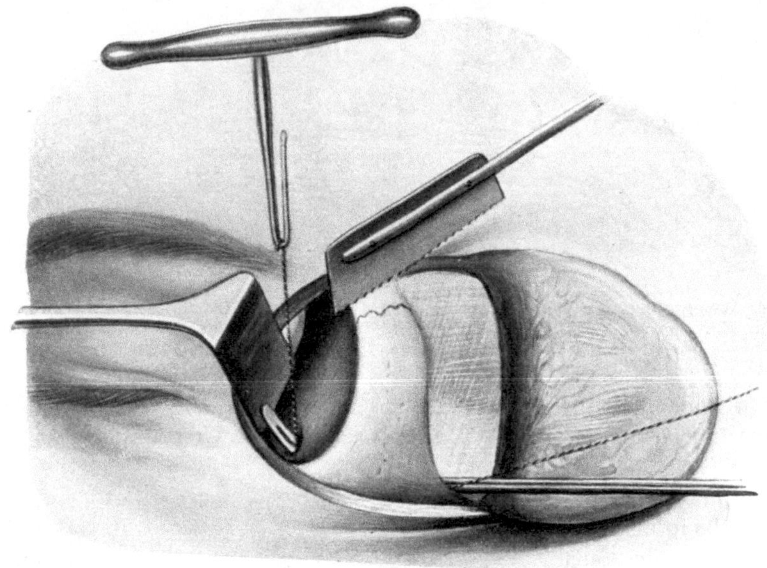

Abb. 105. Augenhöhlengewebe durch den Spatel zurückgedrängt. Drahtsäge von der Fossa temporalis aus durch die Fissura orbitalis inferior in die Augenhöhle eingeführt. Beginn des oberen Knochenschnittes mit der Säge.

es ein leichtes, mit einer zarten gekrümmten Kornzange die Drahtsäge durchzuführen. Die Drahtsäge ermöglicht einen glatten Knochenschnitt, ohne Splitterung.

Der Processus frontalis des Os zygomaticum wird dadurch an seinem Ursprunge von der Fissura orbitalis inferior aus abgetrennt.

Der obere Knochenschnitt wird etwas ober der Sutura zygomatico-frontalis mit einer feinen Säge begonnen und bis zu einer Tiefe von ungefähr 5 mm fortgesetzt. Das innere Ende dieses Schnittes hat etwas nach unten geneigt zu sein, sonst gerät der Schnitt zu weit in den oberen Augenhöhlenrand hinein. Der Rest des Schnittes wird mit Hammer und zartem Meißel, dessen Schneide schräg zur Längsachse verläuft, durchgeführt und mündet in die Fissura orbitalis inferior ungefähr 1 cm hinter ihrem vorderen Ende. Feine Knochensplitter sind sorgfältig zu entfernen.

4. Die Aufklappung. Das auf diese Weise von seiner Umgebung losgelöste und nur noch mit den Weichteilen der Fossa temporalis im Zusammenhange stehende dreieckige Knochenstück wird nun etwas vorgezogen und dann nach außen und hinten umgeklappt und durch Haken in dieser Stellung festgehalten (Abb. 106). Der Zugang der Augenhöhle ist nun ausgiebig eröffnet. Geschwülste, die außerhalb des Muskeltrichters im äußeren Abschnitte der Augenhöhle sitzen, sind dem Eingriffe frei zugänglich, nachdem die Beinhaut durchschnitten worden ist. Diese wird am besten in der Längsrichtung von vorne nach hinten durchtrennt.

Für einen Eingriff innerhalb des Muskeltrichters haben die Augenmuskeln mit stumpfen Haken zur Seite gezogen zu werden. Wenn nicht anders möglich, muß der äußere Gerade durchtrennt werden, um den Weg frei zu bekommen.

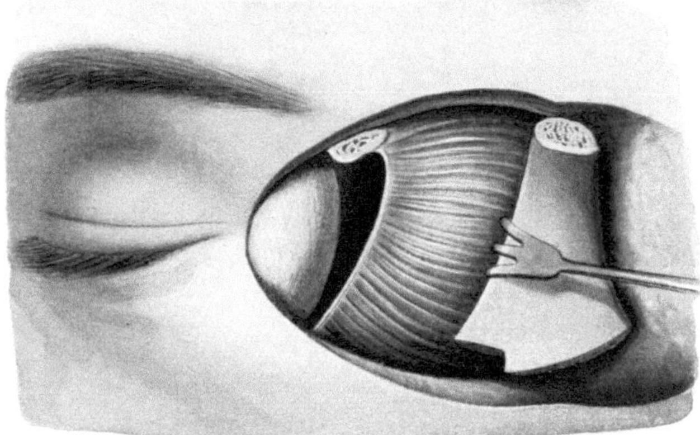

Abb. 106. Das ausgeschnittene Knochenstück nach außen umgeklappt und durch einen Haken festgehalten. Der Zugang zur Augenhöhle freigelegt.

Beide Schnittenden des Muskels sind mit Faden zu versehen, um sie nach Beendigung des Eingriffes wieder vereinigen zu können.

5. Der Knochenlappen wird in seine richtige Stellung zurückgebracht. Naht der Weichteile.

Nachdem der Eingriff in der Augenhöhle beendet worden ist, wird das Knochenstück wieder nach innen gedreht, etwas vorgezogen und dann in den Ausschnitt eingepaßt. Wurde der Augenhöhlenrand ohne Splitterung durchtrennt, so fügt sich der Lappen tadellos ein und es bleiben keine Unebenheiten an ihm zurück. Die Beinhautwunde wird durch Katgutnähte verschlossen. Ist nach Ausschälung einer größeren Geschwulst oder nach Entfernung eines größeren Fremdkörpers (Kugel) ein Hohlraum in der Augenhöhle zurückgeblieben, so ist durch ein Gummidrain oder einen Gazestreifen ein kleiner Abzug offen zu halten. Die Hautwunde wird mit Seidennähten geschlossen. Besondere Sorgfalt muß beim Anlegen des Verbandes dem Auge zugewendet werden, damit nicht die Hornhaut Schaden nehme, wenn sie infolge Vortretens des Auges nicht genügend bedeckt ist. Zum mindesten wird eine dicke Lage von Borsalbe in den Bindehautsack gestrichen und die Lidspalte mit Guttaperchapapier bedeckt; wenn nötig, wird eine feuchte Kammer angelegt oder eine provisorische Tarsorrhaphie ausgeführt. Die Nähte werden nach 5—6 Tagen entfernt.

Üble Folgen. Auf die durch Splitterung des Knochens entstehende dauernde Entstellung wurde bereits hingewiesen und betont, wie diese zu vermeiden ist.

Noch schwerer wird die Entstellung, wenn das ganze Knochenstück abstirbt oder wenn durch zurückgelassene Splitter eine Eiterung hervorgerufen wird, die die glatte Vernarbung des Schnittes verhindert. Auch die Gefahren, die der Hornhaut durch einen nach dem Eingriff bestehenden Exophthalmus drohen, wurden bereits angeführt. Als eine besonders unangenehme Folge des Eingriffes ist noch eine dauernde Lähmung des äußeren Geraden zu erwähnen. Sie bleibt trotz genauer Muskelnaht gelegentlich zurück und beeinträchtigt durch das störende Doppeltsehen und das Schielen den Erfolg auf das Unangenehmste.

Zehntes Kapitel.

Die Ausziehung des Greisenstares (Extractio cataractae).

Vorbereitungen zur Starausziehung.

Allgemeine Vorbemerkungen. Hohes Alter an sich und die damit einhergehenden Allgemeinveränderungen sind keine Anzeige gegen die Vornahme einer Starausziehung. Es wird im Gegenteil bei sehr alten Leuten durch die Wiederherstellung des Sehvermögens der beste Einfluß auf die Erhaltung der geistigen Kräfte ausgeübt. Auch Krankheiten dürfen nicht von der Starausziehung abhalten, wenn sie nicht solcher Art sind, daß sie in absehbarer Zeit zum Tode führen. Eine Aufnahme des Gesundheitszustandes vor dem Eingriffe ist unerläßlich, um Übelstände, die den Verlauf des Eingriffes stören könnten, nach Möglichkeit zu beheben oder ihrem Einfluß durch entsprechende Maßregeln vorzubeugen, das Verfahren in seinen Einzelheiten darnach einzurichten und die Vorschriften der Nachbehandlung darnach zu bestimmen. Durch zweckmäßige Behandlung ist der Kranke vor dem Eingriffe in einen möglichst günstigen Allgemeinzustand zu versetzen. Die Urinuntersuchung darf auf keinen Fall vernachlässigt werden. Bei Befund von Zucker wird durch entsprechende Diät und medikamentöse Behandlung (Insulin) völlige Zuckerfreiheit des Urins und Blutes zu erreichen gesucht, oder doch mindestens Herabsetzung des Zuckers, soweit es eben möglich ist. Während der Nachbehandlung sind täglich zu verabreichende höhere Gaben von Natrium bicarbonicum geeignet, das Entstehen eines Coma diabeticum hintanzuhalten.

Die Zähne, besonders bei schwer vernachlässigtem Zustande, vor dem Eingriffe in Ordnung zu bringen, ist gewiß sehr empfehlenswert, freilich in großen Betrieben und bei beschränkter Zeit der oft zugereisten Kranken nicht immer durchführbar.

War der Kranke nicht schon seit dem Beginne des Stares unter der Beobachtung des Arztes gestanden, dem der Eingriff anvertraut wird, so hat eine Untersuchung im Dunkelzimmer mit einer Kerzenflamme die gute Lichtempfindung in 6 m und die richtige Projektion festzustellen.

Die beigegebenen Zeichnungen dienen in erster Linie dazu, die Stellung der Hände des Arztes und seines Gehilfen während der verschiedenen Eingriffe deutlich wiederzugeben. Dies vermag eine Zeichnung besser als eine lange Beschreibung. Soweit es möglich war, ist in derselben Zeichnung auch der Eingriff am Auge selbst genügend gut ersichtlich gemacht worden. Wo es aber nötig erschien, wurde in beigefügten Umrißzeichnungen der Eingriff am Auge allein dargestellt. Zum leichteren Verständnis sind die Hände des Arztes mit A, die des Gehilfen mit G bezeichnet. Bei sämtlichen Eingriffen sitzt der Arzt zur Rechten des Kranken, der Gehilfe steht zur Linken. Man beachte die Haltung der Hände und Finger des Arztes und des Gehilfen; man ersehe aus den Zeichnungen, wie sich die Hände aufstützen, wie sie die Instrumente halten, wie die Lider auseinandergezogen werden usw.

Um Gewähr für einen entzündungsfreien Heilverlauf zu haben, müssen zwei Bedingungen erfüllt sein: Die Reinheit des Bindehautsackes und die aseptische Vornahme des Eingriffes. Wenn nun auch der Bindehautsack nicht unbedingt keimfrei gemacht werden kann, so ist es doch Tatsache, daß bei klinisch gesundem Bindehautsack ein aseptisch durchgeführter Eingriff fast immer ohne Infektion verläuft. Es braucht daher nicht in jedem einzelnen Falle durch bakteriologische Untersuchung des Bindehautsackes, durch Anlegen von Kulturen aus einem keimfrei in den Bindehautsack gebrachten Serum die Abwesenheit entzündungserregender Keime sichergestellt zu werden. Bei einem großen Betriebe ist dies nicht möglich, und die kulturell bakteriologische Untersuchung muß dabei auf die Fälle beschränkt werden, wo die Bindehaut nicht völlig normal ist, sei es, daß sie hyperämisch oder leicht verdickt ist oder eine, wenn auch nur geringe Absonderung besteht. Besonderes Augenmerk ist auf den Tränensack zu richten. Läßt sich auch nur die geringste Menge einer, wenn auch klaren Flüssigkeit aus ihm ausdrücken, so ist der Sack vor der Starausziehung herauszunehmen. Aber auch in Fällen, wo nur geringe Anzeichen für eine Erkrankung bestehen (Tränenfluß, einseitiger Katarrh u. dgl.), muß der Sack und der Tränengang genau untersucht werden. Mit der ANELschen Spritze wird die Flüssigkeit durch die mit der konischen Sonde erweiterten Tränenröhrchen eingespritzt. Ist der Gang gesund, so gelangt die Flüssigkeit rasch und rein in die Nase; ist er verengt, so kommt die Flüssigkeit nur langsam, in Tropfen oder gar nicht hinunter. Um aber eine Verengerung mit Sicherheit auszuschließen, muß eine Sonde durch den Tränennasengang eingeführt werden. Für ganz besonders wichtig halte ich bei sonst fehlenden Erscheinungen einer Tränensackerkrankung das Betasten der Schleimhaut des Sackes mit der Spitze der durch das untere Tränenröhrchen eingeführten konischen Sonde. Während die normale Tränensackschleimhaut so zart ist, daß man dahinter die harte Knochenwand unmittelbar spürt, vermittelt die Schleimhaut des Sackes ein ganz eigentümliches Polstergefühl, auch wenn sie nur einigermaßen verdickt ist. In solchen Fällen ist auch bei Mangel jeglicher Sekretion mit der Ausschälung des Sackes vorzugehen. Natürlich bilden die geringsten offenkundigen Anzeichen einer Tränensack- oder Tränengangserkrankung eine unbedingte Anzeige für die Ausschälung des Sackes, wonach noch durch eine Verschorfung der Tränenröhrchen jeder Zusammenhang der Sackgegend mit der Bindehaut vernichtet wird. Planmäßig in Zwischenräumen von 8 zu 8 Tagen durchgeführte bakteriologische Untersuchungen geben dann Aufschluß über den Befund von Krankheitskeimen in dem Bindehautsack. Der Eingriff darf erst gemacht werden, bis die Keime, in erster Linie die Strepto- und Pneumokokken, endgültig verschwunden sind. Das Vorhandensein von Xerosebazillen und wenigen Staphylokokken bildet keine Anzeige gegen die Vornahme des Eingriffes. Gleichzeitig durchgeführte medikamentöse Behandlung hilft dieses Ziel schneller erreichen. Man träufle eine $\frac{1}{2}$—$1\,^0/_0$ Lösung von Zincum sulfuricum täglich 1—2mal oder Elektrargol 3mal täglich ein oder tuschiere bei stärkerer Absonderung die Bindehaut mit $2\,^0/_0$ Lapislösung. Auch Oxycyanatlösungen, Optochin, gelbe Salbe und mehrere andere Medikamente wurden empfohlen. Aber gar nicht selten ist jede Behandlung auf den Keimgehalt des Bindehautsackes ganz ohne Einfluß. Dann muß der Eingriff endlich gewagt werden. Die Heilung verläuft erfahrungsgemäß fast immer ohne Zwischenfälle.

Bei Beobachtungen dieser Vorsichtsmaßregeln sind andere Maßnahmen überflüssig, viele davon nicht einmal empfehlenswert, wie Probeverband, Ausziehen sämtlicher Lidhaare u. dgl.

Über den Zeitpunkt des Eingriffes. Entwickelt sich in beiden Augen gleichzeitig grauer Star, so wird das Auge mit der mehr vorgeschrittenen Linsentrübung dem Eingriff unterzogen, sobald die Sehstörung so weit gediehen ist, daß der Kranke seiner Beschäftigung nicht mehr nachgehen kann, gleichgültig, ob der Star reif ist oder nicht. Die Ausziehung eines unreifen Stares bietet in keiner Weise ungünstigere Bedingungen für den Eingriff als die eines reifen. Die Wahrscheinlichkeit, noch ungetrübte Linsenreste bei der Ausziehung eines unreifen Stares im Auge zurückzulassen, ist nicht viel größer als durchschnittlich bei vollendeter Reife des Stares. Die klinische Feststellung der Reife eines Stares betrifft nämlich nur den Zustand der vorderen Rindenschicht. Die hintere Rinde kann noch durchsichtig sein und bei der Ausziehung unbemerkt bleiben, zumal da sie wegen ihres festen Zusammenhanges mit der hinteren Linsenkapsel nicht sofort aus dem Auge herausgestreift wird. Dagegen ist bei den Starformen, die in der hinteren Rinde weiter vorgeschritten sind, durch den Zerfall der Linsenfasern der innige Zusammenhang zwischen hinterer Kapsel und trüber Linsenmasse gelöst, so daß diese leicht durch Herausstreifen aus dem Auge entweicht. Die vordere Rinde aber wird durch das Herausreißen eines großen Kapselstückes unmittelbar von dem Zusammenhang mit der Kapsel getrennt und damit ihr Austritt ermöglicht. Aber selbst wenn größere Mengen von Linsenresten im Auge zurückbleiben, so werden sie rasch aufgesaugt, wenn der Kapselsack durch die Entfernung eines ausgiebigen Stückes der vorderen Linsenkapsel dauernd geöffnet bleibt. Es braucht daher auch keine *vorbereitende Ausschneidung der Regenbogenhaut* in Augen mit unreifem Star vorgenommen werden. Diese kommt nur in Betracht, wo bei Entwicklung einer gut umschriebenen Linsentrübung in der Mitte der Pupille die Sehstörung durch die infolge der Irisausschneidung eintretende Erweiterung der Pupille behoben oder zum mindesten sehr gebessert werden könnte.

Es braucht nach dem Vorgebrachten auch nicht weiter erläutert zu werden, warum von Eingriffen zur *künstlichen Reifung* des Stares völlig abgesehen werden kann.

Einseitiger grauer Star. Entwickelt sich der Star nur in einem Auge, während das andere Auge gut sieht, so wird mit dem Eingriffe bis zur Reife gewartet, dann aber — auch bei tadelloser Sehschärfe des anderen Auges — der Star ausgezogen. Denn durch das Überreifwerden eines Stares treten gelegentlich ernste Folgen wie Drucksteigerung oder Linsenverschiebung ein, die den Bestand des Auges gefährden, auf jeden Fall aber Veränderungen der Linse wie Kapselverdickung, Ablagerung von Kalk im Kapselsack, Linsenschlottern, Schwund der Zonula, Verflüssigung des Glaskörpers, die den Eingriff erschweren und die Aussicht auf Heilung bedeutend verschlechtern.

Das ungleiche Sehen mit beiden Augen, das gegen die einseitige Ausziehung ins Feld geführt wird, wird nur von ganz wenigen, gewöhnlich von hochgradig nervösen Kranken, und meist nur vorübergehend störend empfunden und dieser eine Nachteil reichlich aufgewogen durch den Gewinn an Gesichtsfeld und das Bewußtsein, ein Ersatzauge zu haben, das jederzeit herangezogen werden kann, sollte je das andere Auge erkranken.

Zu den einseitigen Staren zählt auch die Cataracta im helleren Auge bei Heterochromia iridis. Auch sie wird aus den eben angeführten Gründen, wenn sich die Linse vollständig getrübt hat, ausgezogen. Der Verlauf des Eingriffes, die Heilung und der optische Erfolg sind fast immer tadellos. Nur ausnahmsweise beeinträchtigen dichte Glaskörpertrübungen den Erfolg.

Besondere Vorsicht erfordert die Ausziehung der trüben Linse in dem Auge, das eine sympathische Ophthalmie mitgemacht hat. Je länger gewartet wird, nachdem alle klinischen Erscheinungen endgültig verschwunden sind und sich nicht doch noch immer wieder, wenn auch nur leichte Entzündungsnachschübe einstellen, um so besser ist die Aussicht, durch den Eingriff nicht wieder schwere Nachschübe der sympathischen Ophthalmie auszulösen, die das Auge vielleicht sogar endgültig zugrunde richten. Man hat daher meist mehrere Jahre zuzuwarten, bevor man sich zu diesem Schritte entschließt. Es ist empfehlenswert, zuerst eine möglichst breite Iridektomie anzulegen und die Linse erst auszuziehen, wenn auch dieser vorbereitende Eingriff keine neue Reizung hervorgerufen hat.

Vorbereitung des Kranken. Der Kranke wird schon tags vorher über das während des Eingriffes und während der Nachbehandlung notwendige Benehmen unterrichtet. Das Einüben des Hinunterschauens entfällt mit Rücksicht auf die Verwendung der Zügelnaht. Das Niesen kann durch kräftiges Drücken der Daumenkuppe gegen den harten Gaumen in der Gegend des Foramen incisivum unterdrückt werden. Nervösen Leuten wird Brom verabreicht, Hustenden Kodein. Für eine reichliche Stuhlentleerung am Tage vor dem Eingriffe wird regelmäßig Vorsorge getroffen, ebenso wie während der Nachbehandlung nie Verstopfung geduldet werden darf. Eine einfache, leicht verdauliche Kost wird verabreicht. Ist der Blutdruck höher als normal, so wird unmittelbar vor dem Eingriff ausgiebig zur Ader gelassen.

Vorbereitung des Auges. Das Auge wird durch wiederholtes Einträufeln einer 3%igen Kokainlösung während 10 Minuten bis zu einer Viertelstunde unempfindlich gemacht. Die beginnende Erweiterung der Pupille beweist, daß das Kokain auch schon auf die Regenbogenhaut zu wirken begonnen hat.

Die Haut der geschlossenen Lider und deren Umgebung wird mit Benzin entfettet und dann mit einer flüssigen neutralen Augenseife (GUDE) sorgfältig gereinigt. Die Seife wird mit einer schwachen Sublimatlösung (1:2000) abgespült. Bei Leuten, die zu Ekzem neigen, wird von dem Gebrauch der Sublimatlösung abgesehen. Darauf wird der Bindehautsack mit physiologischer Kochsalzlösung ausgewaschen, indem die umgestülpten Lider mit feuchten Wattetupfern kräftig abgerieben und dann mit einem Irrigator auch die beiden Übergangsfalten und die Buchten in der Gegend des inneren Lidwinkels gründlich ausgespült werden. Die ganze Umgebung des Auges wird schließlich mit einer mehrfachen Lage keimfreier feuchter Gaze bedeckt, um die Berührung dieser Teile hintanzuhalten. Das andere Auge wird während des Eingriffes verbunden.

Die örtliche Betäubung durch Einträufeln von Kokain genügt fast ausschließlich.

Akinese.

Um das manchen Kranken eigentümliche, sehr lästige, ja gefährliche Zwicken während des Eingriffes auszuschalten, wird der Schließmuskel der Lider nach dem *Verfahren von* VAN LINT-ROCHAT vorübergehend gelähmt.

Verfahren. Als die wirksamste Menge und günstigste Konzentration zur Erzielung einer unmittelbaren und ausgiebigen Wirkung erwiesen sich je 2 ccm einer 4%igen Lösung von Novokain ohne Adrenalin. Wir vermeiden Adrenalin, um nicht den glatten Lidheber zur Zusammenziehung zu veranlassen, denn dadurch würde das Oberlid soweit hinaufgezogen, daß man nach der Operation Schwierigkeiten hat, das obere Lid genügend herunterzuziehen, um die Hornhaut zu decken und den Verband anlegen zu können. Nach ROCHAT wird die Nadel 1 cm nach außen (hinten) von dem Punkte eingestoßen, wo sich die im äußeren Augenhöhlenrand errichtete Tangente mit der durch den unteren Augenhöhlenrand gelegten Tangente schneidet. An dieser Stelle wird zuerst mit einer feinen Nadel unter den üblichen aseptischen Kautelen eine geringe Menge der Lösung subkutan injiziert, um den Einstich der starken Nadel schmerzlos zu machen. Dies ist wichtig, um den Kranken nicht etwa ängstlich zu machen, wenn ihm schon die Injektionen Schmerzen bereiten. Die starke Nadel wird durch den Muskel hindurch bis auf den Knochen gestoßen und zunächst nach oben und etwas nach innen entlang dem äußeren und oberen Orbitalrand hinaufgeführt, bis die Nadel ungefähr bis zur Mitte des oberen Augenhöhlenrandes vorgedrungen ist. Schon beim Vorschieben wird immer etwas Lösung injiziert und der Rest der 2 ccm beim Zurückziehen der Nadel verwendet. Ist die Lösung richtig eingelagert, so springt entlang der äußeren Hälfte des oberen Orbitalrandes ein Wulst von starrer Beschaffenheit flach vor. Ohne die Nadel herauszuziehen, um einen zweiten Einstich zu vermeiden, wird sie in der Richtung nach unten gedreht und entlang dem unteren Orbitalrand bis zum mittleren Drittel entlang dem Knochen vorgeschoben. Schon beim Vorschieben wird etwas Lösung eingespritzt und der Rest beim langsamen Herausziehen der Nadel abgelagert. Auch für diese zweite Injektion werden 2 ccm einer 4%igen Novokainlösung (ohne Adrenalin) verwendet. Ein gleicher Wulst wie oben wölbt sich auch hier vor. Schon aus diesem klinischen Bilde kann man erkennen, ob die Einspritzung an richtiger Stelle gemacht worden ist. Die Wirkung der Einspritzung hat schon in wenigen Minuten ihren Höhepunkt erreicht. Die Lähmung der Lider ist meist eine vollständige, so daß kein Lidschluß mehr erfolgen kann und durch den unversehrt gebliebenen Levator palpebrae sup. das obere Lid beständig hochsteht. Es ist daher Sorge zu tragen, das Auge nach Bedarf durch entsprechendes Zusammenschieben der Lider geschlossen zu halten. Die Aufforderung an den Patienten, die Lider zu schließen, hat keinen Zweck, da er es nicht zu tun vermag. Auch nach dem Eingriffe besteht meist noch vollständiger Lagophthalmus. Daher muß der Verband unter ganz besonderer Sorgfalt angelegt werden, indem zuerst das obere Lid an den Zilien nach unten gezogen wird, um das Auge vollständig zu bedecken, und nun erst auf die geschlossenen Lider die zu unserem Verbande wie gewöhnlich verwendete Augenkompresse (S. 170) aufgelegt wird, durch welche die Lider geschlossen gehalten werden. Der Patient darf auch das andere Auge nicht öffnen, um nicht eine Innervation des Levators der operierten Seite zu veranlassen. Beim Verbandwechsel am nächsten Tage ist der Lagophthalmus ohne Ausnahme spurlos verschwunden und wir haben bis heute nie eine schlechte Wirkung aus diesem Zustande beobachtet.

Fehler bei der Einspritzung. Wird die Nadel nicht tief genug, d. h. nicht bis an die Oberfläche des Knochens eingestochen, sondern die Einspritzung oberflächlich gemacht, sei es subkutan oder intramuskulär, so bleibt die Wirkung aus. Die Lösung verteilt sich alsdann so diffus im Gewebe, daß die früher beschriebenen Wülste nicht zustande kommen. Wird die Nadel zu weit augenwärts vorgeschoben, so wird das Lager nicht entlang den Orbitalrändern angelegt, sondern die Flüssigkeit gelangt unter die Bindehaut. Es bleibt infolgedessen nicht nur der Erfolg auf den Musculus orbicularis aus, sondern die durch die große Menge von Flüssigkeit eingetretene Abhebung der Bindehaut von der Sklera, insbesondere die Chemosis am Limbus, kann die Operation wesentlich behindern. Die Nadel soll daher immer mindestens 1 cm peripherwärts vom Orbitalrand geführt werden.

Nach vielen Versuchen, bei denen wir nur ungenügende Wirkung erzielten, sind wir zu der verhältnismäßig großen Menge von je 2 ccm und zu der verhältnismäßig starken Lösung von 4% Novokain übergegangen, wobei jedoch, wie schon erwähnt, ein Adrenalinzusatz vermieden wird. Bei schwächerer Lösung und geringeren Mengen ist der Erfolg der Einspritzung unsicher, namentlich auch der Eintritt der Lähmung verzögert (es mag darüber eine Viertelstunde vergehen) und die Dauer der Wirkung verkürzt, so daß sich dadurch in einem Betriebe, wo oft eine größere Anzahl von Patienten nacheinander zur Operation kommen, arge Mißstände einstellen: entweder ist die Wirkung noch nicht eingetreten, wenn der Patient vorkommt, oder sie ist bereits wieder im Abnehmen begriffen zu dem Zeitpunkte, wo der betreffende Patient an die Reihe kommt. Besonders die Periode des Verschwindens der Wirkung stört bei der Operation sehr, weil dann häufig feine fibrilläre Zuckungen des Schließmuskels einsetzen.

Bei der nunmehr gebräuchlichen Menge und Konzentration wird die Einspritzung nach der Kokainisierung des Auges gemacht, unmittelbar bevor der Kranke in den Operationssaal gebracht wird, so daß nach der Vorbereitung des Auges: Waschen der Lider und Reinigen des Bindehautsackes, der Eingriff sofort beginnen kann. Es ist eine große Seltenheit, daß der Erfolg zu wünschen übrig läßt. Nachinjektionen geringer Mengen vermögen ihn fast immer zu vervollständigen.

Anwendung. Die Lähmung des Lidmuskels bietet so große Vorteile, daß keine Staroperation mehr ohne Akinese vorgenommen wird. Es ist ja bekannt, wie oft es vorkommt, daß Patienten, die anfänglich ganz ruhig zu sein schienen, mitten während der Operation plötzlich zu zwicken beginnen und dadurch das Auge in höchste Gefahr bringen können. Vorfall des Glaskörpers, durch Unruhe des Patienten veranlaßt, ist seit Anwendung der Akinese gänzlich verschwunden.

Die Akinese wird daher auch bei Glaukomoperationsmethoden verwendet, wo das Auge breit eröffnet wird (Iridektomie usw.).

Auch der obere gerade Augenmuskel, dessen Tätigkeit das Auge während des Eingriffes bei manchen Kranken beständig nach oben gedreht hält, kann durch die Einspritzung von 0,5 ccm Novokain-Adrenalinlösung vorübergehend gelähmt werden. Wichtig ist, die Lösung genügend weit hinten unter den Muskel zu spritzen, damit sich nicht die Flüssigkeit oben am Limbus unter der Bindehaut dort ansammelt, wo der Starschnitt angelegt werden soll. Es wird daher die Sehne des Muskels mit der Pinzette gefaßt, die Nadel unter den Muskel geführt und über 2 cm weit vorgeschoben, bevor die Lösung eingespritzt wird. Die Schwächung des oberen Geraden ist durch die Leichtigkeit, mit welcher es gelingt, mit der Haltezange das Auge nach unten zu ziehen, sehr auffallend, und die reflektorische Drehung des Auges nach oben ist verschwunden. Doch kann der Kranke auf Aufforderung das Auge mit Hilfe des unteren Schiefen noch genügend heben.

Zügelnaht. Noch besser bewährt sich eine durch den Sehnenansatz des oberen geraden Augenmuskels angelegte Zügelnaht, da mit ihr das Auge in beliebigem Grade nach abwärts gezogen werden kann. Auf diese Weise ist man von der Geschicklichkeit des Kranken, nach unten zu blicken, unabhängig.

Verfahren. Bevor man mit der Pinzette die Sehne auffaßt, wird ein mit 10%iger Kokainlösung getränkter Stieltupfer auf die Bindehaut über der Sehne durch einige Minuten angedrückt. Vielen Patienten bereitet nämlich das Auffassen der Sehne mit der Pinzette etwas Schmerzen und macht sie ängstlich. Durch die starke Kokainlösung wird die Sehne durch die Bindehaut hindurch genügend unempfindlich gemacht. Um die Sehne des Muskels zu fassen, muß der Kranke kräftig nach unten sehen oder, wenn er dies nicht tut, wird das Auge mit der am unteren Limbus an der Bindehaut angelegten Haltezange stark nach unten gezogen. Die Hakenpinzette wird in der richtigen Entfernung vom Limbus, also etwa 8 mm hinter diesem, in senkrechter Richtung auf die Sklera aufgesetzt. Die Sehne muß unmittelbar an ihrem Ansatz aufgefaßt und ebenda der kräftige Seidenfaden durchgezogen werden. Wird die Pinzette näher dem Limbus angelegt, so wird nur eine lockere Falte der Bindehaut aufgehoben. Ist sie zu weit vom Limbus entfernt, so wird eine Falte des Muskels vorgezogen. Wird die Naht durch eine solche Muskelfalte gelegt, so ist das Auge keineswegs sicher fixiert, sondern kann sich noch immer frei bewegen.

Die Pinzette soll beim Auffassen der Sehne nur wenig geöffnet werden, damit nicht eine breite Falte der Bindehaut mitgefaßt wird. Denn da diese der Sklera nur locker anhaftet, so bilden sich Falten der Bindehaut, welche gerade die Gegend der Hornhaut bedecken, wo der Ein- und Ausstich bei der Anlegung des Starschnittes vorzunehmen ist.

Mit dieser Naht, welche der Assistent übernimmt, kann nun das Auge beliebig weit nach unten gezogen werden. Meist genügt schon die Anlegung der Naht, um das fortwährende Hinaufschauen nicht mehr aufkommen zu lassen. Nur selten ist man gezwungen, den Faden schräg nach vorne gerichtet anzuspannen, um das Auge nach unten zu drehen. Der Zug, welcher auf diese Weise auf die Sklera ausgeübt wird, erfolgt in der Richtung der Wunde, ein Umstand, der geeignet ist, der Neigung des Klaffens der Wunde entgegenzuwirken. Andererseits wird der sklerale Wundrand etwas gehoben. Dies macht sich namentlich bei der Anlegung der peripheren Irislücke fühlbar, indem man die Spitze der Irispinzette tiefer nach rückwärts einführen muß, um die Irisperipherie auffassen zu können. Es gelingt daher auch nicht so leicht, eine *winzige* Lücke in der Iris zu machen als sonst. Sehr häufig wird durch das tiefere Eindringen der Pinzette ein größeres Stück der Irisperipherie aufgefaßt und demgemäß das periphere Kolobom größer.

Einen so großen Vorteil die Zügelnaht dadurch bietet, daß alle Gefahren, die durch ein unvermutetes, rasches Aufwärtsdrehen des Auges durch den Patienten entstehen können, ausgeschaltet sind, so erschwert sie doch den Eingriff. Denn nach Anlegen einer Zügelnaht muß das obere Lid nunmehr mit einem Lidlöffel emporgehalten werden, den der Assistent zusammen mit

dem Faden mit der einen Hand übernimmt, während er mit der anderen Hand
das untere Lid nach unten zieht (Abb. 107). Indem so der Assistent beide
Hände vergeben hat, braucht man einen zweiten Assistenten zum Austupfen
des Blutes und der Tränenflüssigkeit aus dem Bindehautsacke. Ein weiterer
Nachteil ist, daß der Lidlöffel beim Eingehen mit den Instrumenten durch
die Wunde hinderlich sein kann. Der Gehilfe muß daher gelegentlich den
Lidlöffel leicht zur Seite schieben. Da durch die Akinese das Pressen der Lider
ausgeschaltet ist, kann auch ein Lidsperrer eingelegt werden, und es sind verschiedene Modelle angegeben worden zu dem Zwecke, um die Zügelnaht gleichzeitig damit zu versorgen.

Gelegentlich trifft die Nadel beim Durchführen durch die Sehne die kleine
Muskelarterie und eine manchmal recht heftige Blutung nach außen oder unter

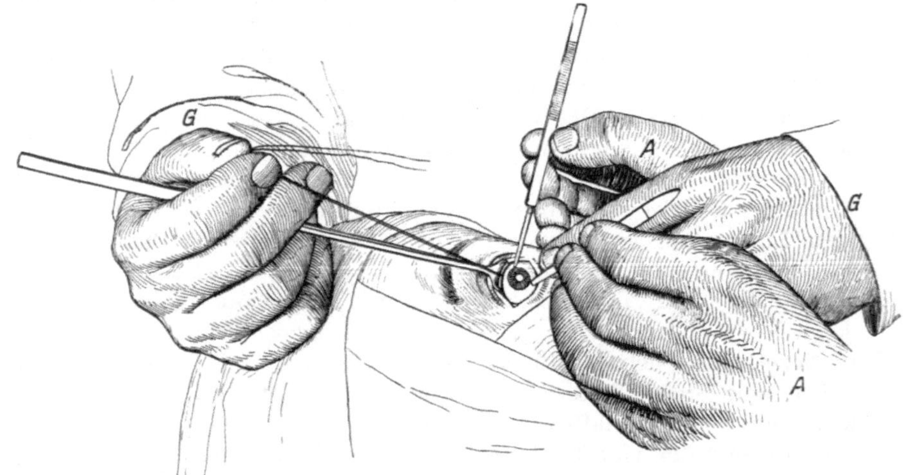

Abb. 107. Beginn des Starschnittes am linken Auge. Das Auge wird vom Gehilfen, wie S. 157
beschrieben, offen gehalten. Während der Kranke nach unten schaut, wird das Auge mit der in der
linken Hand gehaltenen Pinzette unten knapp am Limbus genau im senkrechten Meridian festgehalten. Das in der rechten Hand gehaltene Messer, dessen Schneide nach oben gerichtet ist, wird
knapp hinter dem Limbus angesetzt, ist wagrecht und parallel zur Ebene des Limbus gehalten.

die Bindehaut ist die Folge. Die Blutung wird durch Kompression mit in
Adrenalin getränkten Tupfern gestillt.

Bei geistig geschädigten oder in ganz besonderem Grade ungebärdigen
Kranken leistet die innere Verabreichung von Luminal vorzügliche Dienste.

Pupillenverändernde Mittel werden vor dem Eingriffe nicht eingeträufelt,
weder Mydriatika noch Miotika.

Vorbereitung der Ärzte und Entkeimung der Instrumente. Nach gründlicher
Reinigung und kräftigem Bürsten der Hände unter Waschen mit Seife und
Wasser und folgendem Abbürsten entweder in Sublimat- oder Lysoformlösung
und Trocknen mit keimfreien Handtüchern legen Arzt und Gehilfe eine Mund-
maske an, um eine bei dem unvermeidlichen Sprechen immerhin mögliche
Tröpfcheninfektion der Wunde zu vermeiden, und bedecken den Kopf mit einer
keimfreien Kappe. Die Instrumente werden ohne Ausnahme durch 3 Minuten
in einer 1% Sodalösung gekocht. Dieses ist die sicherste Art der Entkeimung,
insbesondere auch für die rasche Wiederreinigung der Instrumente während

des Eingriffes. Die Schneide der Messer leidet, falls der verwendete Stahl richtig gehärtet war, nur ausnahmsweise. Wir haben oft mit *einem* Messer eine große Anzahl von Starausziehungen gemacht, ohne daß es durch das häufige Kochen Schaden genommen hätte. Aus dem kochenden Wasser werden die auf dem Roste befindlichen Instrumente in eine große flache leere Tasse gehoben. Sie kühlen an der Luft so rasch ab, daß sie nach wenigen Sekunden verwendet werden können. Nie wird ein Instrument ein zweitesmal in Berührung mit dem Auge gebracht, bevor es nicht wieder in das kochende Wasser eingelegt worden ist. Der Kochkessel hat daher knapp neben dem Arzte zu seiner Linken bereitzustehen, und von den Instrumenten, die regelmäßig wiederholt gebraucht

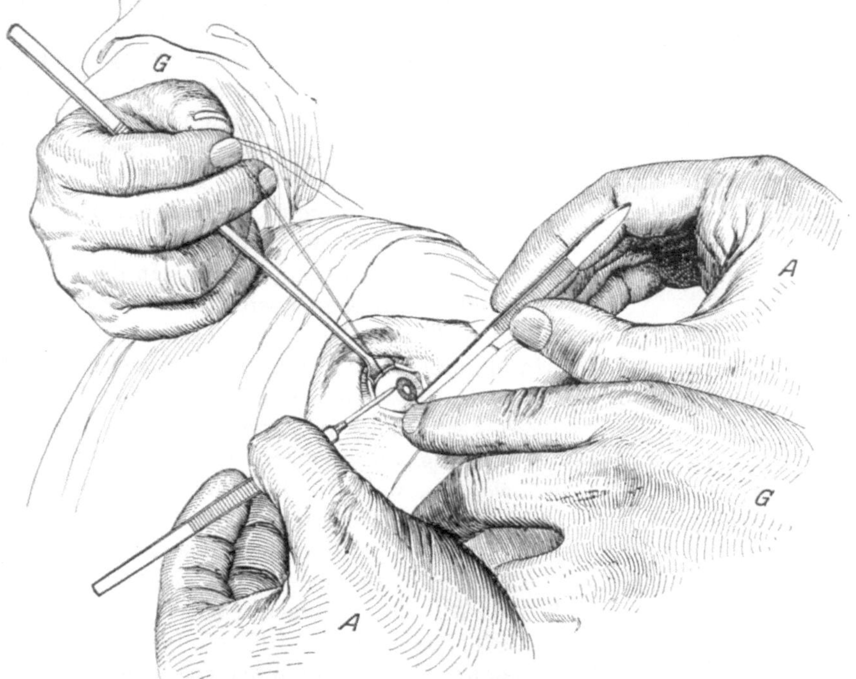

Abb. 108. Beginn des Starschnittes am rechten Auge, bei gleicher Stellung des Arztes und Gehilfen. Das Auge wird mit der rechten Hand festgehalten, das Messer mit der linken Hand geführt.

werden (DAVIELscher Löffel und Spatel) sollen zwei Stücke vorrätig sein. Zur seitlichen Beleuchtung dient die HESSsche Hammerlampe.

Auch während des Eingriffes kann zur gelegentlich notwendigen Verstärkung der örtlichen Betäubung eine keimfreie 3%ige Kokainlösung eingetropft werden.

Zum Reinigen des Auges von Blut während des Eingriffes werden kleine Tupfer verwendet, die aus keimfreier Watte gebildet, in keimfreier physiologischer Kochsalzlösung liegen.

Der Eingriff. Zuerst werden die einzelnen Schritte des Eingriffes und dann die Zwischenfälle besprochen werden, die bei jedem von ihnen eintreten können.

1. Festhalten des Auges (Abb. 107 und 108).

Wir pflegen während des Eingriffes zur Rechten des auf dem Tische liegenden Kranken zu sitzen. Der Schnitt wird von der Schläfenseite aus vollführt und muß daher am rechten Auge mit der linken Hand, am linken Auge mit der rechten Hand gemacht werden, während die andere Hand das Auge festhält. Dazu dient eine gewöhnliche dreizähnige Hakenpinzette, die zwischen Daumen und Zeigefinger gehalten wird. Die Zähne sollen nicht scharf sein, damit sie die Bindehaut nicht durchschneiden, sondern nur genügend festklemmen.

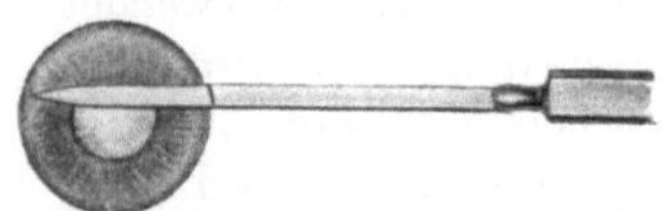

Abb. 109. Die Messerspitze zielt auf einen 1 mm innerhalb des Limbus in der Hornhaut gelegenen Punkt, um den Ausstich zu beginnen.

Die Pinzette hat unten knapp am Limbus senkrecht auf die Lederhaut aufgesetzt zu werden, um eine straffe Falte der Bindehaut genau im senkrechten Meridian aufzufassen. Schon in geringer Entfernung vom Limbus ist eine Falte der Bindehaut so lose, daß das Auge dadurch nicht genügend festgehalten wird. Die Arme der Pinzette müssen daher *entlang* dem Limbus gleiten, nicht senkrecht auf ihn. Während des Schließens der Pinzette soll ein mäßiger Druck ausgeübt werden, um das unter der Bindehaut liegende Bindegewebe mitzufassen und ein Ausreißen der Gewebsfalte zu vermeiden. Ist aber die Pinzette geschlossen, so muß anstatt des Druckes ein Zug einsetzen, der das Auge aus der Augenhöhle etwas vortreten macht. In der erwähnten Stellung des Arztes bereitet das Festhalten beim rechten Auge keine Schwierigkeiten, da sich die

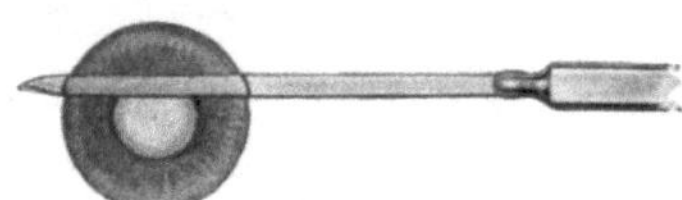

Abb. 110. Die Messerspitze ist unmittelbar hinter dem Limbus durchgedrungen.

die Pinzette führende rechte Hand gerade dem rechten Auge gegenüber befindet. Dagegen muß für das Festhalten des linken Auges bei der erwähnten Stellung des Arztes der linke Oberarm, bei starker Beugestellung im Ellbogen, an die Brust gedrückt werden, während die Hand, dorsalwärts abgebogen, die Pinzette senkrecht gegen den unteren Limbus führt, wo die Falte aufgehoben wird. Durch diese ungewohnte Stellung des Armes verfällt der Anfänger sehr leicht in den Fehler, auf das Auge zu drücken, statt es hervorzuziehen: ein Vorkommnis, das häufig die Ursache von unangenehmen Zwischenfällen ist. Die Falte

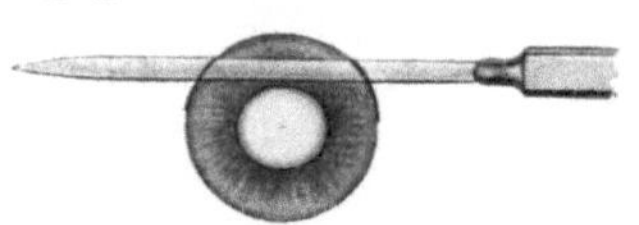

Abb. 111. Das Messer erscheint nach dem Ausstich noch immer in derselben Richtung weiter vorgedrungen, wurde aber gleichzeitig so weit nach oben geschoben, daß ein guter Teil des Schnittes damit ausgeführt ist. Auf diese Weise wurde ein großer Teil der Messerschneide verwendet.

der Bindehaut muß genau im senkrechten Meridian aufgehoben werden. Wird der Eingriff mit Iridektomie ausgeführt, so ist es geboten, den Schnitt genau nach oben anzulegen, um entsprechend der Mitte des Schnittes ein genau nach oben gerichtetes Kolobom zu erzeugen, das durch das obere Lid vollständig bedeckt wird. Wird das Auge irgendwo an der Seite, z. B. am Ende des wagrechten Meridians aufgefaßt, so ist eine Rollung unvermeidlich, da es gleichzeitig nach unten gezogen werden muß, damit der obere Hornhautrand zur Schnittführung freigelegt wird. Infolge dieser Rollung gerät der Schnitt in eine schiefe, nicht erwünschte Stellung und mit ihm folgerichtig auch das Kolobom. Wird aber das Auge genau im lotrechten Meridian festgehalten, so erfolgt beim Nachabwärtsziehen des Auges keine Rollung und kann über die Lage des anzulegenden Schnittes keine Täuschung obwalten. Wohl mag sich nach Ansetzen des Messers das Auge etwas aus seiner Stellung herausrollen, dadurch kann aber der Schnitt in keiner Weise mehr verlagert werden. Es ist daher das

Festhalten im senkrechten Meridian dem an irgendeinem anderen Platze vorzuziehen.

Mit der Falte wird das Auge nicht bloß nach unten, sondern auch etwas nach vorne gezogen. Der Kranke muß während des Schnittes gut nach unten blicken. Mit der Zügelnaht ist die Abwärtsdrehung aber auch für den Fall gewährleistet, daß der Kranke nicht von selbst nach unten blickt.

2. Der Schnitt. (Abb. 107—112.) Der Schnitt ist der schwierigste Teil des Eingriffes. Er wird mit dem schmalen GRAEFEschen Starmesser nach oben angelegt, soll ungefähr ein Drittel des Hornhautumfanges einnehmen

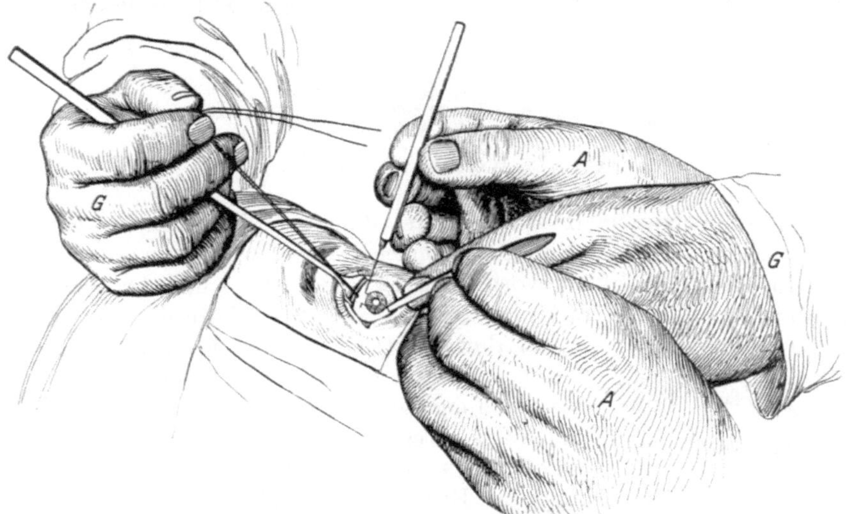

Abb. 112. Der Schnitt ist so weit gediehen, daß die äußere Augenhaut bereits durchtrennt ist und sich das Messer unter der Bindehaut befindet. Um den Lappen kurz abzuschneiden, wurde das Messer so gedreht, daß die Schneide nach vorwärts sieht. Das Messer wird nun aufgestellt. Man beachte die Veränderung der Handstellung des Arztes im Vergleich mit Abb. 107.

und in seiner ganzen Länge am Limbus oder ganz knapp dahinter verlaufen. Das Messer wird in der Weise in der Hand gehalten, daß das Endglied des Daumens auf der einen Seite, die Endglieder des Zeige- und Mittelfingers auf der anderen Seite des Griffes nahe der Klinge zu liegen kommen. Der vierte Finger mag mit seinem Endglied wie der zweite und dritte gelagert sein oder aber dem Rücken des Griffes zur Stütze dienen. Der fünfte Finger hat frei zu sein und wird zum Aufstützen der Hand an dem Kopf des Kranken in der Jochbein- oder Wangengegend verwendet, wo er eben am bequemsten zu ruhen kommt. Das Aufstützen soll aber nur mit der Spitze des kleinen Fingers erfolgen, denn nur so bewahrt sich die Hand die nötige Bewegungsfreiheit im Handgelenk. Das Aufstützen der Hand ist bei allen Eingriffen am Auge notwendig, damit eine unerwartete Kopfbewegung des Kranken keine Überraschung bereitet.

Die Spitze des Messers, dessen Schneide nach oben und dessen Klinge parallel zur Ebene des Limbus gerichtet ist, durchsticht die Hornhaut unmittelbar hinter dem Limbus, 1 mm oberhalb des wagrechten Meridians und wird ohne Aufenthalt durch die vordere Kammer geführt, um innen am Limbus an symmetrischer Stelle die Gegenöffnung zu machen. Die Hauptbedingung für das

Gelingen des Schnittes ist jegliche Vermeidung des Stillstandes oder einer Rückbewegung.

Beim Starschnitte die richtige Ausstichstelle zu finden, ist die schwierigste Aufgabe für den Anfänger. Zu seinem Erstaunen erscheint das Messer weit nach hinten vom Limbus in der Lederhaut. Die Ursache dieses Fehlers wird durch die anatomischen Verhältnisse der vorderen Kammer verständlich gemacht (Abb. 153). Der Limbus reicht nämlich ($1^1/_2$ mm) weiter nach vorne als der Lage des Kammerwinkels entspricht. Wird das Messer bis in den Winkel der vorderen Kammer geführt, so ist die fehlerhafte Gegenöffnung weit nach hinten vom Limbus die unausbleibliche Folge. Soll das Messer wieder

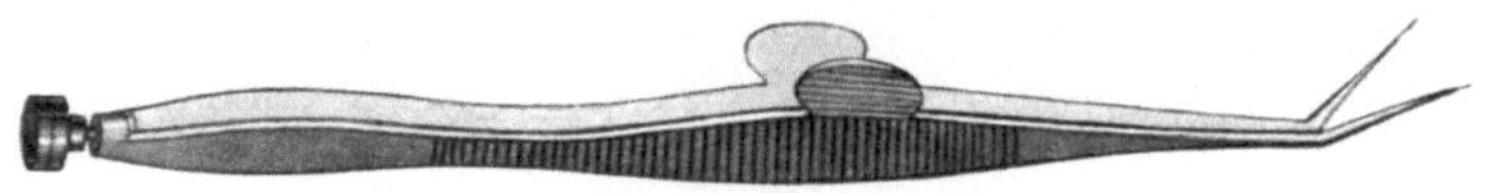

Abb. 113. WECKERS Scherenzange.

genau im Limbus oder ganz knapp hinter ihm herauskommen, so muß der Gegenstich schon an einem Punkte begonnen werden, wo, von vorne gesehen, noch durchsichtige Hornhaut vorhanden ist (ungefähr 1 mm hornhautwärts vom Limbus), so daß der Eindruck erweckt wird, als müßte das Messer noch in der durchsichtigen Hornhaut an die Oberfläche kommen. Die Messerspitze erscheint ja auch wegen der Brechung durch die Hornhaut etwas weiter hornhautwärts gelegen, als ihrer wirklichen Lage entspricht. Um den richtigen Ausstichpunkt zu finden,

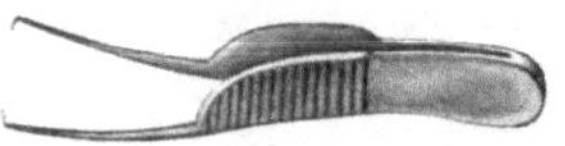

Abb. 114. ARLTS Iriszange.

möge es sich daher der Anfänger zur Regel machen, mit der Spitze des Messers auf einen ungefähr 1 mm nach einwärts vom Limbus in der Hornhaut gelegenen Punkt loszusteuern (Abb. 109).

Nach vollzogener Gegenöffnung (Abb. 110) muß das Messer — ohne eine Pause in der Bewegung — noch weiter in derselben Richtung vorgeschoben, dabei aber gleichzeitig nach oben, parallel zum Limbus geführt werden, so daß ein guter Teil des Schnittes bei dieser *einen* Schnittrichtung erzeugt wird (Abb. 111). Nur so gelingt es, einen frühzeitigen Abfluß des Kammerwassers zu verhindern und die Schneide des Messers über den Pupillarrand zu bringen, bevor die Regenbogenhaut in den Weg des Messers fallen kann. Ein je größerer Teil der Schneide des Messers zum Schnitt verwendet wird, um so besser ist die Schnittführung und um so glatter sind die Schnittränder. In je kürzeren sägenden Schnitten das Messer geführt wird, um so unregelmäßiger wird die Wunde. Ist einmal die Schneide des Messers über den Pupillarrand gelangt, so ist die Gefahr, die Regenbogenhaut zu verletzen, nicht mehr groß. Erst nachdem der größte Teil seiner Schneide ausgenützt worden ist, wird das Messer in entgegengesetzter Richtung geführt, um den Schnitt fortzusetzen oder ihn schon damit zu vollenden, was sicherlich zum mindesten bei dem nächsten Vorschieben des Messers der Fall sein sollte.

Es sei schon hier ausdrücklich auf einen Fehler des weniger Erfahrenen aufmerksam gemacht, der zur Folge hat, daß die Regenbogenhaut ins Messer fällt: unmittelbar nach Anlegen der Gegenöffnung, kaum daß die Messerspitze aus der Lederhaut hervorkommt, wird der eigentliche Schnitt in der Weise begonnen, daß das Messer sofort in entgegengesetzter Richtung hinaufgeführt wird. Da durch das Zurückziehen des Messers die der Spitze nahe gelegenen dünneren Teile des Messers die Wundöffnung nicht mehr gehörig verschließen können, beginnt das Kammerwasser sofort abzufließen. Außerdem steht aber bei dieser Schnittführung kein langer Teil der Messerschneide zur Verfügung, so daß sofort mit kurzen sägenden Bewegungen des Messers eingesetzt werden muß. Es kann sogar geschehen, daß bei dieser Art des Schneidens mit dem Endteil des Messers die Spitze wieder in die Kammer zurückgerät.

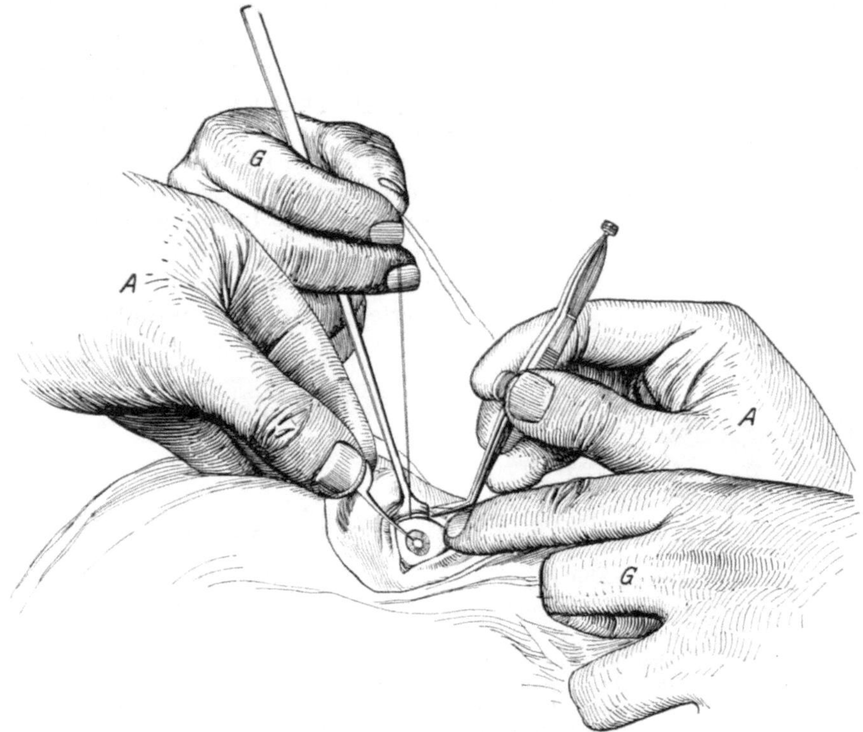

Abb. 115. Iridektomie. Das Auge wird nicht mehr festgehalten. Der Gehilfe hat den Lidlöffel so zur Seite geschoben, daß der Arzt nicht behindert ist, die geschlossene Irispinzette genau von oben durch die Wunde bis nahe an den Pupillarrand einzuführen, während die in der rechten Hand gehaltene geöffnete Schere knapp daneben wartet, um die vorgezogene Regenbogenhaut schnell abzuschneiden.
Der Deutlichkeit wegen wurde in dieser und den folgenden Zeichnungen der Bindehautlappen nicht eingezeichnet.

Ein weiterer Grund, warum der Anfänger sehr häufig mit dem Schneiden nicht vorwärts kommt, trotzdem er viele kurze Sägebewegungen macht, liegt gewöhnlich darin, daß er das Messer, anstatt es nach oben zu *schieben,* nach rückwärts gegen die Lederhaut *drückt.*

Während des Schnittes hat das Messer genau in der Ebene des Limbus zu bleiben; eine Drehung der Schneide nach vorne oder rückwärts hätte ein Abweichen des Schnittes in die Hornhaut oder in die Lederhaut zur Folge. Erst wenn nach Durchschneidung der äußeren Augenhaut das Messer unter der Bindehaut sichtbar ist, wird es um 90° gedreht (Abb. 112), so daß die Schneide nach vorne gerichtet ist. Dadurch wird der Bindehautlappen kürzer abgeschnitten, als wenn das Messer in der anfänglichen Haltung weiterschnitte. Denn ein zu langer Bindehautlappen ist für Eingriffe in der vorderen Kammer ein Hindernis. Nach vollendetem Schnitte wird die Pinzette geöffnet und *im weiteren Verlauf des Eingriffes auf das Festhalten des Auges verzichtet.* Dies kann um so eher getan werden, als die Zügelnaht jederzeit die gewünschte Stellung des Auges herbeizuführen vermag.

3. Die Ausschneidung der Regenbogenhaut (Abb. 115—118).

Dazu dienen die Scherenzange WECKERS (Abb. 113) und die Iriszange ARLTs (Abb. 114). Diese wird in der linken Hand zwischen Daumen und Zeigefinger gehalten und, während das Auge nach unten gerichtet ist, geschlossen mit nach vorne gerichteter Höhlung durch die Wunde entlang der Oberfläche der Regenbogenhaut bis an den Pupillarrand eingeführt. Hier wird sie etwas geöffnet und mit ihr wird eine schmale Falte der Regenbogenhaut aufgefaßt und vorgezogen (Abb. 115—118). Die in der rechten Hand gehaltene Schere schneidet die vorgezogene Falte rasch ab. Um die Pinzette genau von oben einführen zu

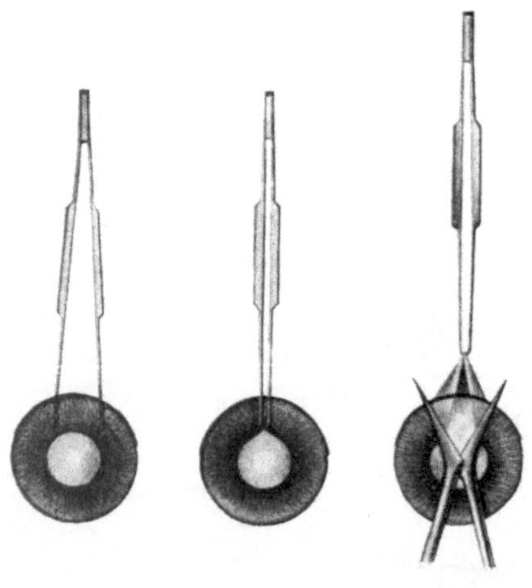

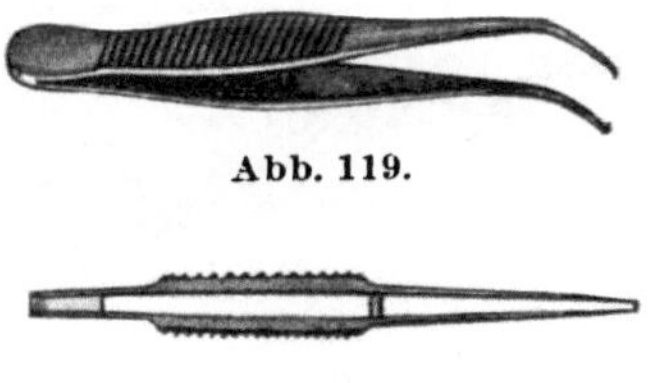

Abb. 119.

Abb. 120.

Abb. 116.   Abb. 117.   Abb. 118.

Abb. 116. Die bis nahe an den Pupillarrand geführten Arme der Irispinzette wurden soeben geöffnet.
Abb. 117. Die Arme wurden geschlossen und haben eine Falte der Regenbogenhaut gefaßt.
Abb. 118. Die vorgezogene Regenbogenhaut wird mit der von unten hergeführten Schere abgeschnitten.
Abb. 119. Kapselpinzette offen (Seitenansicht).
Abb. 120. Kapselpinzette geschlossen (von hinten), um zu zeigen, daß sich nur die gezähnten Abschnitte der Arme berühren.

können, hat sich die Hand in starke Beugestellung zu begeben. Sollte der Bindehautlappen dem Einführen im Wege sein, so wird er mit der in der anderen Hand gehaltenen geschlossenen Scherenzange nach unten auf die Hornhaut hinübergelegt, um die Wunde freizumachen, während die Iriszange die lederhautseitige Wundlippe etwas niederdrückt. Die Arme der Scherenzange sind beim Abschneiden am besten nach oben gerichtet (Abb. 115), da durch diese Schnittführung am ehesten ein schmales spitzbogenförmiges Kolobom zustande kommt. Es ist aber kein Fehler, den Schnitt mit parallel zum Limbus gehaltener Schere zu machen.

4. Eröffnung der vorderen Linsenkapsel (Abb. 121—123).

a) Bei Gebrauch der Kapselpinzette (Abb. 119—120). Die Kapselzange wird in der rechten Hand zwischen Daumen und Zeigefinger gehalten, geschlossen

---

[1] Die Abb. 116—118 zeigen in natürlicher Größe die Vorgänge beim Fassen und Abschneiden der Regenbogenhaut.

senkrecht von oben (daher eine gleiche Handhaltung wie bei der Irisausschneidung) in die vordere Kammer eingeführt und soweit vorgeschoben, daß sich der gezähnte Teil der Arme in der unteren Hälfte der Pupille befindet, während ihr rückwärtiger Teil im Kolobome liegt.

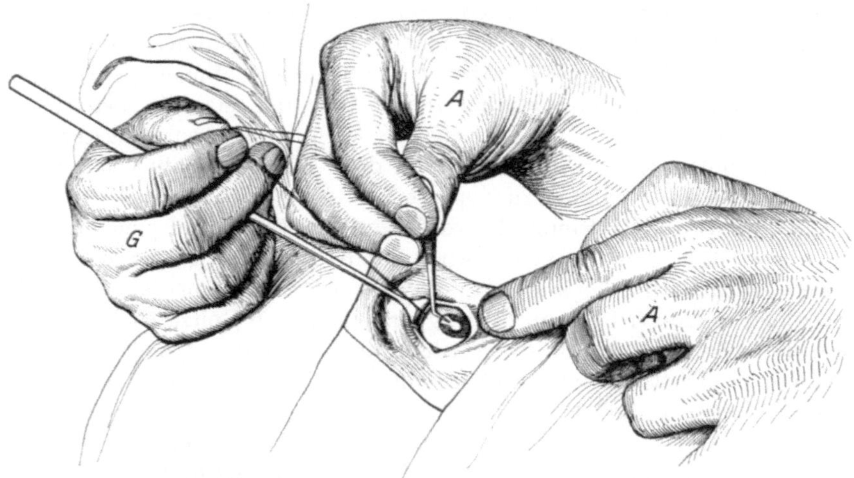

Abb. 121. Kapseleröffnung. Das Auge blickt nach unten. Der Arzt führt mit der rechten Hand die geschlossene Kapselpinzette ein, die beiden Zangenarme parallel zur Kapselebene, und zieht mit der linken Hand das untere Lid vom Auge ab, um die Hornhaut freizulegen.

Die Pinzette hat so gehalten zu werden, daß beim Öffnen beide Arme auf der vorderen Linsenkapsel gleiten (Abb. 122). Ein ganz gewöhnlicher Fehler besteht darin, sie schräg zu halten, so daß nur der eine Arm auf der Kapsel aufliegt, während sich der andere beim Öffnen von der Kapsel weg nach vorne bewegt. Nach richtigem Aufsetzen auf die Kapsel wird die Zange soweit geöffnet, als die Größe der Pupille beträgt, sie kann aber auch noch weiter geöffnet werden, da durch die auseinandergehenden Arme der Pupillarrand zurückgeschoben wird. Unter einem geringen, gegen die Linse ausgeübten Drucke wird die Pinzette geschlossen, wobei die nach innen gerichteten Zähne eine Falte der Kapsel aufgreifen (Abb. 123). Diese Falte wird durch hauptsächlich seitlich und im Kreise ausgeführte Bewegungen der Zange von der Umgebung losgerissen. Die Kapseleröffnung hat langsam ausgeführt zu werden. Namentlich hat das Herausziehen des losgetrennten Kapselstückes aus dem Auge langsam zu geschehen. Sonst

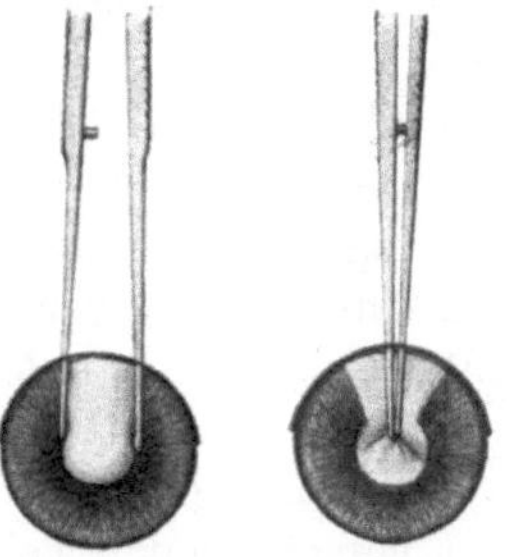

Abb. 122.   Abb. 123.

Abb. 122. Die beiden Arme der Kapselpinzette, auf der vorderen Kapsel gleitend, weit geöffnet.

Abb. 123. Die Arme wurden geschlossen und haben eine Falte der Kapsel aufgefaßt; diese wird nun herausgezogen.

reißt die Falte aus und es bleibt ein Kapselstück nach oben geschlagen in der Wunde liegen. Nach Herausziehen der Pinzette aus dem Auge möge nachgesehen werden, ob sich das Kapselstück wirklich in ihr befindet und nicht etwa in der Wunde liegen blieb. Es hat meist die Größe der Pupille, ist aber manchmal viel größer. Der zum Aufheben einer Falte der Kapsel notwendige Druck ist gering. Aber auch bei Anwendung stärkeren Druckes besteht keine Gefahr, die Linse zu verschieben, da die weiche Rindensubstanz hinter der Kapsel dem Drucke nachgibt und seitlich ausweicht. Ein Mitfassen der Regenbogenhaut wird in der Weise verhütet, daß sich die hinteren Abschnitte der Arme durch eine Haltvorrichtung nicht bis zur Berührung einander nähern können. Außerdem soll die Pinzette beim Aufheben der Kapselfalte so aufgestellt werden, daß nur der gezähnte Teil der Arme aufliegt, während sich die rückwärtigen Teile frei in der Kammer befinden. Nach vorhergegangener Irisausschneidung kommt dieser Umstand nicht in Betracht, da die hinteren Teile der Arme im Bereiche des Koloboms liegen. Dagegen ist es bei runder Pupille von Wichtigkeit, durch diese Vorsichtsmaßregeln ein Einklemmen der Regenbogenhaut zu verhüten.

b) Einfacher ist die Eröffnung der vorderen Kapsel mit dem spitzen Häkchen oder dem Zystotom. Das Häkchen wird, damit es sich nirgends verfange, an die hintere Hornhautfläche angelegt, in die vordere Kammer eingeführt. Im Bereiche der Pupille wird es um 90^0 so gedreht, daß die Spitze nach rückwärts gerichtet ist. So wird es auf die vordere Linsenkapsel aufgesetzt. In diese werden mehrere oberflächliche Einschnitte in verschiedenen Richtungen gemacht. Bei diesem Vorgange darf kein Druck ausgeübt werden. Das Häkchen wird in der gleichen Weise aus dem Auge herausgezogen, wie es eingeführt worden war, d. h. seine Krümmung parallel zur hinteren Hornhautfläche.

Der Vorteil, der in der Verwendung der Kapselpinzette liegt und der den Nachteil der etwas schwierigeren Handhabung bedeutend überwiegt, besteht darin, daß wegen der großen, in der vorderen Kapsel, und zwar gerade im Pupillargebiet gesetzten Öffnung später durch die Kapsel selbst keine optischen Störungen mehr hervorgerufen werden können, und daß sich die im Kapselsacke zurückbleibenden Reste rasch und vollständig aufsaugen, weil sie der Einwirkung des Kammerwassers dauernd ausgesetzt sind.

Dadurch wird ferner auch die *Ausspülung der vorderen Kammer* zur Entfernung von Linsenresten überflüssig gemacht, ein Verfahren, das nach unserer Meinung eher Schaden anrichtet, als Nutzen stiftet. Es birgt in sich die Gefahr einer Infektion, einer iritischen Reizung und einer Schädigung des Hornhautendothels mit folgender Dauertrübung der Hornhaut.

5. Das Herausdrücken des Stares (Abb. 124 und 125).

Die Handgriffe zur Entbindung der Linse aus dem Auge bestehen aus zwei verschiedenen Teilhandlungen: der Zeigefinger der rechten Hand beginnt durch das untere Lid einen von vorne nach hinten wirkenden Druck auf die Gegend des unteren Hornhautrandes auszuüben (Abb. 124). Die unmittelbare Folge ist, daß die Linse eine Drehung um eine horizontal-frontale Achse in der Weise macht, daß sich der obere Linsenrand (d. h. der obere Rand des Linsenkernes) nach vorne dreht und in der Wunde einstellt, wodurch diese zu klaffen beginnt. Der Druck muß mit großer Vorsicht und mit nur allmählich steigender Stärke vorgenommen werden, um nicht eine Berstung der Membrana hyaloidea zu veranlassen. Von dem Augenblicke an, wo sich der Linsenrand in die Wunde eingestellt hat, muß der Druck in der Richtung von unten nach oben ausgeübt werden, da eine weitere Fortsetzung des Druckes nach rückwärts den Glaskörper in die Wunde vortreibt. Die Linse wird nunmehr nach oben und aus dem Auge herausgebracht, indem unter leichtem Drucke gegen das

Auge das untere Lid an der Hornhaut hinaufgeschoben wird. Es darf aber dabei nicht über die Hornhautmitte hinaufgestrichen werden, weil sonst der

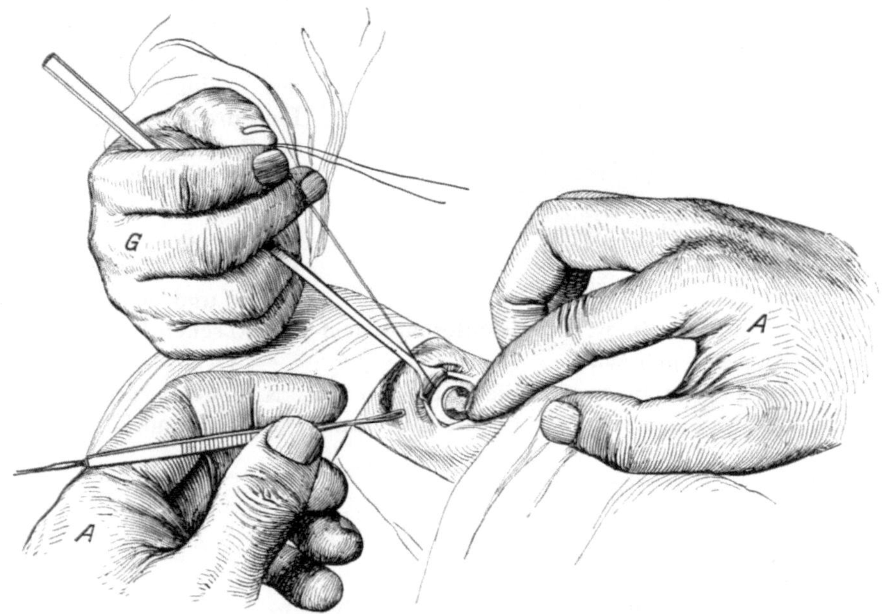

Abb. 124. Das Herausdrücken der Linse. Der Zeigefinger der rechten Hand übt durch das untere Lid einen Druck auf die untere Hornhauthälfte aus. Dadurch kommt die Wunde zum Klaffen und der Linsenrand stellt sich darin ein. Ist die Linse mit ihrer oberen Hälfte ausgetreten, so wird sie mit dem Löffel vollends aus dem Auge herausgerollt.

Druck die Wunde verschließt und die Linse wieder in das Auge zurückbefördert. Sobald der Linsenrand bis zur Hälfte in der Wunde erschienen ist, wird die Linse, indem ein Spatel an ihren Rand angesetzt wird, aus dem Auge herausgerollt (Abb. 125). Gleichzeitig wird mit dem Drucke aufgehört. Die Einstellung des Linsenrandes in die Wunde kann durch ein leichtes Niederdrücken des lederhautseitigen Wundrandes mit dem DAVIELschen Löffel erleichtert werden. Dies ist besonders empfehlenswert, wenn sich der Linsenaustritt schwierig gestaltet.

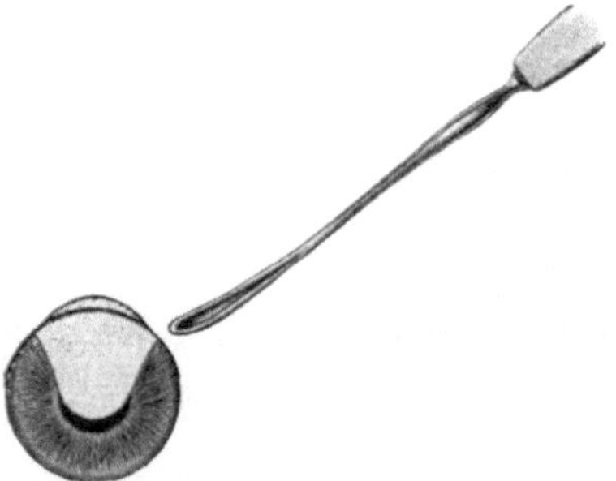

Abb. 125. Der Löffel ist im Begriffe, an den seitlichen Rand der zur Hälfte ausgetretenen Linse angesetzt zu werden, um sie herauszurollen.

Anstatt mit dem Zeigefinger durch das Lid hindurch einen Druck auszuüben, kann auch mit dem Spatel der Druck unmittelbar an der unteren Hornhauthälfte ausgeübt werden, um die gewünschte Rollung der Linse zu erzielen, während der in der anderen Hand gehaltene Spatel durch Niederdrücken des Lederhautwundrandes den Austritt der Linse erleichtert und beschleunigt (Abb. 126). Viele Augenärzte ziehen den Gebrauch des Spatels zum Ausdrücken der Linse aus Gründen der Aseptik dem vorher beschriebenen Verfahren vor.

Durch ähnliche streichende und massierende Bewegungen — sei es mit dem Spatel oder aber mit dem Finger durch das an das Auge angedrückte untere Lid hindurch — sind dann auch noch die zurückgebliebenen Rindenreste aus der Wunde herauszubefördern. Je genauer dies geschieht, um so weniger Nach-

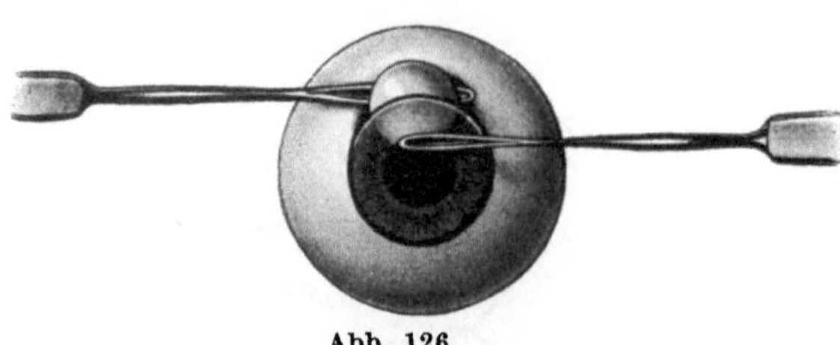

Abb. 126.

star bleibt zurück. Manchmal bringt die Massage Linsenreste, die unten hinter der Regenbogenhaut waren, hervor, und die anfänglich schwarz erschienene Pupille wird wieder grau, bis die Reste sie durchschritten haben und in der Wunde erscheinen. Zähe Reste werden leichter mit dem DAVIELschen Löffel aus der vorderen Kammer gebracht.

Doch soll in dem Bestreben, die Pupille so rein als möglich zu bekommen, nicht zu weit gegangen werden. Sobald die Wunde Neigung zum Klaffen zeigt

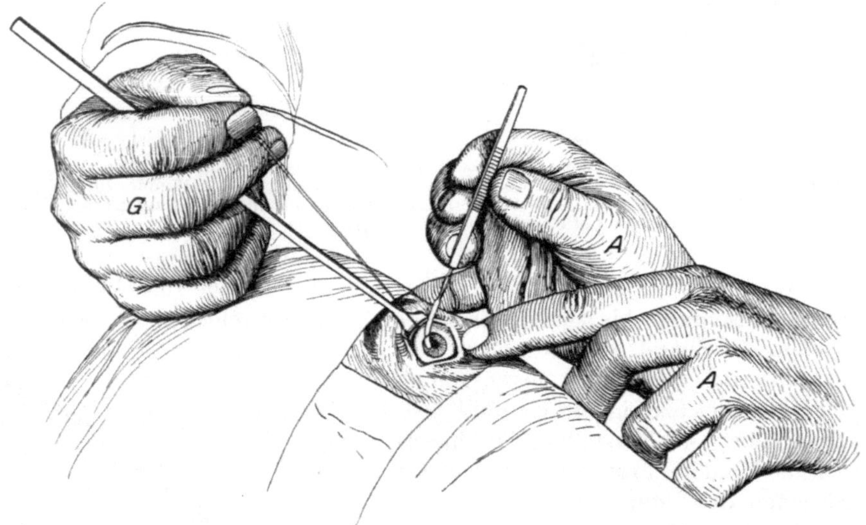

Abb. 127. Zurückstreichen des inneren Kolobomschenkels. Das Auge blickt nach unten. Die rechte Hand führt den Spatel von der Oberfläche des Auges her schräg in den inneren Wundwinkel, um von hier die Regenbogenhaut hinunterzustreifen. Das untere Lid wird etwas abgezogen.

oder der Glaskörper vordrängt und vorzufallen droht, ist es besser, auf die Entfernung der Reste zu verzichten und den Eingriff zu beenden. Andererseits scheint manchmal die Pupille frei von Resten, während sie am Tage nachher mit gequollenen Linsenmassen ausgefüllt ist. Es war durchsichtige Rindensubstanz, die während des Eingriffes nicht wahrgenommen werden konnte.

6. Toilette des Auges (Abb. 127—129).

Ihr wichtigster Teil ist die Zurechtlagerung der Regenbogenhaut. Es ist oft während des Eingriffes nicht leicht zu beurteilen, ob diese wirklich richtig liegt. Nicht immer springen die Sphinkterecken scharf vor. Gelegentlich wurde sie so ausgeschnitten, daß der eine Winkel des Koloboms stumpf ist. Ausschlaggebend ist nur die Lage des Sphinkters. Sie ist nur dann leicht zu beurteilen, wenn die Farbe des Sphinkterteils von der der übrigen Regenbogenhaut deutlich verschieden ist. Außerdem kann Blut auf der Regenbogenhaut die Beobachtung sehr stören.

Die Regenbogenhaut wird mit dem Spatel zurechtgelagert. Er wird vorsichtig zwischen den Wundrändern in die Ecke der Wunde geschoben (Abb. 128). wobei seine Fläche parallel zur Ebene der Regenbogenhaut zu liegen hat. Nach Einführung in die vordere Kammer wird der Spatel um seine Längsachse ganz wenig gedreht, so daß die eine Kante nach rückwärts gerichtet ist (Abb. 129). Wird nun der Spatel unter zartem Drucke auf die Regenbogenhaut gegen den Mittelpunkt des Sehloches bewegt, so wird diese in die richtige Lage gestrichen. Der Spatel hat parallel zur Ebene der Regenbogenhaut gehalten zu werden, da ein steiles Aufstellen des Spatels mit nach rückwärts gerichtetem Ende eine Verletzung der Membrana hyaloidea mit Vorfall des Glaskörpers zur Folge hat. Es ist gleichgültig, welche Hand bei diesem Vorgehen gebraucht wird; am besten abwechselnd die rechte und linke für die gleichnamige Wundecke. In vielen Fällen kann die Regenbogenhaut unmittelbar von oben nach unten zurechtgestrichen werden, indem der Spatel in senkrechter Richtung eingeführt wird.

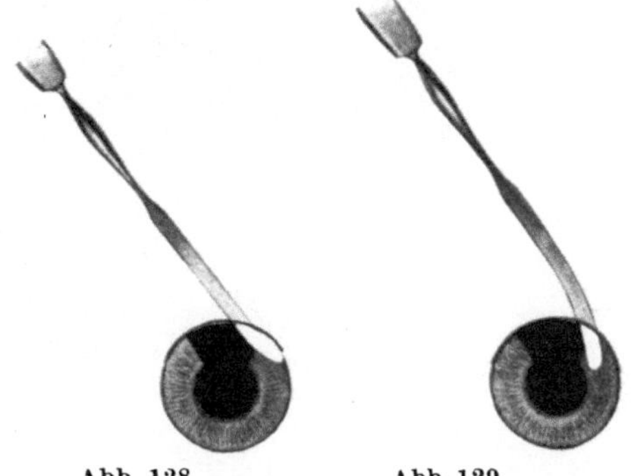

Abb. 128.   Abb. 129.

Abb. 128. Umrißzeichnung, darstellend Auge und Spatel in natürlicher Größe. Der Spatel wird zwischen Hornhaut und Regenbogenhaut in die Wundecke von der Oberfläche des Augapfels her eingeführt.

Abb. 129. Um das Zurückstreichen leichter zu bewerkstelligen, wurde der Spatel um seine Längsachse um wenige Grade gedreht (kantenwärts gestellt) und durch eine entsprechende Bewegung die Sphinkterecke nach abwärts gebracht.

Es kommt vor, daß die Regenbogenhaut dem Spatel nicht folgt, sei es, daß sie selbst ganz schlaff ist und ihr Gewebe nicht mitwirkt oder daß das Auge sehr weich ist und die Regenbogenhaut daher dem Drucke des Spatels mangels einer Unterlage ausweicht. In diesen Fällen darf es sich der Erfahrene erlauben, den Spatel hinter die Regenbogenhaut zu führen, diese an die hintere Fläche der Hornhaut anzudrücken und sie ihr entlang in die richtige Stellung zu schleifen.

Schließlich muß der Bindehautlappen mit dem Spatel sorgfältig in die richtige Lage gebracht werden. Gelegentlich ist er in die Wunde eingeschlagen, wodurch die Wundheilung wesentlich gestört würde.

Der Bindehautsack wird schließlich noch von Blut und namentlich von Linsenresten sorgfältig gereinigt, da gerade diese als besonders gute Nährböden für Keime den Eintritt einer Infektion begünstigen können. Nun werden mehrere Tropfen einer 20%igen frisch bereiteten Argyrollösung eingetropft und ein Tropfen auch über die frische Wunde gleiten gelassen. Diese dicke, sirupartige Lösung wird vom Auge einschließlich der frischen Wunde ohne jede Reizung vertragen. Sie scheint ein gutes Mittel zur Verhütung einer Infektion zu sein. Nun wird das Auge geschlossen und verbunden.

Verband und Nachbehandlung.

Nach Vollendung des Eingriffes werden die Lider des leise geschlossen gehaltenen Auges mit einer aus einem Gazestückchen und etwas Watte bestehen-

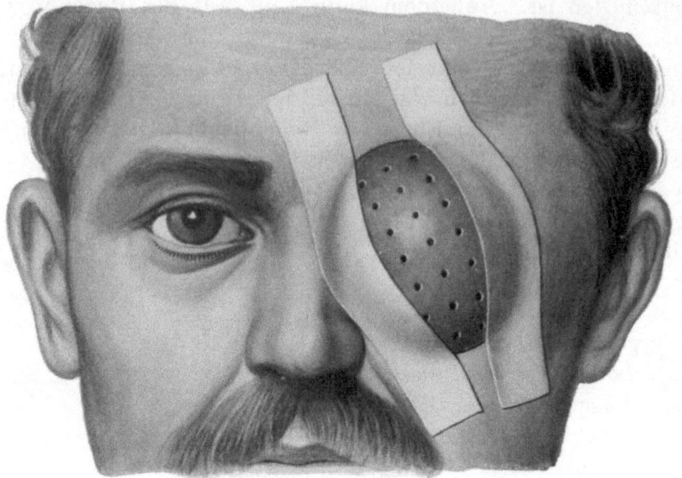

Abb. 130. SNELLENsche Schale, mit Pflasterstreifen befestigt.

den Augenkompresse bedeckt. Darüber kommt zum Schutze gegen Berührung eine SNELLENsche Schale (Abb. 130) aus durchlochtem Aluminium, die mit

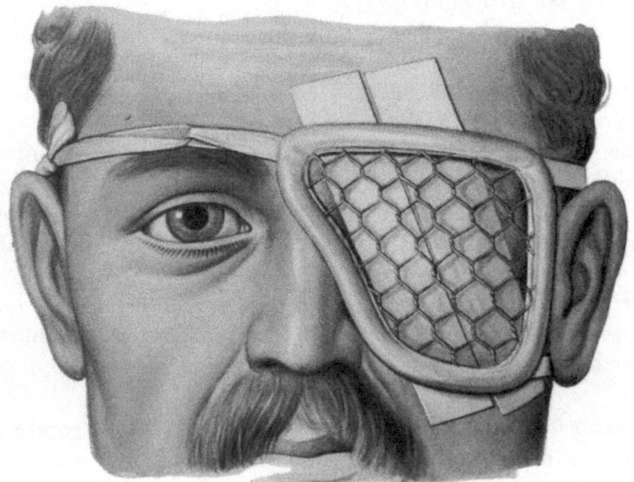

Abb. 131. FUCHSsches Gitter, angelegt.

schräg von innen oben nach außen unten angelegten Heftpflasterstreifen an Stirne und Wange befestigt wird. Die Schale wird unter den verschiedenen Verbandsarten am wenigsten lästig empfunden. Wenn aber das Pflaster an der bebarteten Haut der Männer nicht hält, wird das FUCHSsche Gitter verwendet, dessen Anlegung aus der beiliegenden Abbildung (Abb. 131) ersichtlich ist. Auch das andere Auge wird an diesem Tage durch einen leichten Verband geschlossen gehalten. Der Kranke wird zu Bette gebracht. Sehr alte Leute, namentlich wenn sie an Bronchitis leiden, bleiben nach dem Eingriffe in einem bequemen Lehnstuhl sitzen. Dadurch wird am ehesten die Entstehung einer hypostatischen Pneumonie verhindert. Aufgeregten ängstlichen Leuten, bei denen das Verbinden beider Augen eine Psychose auslösen könnte, wird das gesunde Auge frei gelassen. Das bloße Weglassen des Verbandes an diesem Auge genügt meistens, die Ängstlichkeit zu beseitigen, und die Leute lassen dann meistens von selbst die Lider dieses Auges geschlossen. Trinkern wird eine ausgiebige, ihren Bedürfnissen entsprechende Menge Alkohol zugestanden und dadurch der Ausbruch eines Delirium tremens vermieden. Die Zeit der Star-ausziehung soll nicht zur Durchführung der Entwöhnung von diesem Gifte benützt werden. Raucher dürfen von dem dem Eingriffe folgenden Tage an wieder rauchen. Vor dem Eingriffe nimmt der Kranke eine mäßige Menge einer leichten Nahrung (etwas Suppe, gebratenes Kalbfleisch u. dgl.) zu sich, um nicht kurze Zeit nachher durch Hunger beunruhigt zu werden. Die Nahrung wird am Tage des Eingriffes auf flüssige Kost beschränkt (Milch, Kaffee, Suppe mit Ei u. dgl.). Diabetiker bekommen außer der ihnen entsprechenden Kost innerlich 2 g Natrium bicarbonicum täglich.

Verbandwechsel.

Der erste Verbandwechsel erfolgt ausnahmslos am Morgen nach dem Ein-griffe, während der Kranke noch zu Bette liegt. Der Kranke wird aufgefordert, seine Augen zunächst ruhig, wie beim Schlafe geschlossen zu halten. Nach sorgfältiger Entfernung des Verbandes von beiden Augen werden die Lider mit physiologischer Kochsalzlösung von Blut und Sekret zart gereinigt. Ein leichtes Öffnen der Lider durch den Kranken genügt, den Zustand des Auges beurteilen zu können, zu sehen, ob und wieweit die Kammer hergestellt ist, ob die Pupille rund oder verzogen, die Lage der Kolobomschenkel richtig ist, ob Reste zurückgeblieben sind, ob das Auge gereizt ist usw. Eine unmittelbare Besichtigung der Wunde, die nur durch Heben des oberen Lides und Nachunten-blicken zu Gesichte gefördert werden könnte, erweist sich nur in Ausnahms-fällen als notwendig. Fachgemäß ausgeführt, birgt der Verbandwechsel am Tage nach dem Eingriffe keine Gefahren und es erscheint uns nicht zweck-mäßig, den ersten Verbandwechsel erst nach Ablauf mehrerer Tage vorzu-nehmen.

Der Grad der Injektion des Auges sowie die Menge der vorhandenen Star-reste entscheiden über den Gebrauch von Atropin. Ist das Auge fast nicht gereizt, Pupille und Kolobom schwarz, so braucht kein Atropin angewendet zu werden. Dagegen hat die Pupille erweitert zu werden bei starker Injektion zur Vermeidung von hinteren Synechien und beim Vorhandensein vieler Star-reste, da nur dadurch die durch die Kapselpinzette erzeugte Lücke in voller Ausdehnung offengehalten wird und auf diese Weise die Aufsaugung ihren regelrechten Verlauf nehmen kann. Die Starreste erregen keine Entzündung, wenn sie auf die vordere Kammer beschränkt sind; wenn sie aber durch Zwischenfälle im Verlaufe des Eingriffes mit dem Glaskörper in Berührung kommen, rufen sie nicht selten Reizungen des Auges hervor.

Waren die Lider beim ersten Verbandwechsel durch Sekret verklebt, so wird Borsalbe auf den Verband gegeben, um die Lider beim Verbandwechsel leichter reinigen zu können. Argyrollösung wird noch in den ersten Tagen nach dem Eingriffe eingetropft. Je weniger die Lider berührt werden, um so weniger besteht die Gefahr einer Wundsprengung.

Das gesunde Auge wird am Tage nach dem Eingriffe nur in Ausnahmsfällen noch verbunden, wenn z. B. die Augen wegen starken Klaffens der Wunde nicht bewegt werden dürfen. Das Starauge wird wie nach dem Eingriffe verbunden. Der Kranke wird angekleidet und darf den ganzen Tag außerhalb des Bettes im Lehnstuhl verbringen. Einige Stunden Schlafes nach Mittag sind sehr empfehlenswert. Die Kost beschränkt sich auf weiche Speisen, haschiertes Fleisch, Gemüse, weiche Mehlspeisen u. dgl. Jegliche Anstrengung des gesunden Auges durch Lesen u. dgl. ist während der ganzen Dauer der Nachbehandlung zu untersagen.

In gleicher Weise vollzieht sich die Behandlung in den nächsten Tagen. Nach Ablauf einer Woche wird bei sonst regelrechtem Verlauf der Wundheilung der Verband über Tag weggelassen und eine dunkelrauchgraue Brille zum Schutze gegen Licht getragen. Nur über Nacht wird die Schale oder das Gitter ohne weiteren Verband angelegt.

Nach Ablauf von 2 Wochen verläßt der Kranke — ein glatter Heilungsverlauf vorausgesetzt — das Krankenhaus. Die Wunde ist dann so sicher vernarbt, daß keine besondere Vorsicht mehr geboten erscheint. Doch ist es ratsam, Kranke, deren Beschäftigung eine schwere körperliche Arbeit erfordert, noch einige Wochen davon zu befreien oder sie nur zu leichterem Dienste zu verwenden.

Starausziehung bei runder Pupille.

Die Ausziehung des Stares ohne Bildung eines Koloboms bedeutet für das Auge einen großen optischen Vorteil. Ein guter Teil der Blendungserscheinungen wird durch die Fähigkeit der Pupille, sich wie im gesunden Auge bei Belichtung zusammenzuziehen, ausgeschaltet, zumal da die unverletzte Pupille alter Leute meist ziemlich eng ist. Aus diesem Grunde ist auch das Sehvermögen ohne Glas verhältnismäßig besser.

Der Schnitt wird an derselben Stelle und in gleicher Weise angelegt wie bei der Ausziehung des Stares mit Irisausschneidung. Die Eröffnung der vorderen Kapsel geschieht auch mit der Pinzette. Obwohl die Pupille vor dem Eingriff nicht erweitert wird, bietet das Aufsetzen der Pinzette und das Auffassen einer Kapselfalte mit ihr keine besonderen Schwierigkeiten. Bei enger Pupille wird, um ein größeres Kapselstück herausziehen zu können, der Pupillarrand durch die sich öffnenden Arme der Pinzette zur Seite geschoben. Gegen das Einklemmen von Regenbogenhaut mit dem hinteren Teil der Pinzettenarme schützt der früher beschriebene Hemmzapfen und ein leichtes Aufstellen der Pinzette während des Auffassens der Falte, so daß wirklich nur der gezähnte Teil der Arme in Wirksamkeit tritt.

Beim Ausdrücken findet der Linsenkern nicht selten einen Widerstand durch den steifen Ring der Pupille. Der Sphinkter und namentlich das Gewebe um ihn herum ist bei alten Leuten nicht selten von besonders starrer Beschaffenheit und daher schwer dehnbar.

Spannt sich der obere Pupillarrand über den vordrängenden Linsenkern, so kann der Gehilfe den Austritt in der Weise erleichtern, daß er mit dem Spatel den Pupillarrand über den Rand der Linse hinüberschiebt. Gelegentlich kommt es beim Durchdrücken der Linse durch die Pupille zu Einrissen des Sphinkters. Der Druck darf aber nicht zu kräftig sein, da sonst Vorfall des Glaskörpers zu gewärtigen ist.

Die Ausziehung ist nicht unbedingt mit runder Pupille zu erzwingen, sondern bei zu großem Widerstande ist die Regenbogenhaut auszuschneiden.

Kommt Glaskörper aus der Wunde, so wird die Regenbogenhaut ausgeschnitten, wenn sie durch ihn in die Wunde geschwemmt wurde. Meist wird sie aber dadurch gegen den Strahlenkörper zurückgeschlagen, so daß ein breites Kolobom nach oben eintritt. Durch dieses wird die Schlinge oder das Doppelhäkchen in das Augeninnere eingeführt, um die Linse herauszuziehen.

Die Entfernung der Starreste geschieht durch die beschriebenen streichenden Bewegungen. Ist nach dem Ausdrücken des Linsenkernes die Pupille nach oben verzogen, so wird der durch diese Lagerung der Regenbogenhaut entstandene freie Weg zur Wunde nach oben sogleich zum Herausstreichen der Linsenreste benützt.

Die Regenbogenhaut wird schließlich mit dem Spatel in gleicher Weise zurückgestreift wie nach der Ausschneidung. Auch kann der Spatel gerade

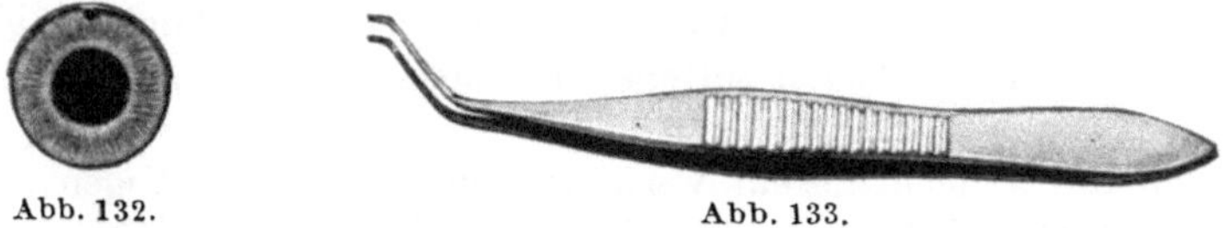

Abb. 132.   Abb. 133.

Abb. 132. Regenbogenhaut mit einer kleinen Lücke in der Peripherie.
Abb. 133. Regenbogenhautzange nach v. Hess. (Nat. Größe.)

von oben durch die Mitte der Wunde in senkrechter oder schräger Richtung eingeführt werden, um von hier den Pupillarrand nach unten zu schieben.

Die Neigung der Regenbogenhaut, in die Wunde vorzufallen — ein Umstand, der in früheren Jahren die Starausziehung mit runder Pupille nur auf wenige auserlesene Fälle beschränkte —, wird durch eine schmale Ausschneidung an ihrer Wurzel, durch eine winzige periphere Iridektomie beseitigt. Die allgemeine Einführung dieses von Pflüger in Bern und Chandler in Boston schon vor Jahren geübten Verfahrens ist Hess zu verdanken.

Nach Entbindung der Linse und Zurechtstreichen der Regenbogenhaut wird die Irispinzette, die zu diesem Zwecke in etwas kleinerer Form hergestellt wird, steil in die Wunde in der Richtung zur Iriswurzel eingeführt, mit ihr ein kleinstes Randstückchen gefaßt und dieses hart an der Pinzette abgeschnitten. Es entsteht eine winzige Öffnung, die oft durch den Limbus so verdeckt wird, daß sie erst beim Blick nach oben zu sehen ist (Abb. 132). Fällt sie einmal größer aus, so wird dadurch kein Schaden verursacht.

v. Hess hat für das Auffassen der Irisperipherie eine eigene Form von Iriszange angegeben (Abb. 133). Indem der Endteil ihrer Arme nach rückwärts abgebogen ist, fällt es leicht, eine winzige Falte aufzuheben und vorzuziehen. Nicht selten wird beim Ausschneiden dieses peripheren Irisstückchens nur das Parenchym der Iris abgetragen und das Pigmentblatt bleibt in Form eines schwarzen, nach außen umgeschlagenen Fädchens in der Wunde liegen. Dieses Pigmentfädchen soll mit dem Spatel entweder in die Kammer zurückgestreift oder gänzlich entfernt werden, denn es vermag die Wundheilung zu stören und kann später einmal eine Eingangspforte für Entzündungskeime schaffen.

Wichtig ist, daß die Linse zuerst entbunden und darauf erst die Regenbogenhaut ausgeschnitten wird. Sonst stellt sich der Linsenrand in die Lücke ein und, indem der Durchtritt des Kernes durch diese bewerkstelligt wird, ist die Gefahr eines seitlichen Einreißens der Iriswurzel gegeben. Um unmittelbar nach dem Eingriffe die Pupille durch den Tonus des Schließmuskels eng zu erhalten, wird vorher kein Atropin angewendet. Es wird aber auch auf den Gebrauch von Miotika nachher verzichtet, weil sich sonst zu oft Verlötungen des Pupillarrandes mit der Linsenkapsel einstellen und dann auch durch ausgiebige Atropinisierung die Pupille oft nicht mehr weit zu bekommen ist.

Die Vorteile dieses Verfahrens sind ganz hervorragend. Vorfall der Regenbogenhaut tritt nur ausnahmsweise, nicht einmal in $1^0/_0$ der Fälle auf, selbst dann nicht, wenn sich während des Heilungsverlaufes die Wunde öffnet und das Kammerwasser abfließt. Leichte Verschiebungen des Pupillarrandes nach oben und leichte Verlötung der Irisperipherie mit der Narbengegend sind allerdings nicht gar so selten. Ein weiterer Vorteil besteht in der leichteren Entfernung der Linsenreste. Während sich diese bei unversehrter Regenbogenhaut, durch die Streichbewegungen nach oben verschoben, hinter ihr ansammeln, können sie nunmehr durch die Randlücke entweichen. Auch glaukomatöse Zustände sind in diesen Augen seltener als nach Ausziehung ohne Randausschneidung.

Es können daher nach diesem Verfahren ungleich mehr Augen mit runder Pupille von dem Stare befreit werden als früher. Trotzdem soll dieses Verfahren aber nicht auf alle Augen mit Altersstar wahllos angewendet werden. Komplizierte Stare, Stare bei sehr schlecht haltenden, stark zwickenden und unruhigen Kranken, bei sehr alten Leuten u. dgl. werden immer am besten mit Ausschneidung aus der ganzen Breite der Regenbogenhaut ausgezogen werden.

Aber die Randausschneidung gestattet uns, zahlreichen Augen eine runde Pupille zu erhalten, wo dies zu versuchen früher durch verschiedene Umstände (z. B. Schlaffheit der Regenbogenhaut mit Neigung zu Vorfall) nicht angezeigt gewesen wäre, oder wo nach dem Eingriffe mit runder Pupille die Regenbogenhaut nachträglich wegen Vorfalles ausgeschnitten werden mußte.

In der Nachbehandlung hat bei wiederhergestellter Kammer schon am Tage nach dem Eingriffe mit dem Einträufeln von Atropin begonnen zu werden, um die Bildung von hinteren Synechien zu verhindern und die Kapselöffnung für die Aufsaugung der Linsenreste frei zu erhalten. Kräftiger als die Lösung wirkt das Einstreichen einer $1—3^0/_0$ Atropinsalbe in den Bindehautsack.

Zwischenfälle und Fehler bei der Starausziehung.

Sie sollen beschrieben und eingeteilt werden nach den einzelnen Teilhandlungen, bei denen sie vorkommen.

1. Festhalten des Auges.

Die Bindehaut alter Leute ist oft sehr zerreißlich, so daß die Pinzette unmittelbar nach dem Anfassen ausreißt. Wurde ohne vorherige Anlegung der Zügelnaht der Schnitt schon begonnen, so muß, wenn die Bindehaut beim Anfassen an einer anderen Stelle auch zerreißt, ein Muskelansatz mit der Pinzette gefaßt werden, entweder der Ansatz des unteren oder des oberen Geraden; es sei denn,

daß der Kranke von selbst nach unten schaut, so daß der Schnitt ohne weiteres
Festhalten vollendet werden kann. Auf keinen Fall darf das Messer in der
Vorderkammer zum Stillstand kommen, da sonst das Kammerwasser abfließt
und die Regenbogenhaut in das Messer fällt. Reißt die Pinzette aus, bevor
der Schnitt begonnen wurde, so hat das Festhalten an einem Muskelansatz
den Nachteil, daß sich beim Einstiche mit dem Messer das Auge stark rollt.
Unter diesen Umständen ist es daher besser, das Auge mit der spitzzahnigen
Hakenpinzette nach ELSCHNIG festzuhalten. Indem die scharfen Zähne dieser
Zange in das Gewebe der Lederhaut hineingedrückt werden, ist das Festhalten
des Auges unabhängig von der Bindehaut mit Sicherheit gewährleistet.

Es ist einer der größten Vorzüge der Zügelnaht, daß die Pinzette an der
Bindehaut keinen Zug mehr auszuüben braucht, da durch die Naht allein schon
das Auge nach unten gedreht wird. Infolgedessen kommt es fast nicht mehr
zum Zerreißen der Bindehaut und, wenn sie zerreißt, kann man den Schnitt zu
Ende zu führen, ohne daß man an anderer Stelle eine Fixation zu finden sucht.

2. Der Schnitt.

Die Fehler beim Schnitte können betreffen:

A. die Lage,

B. die Länge,

C. die Art, wie er ausgeführt wird.

A. Die wesentlichsten Fehler, die die Lage des Schnittes betreffen, lassen
vier Hauptformen erkennen: die ersten beiden kommen durch eine falsche
Lage der Stelle des Ausstiches zustande, indem dieser entweder vom Limbus
zu weit ab in der Lederhaut (häufigster Fehler) oder vor ihm in der durchsichtigen Hornhaut angelegt wird; die beiden anderen aber sind die Folge der
Führung des Messers in einer falschen Ebene während des Schnittes, indem
es von der Ebene des Limbus herausgedreht wurde, entweder nach rückwärts
(lederhautwärts, häufigster Fehler) oder nach vorwärts (hornhautwärts). Diese
beiden letzten Fehlerarten sind demgemäß grundsätzlich unabhängig von der
Lage der Ein- und Ausstichstelle und finden sich nicht selten auch bei richtiger
Lage beider. Begreiflicherweise aber finden sich Fehler der ersten Art in der
Lage der Ausstichstelle nicht selten vergemeinschaftet mit solchen der zweiten.
Die folgenden Skizzen (Abb. 134—137) zeigen die Fehler in übersichtlicher
Weise, wobei e die Einstichstelle, a die Ausstichstelle und die ausgezogenen
Linien den fehlerhaften Schnitt darstellen.

Fehler im Anlegen der Einstichöffnung kommen im Gegensatz zum Ausstiche nur ausnahmsweise vor. Es fallen eben die Umstände weg, die, wie schon
kurz erwähnt, beim Ausstiche störend eingreifen und den wenig Geübten irre-
führen. Wer weiß, daß der Einstich knapp hinter dem Limbus vorgenommen
zu werden hat, wird dies auch an richtiger Stelle treffen, zumal da genug Zeit
zur Verfügung steht, den richtigen Ort auszusuchen. Der Anfänger ist nur
geneigt, den Einstich etwas zu hoch (d. h. zu weit entfernt vom wagrechten
Meridian) anzulegen. Dadurch wird der Schnitt im ganzen zu kurz. Die Entfernung der Einstichstelle vom wagrechten Meridian soll daher im allgemeinen
nicht über $1^1/_2$ mm betragen und darf nur in Ausnahmsfällen (geringeres Alter
des Kranken, kleinerer Linsenkern) höher verlegt werden.

Bevor auf die einzelnen oben angedeuteten Fehlerarten genauer eingegangen wird, sollen noch jene Fehler kurz besprochen werden, die sich nicht selten schon beim Durchführen des Messers durch die vordere Kammer einstellen und zu unangenehmen Verwicklungen Veranlassung geben. Sie sind teilweise schon früher erwähnt worden. Jedes Einhalten, „Stehenbleiben" mit dem Messer führt zum Aussickern von Kammerwasser und damit zum Vorrücken der Regenbogenhaut, die alsbald unter die Schneide des Messers gerät. Noch schneller muß dieses Ereignis eintreten, wenn das Messer etwas zurückgezogen wird. Dazu sieht sich der Anfänger meist durch den Umstand veranlaßt, daß sich die Spitze des Messers in einige vorstehende Fasern des Irisgewebes verfangen hat. Es sei hier also nochmals die ausdrückliche Anweisung gegeben, das Messer trotz eines solchen Ereignisses unbeirrt weiterzuführen, selbst wenn seine Spitze schon Irisgewebe aufgefaßt hat. Waren nur einige Fasern aufgespießt worden, so werden sie beim weiteren Vorschieben des Messers alsbald zerschnitten. So wird die Regenbogenhaut meist frei, ohne eine Folge der Verletzung zu zeigen. Drang aber das Messer schon durch die ganze Dicke der Regenbogenhaut, so ist damit allerdings das Ausschneiden des Irisstückes mit dem Messer beim weiteren Fortschritt des Schnittes unvermeidlich geworden und damit die Bildung eines meist unerwünscht großen Koloboms. Würde aber das Messer zurückgezogen, so würde die Lage dadurch nur verschlechtert und bei neuem Versuche, das Messer vorzuschieben, die Regenbogenhaut in noch größerer Ausdehnung verletzt werden.

Ein vollständiges Herausziehen des Messers aus der Kammer und damit ein Aufgeben der Starausziehung am selben Tage ist nur angezeigt in dem Falle, daß die aufgespießten Irisfasern beim Vordringen des Messers nicht durchschnitten werden. Denn dadurch wird mit ihnen die ganze Regenbogenhaut von ihrem Ansatz weggezerrt und schließlich abgerissen. Die schlimmen Folgen einer ausgedehnten Iridodialyse berechtigen die Unterbrechung des Eingriffes zur Vermeidung dieser Verwicklung.

Zwei Umstände sind es, die beim Anfänger nicht selten das Aufspießen der Regenbogenhaut beim Einführen des Messers veranlassen, während der Geübte nur selten — wenn z. B. ein Star im Zustande der Quellung und bei seichter Kammer auszuziehen ist — davon betroffen wird. Der Grund liegt teils in einer fehlerhaften Haltung des Messers, indem es mit seiner Spitze beim Einstich zu weit nach rückwärts gerichtet wird und daher beim Eintritt in die Kammer in das Irisgewebe eindringen muß, teils in einer nicht genügenden Schnelligkeit der Schnittführung, wodurch das Kammerwasser Zeit findet, zu entweichen, bevor das Messer durch die Kammer hindurch und genügend weit nach oben geglitten ist.

Über die Fehlerart I a.

Wie der fehlerhafte Ausstich nach dieser Grundform zustande kommt, wurde schon in der Beschreibung des richtigen Ausstiches dargestellt. Desgleichen wie der Fehler vermieden wird. Die Außenöffnung des Ausstiches kann sogar bis über 3 mm hinter dem Limbus verlagert sein. Der ganze Schnitt bekommt dadurch eine abweichende Lage. Der eine Teil kommt in die Lederhaut zu liegen, der andere Teil dagegen meist in die durchsichtige Hornhaut (Abb. 134), da häufig der natürlich nutzlose Versuch gemacht wird durch eine Drehung der Messerschneide nach vorne den Schnitt in die richtige Lage zu bringen, d. h. in den Limbus zu verlegen.

Eine Reihe schwerer Nachteile entspringen diesem Fehler: 1. Die Blutung ist infolge der Verletzung von ziliaren Gefäßzweigchen meist sehr beträchtlich, wodurch der so wichtige Einblick in die vordere Kammer bei den folgenden Schritten des Eingriffes unmöglich gemacht wird. 2. Fast immer fällt die Regenbogenhaut in das Messer; oft wird auch die Linsenkapsel dabei verletzt. Während nämlich das Messer — bei richtiger Anlage des Ein- und Ausstiches knapp hinter dem Limbus — in genügender sagittaler Entfernung von der Regenbogenhaut bleibt, kommt es bei peripherem Schnitt so nahe an sie heran, daß schon ein geringes Abfließen von Kammerwasser sie in die Schneide des Messers schwemmen muß. 3. Die Verletzung der Regenbogenhaut sowie das Durchschneiden von in der Lederhaut gelegenen ziliaren Nervenstämmchen, die dem Einfluß des Kokains nicht mehr zugänglich waren, lösen Schmerzempfindungen aus, die den Kranken unruhig machen. Das Kammerwasser entweicht vorzeitig und damit wird eine Verletzung der Regenbogenhaut und Linse begünstigt.

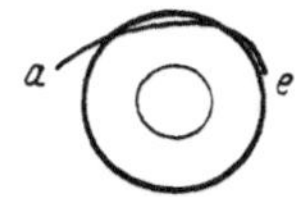

Abb. 134. Fehlerhafter Ausstich in der Lederhaut (Ia).

Wird dann außerdem noch der Fehler begangen, mit der Haltezange auf das Auge zu drücken, so wird schon während des Schnittes oder unmittelbar darnach außer der Linse auch der Glaskörper hervorgepreßt und damit die Starausziehung unerwünscht schnell beendigt.

Ist die Messerspitze beim Vorschieben schon zu weit gegen den Kammerwinkel gelangt, ohne den Ausstich an richtiger Stelle begonnen zu haben, so wird durch Senken des Messergriffes gegen die Schläfe die Messerspitze senkrecht gegen die Lederhaut aufgestellt und in dieser Richtung der Ausstich vorgenommen. Durch diese Richtungsänderung des Messers, die einen senkrechten Verlauf des Durchstiches bewirkt, wird die Außenöffnung näher an den Limbus herangebracht.

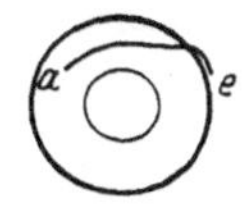

Abb. 135. Fehlerhafter Ausstich in der Hornhaut (Ib).

Viele nehmen den Ausstich grundsätzlich in dieser Weise vor, daß sie die Messerspitze bis hinter den Limbus führen und dann steil von innen nach außen durchstechen. Soll diese Änderung in der Richtung der Messerstellung trotz des dabei eintretenden Klaffens der Einstichöffnung ohne Verlust von Kammerwasser vor sich gehen, so muß sie rasch vorgenommen werden. Dieses Verfahren ist daher für den Anfänger weniger empfehlenswert, als das eingangs beschriebene.

Über den Fehler Form I b: Der Ausstich in der durchsichtigen Hornhaut (Abb. 135).

Nicht selten ist er die Folge des Bestrebens, den eben geschilderten Fehler zu vermeiden. Gelegentlich kommt er dadurch zustande, daß das Hornhautspiegelbild durch zufällige Lage an dieser Stelle einen hindert, die Messerspitze in Sicht zu halten, ein Umstand, auf den schon vor Beginn des Schnittes Rücksicht zu nehmen ist, indem das Auge in eine solche Stellung gebracht wird, daß das Hornhautspiegelbild nicht stört.

Eine geringe Entfernung des Ausstiches vom Limbus richtet keinen Schaden an. Bei stärkerer Verlagerung aber stellen sich schwere Nachteile ein.

1. Je weiter entfernt vom Limbus in der Hornhaut der Ausstich gelegen ist, um so kürzer wird der Schnitt und um so schwieriger damit die Entbindung des Linsenkernes.

2. Die rein korneale Lage des Schnittes hat eine Reihe von Störungen in der Heilung der Wunde zur Folge: es fehlt der deckende, die Wunde rasch abschließende Bindehautlappen; die Verklebung der Wundränder ist wegen des Mangels einer Blutung ungenügend, zumal da häufig das Oberflächen-epithel sehr rasch über die Wundränder hinüberwächst. Die Heilung wird durch diese Vorgänge verzögert, die vordere Kammer bleibt nicht selten längere Zeit aufgehoben oder hebt sich unter leisen Traumen, wie Öffnen der Lider, sei es von selbst oder beim Reinigen und Einträufeln des Auges geschehen, wieder auf, selbst noch nach Wochen. Ein leichtes Klaffen, besonders der oberflächlichen Lagen der Wunde, läßt oft noch lange Zeit eine Furche an der Stelle des Schnittes erkennen, die wegen des Epitheüberzuges glänzt.

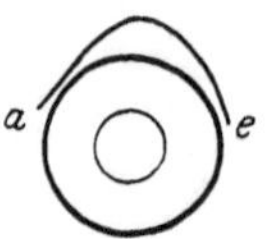

Abb. 136. Fehlerhafte Lage des Schnittes in der Lederhaut (II c).

3. Der Randbezirk der Regenbogenhaut (zwischen Wurzel und Hornhautwunde) bleibt bei der Bildung des Koloboms im Auge zurück und legt sich, namentlich bei Verzögerung der Wiederherstellung der vorderen Kammer, an die hintere Hornhautfläche an. So kann der Boden für die Entwicklung eines Sekundär-glaukoms geschaffen werden. Durch das lange Aufgehobensein der vorderen Kammer kann es auch zur Anlagerung eines oder beider Kolobomschenkel an die hintere Hornhautwand in der Gegend des Schnittes kommen.

4. Auf die Möglichkeit der Einwanderung des Epithels in die vordere Kammer mit seinen üblen Folgen sei zum Schluß kurz hingewiesen.

Über den Fehler Form II c:

Von der in unserer Beschreibung als einzig richtig bezeichneten Lage, die einem Kreisbogen entspricht, der parallel zum Limbus, knapp hinter ihm, verläuft, weicht der Schnitt des Anfängers fast ausnahmslos nach rückwärts, lederhaut-wärts ab. Dieser Fehler kommt, wie schon einleitend erwähnt, dadurch zustande, daß das Messer, anstatt in einer dem Lim-bus parallelen Ebene nach oben geführt zu werden, mit der Schneide nach rückwärts aus dieser Ebene herausgedreht wird. So kann, auch wenn Ein- und Ausstich in richtiger Entfernung knapp hinter dem Limbus angelegt wurden, der oberste Teil des Schnittes mehrere Millimeter hinter dem Limbus zu liegen kommen (Abb. 136). Fleißiges Üben am Schweinsauge ist das beste Mittel, das Messer parallel zur Ebene des Limbus führen zu lernen. Alle beim Fehler Form I a besprochenen Nachteile des zu weit in der Leder-haut angelegten Schnittes haften auch diesem an. Er ist deswegen unbedingt zu vermeiden.

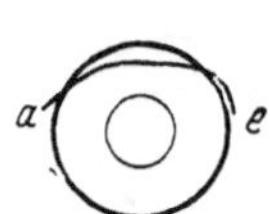

Abb. 137. Fehlerhafte Lage des Schnittes in der Hornhaut (II d).

Über den Fehler Form II d:

Wird das Messer mit seiner Schneide zu weit nach vorne gedreht, so kommt der Schnitt gänzlich in die Hornhaut zu liegen, und zwar um so mehr, je größer der Winkel der Drehung war (Abb. 137). Die Nachteile eines solchen Schnittes wurden schon bei Fehler Form I b besprochen. Der Schnitt gerät bei dieser Lage zu kurz. Außer durch die Kürze des Schnittes wird die Linsenentbindung dabei ferner noch dadurch erschwert, daß der obere Linsenrand bei dem Heraus-drücken erst nach einer größeren Drehung die Hornhautwunde erreicht. Dem-gemäß muß ein stärkerer Druck angewendet werden, womit die Gefahr des Auspressens von Glaskörper wächst.

B. Die Neigung des Anfängers, den Schnitt zu kurz anzulegen, wurde schon bei Besprechung des Einstiches (siehe S. 175) angeführt. Nach zu hoch vorgenommenem Einstiche könnte der Fehler wenigstens etwas noch verbessert werden durch Senken der Messerspitze während des Durchschiebens des Messers durch die vordere Kammer, so daß der Ausstich etwas weiter nach unten, näher dem wagrechten Meridian zu liegen kommt. Der Schnitt würde dadurch zwar etwas nasal verlagert werden, aus welchem Umstande aber keinerlei Nachteile erwachsen, insbesondere dann nicht, wenn der Eingriff ohne Ausschneidung der Regenbogenhaut vorgenommen wird.

Die durch die korneale Lage des Ausstiches oder des gesamten Schnittes hervorgerufene Verkürzung wurde schon besprochen, ebenso wie die Umstände, wo es erlaubt ist, den Schnitt kürzer als durchschnittlich anzulegen. Zur Beurteilung der notwendigen Länge des Schnittes muß auch der Hornhautdurchmesser des Auges in Betracht gezogen werden. Bei ungewöhnlich kleiner Hornhaut wird der Schnitt näher dem wagrechten Meridian beginnen müssen, um genügend lang zu werden.

C. Auf die Fehler in der Art, wie der Schnitt gemacht wird, mußte schon bei der Beschreibung, wie der Schnitt in richtiger Weise vorgenommen zu werden hat, wiederholt hingewiesen werden. An erster Stelle ist die *mangelhafte Ausnützung der Gesamtlänge* der Messerschneide anzuführen, d. h. der Fehler der Verwendung eines nur kurzen Stückes der Schneide, wodurch kurz sägende Bewegungen entstehen. Das Messer muß dann wiederholt hin- und hergeführt werden, bis der Schnitt vollendet ist. Der Fehler setzt, wie schon vorher beschrieben, gewöhnlich schon unmittelbar nach dem Ausstiche ein, wenn nämlich darnach das Messer nicht, wie es sein sollte, in derselben Richtung vor- und gleichzeitig nach oben dringend, mit dieser einen Bewegung einen großen Teil des Schnittes ausführt und auf jeden Fall so weit nach oben gelangt, daß seine Schneide den oberen Pupillarrand überschritten hat; wenn vielmehr das Messer, kaum daß seine Spitze zum Vorschein gekommen ist, den Schnitt in entgegengesetzter Richtung einleitet, indem es zurückgezogen wird. Da aber dabei fast nichts von der Schneide zur Verfügung steht, muß das Messer sofort wieder vorgestoßen werden, der Fehler wiederholt sich immer wieder von neuem und das Ergebnis ist ein kümmerliches Sägen anstatt eines glatten Schnittes. Vorzeitiger Verlust des Kammerwassers und damit Verletzung der Regenbogenhaut ist die nächste Folge dieses Fehlers.

Diese beiden Zwischenfälle werden auch *durch einen fehlerhaften Druck* begünstigt, der mit dem Messer *nach rückwärts* gegen die Lederhaut ausgeübt wird, indem der Anfänger die Schwere seiner Hand auf dem Messer lasten läßt. Denn dadurch muß die Wunde zum Klaffen gebracht werden.

Der Fortschritt im Schneiden kann auch deswegen ungenügend sein und dadurch ein oftmaliges Hin- und Herziehen des Messers nötig werden, weil die nach *oben wirkende* Komponente der Kraft in *nicht genügender* Stärke angewendet wurde.

Alle diese Fehler rufen in ihrer Wirkung in einem in der Beurteilung wenig geübten Zuschauer den falschen Eindruck hervor, als ob ein stumpfes Messer in Verwendung stünde, und auch der unerfahrene Führer des Schnittes unterliegt dieser Täuschung, anstatt sich selbst anzuklagen.

Vorzeitiges Abfließen des Kammerwassers und damit Verletzung der Regenbogenhaut kann auch durch heftiges Kneifen des Kranken während des Schnittes
hervorgerufen werden, wenn der Eingriff ohne Akinese gemacht wird.

Der Geübte kann sich gelegentlich erlauben, von den angegebenen Regeln
über die Messerbewegung abzugehen; z. B. bei zu weit in die Hornhaut geraten-
dem Ausstiche das Messer zurückzuziehen und an die richtige Stelle vorzuführen.
Aber auch er wird dabei nicht selten die angeführten Zwischenfälle eintreten
sehen.

Als seltene Ereignisse beim Starschnitt mögen noch erwähnt werden:

Einführen des Messers mit nach unten gerichteter Schneide. Der Übelstand
wird meist erst nach dem Ausstiche entdeckt, wenn die Unmöglichkeit des
Schneidens zutage tritt. Aber selbst wenn nur der Einstich in dieser Messerstellung gemacht worden ist, hat auch der Ausstich noch in dieser Lage des
Messers vorgenommen zu werden, worauf mit großer Schnelligkeit das Messer
um seine Längsachse um 180° gedreht werden muß, und zwar so, daß die Schneide
des Messers die Richtung nach vorne, gegen die Hornhaut einschlägt. Unmittelbar nach vollzogener Drehung des Messers muß der Schnitt rasch fortgesetzt
werden. Das Ereignis ist für die Hornhaut von keinerlei Folgen begleitet und
bei genügend schnellem Vorgehen kann sogar Kammerwasserabfluß und daraus
folgende Verletzung der Regenbogenhaut vermieden werden.

Intralamellärer Schnitt. Sowohl bei dem Ein- als Ausstich kann es, besonders
bei seichter Kammer, geschehen, daß das Messer, wenn dessen Spitze zu sehr
nach vorne gerichtet war, eine Strecke weit zwischen den Lamellen der Hornhaut dahingleitet. Die Schnittöffnung wird dadurch entsprechend verkürzt.
Wird das Vorschieben auf falschem Wege bemerkt, noch ehe die Spitze des
Messers in die Kammer eingedrungen ist, so darf das Messer zurückgezogen
und der Einstich an richtiger Stelle vorgenommen werden. Sonst ist der Eingriff weiterzuführen und der Schnitt mit Scherenschlägen zu erweitern, wenn
er wegen seiner Kürze den Austritt des Linsenkernes nicht gestatten sollte.

Aufstellen des Messers, bevor die Lederhaut durchtrennt ist. Wird das Messer,
noch bevor es unter der Bindehaut erscheint, aufgestellt, so wird dadurch der
Schnitt in dem betreffenden Bereiche vom Bogen zur Sehne abgeflacht und
dadurch in unerwünschter Weise unregelmäßig und hornhautwärts verlagert.
Da das Aufstellen des Messers nur den Zweck hat, den Bindehautlappen nicht
zu lang geraten zu lassen, hat es erst nach Durchtrennung sämtlicher Schichten
der Lederhaut vorgenommen zu werden.

Unangenehme Zwischenfälle können durch eine *zu große Biegsamkeit des
Messers* verursacht sein. Wer schmale und feine GRAEFEsche Messer den breiten
und kräftigen vorzieht, wird solchen Zufälligkeiten gelegentlich begegnen.
Besonders beim Ausstiche kann die Lederhaut der eindringenden Messerspitze
einen solchen Widerstand entgegensetzen, daß eine Krümmung des Messers
innerhalb der Kammer — meist mit der Konvexität nach vorne — zustande
kommt. Dadurch dringt die Spitze des Messers bei weiterem Vorschieben
in geänderter Richtung vor und kann mehrere Millimeter hinter dem Limbus
zum Vorschein kommen. Auch ein Verbiegen (oder Abbrechen) der Spitze
eines feinen Messers während des Einstiches kann zu einem unberechenbaren
schrägen Vordringen des Messers während des Ausstiches Veranlassung geben.

Zum Schlusse seien noch der Frage einige Worte gewidmet, mit welcher Hand der Schnitt geführt werden soll. Der Schnitt mit der linken Hand bietet dem, der nicht von Natur Linkshänder ist, durchaus nicht so große Schwierigkeiten, als gemeinhin angenommen wird. Dem Anfänger sei geraten, von vornherein beide Hände zu üben. Wer nur die rechte Hand verwenden will, muß sich zur Ausführung des Schnittes am rechten Auge hinter den Kranken stellen. Viele nehmen bei allen Eingriffen diese Stellung ein und müssen daher auch abwechselnd die rechte und linke Hand benützen. Dabei muß sich der Arzt über den Kranken beugen: ein Umstand, der trotz Verwendung von Kappe und Gesichtsmaske für die Asepsis der Wunde nicht gerade am günstigsten ist.

Da sich bei jeder Starausziehung die Notwendigkeit einstellen kann, Regenbogenhaut auszuschneiden, wird der Schnitt fast immer nach oben angelegt, um das Kolobom durch das obere Lid zur Deckung zu bringen. Anzeigen für den Starschnitt nach unten sind gegeben durch eine Ptosis (meist Ptosis amyotrophica alter Leute), wenn sie soweit vorgeschritten ist, daß die Pupille durch das Lid bereits verdeckt wird. Eine schmale Iridektomie nach unten vermag die Pupille wieder in das Lidspaltengebiet zu verlagern.

3. Die Ausschneidung der Regenbogenhaut.

Die Ausschneidung wird gewöhnlich nicht besonders schmerzhaft empfunden, da das in den Bindehautsack eingeträufelte Kokain in nicht entzündeten Augen auch auf die Regenbogenhaut genügend wirkt.

Wird durch eine Blutung aus dem Schnitt in die vordere Kammer der Einblick verdeckt, so muß die Regenbogenhaut aufgefaßt werden, ohne sichtbar zu sein.

Durch die Anwendung der Zügelnaht sind jetzt auch alle Schwierigkeiten beseitigt, die sich bei der Ausschneidung der Regenbogenhaut früher oft dadurch ergaben, daß ungeschickte Kranke nicht nach unten oder daß sie planlos herumblickten; denn dann gelang es nur mit Mühe, die Regenbogenhaut mit einem stumpfen Häkchen hervorzuholen, nachdem es in passender Weise gebogen worden war. Es ist durch die Zügelnaht auch überflüssig geworden, bei solchen unruhigen Leuten das Auge mit der Zange zu halten, um die Regenbogenhaut ausschneiden zu können. Das Auffassen mit der Zange bringt die Wunde zum Klaffen und ist daher nach Möglichkeit zu vermeiden.

Bewegt der Kranke nach dem Auffassen der Regenbogenhaut mit der Pinzette plötzlich das Auge oder den Kopf, so wird sie an ihrem ziliaren Ansatze abgerissen, wenn sie nicht rasch genug durch Öffnen der Pinzette freigegeben worden ist. Der Zwischenfall ist regelmäßig von einer starken Blutung gefolgt, die die weiteren Eingriffe sehr erschwert. Die Pinzette muß daher raschestens geöffnet und die Regenbogenhaut losgelassen werden, sobald der Kranke das Auge zu bewegen beginnt.

Ist sie beim Schnitte ins Messer gefallen, so wird gewöhnlich ein breites Stück ausgeschnitten, das entweder gleich in die Wunde vorfällt und von dort nur mit der Pinzette weggehoben zu werden braucht, oder aber erst aus der vorderen Kammer hervorgeholt werden muß. Nur wenn es an einer Stelle noch mit der übrigen Regenbogenhaut zusammenhängt, muß es dort abgeschnitten werden.

Hatte sich nur der Randbezirk der Regenbogenhaut ins Messer gelegt, so braucht die stehengebliebene Sphinkterbrücke nicht hervorgeholt und ausgeschnitten zu werden. Das Hervorziehen der Brücke zur Ausschneidung gelingt am leichtesten mit dem stumpfen Häkchen, indem dieses hinter der Brücke bis in die Pupille vorgeschoben wird. Wird die Brücke belassen, so tritt bei der Entbindung der Linse der Kern meist durch das Kolobom aus, wobei die Brücke nicht selten einreißt.

Starausziehung nach Wenzel. Ist nach einer schweren Iridozyklitis die Regenbogenhaut durch eine Schwarte flächenhaft mit der getrübten Linse verwachsen, so wird der Star nach dem Verfahren von Wenzel ausgezogen.

Das Messer wird beim Einstich sofort hinter die Regenbogenhaut geführt, so daß sie beim Ausstich des Messers von hinten nach vorne durchstochen wird. Mit dem Schnitte durch die äußeren Hüllen des Auges wird daher auch ein bogenförmiger Schnitt durch die Regenbogenhaut angelegt und auch die vordere Linsenkapsel eröffnet.

Darauf wird die Linse in der gewöhnlichen Weise entbunden. Mit der Weckerschen Schere werden nun zwei konvergierende radiäre Schnitte durch das ganze Diaphragma (Regenbogenhaut, Schwarte und Linsenkapsel) geführt, die sich in der Pupille treffen. Das spitze Blatt der Schere bleibt in der vorderen Kammer, das stumpfe wird hinter das Diaphragma gebracht. Das so umschnittene Stück der Membran wird dann mit einer feinen Irispinzette gefaßt und herausgezogen. Auf diese Weise wird ein breites Kolobom erzielt.

4. Die Kapseleröffnung.

Wir ziehen trotz der etwas schwierigeren Handhabung die Kapselpinzette dem Zystotom vor und machen nur in bestimmten Ausnahmsfällen von diesem oder von dem scharfen Häkchen Gebrauch. Da die vordere Kapsel im Bereiche der Pupille auf jeden Fall ein optisches Hindernis ist, hat sie entfernt zu werden. Auf die weitgehende Aufsaugung von Linsenresten beim Vorhandensein einer großen Öffnung in der Kapsel wurde schon oben hingewiesen. Die Umstände, die die Anwendung der Pinzette für den Anfänger nicht rätlich erscheinen lassen, sind folgende: Mangelnder Überblick infolge Verdeckung der Regenbogenhaut und Pupille durch Blut: die Pinzette könnte alsdann eine Falte der Regenbogenhaut auffassen und herausziehen. Auch bei unruhigen Kranken ist von dem noch wenig Geübten das Häkchen vorzuziehen; desgleichen, wenn die Pupille bei Ausführung des Eingriffes ohne Ausschneidung von Regenbogenhaut sehr eng ist, damit nicht etwa die Regenbogenhaut mit in die Pinzette eingeklemmt werde. Ist ferner die Linse stark gebläht und dadurch die Kapsel gespannt, so kann sie der Kapselpinzette einen für den erlaubten Druck zu großen Widerstand bereiten. Läßt sich nicht bei leisem Drucke eine Falte zwischen die Zähne der Pinzette einklemmen, so soll die Eröffnung mit dem Häkchen geschehen, da durch einen zu starken Druck ein Vorfall des Glaskörpers herbeigeführt werden könnte.

Auch bei verdickter Kapsel erfordert die Anwendung der Pinzette Vorsicht. Es ist aus optischen Gründen gewiß vorteilhaft, die verdickte vordere Kapsel aus dem Pupillargebiet zu entfernen. Wenn nun dem Zuge der Kapselpinzette die verdickte Kapsel mehr Widerstand bietet, als die in solchen Fällen häufig schadhafte Zonula Zinnii, so reißen deren Fasern und die ganze Linse in ihrem Sacke wird aus dem Auge herausgezogen. Der Austritt der Linse wird durch Niederdrücken des Lederhautwundrandes mit einem Spatel erleichtert. Denn sonst reißt durch den sich hier entgegenstellenden Widerstand die Kapsel schließlich doch ein, während die halbluxierte Linse im Auge zurückbleibt. Bei ruhigem Verhalten des Kranken und gesunder Beschaffenheit des Glaskörpers ist eine solche Ausziehung der Linse in der Kapsel nicht von einem Vorfall des Glaskörpers gefolgt. Freilich ist er häufig nicht zu vermeiden. Gelingt die Ausziehung mit der Kapsel, so ist das Endergebnis ausgezeichnet, weil die Pupille frei von allen Resten ist.

5. Die Entbindung der Linse.

Wird der Druck durch das untere Lid zu hoch ausgeübt, etwa gegen die Mitte der Hornhaut, so wird aus Gründen, die selbstverständlich sind, umsonst auf das Erscheinen der Linse in der Wunde gewartet werden. Nun kann es aber geschehen, daß sich der Linsenkern trotz eines in richtiger Weise und in richtiger Stärke ausgeübten Druckes nicht in die Wunde einstellt. Die Ursachen können gelegen sein in nicht genügender Länge der Wunde, in dem Widerstand des Sphinkters, in der Nichteröffnung der vorderen Kapsel, in einer Subluxation der Linse, in verringerter Größe des Linsenkernes.

Ist die Wunde zu klein, so stemmt sich bei dem Versuche des Herausdrückens der Linsenkern zwar gegen die Wunde, kann aber nicht durch sie hindurchgleiten. Gelingt die Entbindung unter vorsichtiger Steigerung des angewendeten Druckes nicht, so muß der Schnitt mit einer kleinen gekrümmten Schere entweder an einem oder an beiden Enden verlängert werden, wobei das eine stumpfe Blatt der Schere vorsichtig zwischen Hornhaut und Regenbogenhaut in den Kammerwinkel vorgeschoben wird, während das andere außerhalb des Auges bleibt. War wirklich die Kürze des Schnittes die Ursache der Behinderung des Linsenaustrittes, so schlüpft nach der Einschneidung der Kern leicht aus dem Auge.

Es kann auch sein, daß der Schnitt zwar an sich genügend lang, der Linsenkern aber ausnahmsweise groß ist. Daher soll in Fällen von Cataracta nigra der Schnitt von vornherein größer angelegt werden. Bei den Schnitten, die wegen ihrer Lage in der durchsichtigen Hornhaut nicht genügend lang wurden, hilft noch ein anderer Umstand mit, den Linsenaustritt zu erschweren. Je weiter nämlich der Schnitt vom Limbus in die Hornhaut hineinrückt, um so mehr muß sich der Linsenrand, um sich in die Wunde einzustellen, nach vorne drehen, d. h. ein um so stärkerer Druck auf das Auge beim Herausdrücken ist erforderlich und um so größer ist infolgedessen die Gefahr des Glaskörpervorfalles. Auch hier muß zur Erleichterung des Linsenaustrittes durch seitliche Einschnitte entlang dem Limbus der Schnitt verlängert werden.

Gleiches gilt für einen durch intralamellären Verlauf zu kurzen Schnitt.

Der Einfluß des Widerstandes des Sphinkters auf den Austritt der Linse wurde bei Besprechung der Starausziehung ohne Irisausschneidung eingehend gewürdigt.

Wurde die vordere Linsenkapsel nicht eröffnet, so kann der Linsenkern nicht die erwartete Drehung machen. Der Anfänger sollte es sich zur Regel machen, bei der Kapseleröffnung die mit der Pinzette aufgehobene Falte zu beobachten und sich beim Herausziehen der Pinzette aus dem Auge von dem Vorhandensein eines Kapselstückes zwischen den Armen der Pinzette zu überzeugen. Besteht aber nicht volle Sicherheit, die Kapsel genügend eröffnet zu haben, so soll die Pinzette wieder eingeführt oder das Zystotom angewendet werden.

Verschiebung der Linse, und zwar gewöhnlich eine leichte Subluxation nach oben, mag gelegentlich durch das Ziehen an der Kapsel mit der Pinzette zustande kommen, vielleicht auch durch die Zerrung der Augenhüllen beim Schnitte, oder auch durch einen in falscher Richtung ausgeübten anfänglichen Druck, der die Linse nach oben verschob, anstatt sie um ihre wagrechte Achse zu drehen. Bei dieser Lage der Linse hat der mit dem Finger ausgeübte Druck keinen Einfluß mehr auf ihre Stellung, er wirkt vielmehr nur auf den Glaskörper. Die Linse dreht sich nicht mit ihrem oberen Rande in die Wunde und eine Verstärkung des Druckes würde den Glaskörper in die Wunde pressen und die Linse vollends in den Glaskörper luxieren. Die Entbindung der Linse kann nur dadurch bewerkstelligt werden, daß sie in ihre ursprüngliche Lage zurückgebracht wird. Zu diesem Behufe wird ein Spatel durch die Wunde in die vordere Kammer eingeführt, auf die vordere Linsenfläche aufgesetzt und die Linse nach abwärts in ihre richtige Lage geschoben. Nach diesem Eingriffe hat der erneute Druckversuch sofort den gewünschten Erfolg, besonders wenn durch gleichzeitiges Niederdrücken des Lederhautwundrandes mit dem Spatel die Linse verhindert wird, von neuem in die falsche Stellung zu gleiten.

Bei Subluxationen der Linse in andere Richtungen als nach oben, z. B. nach außen oder innen, bleibt meist nichts anderes übrig, als Herausholen der Linse mit Schlinge oder Doppelhäkchen.

Der Austritt des Linsenkernes gestaltet sich auch dann bedeutend schwieriger, wenn er beträchtlich verkleinert ist, wie es bei kompliziertem Star häufig und bei der Cataracta Morgagni immer der Fall ist. Man begreift, daß das Druckverfahren zwecklos ist, wenn der Kern nicht seine richtige Lage und Größe hat. Wenn die Rinde verflüssigt ist und sich nach Eröffnung der vorderen Linsenkapsel nach außen ergossen hat, sinkt der kleine Kern entweder hinunter auf den Grund des Kapselsackes oder er wurde von der hervorstürzenden Rindenflüssigkeit nach aufwärts hinter die Regenbogenhaut geführt. In keinem der beiden Fälle würde durch das regelrechte Druckverfahren ein Einfluß auf seine Lage ausgeübt werden. Daher ist von einem Drucke abzusehen. Liegt der Kern ganz unten, so wird er durch zarte streichende Bewegungen allmählich nach oben geschoben, wobei er schließlich mit dem DAVIELschen Löffel aus der Wunde herausbefördert wird. Ist er aber nach oben hinter die Regenbogenhaut verschoben, so muß er zunächst mit dem Löffel nach unten in die Pupille gestreift und dann von hier durch leichte Streichbewegungen gegen die Wunde nach oben geleitet werden.

Einige der hier erwähnten Umstände führen gelegentlich auch zur Entbindung der Linse unter Drehung um ihre frontale Achse um 180°, so daß sie mit dem unteren Rande zuerst in der Wunde erscheint. Dies wird sich besonders dann ereignen können, wenn sich die Linse etwas nach oben verschoben hat und auf diese Weise ihr oberer Rand durch die Lederhaut verhindert wird, sich nach vorne zu drehen. Gewahrt der Arzt diesen Umstand nicht und erhöht den Druck auf das Auge, so wird durch den erhöhten Glaskörperdruck der untere Linsenrand nach vorne gedrängt und beginnt die Wunde aufzustellen, und wenn nun, wie oben als Regel beschrieben, die Druckrichtung geändert, d. h. mehr nach oben verlegt wird, so stürzt sich die Linse vollends und verläßt nach einer Drehung um 180° mit dem unteren Rande zuerst die Wunde. Auch wenn wegen Kleinheit des Kernes sein unterer Rand zu hoch steht, kann dasselbe eintreten. Das Ereignis ist immerhin selten, weil unter den angeführten Umständen meist der Glaskörper früher erscheint und zu einer anderen Art der Linsenentbindung zwingt.

Vorfall des Glaskörpers tritt meist erst bei der Entbindung der Linse auf, kann sich aber auch schon in jeder anderen Phase des Eingriffes einstellen. Dieses Ereignis ist weniger bedeutungsvoll, wenn es *nach* Entfernung der Linse aus dem Auge erfolgt. An dem Auge hat dann nichts weiter getan, als Sorge getragen zu werden, daß der Hornhautlappen in seiner richtigen Lage bleibt und durch den vordrängenden Glaskörper nicht nach vorne umgebogen wird. Die Regenbogenhaut zurechtzustreichen, ist zu widerraten, da dadurch nur zu weiterem Austritt von Glaskörper Veranlassung gegeben würde. Da der Austritt des Glaskörpers gewöhnlich Schmerzen verursacht, beginnt der Kranke — wenn

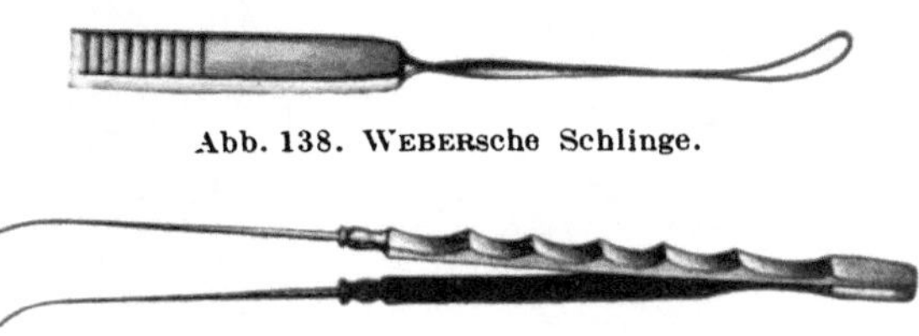

Abb. 138. WEBERsche Schlinge.

Abb. 139. REISINGERsches Doppelhäkchen.

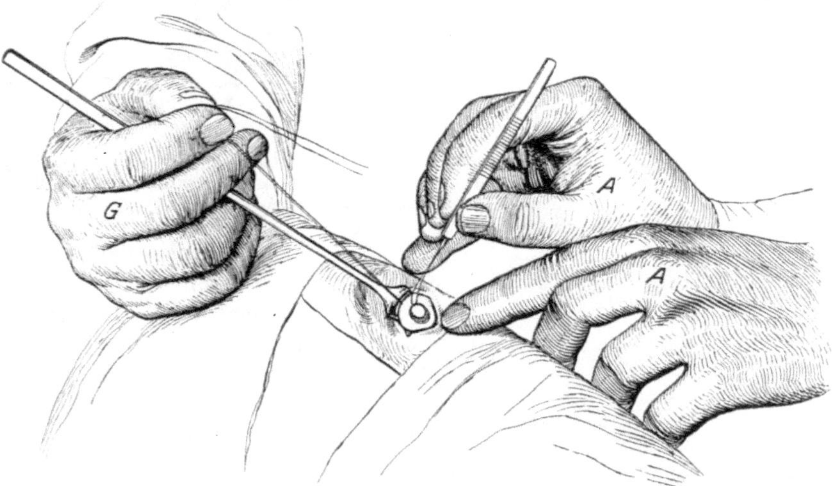

Abb. 140. Einführen der WEBERschen Schlinge. Die Schlinge wird, steil nach rückwärts gerichtet, durch die klaffende Wunde hinter die Linse in den Glaskörperraum gebracht. Mit der linken Hand zieht der Arzt das untere Lid vom Auge ab.

keine Akinese angewendet worden ist — zu zwicken, wodurch noch mehr Glaskörper aus dem Auge herausgepreßt wird. Dabei besteht die Gefahr, daß das obere Lid in die aufgestellte Wunde gerät und den Lappen nach vorne kehrt. Es ist also sofort nach Erscheinen des Glaskörpers das Auge zu schließen, indem das obere Lid sorgfältig, wenn notwendig mit dem darunter gehaltenen DAVIELschen Löffel, über den Lappen heruntergeleitet wird. Erst dann möge das obere Lid sorgfältig mit dem Lidlöffel etwas gehoben werden, während der Gehilfe das untere Lid vom Auge abzieht. So kann hinter dem oberen Lide die Lage des Lappens beobachtet und dieser, wenn unrichtig gelagert, mit einem Spatel zurechtgestreift werden. Bei Anwendung der Zügelnaht hat das obere Lid, da es mit dem DESMARRESschen Lidlöffel emporgehalten wird, mit diesem langsam heruntergeleitet zu werden.

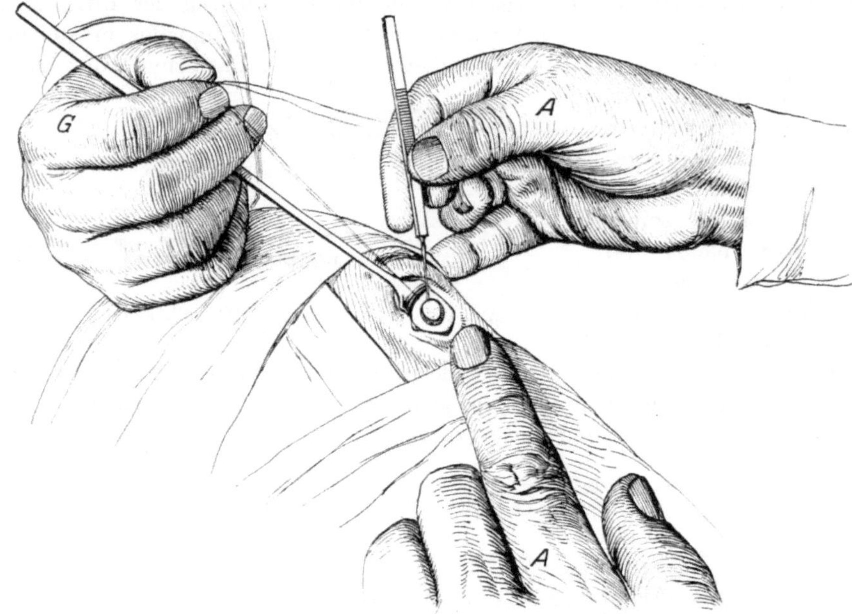

Abb. 141. Zweiter Schritt der Ausziehung mit der Schlinge. Die Schlinge ist so steil aufgestellt worden, daß dadurch die Linse an die hintere Hornhautwand gedrückt wurde, entlang der sie aus dem Auge herausgezogen wird.

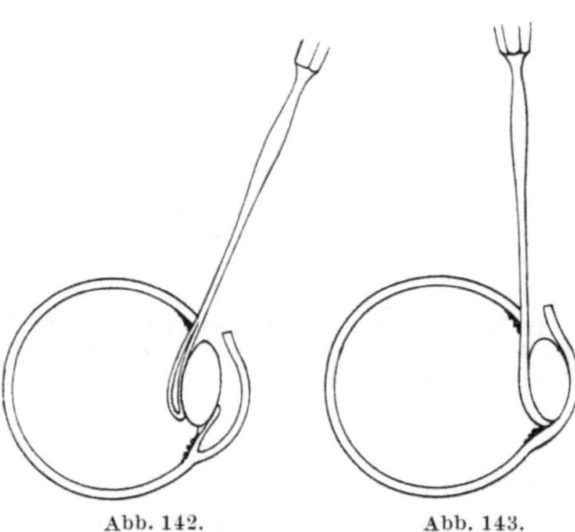

Abb. 142. Abb. 143.

Abb. 142. Umrißzeichnung. Die Schlinge ist beim Einführen schräg nach hinten gerichtet.

Abb. 143. Umrißzeichnung. Die Schlinge ist aufgestellt und die Linse an die hintere Hornhautwand gedrückt.

Der Kranke darf darauf das Auge von selbst nicht mehr öffnen, weswegen auch das andere Auge durch einen Verband sofort geschlossen zu werden hat.

Erscheint der Glaskörper schon nach dem Schnitte, so kann die Regenbogenhaut nur in den Fällen ausgeschnitten werden, wo sie durch den Glaskörper in die Wunde geschwemmt wurde, so daß sie mit der Pinzette gefaßt werden kann. Ist sie aber nicht vorgefallen, so ist jeder Versuch, sie mit der Pinzette zu fassen, als aussichtslos von vornherein aufzugeben, da sie durch den Glaskörper nach rückwärts gegen den Strahlenkörper gedrückt wurde, wodurch sich ein breites Kolobom nach oben einstellte. Das Ausdrücken der Linse ist nach Erscheinen des Glaskörpers zu unterlassen. Jeder Druck auf das Auge gibt zu weiterem Austreten des Glaskörpers Veranlassung. Die Linse muß vielmehr entweder mit der Schlinge (WEBERsche Schlinge, Abb. 138) oder mit dem REISINGERschen Doppelhäkchen (Abb. 139) herausgezogen werden. Der Gebrauch der Schlinge ist für den Anfänger leichter. Die Schlinge wird *schräg nach hinten gerichtet* (Abb. 140 und 142) durch die Wunde so eingeführt, daß sie in den Glaskörperraum ungefähr dem hinteren Pol der Linse gegenüber zu liegen kommt. Darauf wird sie nach vorne bewegt (Abb. 141 und 143), so daß die Linse an die hintere Hornhautwand gedrückt wird: entlang dieser wird sie aus dem Auge herausgezogen.

Das REISINGERsche Doppelhäkchen wird geschlossen in ähnlicher Weise in den Glaskörperraum eingeführt wie die Schlinge; damit sich die Spitzen der Häkchen nicht an den Wundrändern verfangen, hat dabei die Krümmungsebene der Häkchen parallel der Wunde, also frontal zu liegen. Erst hinter der Mitte der Linse wird die Hakenpinzette um ihre Längsachse um etwa 90° gedreht, so daß die Häkchen nach vorne gerichtet sind. Darauf wird sie geöffnet und mit den Häkchen in die hintere Linsenfläche eingesenkt. Die Linse wird gegen die hintere Hornhautwand gedrückt und so aus dem Auge herausgezogen. Das Doppelhäkchen kann daher nur bei Vorhandensein eines festen Linsenkernes angewendet werden. Weiche Kerne können nur mit der Schlinge herausbefördert werden, denn in ihnen würde das Häkchen nicht genügend Halt finden, vielmehr durch die weiche Masse durchschneiden, ohne sie mit herauszunehmen.

Die beiden Instrumente haben, schräg nach hinten gerichtet, in den Glaskörper eingeführt zu werden, da sie, senkrecht gehalten, gegen den Linsenrand stoßen und eine Luxation der Linse in den Glaskörper herbeiführen würden. Während des ganzen Vorganges müssen die Lider so vom Auge abgezogen sein, daß sie keinen Druck darauf ausüben können, wobei das obere Lid mit dem DESMARRESschen Löffel gehoben wird. Bei jeder Starausziehung sollen Schlinge und Doppelhäkchen gebrauchsfertig vorbereitet liegen, da ein Glaskörpervorfall gelegentlich ganz unerwartet eintritt.

Der Vorfall *gesunden* Glaskörpers ist durch die Akinese zu einem seltenen Ereignis geworden, denn es war früher daran doch nicht so selten der Kranke selber schuld durch starkes Pressen mit den Lidern. Diese Möglichkeit ist nun durch die Akinese vollständig ausgeschaltet. Schuld tragen kann freilich auch der Arzt: durch Drücken mit der Pinzette auf das Auge beim Schnitte, durch zu starkes Drücken bei der Entbindung der Linse, beim Ausstreifen der Linsenreste usw. Unvermeidlich ist der Vorfall häufig bei komplizierten Staren, wenn die Zonula zerstört ist, wenn der Glaskörper verflüssigt ist u. dgl.

Bei der ernsten Bedeutung des Glaskörpervorfalles ist es geboten, rechtzeitig zu erkennen, ob ein Vorfall bevorsteht, um ihn, wenn möglich, noch zu verhüten.

1. Das Vordringen des Glaskörpers bei noch ungeplatzter Hyaloidea durch die Pupille und das Kolobom nach vorne. Wenn nach Entbindung des Linsenkernes die grauen Reste, die die Pupille und das Kolobom erfüllen, plötzlich an einer Stelle auseinandergedrängt werden und die Pupille an dieser Stelle tiefschwarz wird, so ist dies das erste Zeichen des noch innerhalb der unversehrten Hyaloidea nach vorne drängenden Glaskörpers. Nur der Unerfahrene wird sich alsdann noch weiter mit dem Heraus-

streifen der Linsenreste beschäftigen wollen. Das Platzen der Hyaloidea wäre das Ereignis des nächsten Augenblickes. Man begnüge sich, die Regenbogenhaut sachte zurechtzustreifen. Und selbst das ist nur möglich, wenn sich der Kranke entsprechend ruhig verhält. Oft genug drängt sie der Glaskörper wieder gegen die Wunde hin.

2. Das Vordrängen des Glaskörpers in der unversehrten Hyaloidea kann sich auch durch ein plötzliches Tiefwerden der vorderen Kammer kundtun. Durch die Pupille drängt eine Glaskörperhernie in die vordere Kammer, füllt sie aus und drückt die Regenbogenhaut nach rückwärts.

3. Die vordere Kammer kann auch tief werden durch das freie Einströmen von Glaskörper nach Berstung der Hyaloidea. Der Austritt des Glaskörpers aus der Wunde erfolgt unmittelbar darauf. Beim Einfließen von Glaskörper in die vordere Kammer machen sich gelegentlich an dem in ihr befindlichen Blute eigentümliche Gerinnungsvorgänge bemerkbar, die eine Veränderung der Farbe ins Hellere bewirken.

Das Tiefwerden der vorderen Kammer während der Starausziehung kann auch durch Eintritt von Luft verursacht sein. Da die Luftblase deutlich zu sehen ist, ist eine Verwechslung mit dem eben beschriebenen Tiefwerden infolge Glaskörpereintrittes nicht möglich. Die Luft ist an und für sich nicht schädlich, stört aber gelegentlich in der Beobachtung der Verhältnisse in der vorderen Kammer (Lage der Irisschenkel usw.). Sie wird durch Massage aus dem Auge entfernt: doch wird sie häufig wieder angesaugt.

4. Meist verrät sich die Neigung zum Glaskörpervorfall durch Aufstellung der Wundränder und Klaffen der Wunde. Als Ursache kommt manchmal das Einhalten des Atems oder Pressen des Kranken in Betracht; in anderen Fällen ist dafür kein Grund zu finden und der Vorfall des Glaskörpers stellt sich manchmal ganz unvermutet ein. Besonders bei peripheren Schnitten kann die Hyaloidea im Bereiche der Wunde platzen, und durch die nun weit klaffende Wunde der Glaskörper austreten, ohne daß vorher an der vorderen Kammer irgendwelche Erscheinungen hätten beobachtet werden können.

5. Ist der Glaskörper vollkommen flüssig, so sickert er gleich nach dem Schnitte fortwährend aus dem Auge heraus, ohne daß die Wunde klafft. Der große Verlust an Flüssigkeit zeigt sich nur durch den Kollaps des Auges. Da hierdurch die Entbindung der Linse durch Druck unmöglich wird, muß auch hier die Schlinge oder das Häkchen zur Verwendung kommen. Übrigens wird im allgemeinen gerade der Verlust vollständig verflüssigten Glaskörpers besser vertragen als der eines gesunden; in wenigen Stunden schon ist er durch neue Flüssigkeit ersetzt und das Auge zur richtigen Spannung gebracht. Die Wunde heilt glatt, während nach Verlust von gesundem Glaskörper die Narbe durch lange Zeit ausgedehnt bleibt.

Wenn in seltenen Fällen der Hornhautlappen durch den vordrängenden Glaskörper immer wieder nach vorne umgestülpt und durch Zurückstreichen mit dem Spatel nicht in der richtigen Lage erhalten werden kann, muß er durch eine oder mehrere Seidennähte an die Bindehaut der Lederhaut befestigt werden. Das, wenn auch seltene Vorkommen solcher Fälle von Glaskörpervorfall mit Umstülpen des Hornhautlappens ist es, das manche Ärzte veranlaßt, grundsätzlich eine Naht schon zu Beginn des Eingriffes zu machen (siehe darüber auch das intrakapsuläre Verfahren S. 201). KALT macht die Naht noch vor

Beginn des Schnittes, indem er eine feine, mit einem dünnen Seidenfaden versehene Nadel im senkrechten Meridian knapp unter dem Limbus in die Hornhaut einsticht und am Rande des Limbus wieder aussticht, ohne die Hornhaut zu durchbohren. Darauf wird die Nadel 1 mm oberhalb des Limbus durch Bindehaut und episklerales Gewebe gestochen. Der Faden wird zwischen den beiden Stichen in Form einer lockeren Schleife nach innen gegen die Nase zu gelegt, so daß er durch das Messer bei dem nun folgenden Starschnitt nicht verletzt wird. Der Schnitt muß zwischen die beiden Stichöffnungen zu liegen kommen. Unmittelbar nach Beendigung des Eingriffes wird der Faden geknüpft. Das Verfahren ist zwar nicht geeignet, bei Starausziehungen mit runder Pupille mit Sicherheit einen Vorfall der Regenbogenhaut zu verhindern, bietet aber große Vorteile, wenn durch Vordrängen oder Hervorstürzen des Glaskörpers die Wunde stark zum Klaffen gebracht wurde. Wenn nämlich erst nach Eintritt dieses Ereignisses eine Naht angelegt werden muß, so ist weiterer Verlust von Glaskörper infolge des Drückens mit den Instrumenten nicht zu vermeiden. In Fällen, wo Glaskörperverlust von vornherein zu erwarten ist, ist das KALTsche Verfahren zu empfehlen.

Der Glaskörpervorfall ist für alle Fälle ein ernstes Ereignis. Die Regenbogenhaut kann nicht zurechtgestrichen werden und Einheilung der Irisschenkel ist daher eine ganz gewöhnliche Folge. Zystische Narben, Glaukom, iridozyklitische Reizerscheinungen treten oft im Anschlusse daran auf. Durch Blutungen in den offenen Glaskörperraum kommt es zu dichten Trübungen des Glaskörpers, die später als Membranen frei flottieren oder von der Narbe aus in den Glaskörper hineinhängen. Netzhautablösung tritt nur nach sehr starkem Verluste des Glaskörpers ein, abgesehen von Augen, die dazu veranlagt sind: bei Kurzsichtigkeit u. dgl. Ein geringer Austritt von Glaskörper am Ende des Eingriffes ist dagegen sonst in dieser Beziehung von keiner Bedeutung.

Zum Schlusse sei noch einiger anderer Vorkommnisse bei der Starausziehung Erwähnung getan.

Luxation der Linse in den Glaskörperraum. Sollte die Linse von selbst oder durch ungeschicktes Vorgehen gänzlich in den Glaskörperraum luxiert worden und verschwunden sein, so ist ein Versuch, sie von dort herauszubringen, wenig aussichtsreich und hat meist nur eine weitere Schädigung des Auges zur Folge. Da gelegentlich die in den Glaskörper zurückgefallenen Linsen sehr bald wieder im Pupillarbereiche auftauchen, möge man einige Zeit, bis zu $\frac{1}{2}$ Stunde, warten, ob dies der Fall ist, denn dann wäre es möglich, die Linse mit dem Doppelhäkchen oder mit der Schlinge herauszuziehen. Dieser Versuch könnte auch noch in den nächsten Tagen unternommen werden, wenn die Linse im Pupillarbereiche erscheinen sollte. Bleibt die Linse im Glaskörperraume, so geht das Auge später meist durch eine Iridozyklitis zugrunde.

Der *Kollaps der Hornhaut*, der gelegentlich während der Starausziehung, besonders nach Entbindung der Linse auftritt, hat keine Bedeutung. Da sich die starre Lederhaut der Augen alter Leute auf die Verminderung des Augeninhaltes nicht genügend zusammenzieht, entsteht ein negativer Druck im Augeninnern. Infolgedessen wird durch den Luftdruck die Hornhaut grubenförmig gegen das Augeninnere gestülpt.

Bei dem schon zuvor erwähnten *Collapsus bulbi* fällt während des Eingriffes das ganze Auge mehr und mehr zusammen, so daß es zu einem fast leeren Sacke wird. Es sickert der in solchen Augen vollständig verflüssigte Glaskörper meist schon unmittelbar nach dem Schnitt und ganz unauffällig fortwährend heraus, ohne daß die Wunde klafft. Nur der Umstand, daß sich der Bindehautsack immer wieder mit Flüssigkeit anfüllt, trotzdem beständig ausgetupft wird, macht auf den Flüssigkeitsverlust aus dem Augeninneren aufmerksam. Meist ist nur ein Teil des Glaskörpers verflüssigt, so daß das Auge immerhin noch soweit in seiner Form erhalten bleibt, daß die Linse mit dem Löffel oder der Schlinge herausgeholt werden kann, denn von einem Herausdrücken ist bei so zusammengefallenen Augen keine Rede. Das Einführen der Schlinge erfordert große Geschicklichkeit, da die Wunde nicht klafft und daher der Weg für das Instrument nicht frei ist. Niederdrücken des skleralen Wundrandes erleichtert den Akt. Die verschiedenen Teileingriffe, insbesondere das Zurückstreifen der Regenbogenhaut in die richtige Lage, können manchmal nur ausgeführt werden, wenn man den Augapfel etwas anspannt, indem man durch einen unten an die Sklera angelegten DAVIELschen Löffel einen entsprechenden Druck ausübt. Auf die richtige Lagerung des Bindehautlappens ist besondere Sorgfalt zu verwenden, da er große Neigung zeigt, sich einzuschlagen. Ja selbst der Hornhautlappen muß gelegentlich zurecht gestrichen werden, damit die beiden Wundränder glatt verheilen können, denn der Rand des Hornhaut-lappens ist manchmal stufenförmig eingesunken.

Der Eintritt eines Collapsus bulbi kann nicht vorhergesehen werden, aber bei der Staroperation sehr alter Leute muß man immer darauf gefaßt sein. Über den Collapsus bulbi bei der Extraktion komplizierter Stare jugendlicher Individuen siehe beim Abschnitte: Lineare Extraktion.

Ein glücklicherweise außerordentlich seltener Zwischenfall ist die *expulsive Blutung*. Sie kann schon während des Eingriffes eintreten, gelegentlich aber stellt sie sich nach mehreren Stunden plötzlich ein, und zwar nicht nur nach Ausziehungen, die mit Glaskörperverlust verbunden waren, sondern auch nach ganz regelrecht verlaufenen. Sie ist durch eine schwere Blutung unter die Aderhaut verursacht, die so massig ist, daß der Glaskörper, die Netzhaut und die Aderhaut durch die Wunde nach außen vorgetrieben werden. Sofortige Ausschälung des Augapfels erspart dem Betroffenen ein langes Krankenlager. Wenn es sich nicht um Starausziehungen handelt, wo bei dem Eingriffe fast der gesamte Glaskörper verloren gegangen oder wo ein Glaukom übersehen und die Blutung durch die plötzliche starke Druckverminderung im Auge hervorgerufen worden ist, so ist die expulsive Blutung ein Ereignis, das fast nur bei Leuten mit erhöhtem Blutdruck zu befürchten ist. Sie kommt auch fast nicht mehr zur Beobachtung, seitdem bei jedem an Star zu Operierenden der Blutdruck gemessen und bei auch nur halbwegs in Betracht kommender Blutdrucksteigerung *unmittelbar* vor der Operation ausgiebig zur Ader gelassen wird.

Um auch die psychische Blutdrucksteigerung nach Möglichkeit auszuschalten, wird nach dem Vorschlage von E. FUCHS bei aufgeregten Kranken vor dem Eingriffe ausgiebig Brom intern verabreicht.

Störungen im Heilungsverlauf.

1. Verzögerung der Herstellung der vorderen Kammer.

In den meisten Augen ist schon beim ersten Verbandwechsel nach 24 Stunden eine tiefe vordere Kammer vorhanden. Gelegentlich aber dauert es einen oder mehrere Tage, in Ausnahmsfällen sogar Wochen, bis sie sich wieder herstellt. Die Ursachen davon können verschieden sein, ohne daß sie sich in dem einzelnen Falle immer mit Sicherheit angeben ließen. Die wichtigsten sind die folgenden:

a) In der durchsichtigen Hornhaut gelegene Schnitte neigen im allgemeinen mehr zu schlechtem Wundverschluß als hinter dem Limbus gelegene, mit einem Bindehautlappen bedeckte. Das gefäßhaltige Gewebe hinter dem Limbus verschließt die Wunde sofort durch ein Fibringerinnsel; Wunden in der Hornhaut aber entbehren dieses Schutzmittels. Bei Heilung von Hornhautwunden pflegt sich das Epithel entlang beiden Wundrändern in die Tiefe zu senken, wodurch der Wundverschluß für längere Zeit verhindert wird, da mit Epithel bedeckte Flächen nicht zusammenheilen. Solche Wundflächen sind nur lose miteinander verklebt und öffnen sich bei geringster Berührung wieder. Klinisch zeigt sich entlang dem Einschnitte eine glänzende Rinne.

b) Einlagerung fremden Gewebes zwischen die Wundränder, wie Linsenreste, Regenbogenhaut, insbesondere aber Kapselstücke.

Während Linsenreste allmählich aufgesaugt werden und damit das Hindernis der Wundheilung verschwindet, bleibt die Linsenkapsel unverändert liegen und führt dauernde schwere Störungen im Heilungsverlauf herbei (zystische Narbe, Drucksteigerung, Spätinfektion). Bei Eröffnung der Linsenkapsel mit der Pinzette muß daher Sorge getragen werden, das gefaßte Kapselstück allseitig loszureißen, bevor die Pinzette aus der Wunde gezogen wird, um ein Hinaufschlagen des oberen Kapselwundrandes in den Schnitt zu verhindern.

c) Unruhiges Benehmen des Kranken nach dem Eingriffe (kräftiges Husten, unvorsichtige Bewegungen des Körpers und Kopfes u. dgl.) können die Wiederherstellung der Kammer dadurch verzögern, daß das Kammerwasser immer wieder aus der Wunde gedrängt wird.

d) Vordrängen des Glaskörpers. Dabei ist die Wunde gewöhnlich etwas aufgestellt und klaffend.

Für Augen, wo der Schnitt stark klafft und keine Neigung zur glatten Verheilung zeigt, ist *die Deckung mit einem Bindehautlappen nach* KUHNT ein wertvolles Verfahren. Die Bindehaut wird knapp an ihrem Ansatz am Limbus in der oberen Hälfte des Auges mit der kleinen gekrümmten Schere abgelöst und nach oben zu etwas unterhöhlt. Durch einen etwas höher oben durch die Bindehaut gelegten, bogenförmigen, dem Limbus gleichgerichteten, aber etwas kürzeren Schnitt wird ein doppelt gestielter Bindehautlappen begrenzt. Indem nun zwei Nähte in der Nähe der beiden Stiele durch den unteren Rand des Lappens durchgeführt werden, die weiter unten an der Bindehaut des Auges befestigt werden, gelingt es leicht, den Lappen über die Starschnittwunde zu schieben. Die Wundlippen werden durch den vorgezogenen Lappen aneinandergedrückt und die Wunde ist durch die Bindehaut vollständig gedeckt. Der Lappen, der anfänglich den ganzen oberen Teil der Hornhaut verdeckt, zieht sich in mehreren Tagen von selbst zurück.

Der zweite höher oben gelegene Einschnitt ist übrigens nicht einmal notwendig, so daß die am Limbus abgelöste Bindehaut in Form einer Schürze über die Wunde heruntergezogen werden kann. In Fällen, wo man mit Recht einen verwickelten Verlauf des Eingriffes und der Heilung erwartet (schlecht haltende Kranke, Glotzaugen, komplizierte Stare u. dgl.) wird der Lappen noch vor dem Starschnitte gebildet.

e) Nicht selten bleibt die Ursache aber in Dunkel gehüllt. Ein Mittel, die Wiederherstellung der Kammer zu beschleunigen, kennen wir nicht. Wenn ein zwischengelagertes Kapselstück entdeckt wird, müßte die Ausziehung versucht werden. Nur in besonders hartnäckigen Fällen ist man gezwungen, zum Thermokauter zu greifen, um die Wunde zu verschließen. Wenn trotz aller Vorsicht, Bettruhe usw. der Fluoreszinversuch beständiges Ausfließen von Kammerwasser beweist, so wird die lockere Stelle mit dem rotglühenden Kauter verschorft. Gewöhnlich stellt sich dann die Kammer sehr rasch her. Nicht selten folgt alsdann eine Drucksteigerung. Dies ist teils darin begründet, daß die intraokulare Sekretion, die so lange Zeit außerordentlich erhöht war, sich nicht rasch genug auf den geringen Bedarf umstellen kann, teils hat sie mechanische Ursachen, indem es während des Aufgehobenseins der vorderen Kammer zu einer Verklebung des Randwulstes der Regenbogenhaut mit der hinteren Hornhautwand und damit zu einem Verschluß der Kammerbucht gekommen ist. Während die erste Form dieses Sekundärglaukoms gewöhnlich innerhalb weniger Tage unter Behandlung mit Miotika und Eisumschlägen verschwindet, ist die letzte Form hartnäckig und macht einen Eingriff (Zyklodialyse) notwendig.

Über die Aderhautabhebung nach Starausziehung. Wenn aus irgendwelchen der angeführten Umstände das Kammerwasser durch längere Zeit aus der Wunde sickert, kann es zu einer Abhebung der Aderhaut kommen. Die Spiegeluntersuchung, die von dem Geübten ohne Schaden für das Auge schon in den ersten Tagen nach dem Eingriffe vorgenommen werden kann, zeigt das eigenartige Bild in Form von braunen Buckeln in den Randgebieten des Augenhintergrundes. Die Abhebung der Aderhaut ist gelegentlich auch schon in den ersten Tagen nach dem Eingriffe zu beobachten. Sie kommt dadurch zustande, daß infolge des Abfließens des Kammerwassers das Iris-Linsen-Diaphragma vorrückt, der Glaskörperraum dadurch vergrößert wird und ein negativer Druck in ihm entsteht. Ist nun bei alten Leuten die Lederhaut starr, so daß sie sich nicht entsprechend zusammenzieht, und ist die Verbindung zwischen Ader- und Netzhaut normal, so gibt die Ader-Netzhaut zusammen dieser Druckverminderung im Augeninnern nach und hebt sich von der Lederhaut ab. Der Raum wird durch ein Transsudat ausgefüllt, welches aus den Gefäßen des Strahlenkörpers und der Aderhaut stammt. Indem sich aber die vordere Kammer rasch wieder verschließt und tief wird, rückt das Iris-Linsen-Diaphragma nach rückwärts, der negative Druck im Glaskörperraum verschwindet und damit ist dem Bestande der Aderhautabhebung der Boden entzogen. Sie verschwindet in wenigen Tagen.

Bleibt aber die vordere Kammer durch lange Zeit offen und aufgehoben und rieselt beständig Flüssigkeit aus ihr heraus, was durch den Fluoreszinversuch leicht nachzuweisen ist, so sind die Bedingungen für einen längeren Bestand der Aderhautabhebung gegeben. Die Symptome, die ein solches Auge bietet und die für die Aderhautabhebung als kennzeichnend angesprochen worden sind — Aufgehobensein der vorderen Kammer und Weichheit des Auges — sind demgemäß nicht Folgen der Abhebung, sondern die Bedingungen zur Entstehung der Abhebung. Das Auge ist nicht weich, weil eine Aderhautabhebung besteht, sondern es ist weich, weil die vordere Kammer leck ist und das Kammerwasser beständig absickert. Die Aderhautabhebung ist infolge der Weichheit des Auges und des Vorrückens des Iris-Linsen-Diaphragmas eingetreten und sie besteht so lange, als das Auge weich bleibt. Es ist erstaunlich zu sehen, was für große Mengen von Flüssigkeit aus solchen lecken Stellen der Kammer ununterbrochen ausströmen können: Ein Zeichen der infolge der herabgesetzten Spannung bewirkten Sekretionsvermehrung des Strahlenkörpers. Wird dann die Öffnung in der Kammer geschlossen, so kann keine Flüssigkeit mehr entströmen, das Iris-Linsen-Diaphragma rückt mit dem Tieferwerden der Kammer nach rückwärts und bei Wiederherstellung des normalen Binnendruckes kann die Abhebung nicht weiter bestehen. Sie verschwindet in kurzer Zeit.

2. Unrichtige Lagerung der Regenbogenhaut.

Über deren Vorfall nach Starausziehung ohne Irisausschneidung wurde schon an anderer Stelle gesprochen. Es kann aber auch bei Ausschneidung der Regenbogenhaut geschehen, daß entweder einer oder beide Kolobomschenkel in die Wunde vorgefallen sind, oder aber doch höher stehen, als sie sollten. Vordrängen des Glaskörpers macht gelegentlich schon während des Eingriffes das Zurechtstreichen unmöglich und bringt die Regenbogenhaut immer wieder gegen die Wunde hin. Sie kann aber auch nach sorgfältiger Zurückschiebung schon beim ersten Verbandwechsel vorgefallen gefunden werden. Häufig ist Wundsprengung durch vorschriftswidriges Benehmen des Kranken die Ursache. Das herausstürzende Kammerwasser schwemmt die Regenbogenhaut in die Wunde. Liegt sie in der Wunde bloß, so hat sie ausgeschnitten zu werden. Ist sie aber nicht bis in die Wunde hinein verlagert, so pflegt man von einem Eingriff abzusehen. Eserin ist nicht imstande, die Sphinkterecken in ihre richtige Lage zurückzubringen.

3. In seltenen Fällen wird der Hornhautlappen beim Verbandwechsel am Tage nach dem Eingriffe nach unten umgeschlagen gefunden. Dies tritt ein, wenn der Kranke bei klaffender Wunde unter dem Verbande das Auge geöffnet hatte, so daß das obere Lid beim Lidschlusse in die Wunde gelangte. Nach Einträufeln von Kokain ist der Lappen sorgfältig nach oben zu streichen und in seine richtige Lage zu bringen. Tritt keine Infektion ein, wozu allerdings reichlich Gelegenheit gegeben ist, so kann der Zwischenfall noch gut ablaufen. Durch lange Zeit besteht in der Hornhaut eine wagrechte weiße Linie als Zeichen der bestandenen Knickung und hochgradiger irregulärer Astigmatismus.

4. Zurückgebliebene Linsenmassen.

Es wurde schon früher auf die besonderen Vorteile hingewiesen, die die breite Eröffnung der Linsenkapsel mit Hilfe der Kapselpinzette auf die Aufsaugung der Linsenreste hat. Selbst wenn große Massen von Linsensubstanz im Auge zurückgelassen worden sind, entweder dadurch, daß noch ungetrübte Linsensubstanz vorhanden war, die bei der Operation selbst nicht gesehen worden war oder aber daß man wegen anderer Umstände auf eine sorgfältige Entfernung der Linsenreste verzichten mußte, geht deren Aufsaugung doch gewöhnlich glatt vor sich.

War kein Glaskörperverlust bei dem Eingriffe eingetreten, so erzeugen diese Starreste gewöhnlich auch keine entzündlichen Erscheinungen. Es genügt zur Behandlung, die Pupille durch Atropin nach Möglichkeit erweitert zu halten. Auch Dionin und heiße Umschläge sind namentlich dann empfehlenswert, wenn die Aufsaugung sichtlich nur langsam vonstatten geht. In der Mehrzahl dieser Fälle hat sich auch schon zur Zeit der Entlassung des Patienten aus der Klinik (14 Tage nach dem Eingriffe) eine freie Lücke gebildet, die ein genügendes Sehvermögen erlaubt. Ausnahmsweise vergehen allerdings mehrere Wochen oder Monate, bis die Aufsaugung vollendet und die Pupille ganz schwarz geworden ist.

Nur wenn kein breites Kapselstück entfernt worden oder die Kapsel nur eingeschnitten worden war, bleiben dichte Starreste in der Linsenkapsel eingeschlossen zurück, welche später eine Diszission notwendig machen.

5. Blut in der vorderen Kammer.

Die Blutung während des Eingriffes ist sehr verschieden stark. Sie hängt in erster Linie von der Lage des Schnittes ab, indem weiter in der Lederhaut vom Limbus entfernt gelegene Schnitte stärker bluten; ferner auch von der Größe des Bindehautlappens, sowie von der Füllung der Gefäße und dem Zustande ihrer Wandungen. Nicht selten ist das Einhalten des Atems schuld an der Überfüllung der Gefäße. So kann es auch bei regelrechtem Schnitte zu einer störenden Blutung kommen. Das Blut wird durch Massage aus dem Auge entfernt, um den für die einzelnen Eingriffe nötigen Einblick zu bekommen, insbesondere um am Schluß das Zurückstreichen der Regenbogenhaut überwachen zu können. Oft sind aber diese Versuche umsonst, weil das Blut immer wieder von der Wunde ins Augeninnere hineinfließt oder angesaugt wird, oder weil es in der vorderen Kammer gerinnt und eine dünne zähe Schicht bildet, die nicht mehr aus dem Auge herausgebracht werden kann. Die Regenbogenhaut muß alsdann trotz mangelndem Einblicke in die Kammer zurückgestrichen werden.

In den meisten Fällen ist am Tage nach dem Eingriffe von dem Blut nicht mehr viel vorhanden, denn es wird durch die gesunde Regenbogenhaut sehr schnell aufgesaugt; auch konnte sich während des Eingriffes keine große Menge Blutes zwischen Hornhaut und Regenbogenhaut ansammeln, da keine Kammer vorhanden war. Wird nun die Kammer tief, so bildet das Blut ein unscheinbares Hyphäma oder eine dünne, die Regenbogenhaut und Pupille bedeckende Schichte. Nur selten ist das Hyphäma durch eine Fortdauer der durch den Eingriff erzeugten Blutung zu einer Zeit, wo die Kammer schon im Entstehen war, hoch geworden. Außer Einträufeln von Atropin hat sonst nichts dagegen unternommen zu werden. Häufiger hat es erst zu bluten begonnen, weil unter dem Verbande die Wunde gesprengt wurde. Diese erscheint dann blutunterlaufen.

Iridozyklitis und Drucksteigerung sind in späterer Zeit zwei andere Ursachen von Blutungen in die vordere Kammer. Diese können sich wiederholen, und da die Fähigkeit solcher Augen, das Blut aufzusaugen, oft herabgesetzt ist, bildet sich schließlich eine Membran.

6. Trübung der Hornhaut.

Eine aus senkrechten Streifen bestehende Trübung in der oberen Hornhauthälfte ist ein gewöhnlicher Befund in den ersten Tagen nach dem Eingriffe. In seltenen Fällen ist die Trübung sehr dicht und kann auch die ganze Hornhaut in Form von großen grauen, mehreckigen Feldern einnehmen, zwischen denen durchsichtige Streifen in verschiedenen Richtungen verlaufen. Je schwerer die Entbindung des Linsenkernes war, wegen der Größe des Kernes oder der Kürze des Schnittes, um so stärker ist durchschnittlich die Trübung. Sie verschwindet ohne weitere Folgen meistens im Verlaufe der ersten beiden Wochen nach dem Eingriffe. Selten dauert sie länger: ausnahmsweise wird sie der Ausgangspunkt einer degenerativen Hornhautveränderung. Andererseits gibt es auch degenerative Hornhauttrübungen, welche sich erst nach längerer Zeit entwickeln, besonders in Augen, bei welchen es zum Glaskörpervorfall gekommen ist und wo der Glaskörper die vordere Kammer erfüllt. Sie mögen in manchen Fällen mit der dabei häufig vorkommenden sekundären Drucksteigerung in Zusammenhang stehen, gewiß sind sie aber in manchen Fällen unabhängig davon (Endothelveränderungen, Epithelveränderungen, rezidivierende Blasenbildung, diffuse Trübungen mit schließlichem Ausgang in Sklerose der Hornhaut).

7. Schmerzen.

Dieses Zeichen verdient eine besondere Erwähnung, weil es für den Kranken die unangenehmste Beigabe des Eingriffes ist, der Arzt aber wissen muß, welche Bedeutung er ihm beizumessen hat. Der Schmerz während der Starausziehung ist bei gründlicher örtlicher Betäubung gering. Eine beginnende Erweiterung der Pupille läßt den Eintritt der Wirkung des Kokains auf die Regenbogenhaut erkennen. Der Eingriff an ihr wird dann meistens nur als unbedeutender Schmerz angegeben. Doch kann in einzelnen Fällen die Regenbogenhaut sehr empfindlich bleiben. Daher wurde wiederholt empfohlen, vor dem Starschnitte unter die Bindehaut oben etwas Kokainlösung einzuspritzen, denn dadurch wird die Regenbogenhaut gänzlich unempfindlich. Diesem Verfahren kommt aber der Nachteil zu, daß durch die Schwellung der Bindehaut und des unter ihr liegenden Gewebes der Starschnitt erschwert wird, selbst wenn man sich vor Beginn des Schnittes bemüht, mit einem Spatel die Flüssigkeit in dem subkonjunktivalen Gewebe vom Limbus an wegzustreifen. Auch gibt es Kranke, besonders Frauen, die einige Stunden nach einer Kokaineinspritzung wiederholt und heftig erbrechen, ein Ereignis, das für das Auge von schlimmen Folgen begleitet sein kann.

Nach Beendigung des Eingriffes tritt mit dem Verschwinden der Kokainwirkung regelmäßig das Gefühl von Brennen im Auge ein, das bald als gering, bald als stark angegeben wird. Es dauert meistens nur wenige Stunden. Man möge den Kranken schon vor dem Eingriffe darauf aufmerksam machen, damit er durch den Wundschmerz nicht beunruhigt wird. Durch Einstreichen einer 3%igen Kokainsalbe in den Bindehautsack unmittelbar nach dem Eingriff kann dieser postoperative Wundschmerz fast ganz vermieden werden. Es darf natürlich gegen die durch das Kokain erfolgende Erweiterung der Pupille kein Einwand bestehen. Besonders starke Schmerzen treten nach dem Eingriffe ein, wenn das Hornhautepithel durch zu langen Gebrauch von Kokain oder durch Offenlassen der Lidspalte während des Kokainisierens eingetrocknet war und sich abgestoßen hatte oder wenn durch einen Lidkrampf die Tränen im Bindehautsack zurückgehalten werden. Nur bei starken Schmerzen soll sich der Arzt herbeilassen, noch am Tage des Eingriffes den Verband vorsichtig zu öffnen, um nach der Ursache zu sehen.

Am Tage darauf ist bei regelrechtem Verlaufe das Auge fast immer schmerzfrei. Treten Schmerzen erst einige Tage später auf, so sind sie entweder durch eine Wundsprengung hervorgerufen oder sie sind die ersten Anzeichen einer beginnenden Iridozyklitis. Sie treten gelegentlich zu einer Zeit ein, wo klinisch noch keine Erscheinungen einer Iridozyklitis zu erheben sind. Sie werden oft nicht nur in das Auge, sondern auch in die Stirne der betreffenden Seite verlegt. Oft ist eine starke ziliare Injektion das einzige sachliche Kennzeichen. Man gebe in diesen Fällen innerlich Aspirin und träufle Atropin in das Auge, namentlich wenn die Pupille nicht genügend erweitert ist.

8. Wundsprengung.

Je vorsichtiger das Verhalten des Kranken, je besser seine Wartung ist, um so seltener wird sich dieser unliebsame Zwischenfall einstellen. Daher ist die Wundsprengung bei den Kranken der Einzelpflege ungleich seltener, als in großen klinischen Betrieben, wo der einzelne mehr oder weniger sich selbst überlassen ist. Doch kommt es manchmal auch bei größter Vorsicht zur Wundsprengung. Blutung in die Kammer oder Aufgehobensein der Kammer, Blutaustritt in die Wunde sind die Kennzeichen. Von unangenehmen Folgen ist die Wundsprengung dann begleitet, wenn durch sie die Regenbogenhaut aus ihrer richtigen Lage oder sogar zum Vorfalle in die Wunde gebracht wurde. Selbst der Glaskörper kann bei groben mechanischen Schädigungen in der Wunde zum Vorschein kommen. Nur ein Vorfall der Regenbogenhaut erfordert einen Eingriff, nämlich die Abtragung. Sonst genügt Ruhelage des Kranken, Verband, Atropin.

Sicherlich gibt es aber auch spontane Nachblutungen, die das Bild einer Wundsprengung erzeugen, ohne daß irgendein mechanisches Moment dabei wirksam gewesen wäre. Die Blutungen können teils aus den neugebildeten Gefäßchen der frischen Narbe, teils aus den bei der Iridektomie durchschnittenen Gefäßen erfolgen. Die Kammer ist dabei nicht aufgehoben, dagegen oft ein großer Teil von ihr mit Blut erfüllt. Gerade weil sich die Kammer nicht aufgehoben hatte, war es möglich, daß sich eine viel größere Blutmenge ansammelt. Daher dauert es in diesem Falle oft lange, bis sich das Blut aufsaugt, und entzündliche Zwischenfälle sind dabei nichts Seltenes.

9. Durchaus ernst ist der Eintritt jedweder Erscheinung *entzündlicher Natur*. In bezug auf die Injektion nach einer Starausziehung verhalten sich die Augen bei günstigem Verlaufe des Eingriffes und der Heilung sehr verschieden. Während manche Augen fast ganz blaß bleiben, tritt bei der Mehrzahl eine mäßige ziliare Injektion auf. Andere hinwiederum werden stark konjunktival und ziliar injiziert, ohne daß sich durch eine Erkrankung der Bindehaut (Katarrh) oder Entzündung der Regenbogenhaut die beiden Injektionsarten erklären ließen. Blasse anämische Leute haben meist blasse Augen nach Eingriffen, vollblütige Leute mit erweiterten Gefäßen im Gesichte neigen auch zu Hyperämie der Augen.

Die Entzündungen sind folgender Art:

a) Die akute eitrige Infektion, entstanden entweder durch Einwanderung von Keimen aus dem Bindehautsacke in die Wunde oder durch Gebrauch eines verunreinigten Instrumentes. Das Anfangsbild ist verschieden. Geht die Infektion von der Bindehaut aus, so kündigt sich dies schon beim Verbandwechsel durch eitrige Sekretion an. Der Verbandstoff ist von einem gelben Exsudatstreifen bedeckt, zwischen den geschwollenen Lidern liegt eitriges Exsudat; dieses hat sich auch in Form von gelben trüben Flocken im unteren Bindehautsacke angesammelt. Die Wunde ist grau oder gelb belegt. Dabei kann das Augeninnere, Regenbogenhaut und Pupille noch gesund sein: ein

Zeichen, daß die Infektion noch nicht so weit vorgedrungen ist. Aber schon in wenigen Stunden hat sich das Bild weiter verändert. Von der Wunde setzt sich die eitrige Infiltration in die angrenzenden Hornhautlamellen fort, oder das Exsudat reicht in trüben Fäden in die vordere Kammer hinein und es entstehen nun mit unheimlicher Schnelligkeit alle Zeichen einer eitrigen Iritis und Endophthalmitis, die ja nach dem Grade der Virulenz der Keime verläuft und sich bis zur Panophthalmitis steigern kann. Die Hornhaut ist dabei besonders in den an die Wunde angrenzenden Teilen eitrig infiltriert oder beteiligt sich in Form eines Ringabszesses.

Geht die Infektion von der Kammer aus, so bleiben die Bindehaut und die Wunde zunächst gesund und die Erkrankung setzt mit den Zeichen einer eitrigen Iritis ein (starke Verfärbung der Regenbogenhaut, Trübung des Kammerwassers, Hypopyon, gelbes eitriges Exsudat in Pupille und Kolobom). Auch hier ist der Grad der Erkrankung sehr verschieden, je nach der Virulenz der sie hervorrufenden Krankheitskeime. Die akute eitrige Infektion der Wunde tritt fast immer in den ersten 2—3 Tagen nach dem Eingriffe auf. Ausnahmsweise kann aber eine Infektion auch noch nach einer Woche einsetzen. Von den sog. Spätinfektionen (Infektion durch eine zystische Narbe u. dgl.) ist hier nicht die Rede.

Die Behandlung vermag fast nichts gegen eine schwere Infektion. Ist die Erkrankung im ersten Anfang auf die Wunde beschränkt, so hält eine sofortige gründliche Kauterisation der Wundränder mit dem Thermokauter ausnahmsweise den Vorgang noch auf. Wiederholte Einspritzungen von Sublimat (1:1000,0) oder Oxyzyanatlösungen (1:5000,0) unter die Bindehaut scheinen auch in manchen Fällen von Kammerinfektion einen sichtlich günstigen Einfluß auszuüben. Von Serumeinspritzungen ist nichts zu erwarten. Auch die Eröffnung und Ausspülung der vorderen Kammer mit physiologischer Kochsalzlösung ist meist fruchtlos.

Nicht zu verabsäumen sind intramuskuläre Einspritzungen von sterilisierter Milch (6—10 ccm). Sie können durch mehrere Tage wiederholt werden. Die heftige Temperatursteigerung, die durch sie hervorgerufen wird, bietet keine Anzeige gegen diese Einspritzungen bei alten Leuten, sofern nur deren Herz durch Altersveränderungen nicht zu sehr geschädigt ist. Ein günstiger Einfluß auf den Verlauf der Entzündung ist nicht zu leugnen, doch scheint eine wirkliche Heilung eine seltene Ausnahme zu sein. Der akute Entzündungsprozeß wird meist sehr gedämpft, flackert aber bald wieder auf. Immerhin mag es aber doch gelingen, gelegentlich Augen auf diese Weise zu retten, die sonst verloren gewesen wären. Je früher die Milch eingespritzt wird, um so eher darf ein günstiger Einfluß erwartet werden. Es sollte dies also schon bei den allerersten Entzündungserscheinungen geschehen.

Außerdem wird die bei jeder Iritis übliche Behandlung eingeschlagen: gründliche Erweiterung der Pupille durch gleichzeitige Anwendung von Kokain mit trockenem Atropin, Dionin in Pulverform, andauernd heiße Umschläge, innerlich Urotropin.

Solange noch Lichtempfindung und gute Projektion besteht, darf die Sache nicht verloren gegeben werden. Erst wenn die Projektion falsch wird und die Lichtempfindung zugrunde geht, bleibt keine Hoffnung mehr auf Wiederherstellung des Sehvermögens. Erscheint der Ausbruch einer Panophthalmitis unvermeidlich, so soll ihr durch sofortige Ausschälung des Auges zuvorgekommen werden.

Die akute eitrige Infektion verläuft aber nicht immer so schwer und ungünstig. Eine gewisse Anzahl von Fällen kommt nach kürzerer oder längerer Dauer der Entzündung allmählich zur Ruhe. Die Pupille und das Kolobom wurden inzwischen meist durch eine derbe Schwarte verschlossen.

b) Die langsam einsetzende Iridozyklitis.

Auch sie kommt wahrscheinlich durch eine Ansteckung mit Keimen zustande. Das klinische Bild ist in kurzen Umrissen das folgende:

Nicht selten erst einige Tage, eine Woche oder mehr nach dem Eingriffe verrät sich der Beginn der Erkrankung durch das Auftreten von Schmerzen. Sie werden in das Auge oder in die Stirne der betreffenden Seite verlegt, sind von verschiedener Heftigkeit und erscheinen manchmal schon zu einer Zeit, wo das Auge außer ziliarer Injektion noch keine anderen Zeichen einer beginnenden Iridozyklitis bietet. Aber diese lassen nicht lange auf sich warten. Die früher glänzende Hornhaut wird etwas gestichelt, zart getrübt, die Regenbogenhaut verfärbt sich, die Pupille wird eng und durch Trübung des Kammerwassers verlieren Pupille und Kolobom die früher tiefschwarze Farbe. Bei der Untersuchung mit der Lupe entdeckt man Präzipitate. Das Auge ist auf Druck sehr empfindlich.

Ist einmal eine Iridozyklitis nach einem Eingriff ausgebrochen, so ist im einzelnen Falle nie mehr mit Sicherheit der weitere Verlauf vorauszusagen. Gewiß geht ein großer Teil der Fälle gut aus. Oft tritt schon nach mehreren Tagen ein Umschwung ein, die Schmerzen lassen nach, das Auge wird blässer, das Kammerwasser klarer und in kurzer Zeit kann das Auge geheilt sein. Nicht selten aber nehmen nach einem oft ganz unscheinbaren Anfang die Entzündungserscheinungen entweder stetig oder in Form von Nachlässen und Rückfällen an Stärke zu, es entwickelt sich das Bild einer chronischen Iridozyklitis, wobei der Kranke durch Wochen und Monate von heftigen Schmerzen gequält sein kann. Es bilden sich allmählich gefäßhaltige Schwarten in Pupille und Kolobom sowie auf der Regenbogenhaut; diese hat eine grünliche Farbe angenommen und ist von neugebildeten Gefäßen in Form von roten Streifen durchzogen. Auch in diesem Zustande kann das Auge noch langsam zur Ruhe kommen. Wurde aber auch der Strahlenkörper von der Entzündung schwer in Mitleidenschaft gezogen, so führen die auf seiner Oberfläche und im Glaskörperraum gebildeten Schwarten durch Schrumpfung zur Netzhautabhebung, wodurch die Lichtempfindung und Projektion allmählich schlecht werden, und schließlich zur Atrophia bulbi.

Diese Form der Iridozyklitis nach einem Eingriffe ist deswegen so gefürchtet, weil sie zu einer sympathischen Ophthalmie Veranlassung geben kann. Da es bis nun nicht gelungen ist, in dem erkrankten Auge die „sympathisierende" Entzündung, d. h. die eigenartige Form der Entzündung, zu der sich in kurzer Zeit eine Erkrankung des anderen Auges hinzugesellt, zu erkennen, darf nicht länger an eine Erhaltung des Auges gedacht werden, als eine tadellose Lichtempfindung und Projektion noch immer die Hoffnung auf Erhaltung des Sehvermögens zuläßt. Ist aber Lichtempfindung und Projektion schlecht geworden, so muß der Sachverhalt dem Kranken aufgeklärt und auf die Entfernung des nicht bloß unbrauchbaren, sondern sogar gefährlich gewordenen Auges gedrängt werden.

Die Behandlung ist leider auch gegen diese Form der Entzündung ziemlich machtlos. Hohe Gaben von Aspirin (bis 10 g täglich), Urotropin, Schwitzkuren, Quecksilbereinreibungen, intramuskuläre Milcheinspritzungen haben manchmal einen günstigen Einfluß. Auch intramuskuläre Einspritzungen von Protinal sind sehr empfehlenswert. Örtlich werden Atropin, Dionin und heiße Umschläge verwendet.

Ist in günstigen Fällen die Entzündung endlich gewichen, das Sehvermögen jedoch durch eine derbe, Pupille und Kolobom ausfüllende Schwarte, meist bis auf Lichtempfindung, herabgesetzt, so darf ein Eingriff (Durchtrennung der Schwarte) nicht zu bald vorgenommen werden. Die Entzündung würde dadurch neuerlich angefacht. Auch gibt ein frühzeitiger Eingriff wegen der Blutung aus den erweiterten Gefäßen wenig Aussicht auf Erfolg. Die Lücke würde durch das Blut und durch ein sich von den Schnitträndern der Schwarte aus rasch entwickelndes Granulationsgewebe wieder verschlossen werden. Solange sich das Auge noch leicht injiziert, solange der Kranke noch gelegentlich Schmerzen und vielleicht auch vorübergehende entzündliche Anfälle, wenn auch leichter Natur hat, solange muß die Durchschneidung der Schwarten hinausgeschoben werden. 4—6 Monate nach Abklingen der Entzündung stellen wohl die kürzeste Zeit dar, bevor ein Eingriff empfohlen werden kann.

c) Spätinfektion.

Bleibt durch Iris- oder Kapseleinheilung eine zystische Narbe nach dem Eingriff zurück, so kann auf diesem Wege noch nach Jahren eine Infektion des Augeninnern zustande kommen, von einer leichten Iritis angefangen bis zu einer stürmisch verlaufenden Panophthalmitis.

10. Drucksteigerung.

In ganz seltenen Fällen tritt ein akuter Glaukomanfall schon in den ersten Tagen nach der Starausziehung ein. Die heftigen Schmerzen, die Schwellung der Lider, Chemosis, Mattigkeit und Trübung der Hornhaut und das dadurch zustandegekommene trübe Aussehen des Kammerwassers lassen fälschlich an eine beginnende Infektion denken, zumal da der Druck mit Rücksicht auf die frische Wunde mit dem Finger nur sehr vorsichtig geprüft werden kann und seine Beurteilung durch die Schwellung der Lider außerordentlich gestört wird. Die Ursache dieser Drucksteigerung nach einer regelrecht verlaufenen Starausziehung ist rätselhaft. Denn sie tritt auch bei reiner Pupille ein, so daß nicht Starreste der Auslösung der Drucksteigerung beschuldigt werden können.

Nicht sehr selten folgt eine Drucksteigerung einer Starausziehung, bei der der vollständig verflüssigte Glaskörper in großer Menge aus der Wunde geflossen ist. In diesen Augen ist manchmal schon am Tage nach dem Eingriffe die Spannung erhöht, was sich durch die leichte Mattigkeit der Hornhaut und Schmerzen verschiedener Stärke kundgibt. Miotika beseitigen meist in einigen Tagen die Druckerhöhung. Von einer Punktion wird womöglich Abstand genommen, da durch reichlichen Abfluß von Augenflüssigkeit wieder eine Drucksteigerung ausgelöst werden kann.

Eine längere Zeit nach der Starausziehung eintretende Drucksteigerung ist meist durch Einheilung der Regenbogenhaut oder eines Kapselstückes in die Wunde hervorgerufen. Aber es gibt auch Drucksteigerungen bei regelrechtem Kolobom sowohl als bei runder Pupille. Sie betreffen meistens Augen, wo sich die vordere Kammer nach der Starausziehung durch längere Zeit nicht wiederhergestellt hatte und während dieser Zeit die Peripherie der Regenbogenhaut mit der hinteren Hornhautwand verlötet und dadurch die Kammerbucht verlegt worden war. Diese Spätformen der Drucksteigerung haben meist einen schleichenden Verlauf, so daß die Kranken erst bei weit vorgeschrittenen Veränderungen zur Behandlung kommen. Eingeheilte Regenbogenhaut muß ausgeschnitten werden; bei Drucksteigerung in Augen mit runder Pupille leistet die Zyklodialyse wertvolle Dienste.

In seltenen Fällen ist die Ursache einer hartnäckigen, durch nichts zu beseitigenden Drucksteigerung Einwanderung von Epithel durch die Wunde in die vordere Kammer, die schließlich damit ganz ausgekleidet wird. Dieser Zustand kann klinisch nur erkannt werden, wenn sich die Epithelauskleidung auf einen Teil der Kammer beschränkt, indem ein feinstes Häutchen, an eine Zyste erinnernd, dort in der vorderen Kammer wahrgenommen wird, wo sie von der Hinterwand der Hornhaut auf die Oberfläche der Regenbogenhaut abbiegt. Dagegen kann ein gleichmäßiger Überzug der Kammerwand mit Epithel nur vermutet, nicht mit Sicherheit festgestellt werden.

Auch entzündliche Erkrankungen (Iridozyklitis) können nach der Starausziehung zu Drucksteigerung führen.

11. Netzhautabhebung.

In Augen mit richtigem Brechungszustand führt Glaskörperverlust bei der Starausziehung nur sehr selten zur Netzhautabhebung; dagegen erkranken hochgradig kurzsichtige Augen darnach nicht selten.

Ausziehung des Altersstars in der Kapsel.

Vorwort. Die Entfernung der ganzen getrübten Linse samt ihrer Kapsel war seit jeher das ersehnte Ziel einer Starausziehung. Zwei ganz verschiedene Verfahren suchten dieses Ziel zu erreichen. Das eine Verfahren verwendete einzig den Druck auf das Auge: Die Linse in der Kapsel wurde aus dem Auge herausgedrückt. Es war besonders SMITH, der dieses Verfahren ausbildete und in einer ungeheuren Zahl von Staren in Indien durchführte. In unseren Ländern wurde es aber wegen der hohen Prozentzahl von Glaskörperverlusten allgemein abgelehnt. Der Druck, der nötig ist, die Zonulaverbindungen der Linse zu sprengen, übersteigt zu oft die Widerstandskraft der Glaskörpergrenzhaut.

Das zweite Verfahren verzichtet, um diese Gefahr zu vermeiden, auf den Druck und ersetzt ihn durch *Zug*. Besonders bekannt wurde das Verfahren von BARRAQUER, der mit einer eigens gebauten Vorrichtung, dem Linsensauger, Erisiphaken, den Star aus dem Auge herauszog. In breiten Kreisen hat auch dieses Verfahren nicht Fuß gefaßt.

STANCULEANU hat als Erster beide Kräfte verwendet, den Zug und den Druck, und zwar getrennt in zeitlicher Aufeinanderfolge. Zuerst lockerte er durch *Zug* mit einer zahnlosen Kapselpinzette die Linse und machte sie unten und zu beiden Seiten von ihrer Anheftung frei. Hierauf entband er sie durch *Druck* mit zwei Spateln.

TÖRÖK änderte dieses Verfahren in vorteilhafter Weise dahin ab, daß er beide Kräfte gleichzeitig wirken ließ, gewiß der geeignetste Weg, durch richtiges

Abwägen und Ansetzen der Kräfte den Star zu entbinden. Dieses Verfahren, welches besonders von A. Knapp und Elschnig geübt und empfohlen worden ist, soll hier besprochen werden.

Verfahren von Stanculeanu-Török.

Anzeigen. Insbesondere Cataracta incipiens und Cataracta nuclearis; die Cataracta hypermatura, wenn die Kapsel verdickt ist. Weniger geeignet ist die Cataracta matura, ungeeignet die Cataracta intumescens. Bei ihr ist von dem Verfahren Abstand zu nehmen.

Vorbereitung. a) Erweiterung der Pupille durch Homatropinlösung ($1\,^0/_0$). Schon am Tage vor der Operation wird einmal eingeträufelt, um sich von der Erweiterungsfähigkeit der Pupille zu überzeugen und den Sphinkter nachgiebig zu machen. Ist die Pupille am nächsten Tage, dem Tage des Eingriffes, nicht mehr weit, so wird 2 Stunden vor dem Eingriff nochmals Homatropin eingeträufelt. Sollte sich die Pupille besonders widerstandsfähig erweisen und sich nicht genügend erweitern lassen, so wird im allgemeinen von der intrakapsulären Ausziehung Abstand genommen. Man könnte sie aber mit totaler Iridektomie immerhin noch ausführen.

b) Akinese und Zügelnaht werden verwendet wie bei der gewöhnlichen Ausziehung.

c) Retrobulbäre Injektion von $^1/_2$—1 ccm einer $2\,^0/_0$igen Lösung von Novokain-Adrenalin. Während der Patient nach innen unten schaut, wird die Nadel der Pravazschen Spritze durch die Übergangsfalte außen oben eingestochen und in das Orbitalgewebe hart am Auge genügend tief vorgeschoben, um die Flüssigkeit unmittelbar hinter dem Auge abzulagern. Bevor man einspritzt, saugt man leicht an, um nicht etwa in ein Blutgefäß zu spritzen. Unmittelbar nachher wird durch die geschlossenen Lider das Auge 1 Minute nach rückwärts gedrückt.

Schnitt. Da unter dem Einfluß der Lösung der Augendruck schon nach wenigen Minuten rasch sinkt, gelegentlich bis zur völligen Weichheit des Auges, hat der Schnitt sofort vorgenommen zu werden. Der Schnitt selbst und namentlich das Auffassen der Linsenkapsel ist sehr erschwert, wenn das Auge zu weich ist. Man achte besonders darauf, den Schnitt nicht zu kurz zu machen, eher soll er etwas länger sein als bei der gewöhnlichen Starausziehung. Er darf ferner nicht rein limbal oder gar in der Hornhaut gelegen sein, da ein Bindehautlappen gebildet werden muß, um eine Naht anlegen zu können. Zu diesem Zwecke soll der Bindehautlappen nicht zu klein geschnitten sein. Eine Höhe von mehreren Millimetern ist nötig. Diese wird erreicht, indem die Schneide des Messers nach Durchtrennung der äußeren Augenhaut etwas nach rückwärts gedreht wird. Dadurch wird die Bindehaut erst einige Millimeter hinter dem Limbus durchschnitten.

Anlegen der Bindehautnaht. Mit feiner Nadel und feinem schwarzen Seidenfaden wird eine Naht durch die Bindehautwunde gezogen, lose geschlungen und die Schlinge mit einem Schielhaken so zur Seite gelegt, daß sie während der folgenden Akte nicht hinderlich ist. Da die Bindehaut am Limbus bei alten Leuten häufig sehr dünn und zerreißlich ist, bedarf es besonderer Vorsichtsmaßregeln, um ein Durchschneiden der Nadel und des Fadens am Limbus hintanzuhalten. Das Auffassen geschieht mit feiner Hakenpinzette. Der limbale Bindehautlappen darf nicht gezerrt werden, die Nadel wird hart hinter dem Limbus eingestochen, aber nicht zur Gänze durchgeführt, sondern die Nadelspitze ist vielmehr sofort in dem genau gegenüber liegenden Punkte des oberen Bindehautwundrandes einzustechen und dieser obere Bindehautlappen mit der Pinzette nunmehr nach unten und über die Nadel zu schieben, so daß dabei auch der limbale Bindehautlappen durch die Nadel gleitet, ohne daß er im geringsten gezerrt wird. Sonst ist ein Durchschneiden und Zerreißen des limbalen Bindehautlappens häufig nicht zu vermeiden. Ganz besonders empfehlenswert sind für die Anlegung der Naht die öhrlosen Nadeln nach MERSON (Edinburg), da die sonst unvermeidliche Zerrung des Bindehautlappens beim Durchtreten des Nadelöhrs dabei wegfällt.

Auffassen der Linsenkapsel. Dazu dient eine zahnlose Kapselpinzette entweder nach dem Modell von STANCULEANU oder die ELSCHNIGsche.

Während die linke Hand die Pinzette geschlossen durch die Wunde in das Auge einführt, wird mit dem in der rechten Hand gehaltenen Schielhaken unten auf die Sklera unterhalb des Limbus ein mäßiger Druck ausgeübt. Dadurch wird der untere Teil der Linse etwas nach vorne gedrängt und sie bietet sich so der Pinzette besser dar. Nach den früher gegebenen Regeln (siehe S. 165) wird auch diese Kapselpinzette auf die vordere Linsenkapsel aufgesetzt, und zwar so weit unten als möglich. Man hat daher die Spitzen der Branchen bis an den unteren Pupillarrand vorzuschieben, ja man darf bei guter Einsicht in das Auge sie sogar unter den Pupillarrand hinter die Iris vorschieben. Die Pinzette hat so gehalten zu werden, daß bei ihrem Öffnen beide Branchen auf der vorderen Linsenkapsel gleiten, und durch ein leichtes Heben des hinteren Teiles der Branchen vermeidet man auf alle Fälle ein Mitfassen der Iris. Würde die Pinzette schräg gehalten werden, so könnte keine Falte der Kapsel aufgefaßt werden. In dieser Beziehung also gilt das gleiche wie für den Gebrauch der Kapselpinzette bei der gewöhnlichen extrakapsulären Ausziehung. Ein wesentlicher Unterschied besteht aber darin, daß hier die Kapselpinzette nur wenig (etwa 2 mm) geöffnet und daß somit nicht eine breite, sondern eine schmale Kapselfalte aufgefaßt zu werden hat. Wird die Pinzette zu weit geöffnet, so gleitet sie entweder ab, ohne eine Falte aufzufassen, oder aber es reißt die Kapsel ein, da durch das Auffassen einer breiten Falte die Spannung in der Kapsel zu groß geworden ist. Über den Druck, der nötig ist, um eine Falte zu bekommen, gilt dasselbe wie das auf S. 166 Gesagte. Im allgemeinen erfordert das Auffassen mit der zahnlosen Pinzette einen entschieden stärkeren Druck als bei der gezahnten, um so mehr als in dem weichen Auge die Linse große Neigung hat, nach hinten nachzugeben. Außerdem hat die Pinzette größere Neigung abzurutschen, besonders wenn die Kapsel stärker gespannt ist (bei geschwollener Katarakt), verdickt ist (bei hypermaturer Katarakt oder Kapselverdickung) oder wenn sich, wie so häufig, Blut auf der Kapsel ansammelt, da dieses die Oberfläche der Kapsel rutschig macht. Das Auffassen der Kapsel ist auch dadurch erschwert, daß bei beginnender Katarakt die Pupille häufig noch schwarz erscheint und die Falte nicht so deutlich gesehen werden kann, als wenn die Pupille schon grau ist. Ist schon das Auffassen der Kapsel mit der gezahnten Pinzette bei der extrakapsulären Ausziehung für den Anfänger nicht so leicht, so erfordert die zahnlose Pinzette noch bedeutend mehr Geschicklichkeit und Erfahrung. Man muß es in der Hand fühlen, daß die Linse durch die Falte nun in der Gewalt der Pinzette ist.

Ausziehung der Linse. Die Linse hat zunächst zu beiden Seiten und in ihrem unteren Umfang aus ihrer Zonulabefestigung gelöst zu werden. Dies geschieht durch sanfte seitliche Bewegungen der Pinzette und durch solche in der Richtung von unten nach oben. Es ist ganz verschieden, wie schnell die Zonula nachgibt. In dem einen Falle ist nach ganz wenigen Bewegungen schon das Nachgeben der Linse, ihr Freiwerden von der Zonula deutlich zu fühlen. In anderen braucht es wesentlich länger. 10—15 Sekunden werden von einigen Ärzten dazu empfohlen, von andern noch mehr. Während dieser Versuche, die Linse loszulösen, wird von unten mit dem Haken ein mäßiger Druck auf die Lederhaut ausgeübt. Dadurch wird eine gewisse Neigung des unteren Teiles der Linse, nach vorne luxiert zu werden, erhöht. Fühlt man nun die Linse frei, so tritt an die Stelle der beschriebenen Ruckbewegungen ein Zug mit der Pinzette nach vorne in der Richtung gegen die hintere Hornhautwand zu. Dies bezweckt, die Linse aus ihren Verbindungen mit dem Glaskörper zu lösen, sie aus der tellerförmigen Grube herauszuheben und die frei gewordene Linse durch die Pupille vor die Iris zu ziehen. Die Wirkung dieses Zuges wird verstärkt durch den Druck mit dem Schielhaken unten. Der Druck hat je nach dem Widerstand, der sich dem Freimachen der Linse entgegenstellt, bemessen zu werden. In dem Augenblicke, wo sich die Linse durch die Pupille vor die Iris begeben hat — nicht immer, wie geplant, mit dem unteren Rande voran —, wird sie nunmehr mit der Pinzette durch die Wunde herausgezogen. Indem gleichzeitig der Schielhaken mit nur noch ganz geringem Druck an der Hornhaut hinaufgleitet, wird die Entbindung der Linse aus der Wunde befördert, die dadurch erfolgt, daß schließlich auch die obersten Zonulafasern durch das Vorziehen der Linse zerrissen werden. Im Augenblicke der Entbindung durch die Wunde hat jeglicher Druck mit dem Haken aufzuhören. Im geschlossenen Sack hängt die Linse mit der Falte der Kapsel an der aus dem Auge gezogenen Pinzette.

Knüpfen der Naht. Unmittelbar nach Entbindung der Linse wird die Nahtschlinge zugezogen und ein zweiter Knopf darüber gelegt. Die Wunde wird dadurch sicher verschlossen.

Zurückstreifen der Iris und Anlegung der peripheren Irislücke. Meist zieht sich die Pupille nach der Entbindung der Linse überraschend gut zurück, so daß oft nicht der geringste Repositionsversuch gemacht zu werden braucht. Ist die Pupille nicht rund, so genügen meist leichte Massagebewegungen mit dem Spatel an der Sklera entlang dem Schnitte, um die Regenbogenhaut zum Zurückziehen zu bewegen; nur selten muß der Spatel durch die Wunde eingeführt werden. Große Sorgfalt ist dabei darauf zu verwenden, die Glaskörpergrenzmembran nicht zu verletzen. Wie in der extrakapsulären Ausziehung wird am Schlusse neben der Naht eine kleine periphere Irislücke angelegt, indem man mit der HESSschen Irispinzette neben der Naht eingeht, die Irisperipherie auffaßt und ein winziges Stückchen ausschneidet. Meist geht die Iris wieder von selbst in die richtige Stellung zurück.

Verband und Nachbehandlung. Die Zügelnaht wird entfernt. Eine 1%ige Eserinsalbe wird in den Bindehautsack gestrichen, eine 20%ige Argyrollösung eingeträufelt und das Auge verbunden, wie beim extrakapsulären Verfahren beschrieben. Das nicht operierte Auge soll nicht mehr geöffnet werden und bleibt verbunden. Der Patient legt den Weg vom Operationssaal in sein Zimmer zu Fuß zurück. Wir haben *daraus* nie einen Nachteil erwachsen sehen. Erster Verbandwechsel am Tage nach dem Eingriff. In glatten Fällen ist die Kammer sehr tief, die Pupille stecknadelkopfgroß, rund. Starkes Schlottern der Regenbogenhaut, denn sie hat jeden Halt verloren. Das Auge fast nicht gereizt. Ein Tropfen Kokainlösung oder Homatropin beseitigt den Sphinkterkrampf. Das nicht operierte Auge bleibt offen. Patient wird aufgesetzt. Auch in den nächsten Tagen wird gelegentlich Homatropin verabreicht. Der Verband wird nach 8 Tagen weggelassen, die Naht meist am 10.—12. Tage entfernt, worauf der Patient aus dem Spital entlassen werden kann.

Zwischenfälle und Fehler bei der Ausziehung des Stares in der Kapsel.

Es sollen hier nur jene Zwischenfälle besprochen werden, die dem Verfahren als solchem anhaften, da ja über die Zwischenfälle bei der Ausziehung des Stares an sich schon bei dem extrakapsulären Verfahren berichtet worden ist. Dasselbe gilt für die Fehler.

1. Bei der *retrobulbären Injektion. Blutung in das Orbitalgewebe* durch Verletzen eines Gefäßes. Ein rasch auftretender Exophthalmus läßt es rätlich erscheinen, von der Operation Abstand zu nehmen und durch einen Druckverband die Blutung aufzuhalten. Ist aber der Schnitt schon gemacht worden, so bleibt nichts übrig, als den Eingriff nach dem extrakapsulären Verfahren zu Ende zu führen. Die Gefahr eines Glaskörpervorfalles ist groß.

Die Blutung wird vermieden, wenn man sich bei der Einspritzung hart an das Auge hält und nicht tief in das Orbitalgewebe einspritzt. Auf jeden Fall empfiehlt es sich, unmittelbar nach der Einspritzung das Auge durch die geschlossenen Lider mit einem Tupfer kurze Zeit kräftig nach rückwärts zu drücken. Ferner soll man sich durch leichtes Ansaugen der Spritze, bevor man die Flüssigkeit einspritzt, sicherstellen, daß sich die Nadelspitze nicht im Innern eines Blutgefäßes befindet, um die Einspritzung nicht in die Blutbahn zu machen.

2. Da ein größerer Bindehautlappen geschnitten werden muß, ist es nicht zu umgehen, daß größere Blutgefäße durchschnitten werden. Daher ist die *Blutung aus dem Bindehautlappen* durchwegs bedeutend größer und störender als beim gewöhnlichen Verfahren. Der eine Gehilfe hat meist reichlich zu tun, das Blut mit einer Adrenalinlösung wegzuspülen und aus dem Bindehautsack auszutupfen.

3. Die *Weichheit* des Auges, durch die Wirkung der retrobulbären Einspritzung hervorgerufen, hat gewisse Nachteile:

a) Es wurde erwähnt, daß der Schnitt sehr bald nach der Einspritzung ausgeführt zu werden hat. Sonst wird das Auge so weich, daß man *mit dem Schnitte ernste Schwierigkeiten* haben kann. Bei Augen, deren Spannung schon an sich gering ist, ferner bei Augen, welche tiefe Kammern haben und tief in der Orbita liegen, wie es bei sehr alten Leuten nicht selten der Fall ist, wo von vornherein mit einem Collapsus corneae oder des Auges gerechnet werden muß, wird von der retrobulbären Einspritzung abgesehen.

b) Auch das *Auffassen der Kapselfalte* kann *unmöglich* werden, wenn das Auge zu weich ist, denn die Linse hat nun keinen Halt und weicht nach rückwärts aus.

c) *Einsaugen des Blutes in die vordere Kammer.* Durch den herabgesetzten Druck im Augeninnern wird das aus der Wunde strömende Blut in die vordere Kammer eingesaugt, wozu um so mehr Gelegenheit geboten ist, als die Blutung aus der Bindehaut gewöhnlich viel beträchtlicher ist als sonst. Besonders in der Pupille sammelt sich gerne eine Blutschicht an, welche die Einsicht erschwert und welche namentlich das Ansetzen der Kapselpinzette und das Auffassen einer Kapselfalte außerordentlich stört. Es besteht ferner die Gefahr eines Auffassens von Irisgewebe mit der Pinzette usw. Man muß daher immer wieder den Versuch machen, das Blut aus dem Auge zu massieren, und auch der Gehilfe hat dabei rege mitzutun.

d) Auf den ganz großen Nachteil der Weichheit des Auges, der sich in dem Augenblick offenbart, wo die Ausziehung in der unversehrten Kapsel nicht gelungen ist und wo nunmehr der Eingriff extrakapsulär durchgeführt werden muß, wird noch weiter unten eingegangen werden.

4. Wird der *Schnitt zu kurz* gemacht, so ist das Mißlingen gewiß. Die kurze Wunde leistet dem großen Linsengebilde einen zu großen Widerstand, als daß die Kapselfalte nicht ausreißen würde. Auch bei jüngeren Patienten, wo der Schnitt bei dem extrakapsulären Verfahren wesentlich kürzer angelegt werden darf, muß der Schnitt lang sein. Doch braucht er nicht wesentlich länger angelegt zu werden als beim extrakapsulären Verfahren.

5. Bei der *Anlegung der Naht.* Das leichte Durchschneiden der Nadel und des Fadens durch die bei alten Leuten fast immer leicht zerreißliche Bindehaut am Limbus wurde schon erwähnt, ebenso wie man es zu machen hat, um diesen Zwischenfall zu verhüten. Der Gehilfe hat dafür Sorge zu tragen, daß der Faden nicht auf die Haut der Lider und Umgebung zu schleifen kommt. Ein böser Nachteil kann daraus erwachsen, daß der Faden nicht an den einander entsprechenden Stellen der Bindehautwundränder durchgeführt worden ist. Dadurch werden beim Knüpfen der Naht am Schlusse des Eingriffes die Wundlippen schief verzogen und es wird die glatte Heilung der Wunde schwer gestört.

6. Beim *Auffassen der Linsenkapsel.* Das Auffassen der Kapsel kann sich bei runder Pupille des Auges recht schwierig gestalten, da sich die Pupille trotz der Gaben von Homatropin und der dadurch erzielten Erweiterung nach Abfluß des Kammerwassers meist stark verengt und daher für das Aufsetzen der Kapselpinzette nur wenig Raum vorhanden ist. Es ist aber zu widerraten, vor dem Eingriffe Atropin zu einer gründlichen Erweiterung der Pupille zu verabreichen, denn nicht nur, daß auch dadurch die Verengerung der Pupille nach Abfluß des Kammerwassers nicht verhindert würde, könnte nach Beendigung des Eingriffes die Pupille durch Eserin nicht verengert werden. Dieses ist aber unbedingt notwendig, wenn einer Vortreibung der Regenbogenhaut gegen die Wunde durch den nachdringenden Glaskörper vorgebeugt werden soll.

a) Die Pinzette *gleitet auf der Kapsel, ohne eine Falte aufzuheben,* obwohl sie genügend stark angedrückt wird. Dies ist regelmäßig der Fall, wenn man versucht, eine Cataracta intumescens in der Kapsel auszuziehen. Es ist fast immer vergeblich, und man sollte davon von vornherein Abstand nehmen. Die Kapsel ist infolge Quellung der Linse zu stark gespannt. Drückt man die Pinzette noch mehr gegen die Linse, so wird entweder die Kapsel verletzt und die Pinzette in die Linsensubstanz hineingestoßen oder aber es wird der Glaskörper aus der Wunde gedrückt.

Lagert sich Blut auf die vordere Linsenkapsel, so hat die Pinzette auch große Neigung abzugleiten, ohne eine Falte aufzuheben.

Auch von einer starren Kapsel, bei Kapselepithelwucherungen, nicht selten auch bei Cataracta hypermatura, kann mit der zahnlosen Pinzette keine Falte aufgehoben werden. Dies sind die Fälle, wo schon bei dem gewöhnlichen Verfahren der Starausziehung die gezähnte Kapselpinzette eine so derbe Falte der Linsenkapsel auffaßt, daß die ganze Linse in ihrer Kapsel herausgezogen werden kann (siehe S. 182).

Es gelingt auch nicht, eine Falte aufzuheben, wenn das Auge zu weich ist und die Linse nachgibt und beim Aufsetzen der Pinzette nach rückwärts ausweicht. Auch hier darf der Druck über ein gewisses Maß nicht gesteigert werden, sonst wird die Kapsel verletzt oder Glaskörper erscheint in der Wunde.

b) *Die Kapsel reißt ein.* Dies ist in ungefähr 20—25 $^0/_0$ der Fall. Das Einreißen der Kapsel kann zu verschiedenen Zeitpunkten eintreten: entweder sofort, nachdem die Falte aufgehoben worden war, also ein Vorgang gleich dem bei dem Gebrauche der gezähnten Kapselpinzette bei der gewöhnlichen Ausziehung. Namentlich wenn eine breite Falte aufgefaßt worden war, gerät die Kapsel beim Schließen der Pinzette in eine so große Spannung, daß sie zerreißt. Oder die Kapsel zerreißt während des Versuches, die Linse von der Zonula frei zu machen. Dies ereignet sich auch bei vorsichtiger und einwandfreier Ausführung der Bewegungen mit der Pinzette, wenn die Kapsel schwächer ist als die Zonula Zinnii. Auch wenn die Linse schon nach vorne zu ziehen versucht wird, bevor noch ihre Verbindungen gelöst sind, reißt die Kapsel ein. Auch der Widerstand eines starren Pupillarrandes kann das Einreißen der Kapsel verursachen, ebenso der sklerale Wundrand, besonders wenn fehlerhafterweise die Linse nicht nach vorne zu gehoben worden war. Schließlich ist an dem Einreißen der Kapsel im letzten Augenblick, wenn schon die Linse auf dem Wege nach außen ist, gelegentlich der Zug der Zonulafasern der oberen Linsenhälfte schuld, da sie bis dahin nicht durchrissen worden waren. Die Zonula ist um so kräftiger, je jünger der Patient ist. Die Ausziehung der Linse bei Leuten unter 50 Jahren gelingt daher viel seltener als bei alten Leuten.

Zerreißt die Kapsel, bevor noch die Linse durch die Pupille nach vorne luxiert worden ist, so hat das Verfahren extrakapsulär fortgesetzt und dabei vorgegangen zu werden, wie es auf S. 184 beschrieben worden ist. Meist ist nämlich durch den vorhergegangenen Loslösungsversuch die Linse etwas subluxiert worden und sie muß daher gelegentlich mit dem Spatel zuerst in die richtige Stellung gebracht werden, um das typische Expressionsmanöver vornehmen zu können.

Es ist oft eine recht mühselige und ärgerliche Arbeit, die Linse nunmehr zu entbinden, weil das Auge durch die retrobulbäre Einspritzung ganz außerordentlich weich geworden ist. Gelingt es nicht, die Linse durch Druck zu entbinden, so muß die Schlinge eingeführt werden, um sie dieser entlang aus dem Auge herausgleiten zu lassen; das geht manchmal nicht ohne Glaskörperverlust ab. Von einem Herausmassieren der weichen, zurückbleibenden Linsenreste ist dabei keine Rede.

Die Behauptung, daß man bei Mißlingen der Ausziehung in der Kapsel den Eingriff nun als gewöhnliche Ausziehung außerhalb der Kapsel zu Ende führt, ist also dahin zu ergänzen, daß dies freilich immer möglich ist und zu geschehen hat, daß es aber nicht selten ein mühseliges Herumarbeiten an dem Auge bedeutet, wobei oft viel mehr Linsenreste zurückbleiben müssen, als es bei regelrechtem, von vornherein als extrakapsuläre Ausziehung angelegten Eingriffe der Fall gewesen wäre.

7. *Beim Anlegen der peripheren Irislücke.* Am bequemsten ist es und wird auch von verschiedenen Seiten empfohlen, die periphere Irislücke gleich nach dem Schnitte anzulegen, bevor noch die Naht durchgeführt worden ist. Dann aber kann es bei der Entbindung der Linse geschehen, daß sie sich in die Lücke einstellt, besonders wenn diese etwas größer ausgefallen ist, und die Iris unregelmäßig zerrissen wird. Ganz besonders ist dies der Fall, wenn die Ausziehung extrakapsulär vollendet zu werden hat.

Da nach Entbindung der Linse die Naht sofort geknüpft und die Wunde dadurch verschlossen wird, ist gewiß die nachträgliche Anlegung der peripheren Irislücke erschwert. Da außerdem die Regenbogenhaut jegliche Stütze verloren hat, gibt sie der Pinzette mehr nach als sonst und es bedarf eines tieferen Einführens der Pinzettenspitze, um Iris aufzufassen. Dadurch besteht eine gewisse Gefahr des Glaskörperaustrittes, da dieser vorgerückt ist und unmittelbar hinter der Regenbogenhaut liegt. Der Umstand, daß die Lücke nicht gerade im vertikalen Meridian anzulegen ist, wenn nämlich die Naht geknüpft ist, sondern etwas seitlich davon, ist insofern vorteilhaft, da sich die Regenbogenhaut gerade seitlich von der Naht nachträglich nicht selten gegen die Wunde zu verlagert.

Was die Frage betrifft, ob bei der Ausziehung in der Kapsel der Pupillarrand erhalten oder lieber ein Kolobom angelegt werden soll, so gilt dasselbe wie bei der gewöhnlichen extrakapsulären Starausziehung. Wenn möglich, trachten wir den Eingriff mit runder Pupille auszuführen. Selbst Linsen mit großem Kern, auch braune Linsen lassen sich durch die runde Pupille meist gut entbinden, da der Pupillarrand durch das Homatropin in seiner Widerstandskraft doch ziemlich ausgiebig geschwächt worden ist. Daß aber durch diesen Widerstand die Kapsel einreißen und dadurch die intrakapsuläre Ausziehung mißlingen kann, wurde schon erwähnt. Wir erhalten die Regenbogenhaut in der oberen Hälfte auch deswegen gerne unversehrt, weil sie wesentlich dazu beiträgt, den Glaskörper zurückzuhalten. Nach Ausführung einer kompletten Iridektomie liegt dieser mit seiner Grenzschicht hinter der Einschnittwunde unmittelbar frei.

Auf keinen Fall darf aber die Entbindung der Linse durch die runde Pupille mit Gewalt zu erreichen getrachtet werden. Es ist besser im Falle eines zu großen Widerstandes der Pupille, die Regenbogenhaut sauber auszuschneiden, als sie beim Durchpressen der Linse unregelmäßig zu zerreißen.

Während sich die Iris nach Ausziehung der Linse — besonders wenn vor dem Eingriffe eine retrobulbäre Einspritzung gemacht worden war — von selbst in die richtige Lage zurückbegibt oder es nur geringer Massage an der Lederhaut mit dem Spatel bedarf, um die Pupille rund zu machen, drängt doch gelegentlich der Glaskörper die Iris oben gegen die Wunde, vereitelt jeden Erfolg des Zurückstreichens der Regenbogenhaut und zwingt auf diese Weise zur kompletten Iridektomie.

8. *Vorfall des Glaskörpers.* Es ist nicht zu leugnen, daß Glaskörpervorfall besonders dann nicht gerade selten ist, wenn vor dem Eingriff keine retrobulbäre Einspritzung gemacht worden war. Der Druck, der notwendig ist, die Linse

der Kapselpinzette beim Auffassen der Falte anzunähern, und später der Druck, der die von der Zonula losgelöste Linse zu drehen und sie aus dem Auge herausgleiten zu machen hat, trägt gewiß nicht selten zum Glaskörperaustritt bei. Aber auch der *Zug* selbst, ohne jeglichen Druck, führt zu Glaskörpervorfall, wenn die Verbindungen der Linse mit dem Glaskörper zu innige gewesen sind. Bei dem extrakapsulären Verfahren der Starausziehung ist der Glaskörpervorfall, besonders seit Einführung der Akinese, eine große Seltenheit geworden, wenn das Auge sonst gesund war und der Wundarzt eine genügende Übung und Erfahrung hatte. Hier schützt auch große Erfahrung nicht vor diesem Ereignis. Natürlich wird auch hier der in dem Verfahren Geübte seltener Glaskörpervorfall zu beklagen haben als der Ungeschickte. Aber es erscheint auch bei tadellosem Vorgehen gelegentlich Glaskörper in Augen, wo man ihn bei extrakapsulärem Verfahren gewiß nicht zu Gesicht bekommen hätte. Die Höhe des Druckes, die notwendig ist und die auch der Geübte erreichen muß, um die Linse zu drehen und aus dem Auge zu schieben, übersteigt in manchen Fällen die — uns im einzelnen Falle ja unbekannte — Widerstandskraft der vorderen Glaskörperschichten. Bei dem extrakapsulären Verfahren braucht ein Druck von solcher Höhe nie ausgeübt zu werden. Bei dem extrakapsulären Verfahren wird ferner auch nicht der innige Zusammenhang der Linsenkapsel mit der Zonula und den Grenzlagen des Glaskörpers zerrissen. Ist dieser Zusammenhang ein sehr inniger, so muß sein Zerreißen zu einem Vordringen des Glaskörpers führen. Während der Geübte bei dem extrakapsulären Verfahren Glaskörper nur in Fällen zu sehen bekommt, wo dieser degeneriert, mehr oder weniger flüssig ist, ist es hier gerade Glaskörper von normaler Konsistenz, der in der Wunde zum Vorschein kommt, mit allen den Nachteilen, die daraus folgen, insbesondere Klaffen der Wunde. Wenn auch die Naht sofort verschlossen wird, so kann er doch noch zu beiden Seiten der Wunde vordringen und dort die Wunde zum Klaffen bringen und einheilen. Dadurch wird die Pupille verzogen und die Iris entweder nach rückwärts umgeschlagen oder gegen die Wunde verdrängt.

Der sich vorwölbende Glaskörper muß abgetragen, die vorgefallene Iris, falls sie mit der Pinzette gefaßt werden kann, ausgeschnitten werden. Oft aber kann die Pinzette sie nicht erreichen. Ist der Bindehautlappen genügend groß, so kann der Versuch gemacht werden, durch eine zweite Naht die klaffende Wunde zum Verschluß zu bringen. Besonders unangenehm wird die Lage, wenn die Linse wegen vorzeitigen Reißens der Kapsel nicht entbunden werden konnte, da nun die Linse nach den früher gegebenen Regeln (siehe S. 187) mit der Schlinge oder dem Doppelhäkchen herausgeholt werden muß.

Nicht immer tritt der Glaskörper in die Wunde, sondern wölbt sich nur in die vordere Kammer vor in Form einer Hernie. Daß der Glaskörper auch später noch eine große Neigung zeigt, gegen die Wunde vorzudringen, wird weiter unten besprochen werden.

Störungen im Heilverlauf.

1. Verzögerung in der Wiederherstellung der vorderen Kammer. Diese Störung kommt entschieden häufiger vor als bei dem extrakapsulären Verfahren. Oft ist durch mehrere Tage und über 1 Woche hinaus die vordere Kammer sehr seicht. Häufig trägt wie beim extrakapsulären Verfahren ein ungenügender

Wundverschluß die Schuld daran: Leichtes Klaffen der Wundecken, Eingeklemmtsein der Irisperipherie, Eingelagertsein eines losgerissenen Kapselstückes oder von Fasern der abgerissenen Zonula Zinnii; gewiß ist aber häufig die Veranlassung dazu die Neigung des Glaskörpers vorzudringen, da er des aus der hinteren Kapsel und der Zonula bestehenden Diaphragmas beraubt worden ist, das ihn sonst zurückhält. Daß die Seichtheit der vorderen Kammer mit einer Aderhautabhebung einhergehen kann, bedarf keiner weiteren Begründung. Denn wegen des beständigen Abfließens des Kammerwassers ist das Auge andauernd weich. Sobald in der vorderen Kammer durch Wundverschluß normale Verhältnisse wiederkehren und die Kammer tief wird, verschwindet die Abhebung.

2. Nachträgliche Verziehung der beim Eingriff selbst rund erhaltenen Pupille. Es ist im Gegensatz zum extrakapsulären Verfahren kein seltenes Ereignis, daß sich die bei dem Eingriffe selbst rund erhaltene Pupille trotz der peripheren Lücke mehr und mehr nach oben verzieht, insbesondere in den Fällen, wo sich die Herstellung der vorderen Kammer verzögert hatte. Die Iris kann soweit nach oben verlagert werden, daß sie dort ganz verschwindet und ein Kolobom vorzuliegen scheint. Ist sie in die Wunde hinein zu liegen gekommen, so soll sie ausgeschnitten werden, um den bekannten Nachteilen der Iriseinheilung vorzubeugen.

Die Regenbogenhaut kann selbst noch im Laufe von Wochen nach dem Eingriff nach oben verdrängt werden, trotzdem sie unmittelbar nach der Ausziehung der Linse gar keine Neigung dazu gezeigt hatte. Dieses Ereignis, das von der Übung, Erfahrung und Geschicklichkeit des Wundarztes gewiß ganz unabhängig ist, ist ein schönes Beispiel für die bei diesem Verfahren gesetzte Schädigung des Glaskörpers und seiner Umgebung.

3. Wundsprengung und Blutungen in die vordere Kammer sind nicht häufiger als bei der extrakapsulären Ausziehung. Die Blutungen pflegen sich rasch aufzusaugen. Das Fehlen von Linsenresten ist dabei ein günstiger Umstand, denn bei Vorhandensein von Linsenresten verpacken sich die Blutgerinnsel mit diesen, leisten der Aufsaugung langen Widerstand und wandeln sich nicht selten in Membranen um.

4. Iridozyklitis ist nach *glattem* Verlaufe der intrakapsulären Ausziehung entschieden seltener als nach der extrakapsulären, aber sie kommt trotzdem auch vor. Auch hintere Synechien können entstehen, Verklebungen des Pupillarrandes mit der Oberfläche der Glaskörpermasse, die sich bis zu einer ringförmigen Synechie entwickeln und zu den Erscheinungen einer buckelförmig vorgewölbten Iris mit Sekundärglaukom führen können. Bei Eintritt einer, wenn auch noch so geschwächten Form von Iritis ist daher Atropin zu verabreichen und eine ausgiebige Erweiterung der Pupille anzustreben. Der schleichende Verlauf der Entzündung führt den Patienten manchmal erst zu spät zurück ins Spital, nachdem das Auge anfänglich glatt geheilt schien.

Die akute Infektion nach dem Eingriff scheint weniger leicht einzutreten, auch wenn der Bindehautsack nicht rein zu bekommen war. Das Fehlen von Linsensubstanz, die ein guten Nährboden für die Keime ist dürfte die Erklärung dafür abgeben. Daher bestimmen wir gerade solche Augen mit nicht zu beeinflussender Bindehautabsonderung und häßlichem Katarrh zur intrakapsulären Ausziehung. Die meisten dieser Augen sind nach glattem Verlauf der intrakapsulären Ausziehung sogar auffallend wenig gereizt.

Auch bei Diabetes verwenden wir das intrakapsuläre Verfahren, wenn es sonst der Beschaffenheit des Stares nach angezeigt ist, und haben durch den reizlosen und nicht durch Iritis gestörten Verlauf der Heilung damit gute Erfahrung gemacht.

5. *Sekundärglaukom* kann sich, wie zuvor erwähnt, als Folge einer Iridozyklitis einstellen, kann aber auch ohne diese nach Glaskörpervorfall durch Einheilung des Glaskörpers zustande kommen. Diese Form der Drucksteigerung ist sehr hartnäckig und kann trotz aller therapeutischer Bemühungen erhaltender und wundärztlicher Art zum Untergang des Auges führen.

6. *Netzhautabhebungen* sind beobachtet worden auch nach glatt verlaufenem Eingriff.

Allgemeine Bemerkungen.

Verläuft die Ausziehung des Stares in der Kapsel in jeder Beziehung glatt, so ist das Ergebnis gewiß als ideal zu bezeichnen. Die gesamte trübe Masse ist entfernt, es sind weder augenblicklich Linsenreste vorhanden, noch kann sich ein Linsennachstar bilden. War im anderen Auge eine Ausziehung aus der Kapsel gleichfalls mit dem besten Erfolge gemacht worden, so ist doch das Sehen mit dem Auge, dessen Star in der Kapsel ausgezogen worden war, noch immer besser, reiner, die verschiedenen optischen Erscheinungen, die die Reste der vorderen Linsenkapsel und auch selbst die zarte, nicht verdickte, hintere Linsenkapsel hervorrufen können (Strahlen um das Licht u. dgl.), fehlen. Es ist auch richtig, daß man in der Mehrzahl der Fälle dieses ideale Ergebnis erreicht, aber es wäre ein Fehler, in Abrede zu stellen, daß bei diesem Verfahren doch häufiger Komplikationen vorkommen als bei dem gewöhnlichen extrakapsulären. Die durch dieses Verfahren erreichten Spitzenleistungen einer gewissen Anzahl von Augen erkauft man sich mit einem komplizierten Heilverlauf und gelegentlich auch einer endgültigen Minderleistung einer anderen, wenn auch gewiß nur geringen, Zahl von Augen. Die Ausziehung in der Kapsel soll nur unternommen werden von einem erfahrenen, die Technik des Operierens vollständig beherrschenden Arzte und selbst dieser muß sich erst die nötige Technik dazu erwerben und die Erfahrung sammeln, die in allen unseren Eingriffen für den Erfolg erst entscheidend ist. Sie ist kein Verfahren für den Anfänger, ja auch nicht für den weniger Geübten und auch nicht für den, der nicht Gelegenheit hat, regelmäßig und viel zu operieren. Sie ist aber auch in der Hand des auf der Höhe der operativen Kunst Stehenden kein Verfahren, das als unbedingt sicher und verläßlich angesprochen werden kann. Es kommt immer wieder vor, daß sich die beabsichtigte Ausziehung in der Kapsel während des Eingriffes selbst als unausführbar erweist aus Ursachen, die weder vorher erkannt werden konnten, noch auch durch die Geschicklichkeit des Operateurs überwunden werden können, oder aber daß sich Komplikationen einstellen, die nicht auf Rechnung ungenügender Technik zu setzen sind und die bei dem gewöhnlichen Verfahren der Ausziehung aus der Kapsel gewiß nicht eingetreten wären. Die Möglichkeit der Ausziehung in der Kapsel hängt von Einzelheiten ab, die wir derzeit durch die Untersuchung des Auges vor dem Eingriffe nicht erkennen können. Man kann in dem einzelnen Falle weder eine Aussage über die Widerstandskraft der vorderen Linsenkapsel noch über die der Zonula Zinii und der Grenzmembran des Glaskörpers machen. Von dem Verhältnis dieser untereinander hängt aber in erster Linie die Möglichkeit eines glatten Verlaufes ab. Ist die Kapsel zart und leicht zerreißlich, so wird sie eher zerreißen, als die Zonula nachgibt. Übersteigt der zur Entlastung der Kapsel angesetzte Druck die Widerstandskraft der Glaskörpermembran, so tritt Glaskörper vor. So leicht es für den halbwegs erfahrenen Operateur ist zu erkennen, wie stark der Druck ist, den er auf ein Auge ausübt, wenn es halbwegs normal gespannt ist (wie bei der gewöhnlichen extrakapsulären Ausziehung), so unmöglich ist es, ihn abzuschätzen, wenn man an einem ganz weichen Auge operiert. Zug und Druck müssen sich in jedem Falle in passender Weise ergänzen, soll der Eingriff glatt ablaufen. Wurde eine retrobulbäre Einspritzung gemacht, so ist man ja gegen den Glaskörpervorfall während des Eingriffes so ziemlich gesichert; aber die Vollendung wird eine sehr mühselige Angelegenheit, wenn die Kapsel vorzeitig reißt und die Linse nun aus dem ganz spannungslosen Auge entbunden werden soll. Von einem genügenden Herausmassieren der Reste ist dann keine Rede. Als weitere Folge kommt dann noch, daß dabei gewöhnlich kein großes Kapselstück mit herausgezogen wird, die Kapsel sehr häufig nur eingerissen worden ist und im ganzen, meist sogar etwas seitlich verschoben im Auge zurückbleibt und daher die Aufsaugung der Reste ganz ungenügend ist. Durch die seitliche Verschiebung der Nachstarmembran gestaltet sich dann nicht selten auch ihre Entfernung schwierig. Sehr mühsam und wegen Verletzung des Glaskörpers gefährlich ist die Entfernung der in der Kammer, auf der Iris oder in der Wunde liegen gebliebenen Linsenkapsel, wenn sie im letzten Momente gerissen war. Sie muß mit der Irispinzette sorgfältig aufgefaßt und herausgezogen werden.

Ganz und gar unabhängig von der Kunst des Operateurs ist ferner das Verhalten des Auges nach dem Eingriffe. Wenn auch der Glaskörper, wie eben erwähnt, während des Eingriffes durch die Erweichung des Auges jede Neigung vermissen ließ, sich vorzuwölben, und sich die Pupille von selbst in ihre normale Lage zurückbegab, so kann doch die Neigung des Glaskörpers vorzudringen noch während des Heilverlaufes sich einstellen und die Regenbogenhaut mehr und mehr nach oben verschieben. Ein anderer, erst nach längerer Zeit, wenn auch selten sich einstellender Nachteil scheint eine Trübung der vorderen, in der Pupille bloß liegenden Glaskörperschichten zu sein, die auch eine Sehstörung ähnlich einem Nachstar herbeiführen können.

Wer mit seinem tausendfach erprobten extrakapsulären und fast immer glatt verlaufenden Verfahren gewohnt war, auch bei ganz unreifen Staren entweder sofort eine runde schwarze Pupille zu erzielen oder, wenn schon Reste zurückblieben, sie in kurzer Zeit verschwinden zu sehen und fast immer die beste Sehschärfe zu erreichen, die in dem einzelnen Falle möglich war, wer bei seinem extrakapsulären Verfahren nur selten zu einer Diszission eines Nachstares gezwungen war, der zeigt begreiflicherweise nur geringe Neigung, ein so sicheres Verfahren gegen ein sichtlich gewagteres Verfahren aufzugeben, auch wenn man die unleugbaren Vorteile dieses Verfahrens gewiß nicht unterschätzt. Es gilt auch hier der Satz, daß das Bessere manchmal der Feind des Guten ist.

Elftes Kapitel.

Die Diszission.

Mit diesem Namen werden zwei in ihrem Wesen und in ihrer Bedeutung
ganz verschiedene Eingriffe bezeichnet, nämlich erstens das Einschneiden der
vorderen Linsenkapsel und zweitens das Zerschneiden eines Nachstars.

A. Das Einschneiden der vorderen Linsenkapsel.

Die vordere Linsenkapsel wird eingeschnitten, entweder um eine trübe
Linse im jugendlichen Auge oder eine durchsichtige Linse bei hoher Kurzsichtigkeit zu entfernen.

Zur Ausführung des Eingriffes dient die *Diszissionsnadel,* ein kleines Messerchen, dessen Ende mit doppelter Schneide (gewölbt und gehöhlt) versehen ist.
Die Nadel wird gewöhnlich durch die vordere Kammer eingeführt: *Diszission
durch die Hornhaut.* Um einen Nachstar zu zerschneiden, kann die Nadel auch
durch die Lederhaut hinter dem Strahlenkörper eingesenkt werden: *Diszission
durch die Lederhaut.*

Die Diszission durch die Hornhaut (Abb. 144 und 145). Unter Festhalten
mit der Pinzette wird *außen nahe dem Limbus* ungefähr im wagrechten Meridian
die Hornhaut des Auges durchstochen, nachdem die Pupille durch Atropin
möglichst erweitert worden ist. Sitzt der Arzt zur Rechten des Kranken, so wird
der Eingriff am rechten Auge mit der linken Hand, am linken Auge mit der
rechten Hand ausgeführt. Die Erweiterung der Pupille hat den Zweck, das
Eingriffsgebiet, die vordere Linsenkapsel, möglichst freizulegen und die Regenbogenhaut vor einer Verletzung zu schützen. Das Messerchen wird zwischen
Daumen und Zeigefinger gehalten und sein Stiel liegt auf dem Grundgliede
des Zeigefingers auf. Nach der Durchbohrung wird es so weit vor- und nach
oben geschoben, daß seine Spitze nahe dem oberen Pupillarrand zu liegen kommt
(Abb. 144). Indem die Einstichstelle als Drehpunkt benützt wird, wird der
Stiel des Messerchens, dessen Längsachse ungefähr 45° zur Ebene der Linsenkapsel geneigt sein soll, um ungefähr 90° von unten nach oben bewegt. Dadurch
macht die Spitze des Messers in die Kapsel und die vorderen Linsenschichten
einen Einschnitt von oben nach unten. Der Griff wird darauf gesenkt, in die
Ausgangsstellung zurückgebracht und die Spitze in der vorderen Kammer
an den *inneren* Rand der Pupille geleitet (Abb. 145). Wird dann von der ungefähr
wagrechten Haltung aus der Stiel um ungefähr 45° gehoben, wobei wieder
die Einstichstelle als Drehpunkt dient, so erzeugt die Spitze des Messerchens
einen wagrechten Einschnitt in die vordere Linsenkapsel. Um es nicht zu tief
einzusenken und die hintere Linsenkapsel nicht zu verletzen, wird es noch
während dieses Schnittes etwas aus dem Auge zurückgezogen. Darauf wird

es in die Ausgangslage zurückgebracht und schnell aus dem Auge herausgezogen, um den Abfluß von Kammerwasser zu vermeiden.

Wichtig ist, die hintere Linsenkapsel nicht zu verletzen. Dies tritt ein, wenn die Nadel zu tief eingeführt oder zu steil aufgestellt wird. Daher muß sie während des senkrechten Schnittes schräg durch die Linsensubstanz gleiten und während des Horizontalschnittes ein wenig zurückgezogen werden. Wird sie bis zur sagittalen Richtung aufgestellt, so durchbohrt die Spitze die hintere Linsenkapsel.

Der Einstich kann in der Hornhaut, am Limbus oder hinter diesem in der Lederhaut gemacht werden. Beim Einstich durch die Lederhaut wird die Nadel unter der Bindehaut des Auges zuerst etwas vorgeschoben, ehe der Durchstich vollzogen wird. Damit ist ein sofortiger Verschluß der Einstichöffnung gewährleistet, da die Wunden in der Bindehaut und Lederhaut an verschiedenen Stellen liegen. Doch kann der Einstich durch die Hornhaut in Fällen angezeigt sein, wo bei seichter Kammer und bei trotz Atropin eng gebliebener Pupille eine Verletzung der Regenbogenhaut bei peripherem Einstiche zu befürchten wäre.

Der Kreuzschnitt bietet den Vorteil einer dauernden Eröffnung der vorderen Linsenkapsel. Die vier Lappenenden ziehen sich zurück, so daß sich die Kapselwunde nicht mehr schließen kann. Bei Anlegen eines einzigen Schnittes dagegen verheilt der Schnitt bald unter Bildung einer Kapselnarbe. Andererseits sind mehr als die beiden Schnitte überflüssig.

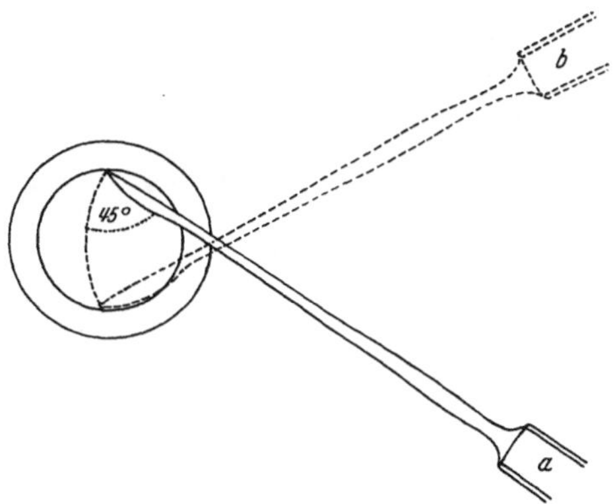

Abb. 144. Diszission durch die Hornhaut. Umrißzeichnung zur Darstellung, wie der senkrechte Schnitt durch die Linsenkapsel gemacht wird. Die Diszissionsnadel wird in der Stellung a in das Auge durch den Limbus eingeführt und ihre Spitze an den oberen Pupillarrand herangebracht. Die Längsachse des Instrumentes ist nicht senkrecht gegen die Ebene der vorderen Linsenkapsel aufgestellt, sondern bildet mit ihr einen Winkel von 45°. Der Durchstichpunkt in der äußeren Augenkapsel wird als Drehpunkt benützt und das Instrument aus der Stellung (a) in die Stellung (b) geführt. Dadurch macht die Spitze einen senkrechten Schnitt in die Kapsel und vorderen Linsenschichten, der vom oberen bis zum unteren Pupillarrand reicht.

Durch den beschriebenen Eingriff wird vor allem der angeborene Vollstar und der Star im kindlichen Auge beseitigt. Die Diszission ist bei Kindern der Linearextraktion vorzuziehen, da sie keine weiteren Vorsichtsmaßregeln erfordert und bei Kranken dieses Alters genug Zeit zur Verfügung steht, abzuwarten, bis sich nach dem Eingriffe die Linse von selbst gänzlich aufgesaugt hat. Dies vollzieht sich bei kleinen Kindern gewöhnlich in wenigen Wochen. Ausnahmsweise muß der Eingriff noch ein zweites oder drittes Mal gemacht werden, wenn wegen Verschluß der Kapselwunde die Aufsaugung keine Fortschritte mehr macht. Das Hervorquellen von Flocken von Linsensubstanz in die Kammer ist ein Zeichen, daß die Kapselwunde noch offen ist und daher der Eingriff noch nicht wiederholt zu werden braucht.

War der Star schon geschrumpft, was bei angeborenem Star der Kinder nicht gar so selten ist, so ist schon durch die Diszission nach Spaltung der Membran die Pupille frei. Die Operation ist alsdann wesensgleich mit einer Diszission eines Nachstars.

Nicht so selten tritt nach der Diszission, auch wenn der Star schon geschrumpft war, Drucksteigerung ein, die indes in den meisten Fällen unter Gebrauch von Eserin und kalten Umschlägen nach wenigen Tagen verschwindet. Nur im Notfalle wäre eine Punktion der Hornhaut vorzunehmen, die sich auf einen höchstens 2 mm langen Einschnitt beschränken soll, um die Gefahr eines Vorfalles der Regenbogenhaut zu vermeiden.

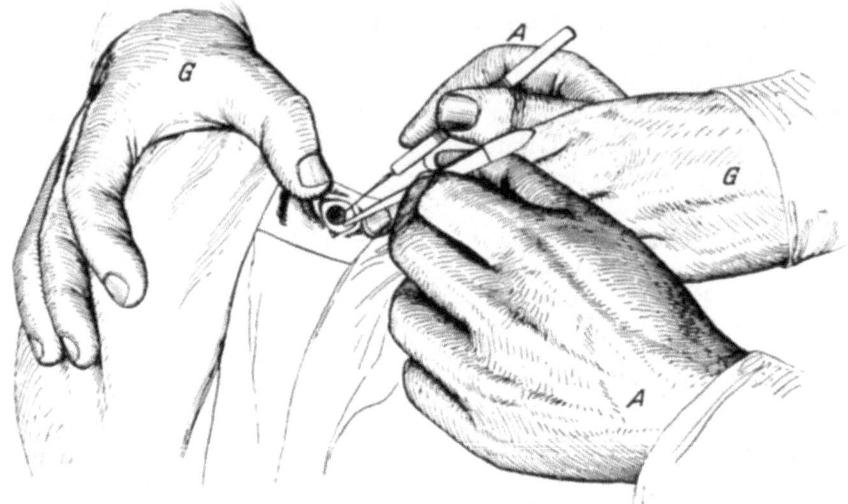

Abb. 145. L. A. Diszission durch die Hornhaut. Beginn des wagrechten Schnittes. Die Spitze der Nadel wurde dazu an den inneren Pupillarrand geleitet. Das Auge wird mit der Pinzette unten am Limbus festgehalten.

Über den Zeitpunkt der Starausziehung bei Kindern.

Haben beide Augen einen angeborenen Star, so soll mit der Operation nicht sehr lange zugewartet und die Operation schon nach wenigen Monaten ausgeführt werden, um den Augen die Möglichkeit der Entwicklung einer guten Sehschärfe zu geben. Wir pflegen daher in solchen Fällen schon im 3. bis 4. Lebensmonate die Diszission vorzunehmen.

Ist aber der Star nur in *einem* Auge vorhanden und das andere Auge davon frei, so beeilen wir uns nicht, da das Starauge auch nachher zum Sehakt nicht herangezogen wird. Der Eingriff wird daher bei einseitigem Star erst später, wenn das Kind größer geworden ist, gewöhnlich nach Vollendung des 1. oder 2. Lebensjahres ausgeführt. Freilich muß man oft dem Drängen der Eltern nachgeben, die das Kind vom Star sobald als möglich befreit haben wollen.

Der Eingriff zur Beseitigung der hochgradigen Kurzsichtigkeit.

Bei hochgradiger Kurzsichtigkeit wird die *durchsichtige* Linse diszindiert, um sie zur Aufsaugung zu bringen. Als unmittelbare Folge des Eingriffes trübt sich die Linse. Die Schnelligkeit dieses Vorganges hängt in erster Linie von der Größe der Kapselwunde ab. Wurde nur ein einzelner Einschnitt ausgeführt, so bleibt nicht selten die Trübung auf dessen nächste Umgebung beschränkt, da sich die Kapselwunde schließt. Macht also nach einigen Tagen die Trübung keine Fortschritte mehr, so ist der Eingriff zu wiederholen und die Linsenkapsel ausgiebig einzuschneiden. Bei ausgedehnter Eröffnung der vorderen Linsenkapsel durch den Kreuzschnitt wird die Linse rasch trüb und ihre quellenden Massen füllen alsbald die vordere Kammer aus. Da deren Aufsaugung bei Erwachsenen langsamer vor sich geht als bei Kindern und viele Wochen in Anspruch nimmt, werden nach ungefähr 14 Tagen, nachdem die ganze Linse trüb und weich geworden ist, durch einen Einschnitt mit dem Lanzenmesser am unteren Hornhautrande — wie bei der Linearextraktion — die Linsenmassen aus dem Auge entfernt. Bei sehr rascher Quellung der Linse ist die Entfernung der Linsenmassen schon wenige Tage nach der Diszission ratsam. Wenn bei der Diszission die hintere Linsenkapsel nicht verletzt worden ist, geht dieser unbedeutende Eingriff ohne Zwischenfälle vonstatten. Ein 5 mm langer Einschnitt ist genügend groß.

Die *Anzeigen* zu diesem Eingriffe bei hochgradiger Kurzsichtigkeit sind folgende: 1. Der Grad der Kurzsichtigkeit muß 16 Dioptrien mindestens übersteigen, sonst ist der Brechungszustand des linsenlosen Auges hypermetrop und der Kranke bedarf nach dem Eingriffe schon zum Sehen in die Ferne konvexer Gläser und für die Nähe noch stärkerer Konvexbrillen. Der durch die Entfernung der Linse erzeugte Brechungsunterschied beträgt etwa 20 Dioptrien durchschnittlich gegenüber 10—11 Dioptrien im normalen Auge. 2. Die Sehschärfe des kurzsichtigen Auges darf durch Veränderungen des Augenhintergrundes (zentrale Chorioiditis) noch nicht zu sehr gelitten haben; sie soll zum mindesten ein Zehntel bis ein Sechstel der normalen betragen und durch kein zentrales Skotom gestört sein. 3. Das andere Auge muß noch brauchbar sein, also nicht durch Netzhautabhebung, Veränderungen in der Makula oder andere Krankheiten gelitten haben. 4. Der Eingriff wird auf Leute unter 40 Jahre beschränkt.

Bei diesen eng gesteckten Grenzen der Anzeigen des Eingriffes sind die Erfolge durchschnittlich gut. Von besonderer Wichtigkeit ist bei dem Vorgehen die Schonung des Glaskörpers, da dieser gerade bei kurzsichtigen Augen sehr zu Erkrankungen neigt. Doch ist es oft nicht möglich, ihn dauernd unberührt zu lassen. Während er bei der richtig ausgeführten Diszission der Linse nicht in Mitleidenschaft gezogen wird, können Eingriffe, die später gegen den sich einstellenden Nachstar ausgeführt werden müssen, nicht ohne Verletzung des Glaskörpers vollzogen werden. Nachstar aber bildet sich in diesen Augen nach längerer Zeit fast immer. Nachdem die Operierten durch Monate und selbst über 1 Jahr hinaus ein gutes Sehvermögen hatten, wird dieses durch eine allmähliche Umwandlung der hinteren Linsenkapsel in eine dichte wellige Membran mehr und mehr gestört, so daß eine Diszission nicht weiter aufgeschoben werden kann. Daß dieser Eingriff nunmehr nicht ohne Verletzung des Glaskörpers durchgeführt werden kann, ist selbstverständlich. Darin liegt die Gefahr der gesamten operativen Myopiebehandlung. Auch bei der primären linearen Extraktion der durchsichtigen Linse, wie sie von HESS-SATTLER empfohlen worden ist, gehört die Bildung eines Nachstars und die Notwendigkeit seiner Zerschneidung zur Regel. Wenn man die Möglichkeit einer Nachstarbildung bei einer Myopieoperation ausschließen will, bleibt nur die Extraktion der durchsichtigen Linse in der Kapsel übrig. Ich habe dies mit bestem Erfolge getan und einen solchen Patienten vor einem Jahre in der Wiener ophthalmologischen Gesellschaft vorgestellt.

Es unterliegt keinem Zweifel, daß die dem Eingriffe unterzogenen kurzsichtigen Augen häufiger an Ablösung der Netzhaut erkranken als die unberührt gebliebenen. Der Kurzsichtige ist vor dem Eingriffe auf die verschiedenen Gefahren aufmerksam zu machen, insbesondere auch darauf, daß die Entfernung der Linse keinen Schutz gewährt gegen das weitere Fortschreiten der Kurzsichtigkeit und gegen Veränderungen im Augenhintergrunde, die gewöhnlich als Folge dieses Leidens früher oder später auftreten.

Man begreift, daß bei solchem Vorgehen die Operation gegen hochgradige Kurzsichtigkeit recht selten geworden ist.

Zwischenfälle bei der Diszission und Störungen im Heilungsverlaufe.

Abfluß des Kammerwassers. Dem Abfluß des Kammerwassers wird dadurch vorgebeugt, daß sich die Nadel gegen den Stiel allmählich verdickt, so daß die Einstichöffnung stetig geschlossen bleibt und daß der Eingriff entsprechend schnell ausgeführt wird. Wenn die Regenbogenhaut nach Abfluß des Kammerwassers mit der Stichstelle verklebt, bildet sich eine vordere Synechie. Der Einstich der Nadel hinter dem Limbus verhütet das Entweichen des Kammerwassers und verringert auch die Möglichkeit einer Infektion, die bei dem offen bleibenden Wundkanal eines in der Hornhaut gelegenen Stiches eher möglich ist.

Drucksteigerung. Sie tritt gelegentlich im Verlaufe der raschen Linsenquellung nach ausgiebiger Einschneidung der Kapsel auf. Ist die Pupille nicht genügend erweitert, so soll versucht werden, dies durch gute Kokainisierung des Auges und Einlegen von Atropin in Substanz in den Bindehautsack zu erreichen. Eisumschläge auf die geschlossenen Lider üben meist einen günstigen Einfluß aus. Ist aber die Pupille zur Zeit der Drucksteigerung genügend erweitert, so darf man nicht erwarten, durch das Einträufeln von Miotika die Spannung herabzusetzen. Ist die Drucksteigerung beträchtlich und verschwindet sie nicht innerhalb 24 Stunden, so wird die vordere Kammer mit der Lanze eröffnet, und die geschwollenen Linsenmassen werden herausgelassen.

Vorfall von Glaskörper. Die hintere Linsenkapsel darf bei der Diszission sowohl der durchsichtigen als der trüben Linse nicht verletzt werden. Wenn nämlich im Verlaufe der Behandlung die vordere Kammer eröffnet zu werden hat, um den gequollenen Linsenmassen Austritt zu verschaffen, so stellt sich bei eröffneter hinterer Linsenkapsel sofort Glaskörper in die Wunde ein. Die weichen Linsenmassen können alsdann nicht mehr aus dem Auge herausgestreift werden, da bei dem Versuche, dies zu tun, nur noch mehr Glaskörper herausgedrückt würde. Die Regenbogenhaut wird ferner durch den Glaskörper aus ihrer richtigen Lage verdrängt und bleibt dauernd verzogen. Die Verletzung der hinteren Linsenkapsel wird durch schräges Einführen der Nadel vermieden, so daß sie nicht zu tief gerät.

Verbindung der Diszission mit gleich angeschlossener linearer (Lanzen-)Extraktion nach dem Verfahren von A. FABRITIUS (Kronstadt).

Anzeige. Reichliches Auftreten von weichen Starmassen in der vorderen Kammer gleich nach der Diszission bei jugendlichen Staren.

Eingriff. Nach Einschneidung der vorderen Linsenkapsel mit der Diszissionsnadel werden die Starmassen selbst mit der Nadel im selben Akte aufgerührt, so daß sie durch die Kapselöffnung in großer Menge in die vordere Kammer eintreten. Nun wird sogleich die lineare Extraktion durch Einstich mit der Lanze außen unten ausgeführt. Eine leichte Depression der peripheren Wundlippe mit der Lanze während des Herausziehens dieser trägt zum leichten Entweichen der Starmassen wesentlich bei. Dieses kann ferner noch durch Streichen auf der Hornhaut mit dem DAVIELschen Löffel gefördert werden.

Vorteile. Vermeidung der Drucksteigerung, wie sie nach Diszissionen nicht so selten eintreten, denn durch die Entleerung des größten Teiles der Linse wird die Kammer sofort tief. Wesentliche Verkürzung der Heilungsdauer.

B. Zerschneidung des Nachstares.

Die Diszission durch die Hornhaut dient ferner dazu, den Nachstar zu zerschneiden. Da dieser die einzige Scheidewand zwischen der vorderen Kammer und dem Glaskörperraum bildet, kann der Eingriff nicht ohne Verletzung des Glaskörpers ausgeführt werden; diese muß daher auf das geringste Maß beschränkt werden. Der Eingriff wird in derselben Weise, wie oben beschrieben, vorgenommen; die Pupille muß durch Atropin gründlich erweitert sein. Gute seitliche Beleuchtung ist besonders bei glasigen Membranen, wo mitunter die Pupille ganz schwarz erscheint, unerläßlich. Entsteht schon durch den ersten Schnitt eine freie Lücke, so wird die Nadel herausgezogen. Nur wenn der erste Schnitt erfolglos blieb, muß ein zweiter oder dritter in anderer Richtung angelegt werden, wobei so wenig tief als möglich in den Glaskörper eingegangen werden soll. Man achte besonders darauf, die Lücke in der unteren Pupillenhälfte zu erzeugen, da gerade diese beim Sehen in der Nähe frei sein muß.

Über den Zeitpunkt der Ausführung der Nachstaroperation.

Bei richtiger Verwendung der Kapselpinzette wird das Sehvermögen später so selten durch einen Nachstar gestört, daß die Zerschneidung des Nachstars eine seltene Operation ist. Immer wieder kann man die Beobachtung machen, daß ein Nachstar von einer Dichte und Ausdehnung, daß eine Diszission zur Erlangung guter Sehschärfe angezeigt erscheint, nur in *den* Fällen zustande kommt, wo man aus irgendeinem Grunde entweder die Kapselpinzette gar nicht verwenden konnte oder wo nur ein ungenügend großes Stück damit oder ein Stück in ungünstiger Lage (obere Hälfte der Pupille) entfernt worden ist. Eine Ausnahme davon bilden nur Augen, bei welchen auch die hintere Linsenkapsel mit Epithel überzogen ist, wie bei hoher Myopie, bei Glaskörperverflüssigung, nach Iridozyklitis u. dgl., wo also die hintere Linsenkapsel, die *sonst* weder unmittelbar nach der Staroperation ein optisches Hindernis ist, noch auch dazu werden kann, infolge Wucherung dieses Epithelbelages zu einer dicken Membran wird, die das Sehvermögen schädigt. Freie Linsenreste selbst aber, die bei der Starausziehung zurückgeblieben sind, haben nach ausgiebiger Eröffnung der vorderen Linsenkapsel mit der Kapselzange kaum Gelegenheit, zu einem dauernden Nachstar zusammenzupacken, denn sie werden innerhalb weniger Wochen von selbst (wenn nötig unter Mithilfe von heißen Umschlägen, Dionin u. dgl.) so vollständig aufgesaugt, daß selbst Patienten, die in der ersten Zeit nach der Operation die ganze Pupille damit noch erfüllt hatten, nach Ablauf von wenigen Wochen frei von den Resten sind und gutes

Sehvermögen erlangt haben. Dieser Vorteil ist nicht hoch genug einzuschätzen. Es kann nicht genug betont werden, daß eine Nachstardiszission, so leicht und einfach sie zu sein scheint, kein gleichgültiger Eingriff ist. Iridozyklitis (Beschläge an der hinteren Hornhautwand, Glaskörpertrübungen) und Drucksteigerung sind nachher gar nicht selten. Insbesondere die Frühdiszissionen neigen zu solchen Zwischenfällen, wenn sie zu einer Zeit ausgeführt werden, wo das Auge nach der Starausziehung noch etwas gereizt ist. Die Frühdiszissionen sind daher abzulehnen; denn eine Nachstaroperation ist bei der oben geschilderten Ausführung der Eröffnung der vorderen Linsenkapsel bei der Starausziehung so selten notwendig, daß es ganz unberechtigt ist, alle staroperierten Augen überflüssigerweise einem zweiten Eingriffe zu unterziehen. Insbesondere ist die Frühdiszission bei freiem Rindenstar zu widerraten; denn während dieser von den meisten Augen unter Atropinbehandlung reizlos vertragen und schließlich aufgesaugt wird, stellt sich gerade bei der Vermengung von Linsenmassen und Glaskörpersubstanz, wie sie durch die Diszission geschaffen wird, eine starke ziliare Reizung und nicht selten selbst eine Entzündung der Iris ein.

Zwischenfälle. Kann die Pupille wegen hinterer Synechien durch Atropin nicht erweitert werden, so ist die Regenbogenhaut in Gefahr, durch die Nadel verletzt zu werden, besonders wenn ausnahmsweise die vordere Kammer nicht so tief ist wie sonst. Ist der Nachstar am Pupillenrande angewachsen und von zäher Beschaffenheit, so weicht er der Nadel aus und rückt unter starker Zerrung der Regenbogenhaut nach hinten, wobei es sogar zu Einrissen in die Iriswurzel (Iridodialyse) kommen kann; oder es entweicht die zähe Membran dem Messerchen, indem sie sich an einer Stelle von dem Pupillarrand loslöst und wie ein Deckel nach rückwärts gedrückt wird, um im nächsten Augenblicke, wenn die Nadel nach vorne bewegt wird, wieder an ihre ursprüngliche Stelle in der Pupille zu rücken. Damit ist aber der Erfolg des Eingriffes vereitelt.

Diszission mit zwei Nadeln (BOWMAN). Wenn vorauszusehen ist, daß sich das Häutchen nach dem gewöhnlichen Verfahren nicht wird durchtrennen lassen, so wird die Diszission mit zwei Nadeln nach BOWMAN gemacht. Die eine Nadel wird von der Schläfenseite, die andere von der Nasenseite durch die Hornhaut eingeführt. Die Spitzen der Nadeln werden nahe aneinander durch die Mitte der Membran durchgestoßen. Durch Aufstellung der Griffe bewegen sich die Nadeln in entgegengesetzter Richtung und zerreißen das Häutchen.

Vorteil. Ein Vorteil der Diszission mit zwei Nadeln ist besonders dadurch gegeben, daß auch derbe und mit dem Pupillarrand verwachsene Häutchen auf diese Weise zerschnitten werden können, ohne daß die Regenbogenhaut oder der Strahlenkörper gezerrt werden, denn die Kraft wirkt in der Richtung gegen den Pupillarrand und Strahlenkörper zu.

Nachteil. Ein Nachteil aber liegt darin, daß fast immer nur die eine, temporal angesetzte Nadel hinter dem Limbus in die vordere Kammer eingeführt werden kann, während die andere Nadel von der Nasenseite her, da sie nicht genügend schräg an das Auge herangebracht werden kann, innerhalb des Limbus die durchsichtige Hornhaut durchbohren muß. Infolgedessen kann es geschehen, daß an dieser Stelle beim Herausziehen der Nadel ein Glaskörperfaden mit herausgezogen wird, der in der Stichstelle eingeklemmt bleibt oder selbst aus

ihr heraushängt. Damit ist die Gefahr einer Infektion gegeben. Sie kann
früher oder später eintreten. Sie wird am sichersten verhütet durch gründliche
Verschorfung der Stichstelle mit dem Thermokauter, um eine feste Narbe zu
erzeugen. Auch Sekundärglaukom kann durch diese Glaskörpereinklemmung
hervorgerufen werden, desgleichen ist eine schleichende Iridozyklitis mit Prä-
zipitaten keine ganz ungewöhnliche Folgeerscheinung.

Auch ein zusammengesetztes Verfahren, indem die eine Nadel durch die
Hornhaut, die andere durch die Lederhaut von rückwärts eingestochen wird,
kann von Vorteil sein.

Der Eingriff mit der Nadel eignet sich nur für die Membranen, die aus
Linsenkapsel und Linsenresten bestehen. Ist aber an der Bildung des Nachstares
im Gefolge einer Iridozyklitis nach der Starausziehung eine *Bindegewebs*schichte
beteiligt, so ist die Nadel nicht stark genug, die Schwarte ausgiebig zu durchtrennen und muß durch das GRAEFEsche Messer ersetzt werden. Dieser Eingriff
führt den Namen *Kapsulotomie* oder, wenn dabei gleichzeitig auch Regenbogenhaut mitgeschnitten werden muß, *Iridotomie*.

Iridotomie. Tritt nach einer Starausziehung mit Glaskörperverlust eine
Iridozyklitis ein, so wird die Pupille durch Exsudat, dem mehr oder weniger
Linsenreste beigemengt sind, verschlossen und häufig durch die Schrumpfung
der aus dem Exsudat hervorgehenden Bindegewebsmembran nach oben in die
Gegend der dichten Narbe verzogen.

Bevor ein Eingriff unternommen wird, muß die Entzündung des Auges
vollständig geschwunden sein. Selbst vorübergehende Reizungen, die sich in
einer leicht auftretenden ziliaren Injektion kundgeben, sollen nicht mehr vorkommen. Lichtempfindung und Projektion müssen als richtig befunden werden.
Der Eingriff hat zwei Zwecke zu erfüllen: nämlich die Pupille rein zu machen
und sie, wenn nach oben gegen die Narbe verzogen, so zu verlagern, daß sie
hinter die Mitte der Hornhaut zu liegen kommt. Es genügt daher in diesen
Fällen nicht, das Häutchen in der Pupille zu zerschneiden, der Schnitt muß
vielmehr auch durch die Regenbogenhaut und die hinter ihr liegende Schwarte
fortgesetzt werden. Zu diesem Behufe wird unten durch die Hornhaut ein
feines GRAEFEsches Messer eingestochen, dessen Schneide nach hinten, dessen
Spitze nach aufwärts gegen die Pupille gerichtet ist (Abb. 146). Das Messer
wird beim Einstich so flach angesetzt, daß seine Spitze beim Vorschieben durch
die Kammer nach oben in die gegen den Limbus zu verzogene Pupille gelangt.
Ein senkrechter Schnitt von oben nach unten durch die Schwarte in der Pupille
und durch die Regenbogenhaut erzeugt eine senkrechte Spalte, die bis unter
die Mitte der Hornhaut reicht (Abb. 147). Das Messer muß dazu von seiner
flachen, zur Ebene der Regenbogenhaut nur wenig geneigten Lage, in der es
eingeführt wurde, bis zu einer auf die Ebene der Regenbogenhaut senkrechten
Richtung um den Durchstichpunkt gedreht, d. h. aufgestellt werden. Sonst
entwickelt es nicht genug Kraft, die Membran zu durchschneiden. Dabei muß
ein leichter Druck in der Richtung gegen den Messerrücken zu ausgeübt werden,
weil sonst die Schneide des Messers einen Einschnitt in der Hornhaut in der
Richtung nach unten macht. Die in der Hornhaut durch den Eingriff erzeugte
Öffnung soll aber nicht länger sein, als es eben die Breite des Messers erfordert.

Unmittelbar nach dem Schnitte ziehen sich die Schnittränder zurück und
lassen eine breite, oft dreieckig geformte Öffnung in dem Diaphragma zum

Vorschein kommen. Nur ein sehr scharfes Messer vermag die Membran glatt zu durchschneiden, ohne die Regenbogenhaut zu zerren. Entweicht diese mit der daran haftenden Membran dem Messer, so wird sie im ganzen nach hinten gedrückt und schließlich von ihrem Ansatze am Strahlenkörper abgerissen.

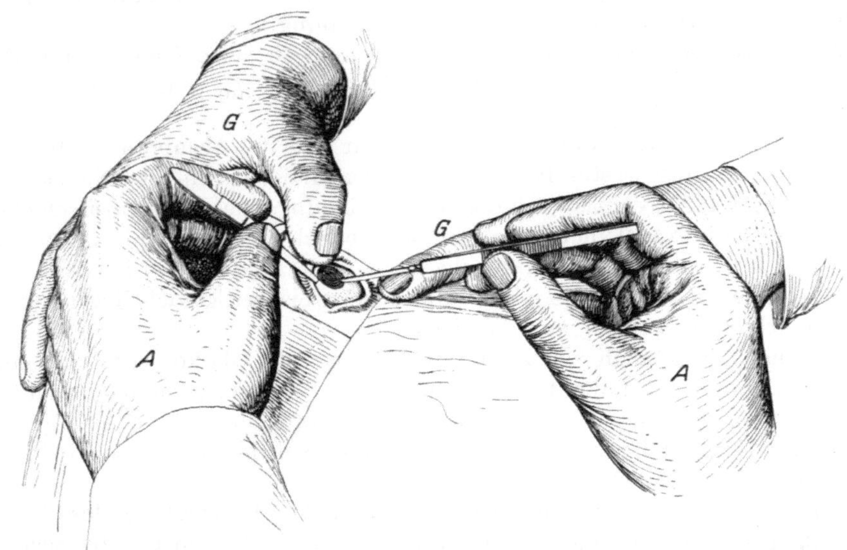

Abb. 146. Die Pupille ist gegen die von dem Starschnitt herrührende Narbe nach oben verzogen und durch eine Schwarte verschlossen. Das Auge blickt nach oben, die Haltezange ist seitlich angesetzt. Das GRAEFESCHE Messer wird schräg nach oben gerichtet, durch die Hornhaut im senkrechten Meridian ziemlich nahe dem unteren Limbus eingestochen. Seine Schneide ist nach hinten gerichtet.

Häufig wird zwar die Schwarte leicht durchtrennt, aber das weiche Gewebe der Regenbogenhaut weicht dem Messer aus, so daß es nicht gelingt, sie einzuschneiden. Unmittelbar nach dem Schnitte wird das Messer aus dem Auge gezogen. Durch die geschlossenen Lider wird mit dem Finger auf das Auge sofort ein entsprechender *Druck* ausgeübt und ein *Druckverband* angelegt. Dieses Vorgehen hat für den Ausgang die *allergrößte Bedeutung.* Durch den Druck wird die Blutung aus den durchschnittenen Gefäßen der Regenbogenhaut und der Schwarte hintangehalten. Eine Blutung würde den Erfolg des Eingriffes in Frage stellen, ja in den meisten Fällen zunichte machen. Es ist bekannt, wie schwer sich ein Bluterguß in die vordere Kammer in Augen, die an einer chronischen Iridozyklitis leiden, aufsaugt. Und wenn endlich nach Wochen

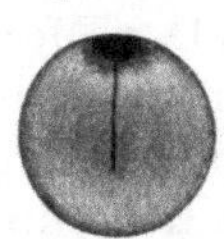

Abb. 147. Lage und Richtung des durch die Iridotomie erzeugten Einschnittes.

das Blut allmählich verschwindet, so findet sich gewöhnlich die durch den Einschnitt erzeugte Lücke aufs neue durch eine Schwarte verschlossen, die aus dem Bluterguß durch Organisation hervorgegangen ist. Der Druckverband kann nach ungefähr 6—8 Stunden abgenommen und durch einen gewöhnlichen Schutzverband ersetzt werden. Nach dieser Zeit ist es zu einem genügenden Verschlusse der verletzten Gefäße gekommen und eine Nachblutung nicht mehr zu befürchten. So mancher schlechte Ausgang der beschriebenen Iridotomie ist entweder auf zu frühzeitiges Eingreifen oder darauf zurückzuführen, daß die Blutung nicht verhindert wurde. Die vordere Kammer hebt sich bei diesem Eingriffe nicht auf, ein Vorfall des Glaskörpers ist ausgeschlossen; der Umstand aber, daß beim Herausziehen des Messers ein Faden von Glaskörper aus der Öffnung der Hornhaut mit hervorgezogen werden kann, fordert zu strenger Aufsicht der Nachbehandlung und Reinhaltung des Bindehautsackes auf. Berühren der Einstichstelle mit dem Thermokauter in dem Falle, daß ein Glaskörperfaden vorgezogen wurde, ist das beste Mittel, eine glatte Vernarbung zu erzielen. Das Auge wird durch einige Tage verbunden gehalten, Bettruhe ist nur am Tage des Eingriffes angezeigt. Durchschnittlich wird ein gutes Sehvermögen erzielt. Bei Erkrankungen des Augeninnern (dichte Glaskörpertrübungen, retino-chorioiditische Herde u. dgl.) darf natürlich der ungenügende Erfolg nicht dem Verfahren zugeschrieben werden.

Ein senkrechter Schnitt hat den Vorteil, annähernd parallel zur Faserung der Regenbogenhaut zu verlaufen und daher fast keine Gefäße zu verletzen. Der Nachteil dieses Verhältnisses der Schnittrichtung zur Faserrichtung der Regenbogenhaut liegt nur darin, daß die Wunde in der Regenbogenhaut bei starker Atrophie dieser nicht klafft und daher der feine, durch den Einschnitt erzeugte Spalt alsbald wieder vollständig geschlossen ist, indem sich die Schnittränder aneinanderlegten. Ein wagrechter, zur Faserrichtung der Regenbogenhaut quer verlaufender Schnitt führt eher zu einer breiten Spalte, weil sich deren Gewebe in dieser Richtung zurückziehen kann. Er muß in richtiger Höhe, d. h. hinter der Mitte der Hornhaut, angelegt werden. Da bei dieser Schnittrichtung Irisgefäße in größerer Zahl durchtrennt werden, hat der Druckverband besonders schnell auf den Schnitt zu folgen. Durch die Atrophie des Gewebes der Regenbogenhaut sind übrigens viele Gefäße verödet und ihre Verletzung ist daher von keiner Bedeutung.

Bei ungenügendem Erfolge ist nichts dagegen einzuwenden, den Eingriff bald zu wiederholen — vorausgesetzt, daß das Auge nicht gereizt ist.

Ist die durch die Schwarte verschlossene Pupille zentral gelegen, so genügt meist ein Einschnitt in die Schwarte selbst, um eine genügend große Lücke zu erzeugen. Die Pupille bleibt alsdann rund erhalten.

Die Irido- oder Kapsulotomie hat gegenüber den verschiedenen anderen empfohlenen Eingriffen, die mit Lanzenschnitt in der Kammer beginnen, den Vorteil, daß die vordere Kammer nicht breit eröffnet wird und kein Glaskörperverlust eintritt. Ein anderer Vorzug liegt in der Schnelligkeit des Verfahrens, in der schonenden Behandlung der Regenbogenhaut und in dem fast immer befriedigenden Erfolg — wenn ein solcher noch möglich ist.

Die Diszission durch die Lederhaut (Abb. 148). Dieses Verfahren eignet sich *nur* für Nachstare. Die Diszissionsnadel soll dazu etwas kräftiger sein als sie zur Diszission durch die Hornhaut gewöhnlich verwendet wird. Der Eingriff durch die Lederhaut erlaubt, die Membran mit einer größeren Kraft zu durchschneiden als beim Einstiche von vorne durch die Hornhaut. Zur Vermeidung verschiedener Zwischenfälle sind dabei folgende Punkte zu beachten: Der Einstich hat hinter dem Strahlenkörper zu geschehen, d. i. in einer Entfernung von mindestens 6 mm vom Limbus und nicht im wagrechten Meridian, um nicht die hintere lange Ziliararterie zu verletzen. Am leichtesten ist es, von außen unten einzugehen, während der Kranke nach innen oben schaut, wobei das Auge mit einer Pinzette festgehalten wird. Die Nadel ist beim Einstich nach vorne gegen die Pupille gerichtet und wird von hinten durch den Nachstar durchgestoßen, so daß ihre Spitze in der vorderen Kammer erscheint (Abb. 148). Indem nun der Griff gehoben wird, zerschneidet die Nadel das Häutchen. Um den Glaskörper nicht unnötig zu verletzen, werden so wenig Schnitte als möglich gemacht. Kommt also schon nach der ersten Schnittbewegung eine schwarze Lücke in der Membran zum Vorschein, so wird die Nadel

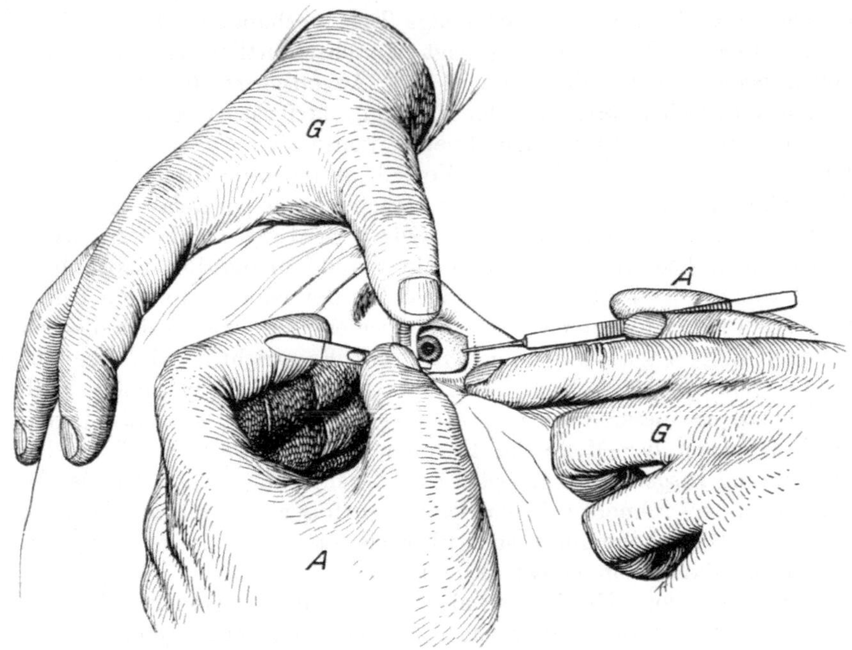

Abb. 148. Diszission durch die Lederhaut im linken Auge. Die Diszissionsnadel wurde außen unten hinter dem Strahlenkörper durch die Lederhaut eingestochen und ihre Spitze von hinten durch den Nachstar in die vordere Kammer gebracht. Durch Hebung des Griffes zerschneidet die Nadel das Häutchen.

rasch aus dem Auge herausgezogen. Wenn aber der erste Schnitt keine freie Lücke hervorbrachte oder die Membran zurückdrückte und sich diese in die Pupille zurückbegibt, muß ein zweiter oder selbst dritter Versuch gemacht werden, sie zu zerschneiden. Der Glaskörper wird bei diesem Verfahren nicht wesentlich mehr verletzt als beim Einstiche von der Hornhaut aus. Dagegen bietet der Einstich durch die Lederhaut den Vorteil, die Nadel in einem größeren Bogen zu führen, als wenn sie von der Hornhaut aus durch die tiefe Kammer hindurch schon in steiler Haltung eingebracht werden muß. Denn in solcher Stellung bleibt für den Schnitt nicht viel Bewegungsfreiheit übrig.

Nach der Diszission des Nachstares treten — gleichgültig, welches Verfahren dabei angewendet wurde — gelegentlich Drucksteigerung und Zyklitis auf. Die Drucksteigerung verschwindet fast immer nach einigen Tagen auf Gebrauch von Eserin und kalten Umschlägen. Auch die Zyklitis ist eine meist rasch vorübergehende Erscheinung.

Die Extraktion des membranösen Nachstars.

Anzeigen. In den seltenen Fällen von Versagen der beschriebenen Diszissions- und Iridotomiemethoden; d. h. es kommen dafür nur die schwartig veränderten und mit der Iris verlöteten Membranen in Betracht.

Ausführung. Nach Anästhesie des Auges durch Einträufeln einer 3%igen Kokainlösung retrobulbäre Injektion von $^1/_2$—1 ccm einer 2%igen Novokain-Adrenalinlösung. Unmittelbar darauf Lanzenschnitt, meist oben am Limbus. Mit der Kapselpinzette wird die Membran im Bereiche der unteren Pupillenhälfte breit aufgefaßt, um einen sicheren Halt zu haben, und nun durch äußerst langsame und vorsichtige seitliche Bewegungen allmählich teils von den Verwachsungen mit dem Pupillarrand, teils von den Fasern der Zonula Zinnii losgelöst und schließlich ebenso langsam herausgezogen. Wenn nötig Reposition der Iris oder im Falle, daß sie sich immer wieder gegen die Wunde verzieht, Ausschneidung. Doch ist man nur selten dazu gezwungen.

Ergebnis. Der Erfolg ist insoferne besser als bei allen anderen Nachstaroperationen, indem eine vollständige Entfernung der das Sehen störenden Membran erreicht wird und kein neuer Nachstar sich mehr bilden kann.

Zwischenfälle, Fehler und Verwicklungen. Die Ausziehung einer Nachstarmembran erfordert ganz besondere operative Vorsicht und Geschicklichkeit, sonst kann schwerster Schaden angerichtet werden. Die Schwierigkeiten sind durch die Verwachsungen der Membran mit dem Pupillarrand der Iris und in weiterer Entfernung von der Pupille mit dem Ziliarkörper hervorgerufen. Überraschend leicht lösen sich meist die Verlötungen mit dem Pupillarrand, und es genügt häufig schon das Aufheben einer Falte der Membran mit der Kapselpinzette, daß die hinteren Synechien gesprengt werden und der Pupillarrand frei wird. Es ist kaum je notwendig, vorher die Synechien mit dem Synechotom zu durchtrennen. Bei Flächenverlötungen der Membran mit der Iris ist dagegen ein Vorziehen der Membran vor die Wunde ganz unmöglich. Wenn man sieht, daß bei dem Zuge mit der Pinzette die Iris gedehnt wird, daß vielleicht schon Blutungen aus ihr auftreten und die Gefahr einer Iridodialyse eintritt, ist von jedem weiteren Ziehen Abstand zu nehmen.

Ist der Kapselsack in der Gegend des Äquators nicht mehr bindegewebig verlötet, so löst er sich gewöhnlich leicht bei mäßigem Zug mit der Pinzette ab, da in diesen Fällen die Zonula Zinnii nicht selten geschädigt und geschwächt ist. Reicht aber die bindegewebige Verschwartung der Nachstarmembran bis an den Ziliarkörper heran, ist also die Schwarte mit diesem verwachsen, so ist größte Vorsicht bei dem Versuche des Herausziehens der Membran geboten. Schon die Schmerzäußerungen des Patienten machen auf den Zug aufmerksam, der auf den Ziliarkörper ausgeübt wird, und nicht selten beweist eine beginnende Formveränderung des Auges — das Eingezogenwerden der Sklera entspricht dem ausgeübten Zug —, daß man an der Höchstgrenze der erlaubten Gewaltanwendung gekommen ist, soll nicht der Ziliarkörper auf das Schwerste verletzt werden. Von einer Entfernung der gesamten Membran ist alsdann Abstand zu nehmen.

Hat man aber dabei die Membran schon bis in die Nähe der Wunde gezogen, so kann der Versuch gemacht werden, den erreichbaren Teil mit einer WECKERschen Schere abzukappen, um wenigstens einen Teil der Membran ausgeschnitten zu haben. Das optische Ergebnis ist nichtsdestoweniger tadellos, wenn der ausgeschnittene Teil im Pupillarbereiche gelegen war. Um die Membran nicht sehr weit vorziehen zu müssen, empfiehlt es sich bei solchen derben Schwarten den Schnitt mit der Lanze mehr in die Hornhaut selbst zu verlegen und den Schnitt unten anzulegen, um das für das Sehen wichtige Gebiet der unteren Pupillenhälfte am ersten freizubekommen.

Eine weitere Schwierigkeit kann sich bei diesem Eingriffe dadurch ergeben, daß es nicht gelingt, die Membran wegen zu großer Steifigkeit mit der Pinzette aufzufassen. Daher machen manche schon beim Anlegen des Schnittes mit der Lanze gleichzeitig einen Einschnitt in die Membran, denn dann kann eine Branche der Pinzette durch den Einschnitt hinter die Membran geführt und auf diese Weise die Membran sicher aufgefaßt werden. Auch mit dem spitzen Häkchen gelingt es manchmal, die Membran vorzuziehen.

Da die Ausziehung der Nachstarmembran sehr häufig mit Glaskörpervorfall verbunden ist und natürlich immer in den Fällen, wo sich schon bei der Staroperation Glaskörper eingestellt hatte, so ist der Eingriff nur dort angezeigt, wo andere Nachstaroperationen versagt haben. Die retrobulbäre Injektion verhindert durch die Erweichung des Auges den Glaskörpervorfall, wirkt aber andererseits wieder ungünstig, indem die Membran aus dem weichen Auge mit der nachgiebigen Sklera schwerer zu entfernen ist als aus einem gut gespannten Auge. Aber wo sich mit Sicherheit Glaskörper einstellen wird, sollte sie nicht verabsäumt werden.

Ist durch die Schrumpfung der an dem Ziliarkörper fixierten Schwarte der Nachstar stark nach *einer* Seite hin verschoben, so gelingt es manchmal nach Ausführung einer Iridektomie an der entgegengesetzten Seite eine weitere Verlagerung der Membran dadurch zu erzielen, daß man die in dem Kolobom freiliegenden gedehnten Zonulafasern mit einem Messerchen zerschneidet (Zonulotomie nach Kuhnt-Stock). So kann der Pupillarbereich frei werden.

Die Ausziehung des weichen Stares durch Linearextraktion.

Die Bezeichnung weicher Star stimmt sehr häufig nicht, indem auch schon in den frühesten Lebensjahren ein kleiner, manchmal sogar recht harter Kern vorhanden ist. Insbesondere bei dem Schichtstar ist der zentrale Teil der Linse schon bei kleinen Kindern oft ein hartes Gebilde, dessen Entfernung durch die kleine Einschnittwunde am Limbus große Schwierigkeiten bereiten kann.

Anzeigen. Das 35. Lebensjahr ist ungefähr die oberste Altersgrenze für die Anwendung dieses Verfahrens, da sich in späteren Jahren die Anwesenheit eines Linsenkernes dabei sehr störend geltend macht. Bei Kindern wird die Linearextraktion ungefähr vom 12. Lebensjahre an vorgenommen, wo sie schon genügend geistig entwickelt sind, sich während des Eingriffes, der in örtlicher Betäubung durchgeführt wird und schmerzlos ist, und nachher ruhig zu verhalten. Sonst wird bei Kindern zur Entfernung des Stares die Diszission mit nachgeschickter Punktion der vorderen Kammer vorgezogen, da sie beide in allgemeiner Betäubung gemacht werden können.

Gegenanzeigen. Wir raten nachdrücklich ab bei ganz kleinen Kindern im Alter von wenigen Monaten und Jahren, die Linearextraktion vorzunehmen, denn da ein solcher Eingriff in diesem Alter nur in allgemeiner Narkose ausgeführt werden kann, ist die Gefahr eines Irisvorfalles durch die Unruhe des Kindes nach der Operation zu groß. Wir verwerfen es ganz, die Entfernung eines angeborenen oder jugendlichen Stares mit einer Irisausschneidung zu erkaufen. Die runde Pupille ist von solchem Vorteil für die weitere Zukunft des Patienten und seines Sehvermögens, daß alles daran zu setzen ist, den Star zu beseitigen, ohne Iris zu opfern.

Ausführung. Da die Regenbogenhaut nicht ausgeschnitten wird, kann das Auge an einer beliebigen Stelle festgehalten werden. Die Pupille wird durch Homatropin gründlich erweitert. Der Einschnitt wird mit dem Lanzenmesser gemacht.

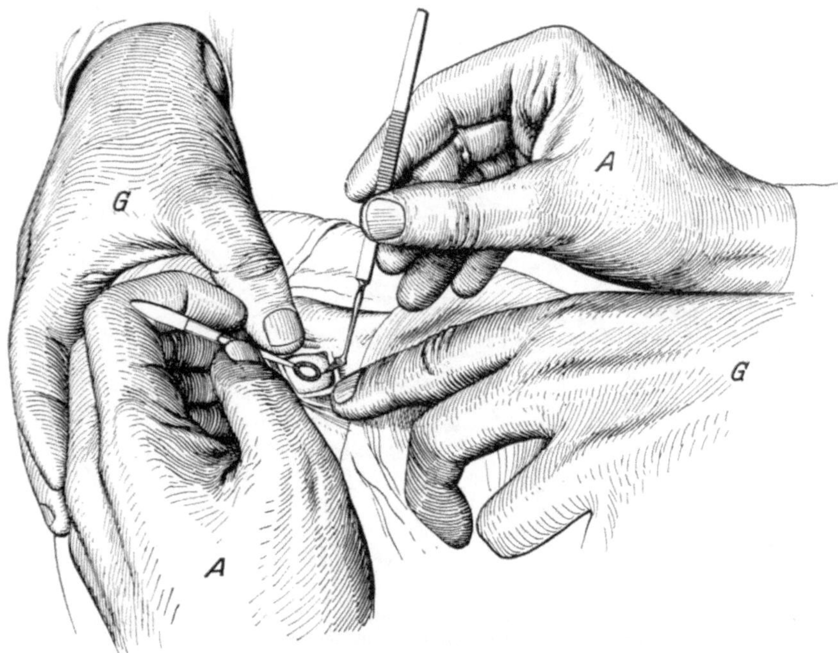

Abb. 149. Linearextraktion im rechten Auge. Aufsetzen der Lanze. Die linke Hand des Arztes hält das Auge mit der Pinzette oben am Limbus, die rechte Hand setzt die Lanze unten am Limbus ziemlich steil auf. Die Pupille ist erweitert.

Der Schnitt. Der Gebrauch der Lanze erlaubt dem zur Rechten des Kranken sitzenden Arzte am rechten Auge sowohl wie am linken den Schnitt mit der rechten Hand zu führen. Über die Art, die Lanze zu halten, gelten dieselben Regeln, die beim Iridektomieschnitte beschrieben sind. Die unten am Limbus ziemlich steil auf das Auge aufgesetzte Lanze (Abb. 149) wird, nachdem ihre Spitze den Limbus durchbohrt hat, parallel zur Regenbogenhaut umgelegt und, ohne Druck nach vorne oder hinten, vorgeschoben, bis der Schnitt die gewünschte Länge (6—8 mm) erreicht hat (Abb. 150). Ist die Regenbogenhaut gut zurückgezogen, so besteht für sie keine Gefahr, verletzt zu werden. Wie bei allen Schnitten, die die vordere Kammer eröffnen, darf auch hier während des Einführens der Lanze nicht eingehalten werden, da sonst durch Abfluß des Kammerwassers der Schnitt nicht weiter verlängert werden kann. Die Lanze wird langsam aus dem Auge herausgezogen, damit das Kammerwasser nur allmählich abfließt. Sehr häufig wird die Pupille in dem Augenblicke, wo sich die vordere Kammer aufhebt, ziemlich eng. In anderen Fällen wird die Regenbogenhaut durch das Kammerwasser in die Wunde geschwemmt.

Eröffnung der vorderen Linsenkapsel. Die Kapselpinzette wird dazu aus den schon seinerzeit angegebenen Gründen vorgezogen. Ist die geschlossene Pinzette in der Pupille angelangt, so wird sie etwas aufgestellt, so daß die hinteren, nicht gezähnten Armteile die Regenbogenhaut nicht mitfassen können. Kann bei kurzem Schnitte und enger Pupille die Pinzette nicht eingeführt oder nicht

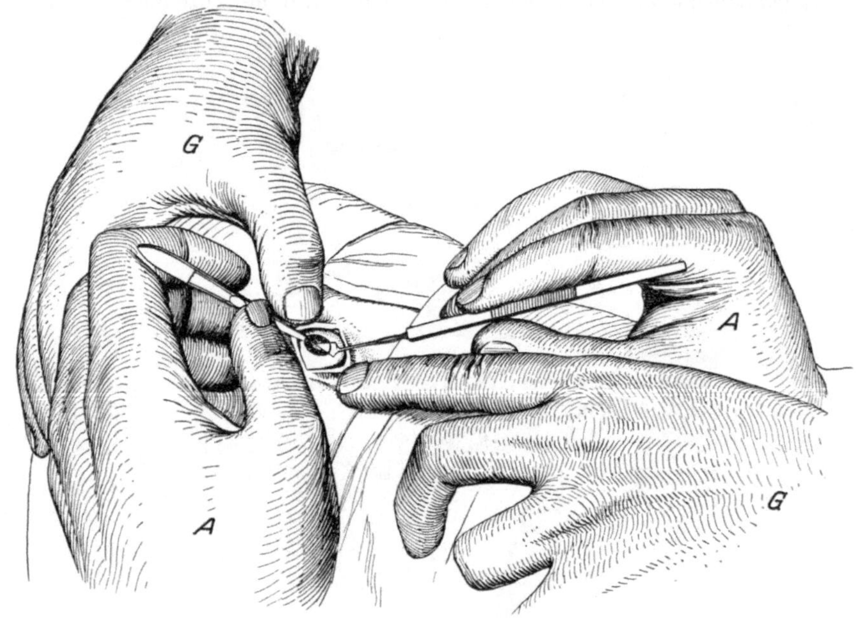

Abb. 150. Linearextraktion. Zweiter Teil der Schnittführung. Die Lanze ist umgelegt und nach oben vorgedrungen. Der Schnitt liegt genau im Limbus.

geöffnet werden, so wird die Kapsel mit dem spitzen Häkchen einige Male eingeschnitten. Dieses wird ohne Druck aufgesetzt, um die Linse nicht zu verschieben.

Es ist auch von Vorteil, das Häkchen durch die Linsensubstanz selbst in verschiedenen Richtungen hin und her zu führen, um sie zu zerstückeln, wenn namentlich die zentralen Teile schon etwas härter geworden sein sollten, wie es gelegentlich schon bei kindlichen Staren und bei Schichtstar vorkommt.

Entfernung der Linse. Bei völliger Weichheit des Stares braucht nur die lederhautseitige Wundlippe mit dem Löffel niedergedrückt zu werden, um ihn durch die klaffende Wunde zu entbinden. Streicht zu gleicher Zeit ein anderer Löffel auf der Hornhaut von oben nach unten unter geringem Drucke (Abb. 151 und 152), so entweicht die Masse noch leichter. Gelegentlich erscheinen in der Pupille, nachdem sie schon schwarz war, durch das Massieren neue getrübte Linsenteile, die sich oben hinter der Regenbogenhaut befunden hatten, und müssen nun von hier erst durch die Wunde nach außen gebracht werden. Zähe Linsenteile werden mit dem DAVIELschen Löffel herausbefördert.

Am Schlusse des Eingriffes wird die Regenbogenhaut zurückgestrichen, ein Verband über beide Augen für einen Tag angelegt, sowie Bettruhe angeordnet. Bei glattem Heilungsverlaufe kann der Verband nach 6 Tagen weggelassen werden.

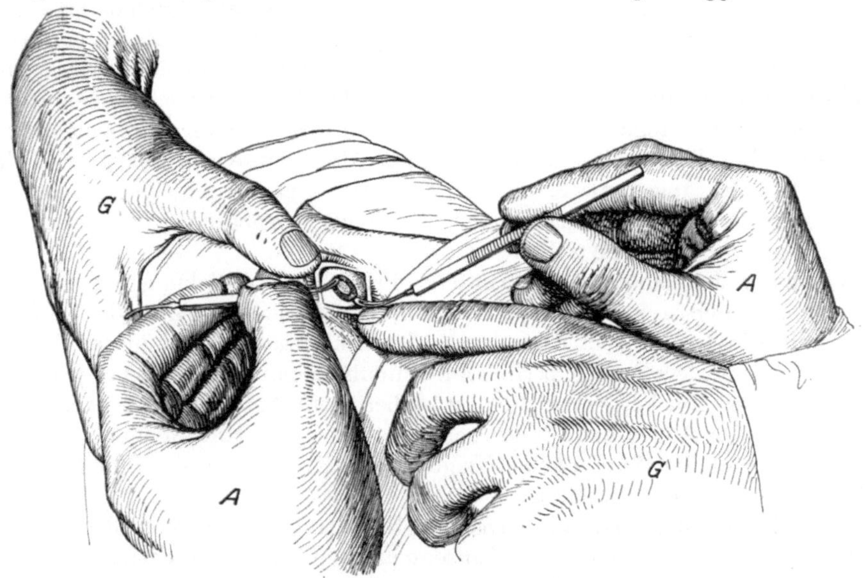

Abb. 151. Linearextraktion. Ausdrücken der Linsenmassen aus dem Auge. Der in der rechten Hand gehaltene Löffel drückt die lederhautseitige Wundlippe etwas nieder und bringt die Wunde dadurch zum Klaffen. Der in der linken Hand gehaltene Löffel führt streichende Bewegungen auf der Hornhaut in der Richtung von oben nach unten aus.

Zwischenfälle. Enthält der Star ausnahmsweise einen größeren Kern, so stemmt sich dieser gegen die Wundränder und kann wegen der Kürze des Schnittes nicht entbunden werden. Da zu starker Druck Vorfall des Glaskörpers erzeugt, wird mit der Schere an der einen oder an beiden Wundecken der Schnitt verlängert, worauf der Kern leicht entweicht.

Vorfall der Regenbogenhaut stellt sich gelegentlich beim Herausdrücken der Linsenmassen ein. Er wird zurückgestrichen.

Besondere Aufmerksamkeit erheischt die Behandlung der Regenbogenhaut. Sie darf weder beim Schnitte noch bei Eröffnung der Linsenkapsel verletzt, noch auch beim Herausstreifen des Stares durch den Löffel oder beim Zurückstreichen mit dem Spatel zu viel beleidigt werden. Eine zerrissene Regenbogenhaut läßt sich nicht sauber

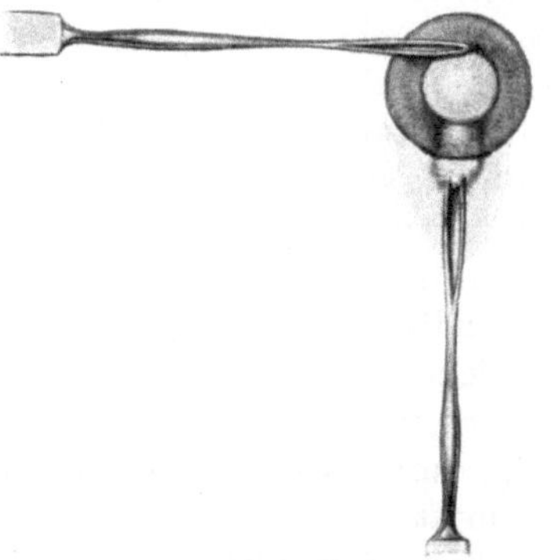

Abb. 152. Umrißzeichnung. Stellung der beiden Löffel zur Ausdrückung der Linsenmassen bei der Linearextraktion.

zurücklegen und gibt durch Schrumpfung oder durch Anwachsung an die Hornhautnarbe zu unangenehmen Folgen Veranlassung. Sie soll bei einer erheblichen Verletzung ausgeschnitten werden. Das in der Lidspalte freiliegende Kolobom stört aber das Sehvermögen. Für einen solchen Fall wäre es besser, den Schnitt oben angelegt zu haben. Da aber der Eingriff fast immer glatt verläuft, so wird die Gelegenheit, den Schnitt unten anzulegen, wegen der Neigung der Augen, bei Berührung nach oben zu blicken, von den meisten Ärzten gerne benützt. Seit Einführung der Zügelnaht durch den Rectus superior fällt dieser Umstand weg und ich pflege daher den Schnitt bei fast allen Linearextraktionen nach oben anzulegen, ganz besonders bei der Operation komplizierter jugendlicher Stare, wo von vornherein mit verschiedenen Verwicklungen und der Möglichkeit zu rechnen ist, die Regenbogenhaut ausschneiden zu müssen. Bei Staren an der angegebenen Altersgrenze soll auf jeden Fall der Schnitt oben angelegt werden, um ihn bei Vorhandensein eines größeren Kernes ohne Schaden verlängern und die Regenbogenhaut ausschneiden zu können, wenn sie vorfallen sollte.

Ausziehung der Linse in der Kapsel. Wegen der Verdickung der Linsenkapsel bei manchen komplizierten Staren folgt gelegentlich dem Zuge der Kapselpinzette die Linse samt dem Kapselsack. Der Austritt der Linse in der Kapsel wird durch Niederdrücken der peripheren Wundlippe mit dem Spatel erleichtert. Die Gefahr des Glaskörpervorfalles ist dabei nicht hoch einzuschätzen. Da nämlich in diesen Augen der Glaskörper meist flüssig und die Spannung herabgesetzt ist, so hat die Wunde keine Neigung zum Klaffen und die Pupille bleibt meist in ihrer richtigen Stellung.

Vorfall des Glaskörpers. Von ernsterer Bedeutung ist der Vorfall gesunden Glaskörpers, da dann die weichen Linsenmassen nicht weiter entfernt werden können und die Regenbogenhaut nicht mehr zurückgestreift werden kann, so daß die Pupille dauernd verzogen bleibt. Außerdem klafft die Wunde und — wenn am unteren Limbus angelegt — wird ihre Heilung überdies durch das untere Lid gestört, weil sich dieses bei Blickbewegungen immer wieder gegen die Wunde anstemmt. Es kann in solchen Fällen unerläßlich werden, eine Naht anzulegen, um die Wundränder gut anzupassen.

Sickert der vollständig verflüssigte Glaskörper unmittelbar nach dem Schnitte andauernd aus dem Auge, so daß dieses ganz weich wird und zusammensinkt, so beschränkt sich der weitere Eingriff mit Rücksicht auf die Unmöglichkeit, Linsenmassen aus dem spannungslosen Auge herauszustreifen, auf die Eröffnung der vorderen Linsenkapsel mit dem spitzen Häkchen. Durch Atropin wird in den folgenden Wochen die Pupille weit erhalten, um dem Kammerwasser den Eintritt in den Kapselsack zur Aufsaugung der Linse offen zu halten. Wenn notwendig, wird eine Diszission des zurückbleibenden Kapselsackes nachgeschickt.

Eine im Verlaufe der Aufsaugung auftretende Drucksteigerung wird, wenn nötig, durch wiederholte Punktion der Vorderkammer mit winzigem Einschnitt bekämpft.

Ist es aber nicht gelungen, die vordere Kapsel einzuschneiden, so bleibt nichts übrig, als die Heilung der Wunde abzuwarten, denn es ist nicht empfehlenswert, den Versuch zu machen, die Linse aus dem zusammengefallenen Auge mit der Schlinge herauszuholen. Erstens ist es technisch sehr schwierig, durch die kurze und nicht klaffende Wunde das Instrument durchzupressen. Es kann nur mit einer gewissen Gewalt geschehen und dabei mag gelegentlich auch der Ziliarkörper beschädigt werden. Außerdem aber wird sehr häufig mit der Schlinge die weiche Linse zerdrückt, so daß man nur unbedeutende Mengen von Linsensubstanz entbindet und daher trotz dem schweren Eingriffe doch erst wieder auf die spontane Aufsaugung warten muß, und drittens reagieren nach diesem Eingriffe solche Augen später nicht selten mit einer Abhebung der Netzhaut.

Nach Heilung der Wunde, welche gewöhnlich sehr rasch erfolgt, wird die Ausziehung des Stares nach einem Verfahren vorgenommen, wie es von FABRITIUS (Kronstadt) zu anderem Zwecke (siehe S. 216) vorgeschlagen und angewendet worden ist.

Nach gründlicher Erweiterung der Pupille durch Homatropin wird nach schrägem Einstich der Diszissionsnadel durch die Sklera hinter dem Limbus in die vordere Kammer nicht nur die vordere Linsenkapsel eingeschnitten, sondern durch entsprechende Hebelbewegungen, nachdem die Spitze der Nadel um den Rand des Linsenkerns herum in den hinteren Teil der Linse vorgeschoben worden ist, der Linsenkern in die vordere Kammer luxiert. Durch das schräge Einstechen der Diszissionsnadel hinter dem Limbus im Gebiete der Sklera beugt man dem Abfließen des Kammerwassers vor. So ist man nun in der Lage, durch eine Punktion, deren Einschnitt möglichst klein und eben nur so groß gewählt wird, daß der meist kleine Kern herausschlüpfen kann, die weichen Linsenmassen und den Kern durch leichten Druck auf den skleralen Wundrand mit einem Löffel aus der Kammer zu entbinden. Gelegentlich ist es von Vorteil, den Löffel in die vordere Kammer hinter den Kern einzuführen, damit dieser entlang dem Löffel herausgleiten kann. Wird mit einem Spatel eine entsprechend gerichtete Massagebewegung mit leichtem Druck auf die Hornhaut ausgeübt, so geht das Entweichen der Massen gewöhnlich leicht vor sich. Die Kürze der Wunde verhindert einen Vorfall der Iris um so eher, als wegen des in die vordere Kammer übergehenden flüssigen Glaskörpers die Kammer bei diesem Eingriffe gewöhnlich tief bleibt. Eserin nach der Operation trägt gleichfalls dazu bei, die Pupille rund zu erhalten. Am Tage nachher findet man die vordere Kammer tief, die Pupille rund und behandelt nun, wenn noch Reste zurückgeblieben sind, in der gewöhnlichen Weise mit Atropin nach. Ich habe in mehreren Fällen, wo anderen Ärzten der Versuch einer Extraktion solcher Stare jugendlicher Leute mit verflüssigtem Glaskörper wegen vollständigen Kollapses des Auges mißlungen war, das FABRITIUSsche Verfahren mit vollem Erfolge ausgeführt.

Zwölftes Kapitel.

Die Eingriffe gegen Drucksteigerung.

Einleitung. Trotz aller Bemühungen, für das Glaukom die friedliche Behandlung durchzusetzen, steht auch heute noch die wundärztliche Behandlung an erster Stelle. Der Unterschied gegenüber früheren Jahren besteht nur darin, daß wir heute mit der Diagnose Glaukom nicht schon die unbedingte Anzeige zu einem sofortigen Eingriff für gegeben erachten. Ein Eingriff wird nur vorgenommen, wenn sich die medikamentöse Behandlung der Krankheit als erfolglos erweist oder wenn, wie bei akuten Anfällen, die Notwendigkeit sofortiger Beseitigung des das Sehvermögen auf das Schwerste gefährdenden Zustandes dringend geboten ist. In allen anderen Fällen geht zuerst eine eingehende Beobachtung des Kranken der Entscheidung, ob ein Eingriff gemacht werden soll, voraus. Wiederholte Aufnahmen des Sehvermögens und des Gesichtsfeldes, insbesondere seiner Einzelheiten nach dem Verfahren von BJERRUM, also Beobachtung des blinden Fleckes und seiner Veränderungen, der peripheren Gesichtsfeldstörungen usw., Anlegung der Druckkurve, Beobachtung des Einflusses der verschiedenen Medikamente auf den intraokularen Druck und den Verlauf der Kurve, Durchführung der verschiedenen Verfahren zur Prüfung der Beeinflußbarkeit der Druckwerte (Dunkelversuch, künstliche Erweiterung der Pupille u. a.) werden in allen Fällen zuerst durchgeführt, wo nicht ein dringendes Eingreifen erforderlich ist. Auch auf die Behandlung des Allgemeinzustandes wird Sorgfalt verwendet, ohne daß man aus den verschiedenen Maßregeln (Aderlaß u. dgl.) einen entscheidenden Einfluß auf die Augenkrankheit erwarten darf.

Die Behandlung mit Tropfen (Pilokarpin, Eserin, Adrenalin, Glaukosan, Histamin) darf nur solange fortgesetzt werden, als der Fortschritt der Krankheit damit aufgehalten werden kann. Es darf nicht geduldet werden, daß sich unter der Tropfenbehandlung Veränderungen des Auges einstellen, die als eine dauernde Schädigung des Auges und seiner Leistung zu bewerten sind: Vorrücken der Gesichtsfeldgrenzen gegen das Zentrum und Größerwerden des parazentralen Skotoms in bedenklichem Maße, insbesondere aber Herabsetzung der Sehschärfe, Ausbildung einer totalen Exkavation u. a. Wie lange man einen Glaukomkranken mit der Tropfenbehandlung ohne Eingriff hinhalten kann, ist ganz verschieden und im einzelnen Falle nicht von vornherein zu erkennen. Man weiß ja doch auch nicht, wie rasch die Erkrankung bei dem Einzelnen ohne jede Behandlung fortschreitet. Man soll daher mit der Einschätzung des Wertes der Tropfenbehandlung vorsichtig sein, auf keinen Fall aber ihr einen „heilenden" Einfluß auf das Glaukom beimessen. Das Einzige, was man über den Erfolg der verschiedenen Medikamente aussagen kann, ist, daß sie imstande sind, vorübergehend den Druck mehr oder weniger herabzusetzen und daß die neuen Mittel, wie Glaukosan, dies nicht selten auch noch bei Augen zu erreichen vermögen, bei welchen die bekannten Miotika nicht mehr gewirkt haben. Aber nach einer gewissen Zeit versagt die friedliche Behandlung fast immer und die wundärztliche muß an ihre Stelle treten. Günstige Berichte über einzelne Fälle oder auch Gruppen von Fällen haben gar keinen Wert. Nur an einer großen Klinik kann man sich über den heutigen Stand und Wert der friedlichen Behandlung ein wahres Bild machen und da muß man bekennen, daß fast alle in friedliche Behandlung übernommenen Kranken, soweit sie nicht mit der Zeit aus der Beobachtung kommen, schließlich operiert werden müssen, um weiteren Schäden vorzubeugen, da diese trotz der Tropfenbehandlung mehr und mehr zutage treten. Gleichzeitig aber kommt man an einer solchen Stätte des Wirkens auch zur Überzeugung, daß man mit den Eingriffen doch die größte Zahl der Glaukome beherrscht und daß es im Verhältnis zur Zahl der dadurch geheilten immer doch nur eine kleine Gruppe von Fällen ist, die trotz dem Eingriffe noch weiter zur Behandlung in die Klinik kommen müssen; daß es doch nur Ausnahmsfälle sind, wo man wiederholt operieren muß und wo trotz aller Bemühungen das Sehvermögen schließlich zugrunde geht, und daß es nur ganz selten vorkommt, daß Augen durch den Eingriff selbst schlecht beeinflußt werden. Mit diesen Worten sollen die so lobenswerten Bestrebungen der für die friedliche Behandlung eintretenden Ärzte nicht etwa in unbilliger Weise herabgesetzt werden. Ich halte es aber für notwendig, den heutigen Stand unserer Kunst mit diesen Worten deutlich zu kennzeichnen, um nicht falsche Hoffnungen darüber aufkommen zu lassen, was wir heute mit der friedlichen Behandlung des Glaukoms zu leisten imstande sind. Nie lasse man von allem Anfange an bei dem Kranken die falsche Hoffnung aufkommen, er werde mit den Tropfen sicher „geheilt" werden. Von vornherein soll die friedliche Behandlung nur als ein *Versuch* dargestellt werden, den weiteren Fortschritt der Krankheit aufzuhalten, und dem Kranken klargemacht sein, daß sie im Falle des Mißlingens ohne weitere Debatte durch die operative Behandlung abgelöst zu werden hat. Sonst wird in der Vorstellung des Kranken der Grund gelegt zu einer falschen Einschätzung des Wertes der friedlichen Behandlung im Verhältnis zum Eingriffe, die ihn mit Recht gegen den Eingriff einnehmen und ihn schließlich verabscheuen läßt, und es besteht die Gefahr, daß die kostbarste Zeit für den Eingriff versäumt wird. Auch heute gilt noch die Regel, daß jeder Eingriff am Glaukomauge — von Ausnahmsfällen abgesehen — um so bessere Erfolge erzielt, je früher er vorgenommen wird. Mit dem Fortschreiten der Krankheit stellen sich solche anatomische Veränderungen ein, daß der spät durchgeführte Eingriff sehr häufig versagen muß. Damit besteht die Gefahr, daß er in Mißkredit kommt, während an dem Fehlschlage in Wirklichkeit die zu lange Dauer der friedlichen Behandlung schuld gewesen ist.

Immer wird es als besonderer Vorteil der friedlichen Behandlung gerühmt, daß es mit ihr gelinge, den Eingriff auf Monate, in manchen Fällen auf Jahre hinauszuschieben. Da muß man sich aber doch fragen, ob darin wirklich gar ein so großer Vorteil gelegen ist. Für viele Menschen ist das Bewußtsein, an einer Krankheit zu leiden, die jeden Augenblick zu einem schweren, gefährlichen Anfall führen kann und zu deren Heilung sie sich voraussichtlich schließlich doch einem Eingriff unterziehen müssen, eine schwere Last, die sie in einen nervösen Reizzustand versetzt, der selbst wieder einen schlechten Einfluß auf die Krankheit nehmen kann, und ich erinnere mich an eine Reihe von Fällen, die nach glücklich verlaufenem Eingriff und Entlassung aus der monatelang dauernden und ihnen schon unerträglich gewordenen „friedlichen" Behandlung förmlich neu aufgelebt sind.

A. Eingriffe gegen das primäre Glaukom.

I. Die Ausschneidung der Regenbogenhaut (Glaukomiridektomie).

Anzeigen. Die Anzeigen für die Iridektomie bilden das primäre Glaukom sowie alle Fälle von Sekundärglaukom, die *nicht* vorübergehender Natur sind, wie z. B. die Drucksteigerung bei vorderen Synechien, bei Seclusio pupillae infolge Iritis, bei Luxation der Linse, bei beginnender Ektasie der Hornhaut oder Lederhaut usw.

Vorbereitungen.

Verengerung der Pupille. Vor jedem Eingriff gegen Glaukom wird die Pupille durch häufigen Gebrauch von Pilokarpin oder Eserin so klein als möglich gemacht. Starke Drucksteigerung und vorgeschrittener Schwund des Gewebes der Regenbogenhaut vereiteln nicht selten den Erfolg der Tropfen.

Örtliche und allgemeine Betäubung. Auch bei stark entzündeten und schmerzhaften Augen ist es fast immer möglich, die Schmerzen beim Eingriff durch örtliche Betäubung erträglich zu gestalten. Nur in Ausnahmsfällen wird zur allgemeinen Betäubung leichter Art geschritten, z. B. durch subkutane Pantoponeinspritzungen (0,02). Auch Luminal 0,2 intern 1 Stunde vor dem Eingriff ist sehr zu empfehlen. Die Kokainisierung mit $5^0/_0$iger Lösung wird unter Mithilfe von Suprarenin gründlich durchgeführt und die Gegend des Einschnittes durch einen unmittelbar vorher aufgelegten $10^0/_0$igen Kokaintupfer noch besonders unempfindlich gemacht.

Unter allen Umständen ist der Blutdruck des Kranken zu messen. Ist er erhöht, so wird unmittelbar vor dem Eingriff ausgiebig zur Ader gelassen.

Die Zügelnaht durch die Sehne des oberen geraden Augenmuskels darf nie versäumt werden. Sie beseitigt alle die vielen Schwierigkeiten, die sich vorher auch bei größter Geschicklichkeit des Arztes einstellen mußten, wenn der Kranke nicht dazu zu bringen war, von selbst nach unten zu sehen.

1. Der Schnitt. Der Schnitt für die Ausschneidung der Regenbogenhaut bei Glaukom wird oben in der Lederhaut angelegt, $1^1/_2$ mm hinter dem Limbus, entweder mit der Lanze oder dem Graefeschen Messer.

Der Schnitt mit der Lanze. Zu einem Lanzenschnitt eignen sich nur Augen, deren vordere Kammer nicht sehr seicht, insbesondere deren Kammerwinkel nicht etwa durch eine periphere vordere Synechie verschlossen ist und deren Pupillen gut verengert sind.

Der zur Rechten des Kranken sitzende Arzt hält das Auge unten im senkrechten Meridian mit der Pinzette. Die Lanze wird in der rechten Hand gehalten zwischen Daumen auf der einen und Zeige- und Mittelfinger auf der anderen Seite des Griffes, während sich der kleine Finger auf den Kopf des Kranken stützt. Das Auge ist nach unten gedreht. Falls der Kranke auf Weisung nicht selbst nach unten sieht, hat der Hilfsarzt das Auge mit der Zügelnaht nach unten zu ziehen. Die Spitze der Lanze wird $1^1/_2$ mm hinter dem Limbus auf die Lederhaut aufgesetzt, und zwar nicht senkrecht, sondern ungefähr in einem Winkel von 45^0.

In der Abb. 153 stellt die Linie c d die Richtung des Eindringens der Lanzenspitze dar, wenn die Lanze senkrecht auf die Lederhaut aufgesetzt würde. Es ist aus der Zeichnung ohne weiteres ersichtlich, daß bei dieser Einstichrichtung eine Verletzung der Regenbogenhaut unvermeidlich wäre, wenn die

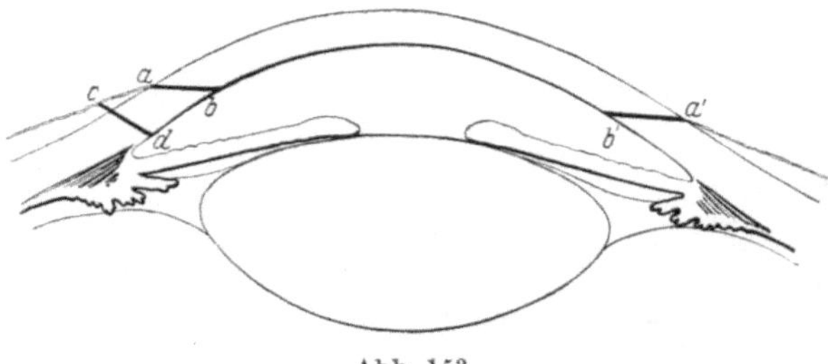

Abb. 153.

Kammer seicht oder die Iriswurzel an der hinteren Hornhautwand angelagert ist. Da dabei außerdem die Drehung, die mit der Lanze auszuführen wäre, um sie in die Ebene der Regenbogenhaut zu bringen, sehr stark sein müßte, soll die Lanze nicht zu steil auf die Lederhaut zum Einstich aufgesetzt werden,

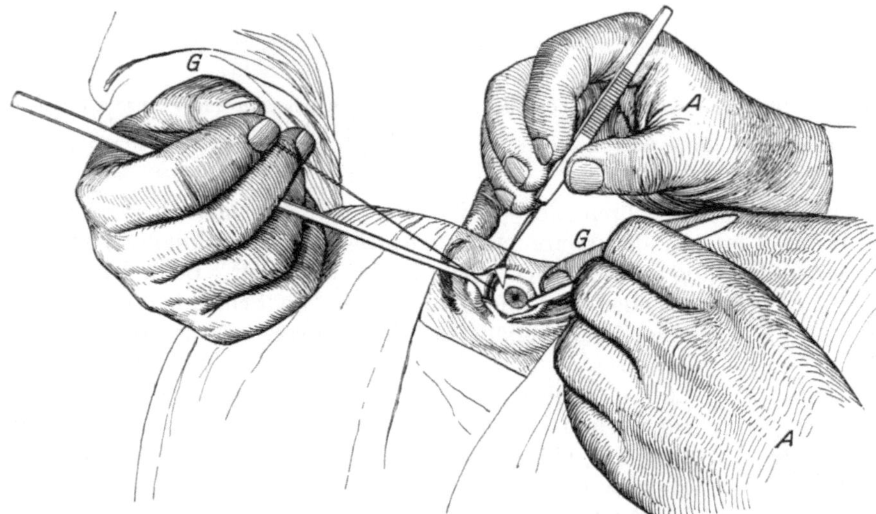

Abb. 154. Glaukomiridektomie. Beginn des Schnittes mit der Lanze. Der Gehilfe hebt das obere Lid mit dem Lidlöffel und hält die Zügelnaht. Die Lanze wird in einem Abstand von gut 1 mm vom Limbus steil auf die Lederhaut aufgesetzt.

sondern schon in halber Neigung eindringen (Abb. 154). Unter leisem Druck durchschneidet die Spitze die äußere Augenhaut. Sobald sie im Kammerwinkel angelangt ist, muß die Lanze so umgelegt werden, daß sie zur Regenbogenhaut parallel liegt (Abb. 155). Ohne Unterbrechung in der Bewegung wird nun die Lanze soweit vorgeschoben, bis der Schnitt die gewünschte Länge erreicht hat. Die Spitze der Lanze gelangt dabei meist über den unteren Pupillarrand hinaus (Abb. 156). Das Zurückziehen des Messers hat langsam zu geschehen und die

Spitze der Lanze leicht gegen die hintere Hornhautwand bewegt zu werden, um beim Ausströmen des Kammerwassers die Linsenkapsel nicht zu verletzen.

Der richtige Zeitpunkt des Umlegens der Lanze von der schrägen zur irisparallelen Stellung kann nur durch das Gefühl erkannt werden, indem nach

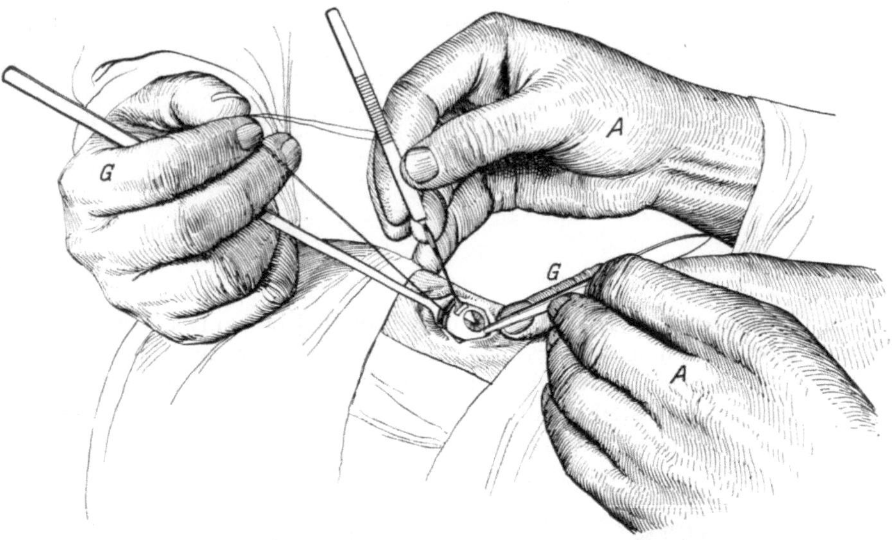

Abb. 155. Die Lanze ist in die Ebene der Regenbogenhaut umgelegt und wird so gehalten, dass sich der Schnitt in seiner ganzen Länge in gleichem Abstande vom Limbus befindet. Die Lanze dringt noch weiter nach unten als hier in der Zeichnung dargestellt. (Siehe Abb. 156.)

vollendetem Durchbohren der Widerstand der Augenhüllen verschwindet. Zu frühes Umlegen der Lanze macht den Schnitt unregelmäßig und verlegt die innere Öffnung zu weit nach vorne in die Hornhaut. Beim Umlegen und

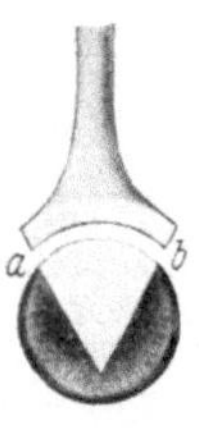

Abb. 156. Umrißzeichnung. Die Lanze ist weit nach unten eingeführt. Die ausgezogene Linie a b bezeichnet den Schnitt.

nachher darf die Lanze nicht im Schneiden einhalten, da vorzeitiger Abfluß des Kammerwassers die Fortsetzung des Schnittes unmöglich macht. Um dem Schnitte genügende Länge zu geben, muß von der Lanzenspitze das Gebiet der Pupille und der untere Pupillarrand meist überschritten werden. Dadurch nähert sich die Spitze unten der Hinterfläche der Hornhaut.

Die Lanze hat beim Schnitte ohne Druck nach vorne oder nach hinten vorgeschoben zu werden. Bei Gebrauch einer tadellosen Klinge ist der fühlbare Widerstand gering. Wird mit der Lanze nach rückwärts gegen die Lederhaut gedrückt, so wird die Wunde zum Klaffen gebracht und durch Ausfluß des Kammerwassers die Weiterführung des Schnittes unmöglich, da Regenbogenhaut und Linse verletzt würden.

Aus dem gleichen Grunde ist wie bei allen die vordere Kammer eröffnenden Schnitten auch hier ein Zurückziehen der Klinge während des Schnittes unbedingt zu unterlassen. Auch beim Herausziehen des Messers nach Vollendung des Schnittes ist ein rasches Ausfließen des Kammerwassers nach Möglichkeit zu vermeiden. Daher wird das Messer langsam und ohne Druck zurückgezogen.

Mit ihm sickert das Kammerwasser langsam aus und die Pupille bleibt rund. Schneller Abfluß oder Zwicken des Kranken drängt die Regenbogenhaut nicht selten in die Wunde vor.

Der Schnitt muß parallel zum Limbus liegen. Dazu ist erforderlich, die Lanze parallel zum Limbus zu halten. Ist die eine Kante der Lanze z. B. nach vorwärts gedreht, so wird der Schnitt auf dieser Seite nicht in dem Abstande vom Limbus bleiben, den die Spitze der Lanze beim Aufsetzen hatte, sondern nach vorne gegen oder sogar in die Hornhaut abweichen. Darin liegt eben die Schwierigkeit beim Lanzenschnitte, daß gleichzeitig die Spitze der mehr und mehr nach unten vordringenden Lanze und die Schnittführung oben am Limbus beaufsichtigt werden müssen. Die Spitze der Lanze darf nie nach rückwärts gerichtet werden, da sonst beim Durchschreiten der Pupille die Linsenkapsel verletzt wird. Beim Herausziehen wird die Lanzenspitze durch eine leichte Seitwärtsdrehung aus dem Pupillargebiet entfernt und vor der Regenbogenhaut nach oben geführt. Auch kann der Schnitt dabei weiter verlängert werden, indem die Lanze entlang dem Limbus nach einer Seite hin bewegt wird.

Der Schnitt mit dem Graefeschen Messer.

Der Schnitt wird mit dem Messer gemacht:

1. bei *sehr* seichter vorderer Kammer;
2. bei weiter Pupille;
3. bei starker Hornhauttrübung, wenn dadurch der Einblick in die Kammer erschwert ist;
4. bei unruhigen Kranken.

Für das Festhalten des Auges, die Stellung des Arztes und die Verwendung der rechten oder linken Hand gelten dieselben Regeln wie für den Starschnitt. Bei sehr seichter Kammer des rechten Auges hat die Ausführung des Eingriffes von rückwärts den Vorteil, daß die rechte Hand besser auf den Kopf des Kranken aufgestützt werden kann als die linke beim Eingriff von vorne.

Die Länge des Schnittes soll dieselbe sein wie beim Lanzenschnitte, d. i. ungefähr 8 mm. Dementsprechend hat der Einstich höher oben, d. h. in größerer Entfernung vom wagrechten Meridian vorgenommen zu werden als beim Starschnitte. Um eine genügend periphere Lage zu bekommen, wird das Messer in einer Entfernung von $1\frac{1}{2}$ mm vom Limbus in der Lederhaut eingestochen. Es wird parallel zur Fläche des Limbus gehalten, da bei steilerem Ansetzen (Spitze nach rückwärts) die Regenbogenhaut und selbst die Linse verletzt werden. Nach Auftauchen der Spitze in der Kammer wird das Messer bei möglichster Vermeidung des Pupillargebietes bis in den Kammerwinkel der anderen Seite vorgeschoben und die Gegenöffnung gemacht, die dementsprechend in einem Abstand von über 1—2 mm vom Limbus in die Lederhaut zu liegen kommt. Ohne eine Unterbrechung eintreten zu lassen, wird das Messer in langsam sägenden Zügen nach oben geführt, parallel zur Fläche des Limbus, so daß der Schnitt in seiner ganzen Länge die gleiche Entfernung von der Hornhaut einhält, wie Ein- und Ausstich. Erst nach Anlangen des Messers unter der Bindehaut wird die Schneide nach vorne gedreht, um den Bindehautlappen kurz abzuschneiden.

Vorteile und Nachteile der beiden Messer. Die Ränder des Lanzenschnittes sind glatt, legen sich tadellos aneinander und verkleben schnell, so daß nach wenigen Tagen die Heilung abgeschlossen ist.

Der Schnitt mit dem GRAEFEschen Messer hat mehr Neigung zum Klaffen und schließt sich wegen seiner unregelmäßigen Ränder weniger schnell. Freilich könnte dieser Umstand in Augen mit Drucksteigerung sogar als nutzbringend in Betracht kommen, insoferne als durch eine sich weniger gut schließende Wunde leichter und länger eine Filtration von Flüssigkeit stattfindet als bei raschem und festem Wundverschluß.

Die Klinge einer Lanze ist außerordentlich empfindlich. Schon durch eine leichte Berührung beim Vorbereiten oder durch das Auskochen kann die früher tadellose Spitze geschädigt werden. Eine gut schneidende Spitze gleitet leicht und ohne merklichen Widerstand durch die Lederhaut. Ist aber die Spitze etwas verbogen oder nicht genügend scharf, so wäre es fehlerhaft, den Einstich durch Gewaltanwendung herbeiführen zu wollen. Denn in dem Augenblicke, wo die schlechte Spitze durchgedrungen ist und nun die gut schneidenden Seitenteile der Lanze in Wirksamkeit treten, gleitet die Klinge auf einmal schnell vorwärts und eine Verletzung der Regenbogenhaut und Linse wäre kaum zu vermeiden. Dieser Zwischenfall kann sich beim Lanzenschnitte aber auch ereignen, wenn ein ängstlicher Kranker plötzlich das Auge oder den Kopf kräftig bewegt.

Der Schnitt mit dem Messer ist zweifellos als ungefährlicher, besonders für den weniger Geübten, vorzuziehen. Auch ist damit leichter eine mehr periphere Lage zu erzielen, als bei Gebrauch der Lanze. Daher sind für den Schnitt mit der Lanze nur Fälle von nicht zu seichter Kammer und von enger Pupille vorzubehalten, wenn ein ruhiges Verhalten des Kranken wahrscheinlich ist.

Während die Verwendung des Messers zum Schnitte die Gefahr einer Verletzung der Regenbogenhaut und Linse durch zu rasches und tiefes Einstechen verringert, führt sie gelegentlich zu dem entgegengesetzten Fehler: dem intralamellären Schnitte. Die falsche Lage des Messers läßt sich aus dem andauernden Widerstande erkennen, der sonst nach Eindringen der Spitze in die vordere Kammer sofort verschwindet. Auch zeigt sich eine Einziehung in der Hornhaut an der Stelle des Messers, wenn versucht wird, es nach rückwärts zu drücken. Wie schon anderwärts ausgeführt, kann der Schnitt sofort an richtiger Stelle wiederholt werden, wenn noch keine Eröffnung der vorderen Kammer stattgefunden hat; ist aber das Kammerwasser schon abgeflossen, dann muß der Eingriff auf den nächsten Tag verschoben werden.

2. Die Ausschneidung der Regenbogenhaut. Sie geschieht mit den schon bei der Starausziehung beschriebenen Instrumenten: der Iriszange und der Pinzettenschere von WECKER. Die Iriszange wird in der linken Hand gehalten, geschlossen entlang der Oberfläche der Regenbogenhaut durch die Wunde bis nahe an den oberen Pupillarrand eingeführt und dort weit geöffnet, um eine Falte der Regenbogenhaut aufzuheben. Diese wird aus der Wunde hervorgezogen. Die bereitgehaltene WECKERsche Schere vollführt sofort den Schnitt (Abb. 157). Dieser aber unterscheidet sich wesentlich von dem bei der Starausziehung. Hier wird nämlich beabsichtigt, die Regenbogenhaut ganz nahe ihrer Wurzel und soviel wie möglich von ihr zu entfernen. Daher durchtrennt die Schere, die hart an der Lederhaut und parallel zur Wunde gehalten wird, während sie deren Ränder leicht niederdrückt, zuerst nur die rechte Hälfte der vorgezogenen Falte und, nachdem deren übriggebliebener Teil mit der

Pinzette noch weiter gegen den anderen Wundwinkel geleitet und dadurch noch mehr Gewebe aus dem Auge hervorgezogen worden ist, mit einem zweiten Schnitte die linke Hälfte. Da die Regenbogenhaut gewöhnlich sehr empfindlich ist, muß sie so schnell wie möglich vorgezogen und abgeschnitten werden. Die Schere hat daher schon während des Fassens der Regenbogenhaut knapp neben der Wunde schnittbereit gehalten zu werden. Die Empfindlichkeit der Regenbogenhaut wird beträchtlich herabgesetzt, wenn nach dem Schnitte einige Tropfen einer 10 % Kokainlösung auf die Wunde aufgeträufelt werden, nachdem diese durch einen leichten Druck des Spatels auf den skleralen Wundrand zum geringen Klaffen gebracht worden ist.

3. Das Zurechtstreichen. Es geschieht in der gleichen Weise wie bei der Starausziehung, ist aber meist dadurch erschwert, daß die Kolobomschenkel durch den hohen Druck in die Wundwinkel eingezwängt werden und die Regenbogenhaut wegen Atrophie wenig Neigung zeigt, von selbst in ihre richtige Lage zurückzukehren. Es ist aber unerläßlich, sie genau zurechtzulagern, da sie sonst in die Wunde einheilt, wodurch Rückfälle der Drucksteigerung verursacht werden. Da durch den Spatel die Linsenkapsel verletzt werden kann, soll er mit ihr nur wenig in Berührung kommen. Nur wenn er vom Kammerwinkel aus die Sphinkterecke in die richtige Lage hinuntergestreift hat, muß er, um sie nicht wieder nach oben zurückzudrängen, im Bereiche des Koloboms aus dem Auge herausgeführt werden. Dabei darf nicht durch schräge Haltung die eine Kante des Spatels gegen die Linsenkapsel gerichtet

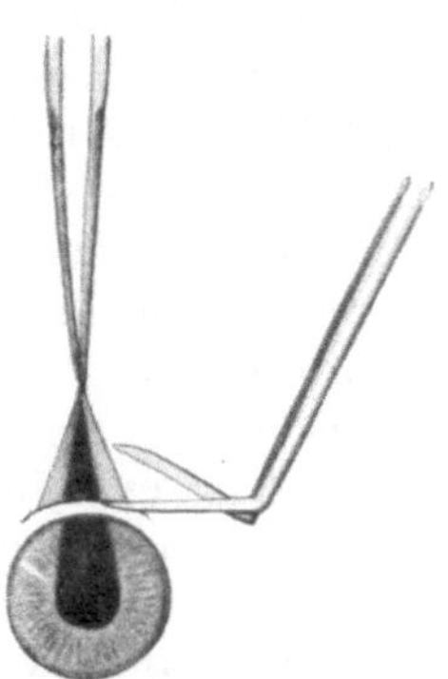

Abb. 157. Umrißzeichnung. Eine Falte der Regenbogenhaut wurde mit der Pinzette aus dem Auge hervorgeholt. Die Blätter der Schere sind gleichgerichtet zum Limbus und werden an der Wurzel angelegt. Zunächst wird eine Hälfte der Falte durchtrennt.

sein, da diese dadurch geritzt werden könnte, sondern die Fläche des Spatels hat zur Fläche der Linsenkapsel parallel zu liegen.

So sehr die richtige Lage der Sphinkterecken erwünscht ist, so können doch verschiedene Umstände es rätlich erscheinen lassen, von weiteren Versuchen, sie zurückzuschieben, Abstand zu nehmen, z. B. beim Klaffen der Wunde. Die Schwierigkeiten bei unruhigen Kranken, wenn sie nicht veranlaßt werden konnten, nach unten zu blicken, sind heute durch die Zügelnaht vollständig behoben. Daher ist es auch nicht mehr notwendig, in solchen Fällen das Auge mit der Pinzette anzufassen und festzuhalten. Denn dies hat den Nachteil, die Wunde zum Klaffen zu bringen und die Gefahr einer Linsenkapselverletzung zu erhöhen, zumal da sich der Rand der Linse unter dem Einflusse des Druckes im Augeninnern nicht selten gegen die Wunde zu dreht.

Wird trotz gelungenem Zurechtschiebens die Kolobomecke immer wieder gegen die Wunde getrieben, so ist dies ein Zeichen, daß der Augeninhalt vordrängt. Es werden daher weitere Versuche unterlassen, um den Eingriff nicht mit Linsenaustritt oder Glaskörpervorfall zu beenden.

Bleiben aber vom Anfang an die Versuche, die Regenbogenhaut zurechtzulagern, erfolglos, weil sie in die Wundecken eingeklemmt ist, so wird sie dort aufgefaßt und ausgeschnitten, worauf sich der Kolobomschenkel nicht selten von selbst in die richtige Lage zurückbegibt.

Wurde der Schnitt mit dem GRAEFEschen Messer gemacht, so muß schließlich für eine richtige Lage des Bindehautlappens Sorge getragen werden, bevor der Verband angelegt wird.

Zwischenfälle beim Schnitte. Die meisten sind schon bei der Starausziehung besprochen worden und werden daher hier nur kurz erwähnt:

1. *Ausreißen der Bindehaut beim Anfassen mit der Pinzette.* Kommt bei Verwendung der Zügelnaht kaum noch vor und hat keine Bedeutung.

2. *Intralamellärer Schnitt.*

3. *Anspießen der Regenbogenhaut* mit dem GRAEFEschen Messer.

Bei der seichten Kammer gerät die Messerspitze leicht in einen der Vorsprünge der Oberfläche der Regenbogenhaut. Diese Fasern werden aber meist beim Vorschieben des Messers durchtrennt, so daß sich die Regenbogenhaut, frei geworden, wieder in ihre richtige Lage zurückzieht. Wie bei allen die Kammer eröffnenden Schnitten gilt auch hier als Hauptregel, das Messer nicht zurückzuziehen, da durch das Ausfließen des Kammerwassers der Schnitt nicht mehr fortgesetzt werden könnte. Das Messer müßte nur zurückgezogen werden, wenn es beim Einstich hinter die Regenbogenhaut geraten wäre, weil bei Fortführung dieses fehlerhaften Schnittes diese und die Linse noch mehr verletzt würden, als wenn das Messer sofort herausgezogen wird.

Da der Schnitt kürzer ist als der Starschnitt und für gewöhnlich oberhalb des Pupillargebietes zu liegen kommt, fällt die Regenbogenhaut trotz der seichten Kammer selten ins Messer.

4. *Erzeugung einer Iridodialyse beim Lanzenschnitt.* Wenn sich die Lanzenspitze in der Regenbogenhaut verfängt, so wird diese beim Vorschieben der Lanze nach unten gezerrt und schließlich von ihrem Ansatze abgerissen. Es folgt meist eine heftige Blutung, die weiterhin den Eingriff wesentlich behindert. Da die Pinzette beim Versuche, die abgelöste Regenbogenhaut vorzuziehen, durch die Lücke hinter sie gleitet und die bloßliegende Linsenkapsel gefährdet, wird an ihrer Stelle das stumpfe Häkchen dazu verwendet.

5. *Verletzung der Hornhaut von hinten her durch die Lanzenspitze.* Je weiter die Lanze in die Kammer vorgeschoben wird, um so mehr nähert sich ihre Spitze der hinteren Hornhautwand unten und kann, wenn es nicht rechtzeitig bemerkt wird, in das Hornhautgewebe selbst eindringen. Eine strichförmige Trübung bleibt an dieser Stelle für immer zurück.

6. *Schlechte Lage des Schnittes* ist die Folge einer unrichtigen Haltung des Messers (Drehung der Schneide nach vorne) oder einer falschen Lage des Einstiches. Ist der Schnitt stark gegen die Hornhaut vorgerückt, so kann die Regenbogenhaut nicht an der Wurzel abgeschnitten werden. Besonders zu warnen ist vor einem zu langen Schnitt, der bei Gebrauch des Messers durch einen zu weit unten gelegenen Einstich erzeugt werden könnte. Durch den hohen intraokulären Druck würde die Wunde zu klaffen anfangen und sich die Linse in ihr einstellen.

6. *Eine starke Blutung* aus erweiterten Bindehaut- oder vorderen Ziliargefäßen tritt gelegentlich schon während des Schnittes auf. Die vordere Kammer füllt sich mit Blut, die Regenbogenhaut wird unsichtbar. Man versuche zunächst, das Blut unter leichtem Niederdrücken der peripheren Wundlippe aus dem Auge herauszustreifen. Doch sammelt es sich meist schnell wieder an. Hat es sich aber in Form eines Gerinnsels an die Wände der vorderen Kammer

angelegt, so gelingt es nicht mehr, die Kammer davon freizubekommen. Da die Pupille unsichtbar wurde, ist die Linsenkapsel beim Hervorholen der Regenbogenhaut gefährdet. Auch die Kolobomschenkel müssen unter diesenUmständen ohne Einblick in die Kammer zurechtgestreift werden.

Zwischenfälle beim Ausschneiden der Regenbogenhaut. Das Ausschneiden der Regenbogenhaut ist bei Glaukom durchschnittlich viel schmerzhafter als bei der Starausziehung, die Anästhetika wirken wegen der Blutüberfüllung des Auges und vielleicht auch wegen Änderung der Diffusionsverhältnisse weniger. Die Regenbogenhaut kann beim Anfassen mit der Pinzette durch eine plötzliche Ruckbewegung des Kranken von ihrem Ansatze abgerissen, ja es kann selbst ein großes Stück von ihr ausgerissen werden. Daher werden nach dem Schnitte einige Tropfen einer keimfreien 10% Kokainlösung auf die Wunde geträufelt. Indem die Lösung unmittelbar auf die Regenbogenhaut einwirkt, wird deren Empfindlichkeit sehr herabgesetzt.

Gegen eine Einspritzung einer Kokainlösung unter die Bindehaut vor Beginn des Schnittes, wodurch die Regenbogenhaut ganz unempfindlich gemacht werden kann, ist einzuwenden erstens, daß dadurch die Anlage des Schnittes wegen der Auflockerung der Bindehaut und wegen der starken Verschmälerung der Regenbogenhaut erschwert und durch diesen letzten Umstand die Linse beim Schnitte und beim Auffassen der Regenbogenhaut mit der Pinzette gefährdet wird, namentlich aber zweitens, daß die Regenbogenhaut nur schwer zurechtgestreift werden kann, da die Lage der Schenkel wegen ihrer Kürze nicht begutachtet werden kann und die Membran vollständig erschlafft ist und keine Neigung zeigt, von selbst in die richtige Lage zurückzugehen oder beim Zurechtstreifen durch Zusammenziehen ihres Gewebes mitzuhelfen.

Bei vorgeschrittenem Glaukom ist die Regenbogenhaut infolge starken Gewebsschwundes manchmal so zerreißlich, daß die Pinzette beim Versuche, sie zu fassen, ausreißt. Dadurch wird es unmöglich, sie regelrecht auszuschneiden. Wenn die Regenbogenhaut bei vorgeschrittenem Glaukom in ihrer oberen Hälfte so schmal geworden ist, daß sie hinter dem Limbus verschwindet, wird das Kolobom nach unten angelegt, wo sie gewöhnlich noch etwas breiter blieb. Da diese Augen durch das Glaukom bereits sehr schwer beeinträchtigt sind, kommt eine Störung des Sehvermögens durch das unverdeckte Kolobom nicht in Betracht.

Je früher die Iridektomie bei Glaukom vorgenommen wird, um so leichter ist sie. Solange die vordere Kammer nicht zu seicht und die Regenbogenhaut noch fast normal ist, erzielt der Eingriff ein breites Kolobom, das wegen der peripheren Lage des Schnittes bis zur Wurzel reicht. Wenn aber der Kammerwinkel einmal durch die Anlagerung der Wurzel verödet ist, kann dem Schnitte nicht die gewünschte periphere Lage gegeben werden. Damit verringert sich auch der Einfluß des Eingriffes.

Verletzungen der Linsenkapsel können durch die Lanze oder das Messer, durch die Irispinzette oder durch den Spatel erzeugt werden und sind von einer Linsentrübung gefolgt. Da die Verletzung das Gebiet der vorderen Kapsel betrifft, kann später bei der Untersuchung in seitlicher Beleuchtung die Kapselwunde, von wo der Star ausgegangen ist, nachgewiesen werden. Der Star wird nicht immer vollständig, sondern beschränkt sich häufig auf eine Trübung in der Umgebung der Kapselwunde oder auf eine sternförmige Trübung in der vorderen oder hinteren Rindenschicht.

Besonders häufig wird die Kapsel durch die Irispinzette verletzt. Diese soll durch die Wunde parallel zur Regenbogenhaut in das Auge eingeführt und nur bis nahe an den Pupillarrand vorgeschoben, nicht aber in den Bereich der Pupille selbst gebracht werden. Ist die Regenbogenhaut schon in die Wunde vorgeschwemmt, so hat die Pinzette überhaupt nicht in das Augeninnere einzudringen, sondern hebt die bloßliegende Haut auf, die nach Zurücklegen des Bindehautlappens auf die Hornhaut leicht sichtbar ist. Die Zügelnaht beseitigt alle die Gefahren, die der Linsenkapsel dadurch drohen, daß der Kranke nicht gut nach unten oder unstät herumschaut oder beim Einführen der Pinzette plötzlich nach oben blickt. Es ist daher kaum je mehr notwendig, an Stelle der Irispinzette mit dem stumpfen Häkchen die Regenbogenhaut hervorzuholen. Man vermeidet dies um so lieber, als es dabei oft nur gelingt, ein kleines Stück auszuschneiden, so daß auf ein größeres Kolobom verzichtet werden muß.

Spontane Berstung der Linsenkapsel. Es kann schließlich bei Glaukomiridektomien die Linsenkapsel im Bereiche des Äquators auch *spontan* bersten, wenn nach Eröffnung des Auges die Linse durch den hohen Glaskörperdruck oder durch Steigerung des Druckes im Anschlusse an eine Blutung unter die Aderhaut nach vorne gedrängt und mit ihrem Rande in die Wunde eingestellt wird. Die dem Drucke ausweichende Linsenmasse bringt alsdann die Kapsel am Äquator zum Bersten. Daher kann die Rißstelle bei seitlicher Beleuchtung nicht entdeckt werden; die Trübung nimmt darauf meistens in der hinteren Rinde ihren Anfang. In schweren Fällen wird die Linsenkapsel in großer Ausdehnung eröffnet, worauf der Lurseninhalt samt dem Kern aus der klaffenden Wunde ausgetrieben wird. Zu solchen Vorkommnissen neigen Augen mit langdauernder Drucksteigerung, wenn der Druck besonders hoch, die vordere Kammer fast aufgehoben, die Regenbogenhaut atrophisch und das Auge sehr schmerzhaft ist.

Subluxation der Linse. Durch die Eröffnung der vorderen Kammer und den Abfluß des Kammerwassers vollzieht sich eine Lageveränderung der Linse, die sich bis zu einer Subluxation steigern kann. Die Linse rückt im ganzen nach vorne und dreht sich infolge des geringeren Widerstandes der Augenhüllen im Bereiche der Wunde mit ihrem oberen Rande nach vorne. Eine Subluxation der Linse gestaltet die Vorhersage für das spätere Verhalten des Auges schlecht. Die vordere Kammer stellt sich lange nicht her, der Druck erhöht sich wieder, und solche Augen sind trotz verschiedenen Eingriffen, die vorgenommen werden, um den Druck herabzusetzen, gewöhnlich verloren.

Da alle Instrumente, die in das Auge eingeführt werden, für die Linsenkapsel gefährlich werden können, hat, wie schon eine Zahl von Augenärzten (insbesondere ELSCHNIG, ZIRM u. a.) vor ihm, zuletzt SALZMANN ein Verfahren für die Iridektomie empfohlen, das er *Iridectomia ab externo* nennt, und dem er nachrühmt, daß der Eingriff ausgeführt werden kann, ohne daß mit einem einzigen Instrument in die vordere Kammer eingegangen zu werden braucht.

Verfahren. Bildung eines Bindehautlappens wie beim ELLIOTschen Eingriff. Der Lappen wird auf die Hornhaut nach unten geschlagen. Mit der Spitze der senkrecht aufgesetzten Lanze werden im Sulcus sclerae externus, also etwa 1 mm entfernt vom Hornhautrand und diesem konzentrisch in der Länge von 7 mm die oberflächlichen Lamellen der Lederhaut eingeritzt. In der gleichen Weise dringt die Lanze Schichte für Schichte durchtrennend weiter gegen die Tiefe vor. Bei dieser Schnittführung gerät der Schnitt in den tiefen Schichten in das Hornhautgewebe. Gewöhnlich wird die Kammer zuerst an einer kleinen Stelle eröffnet. Dies verrät sich durch Abfluß einer kleinen Menge von Kammerwasser und Auftreten eines kleinen Vorfalls der Regenbogenhaut. Von da an wird nur noch dort geritzt, wo die Regenbogenhaut noch nicht vorgefallen ist, bis der Vorfall endlich in der ganzen Länge bloßliegt. Nun wird der Vorfall mit der WECKERschen Schere an der Außenfläche der Lederhaut abgetragen. Da infolge der rechtwinkeligen Kanten der inneren Wunde die Regenbogenhaut nicht eingeklemmt wird, zieht sie sich gewöhnlich von selbst an ihre richtige Stelle zurück, oder es gelingt dies durch leichte Massage an der Wunde. Es kann daher auch das Eingehen mit dem Spatel in die Wunde vermieden und somit der ganze Eingriff ausgeführt werden, ohne daß auch nur ein Instrument in die vordere Kammer gebracht wird.

Die Gefahr einer Linsenkapselverletzung ist also damit umgangen. Freilich Glaskörper scheint nach SALZMANN öfters auszutreten als bei der gewöhnlichen Iridektomie.

Der Einschnitt von außen erfordert nicht jenen Grad von Geschicklichkeit wie der Schnitt mit dem GRAEFEschen Messer und wird daher Anfängern und weniger geübten Wundärzten willkommen sein. Er hat übrigens auch den Vorteil, daß das Kammerwasser nicht so plötzlich abfließt wie sonst und daher auch die Linse nur langsam vorrückt und sich in ihrer Form der neuen Lage anpassen kann. Es wird somit auch die Gefahr einer spontanen Berstung der Linsenkapsel dadurch gewiß vermindert, wenn nicht aufgehoben.

Vorfall von Glaskörper. Zu Vorfall von Glaskörper kommt es nicht selten bei Eingriffen an Augen mit absolutem Glaukom, besonders wenn sich die Lederhaut schon ausgedehnt hatte. Durch den Vorfall wird es meist unmöglich, die Regenbogenhaut auszuschneiden. Auch lassen sich die Kolobomschenkel nicht mehr zurückstreichen, sobald Glaskörper erschienen ist. Durch die Einlagerung des Glaskörpers bleibt die Wunde klaffend, die Heilung wird verzögert und schließlich muß die Heilung mit einer vorgewölbten Narbe noch als ein guter Ausgang hingenommen werden, wenn das Auge von weiterer Drucksteigerung verschont bleibt. Meistens aber setzen erneute Anfälle von Drucksteigerung ein, die wegen der Schmerzen, die sie verursachen, schließlich zur Ausschälung des Auges führen.

Man nimmt daher mit Recht bei weit vorgeschrittenem oder absolutem Glaukom von der Iridektomie Abstand und verwendet an ihrer Stelle andere Eingriffe, welche das Auge weniger breit eröffnen. Damit wird auch die Gefahr der expulsiven Blutung vermieden.

Expulsive Blutung. Gelegentlich wird durch den Glaskörpervorfall ein noch schlimmeres Ereignis eingeleitet: die expulsive Blutung. Dadurch, daß bei Eröffnung des Auges der Druck plötzlich und in hohem Maße herabgesetzt wurde, beginnt es unter die Aderhaut heftig zu bluten, wodurch diese samt der Netzhaut nach vorne gedrängt und durch die Wunde aus dem Auge herausgepreßt wird. Gerade bei dem Eingriff an Augen mit absolutem Glaukom tritt dieses Ereignis keineswegs selten ein, auch ohne daß Glaskörperverlust vorhergegangen wäre. Ausnahmsweise kann eine expulsive Blutung auch bei einer Iridektomie eintreten, die im Frühstadium des Glaukoms in noch gut sehendem Auge ausgeführt worden ist. Die Bedingungen dafür sind durch eine besonders starke Erhöhung des intraokularen Druckes und durch eine Steigerung des Blutdruckes gegeben. Die erstere wird durch eine Punktion der Lederhaut beseitigt, die unmittelbar vor der Iridektomie gemacht wird, der hohe Blutdruck aber, wie schon zuvor erwähnt, durch einen ausgiebigen Aderlaß. Die Blutung wird durch Anlegen eines kräftigen Druckverbandes gestillt. Da diese Augen in der Folge unter schmerzhaften Entzündungen allmählich schrumpfen, werden sie gleich, nachdem der Augeninhalt ausgestoßen worden ist, herausgenommen.

Basale Iridektomie.

Um bei Fällen von entzündlichem Glaukom die Gefahren, die bei Kranken mit starker Blutdrucksteigerung und starker Erhöhung des Augendruckes mit der breiten Eröffnung der Lederhaut bei der gewöhnlichen Iridektomie verbunden sind, zu vermeiden, wurde das Verfahren der basalen Iridektomie von neuem empfohlen. Nach Ablösung der Bindehaut durch einen Einschnitt mit der Schere von oben her (wie zum ELLIOTSchen Eingriff) wird die Lanze, die etwa 2 mm ober dem Limbus angesetzt wird, schräg in die Kammer eingeführt bis zu einer Schnittlänge von etwa 3 mm. Die Lanze wird langsam zurückgezogen. Die Irisperipherie fällt in die kleine Wunde und wird ausgeschnitten. Wenn sich der Sphinkterteil nicht von selbst zurückzieht, wird er durch eine leichte Massage an der Oberfläche des Auges gewöhnlich an die richtige Stelle zurückgebracht. Da der Bindehautlappen den Einblick in die Kammer stört, muß er vom Gehilfen während des Eingriffes entsprechend abgezogen werden. Nachträglich wird er in seine richtige Lage zurückgebracht. Nähte sind nicht notwendig.

Auch optische Gründe können für die Wahl dieses Verfahrens maßgebend sein, um die Pupille rund zu erhalten. Nach dem Eingriff ist die Pupille durch Homatropin weit zu halten, um das Entstehen von hinteren Synechien zu verhindern.

Wiederkehr der Drucksteigerung wegen Einheilung der Regenbogenhaut in die Schnittwunde.

Steigert sich im Anschlusse an die Einheilung eines oder beider Kolobomschenkel in die Wunde von neuem der Druck, so muß der eingeheilte Schenkel freigemacht werden. Nach Einstich auf der einen Seite des Narbenwinkels wird das GRAEFEsche Messer durch die vordere Kammer bis jenseits der Einheilungsstelle geführt und dort sehr peripher ausgestochen. Der Schnitt wird darauf in sägenden Zügen vollendet. Häufig trennt das Messer dabei schon die Regenbogenhaut von der Narbe ab und der Sphinkter zieht sich unmittelbar nach dem Schnitte in seine richtige Lage zurück. Ist dies aber nicht der Fall, so muß die Regenbogenhaut mit der Pinzette aus der Wunde hervorgeholt und so breit als möglich ausgeschnitten werden. Darauf folgt das Zurechtstreichen des Schenkels. Der bei dem Reizzustande des Auges oft schwierig durchzuführende Eingriff lohnt sich meist durch einen günstigen Erfolg: die früher vorgewölbte und schwärzlich durchscheinende Narbe heilt bald flach aus und der Druck erhöht sich nicht wieder.

Dieser Eingriff ist auch in den Fällen am Platze, wo die Regenbogenhaut nach Starausziehung eingeheilt war und sich im Anschluß daran der Druck erhöht hatte. Um ein Klaffen der Wunde und Vorfall des Glaskörpers zu verhindern, wird eine Bindehautbrücke stehengelassen und unter ihr die Regenbogenhaut hervorgeholt. Auch zystische Narben nach Starausziehung werden in gleicher Weise beseitigt.

Über das Glaucoma malignum.

Das Glaucoma malignum ist nicht eine besondere klinische Form des Glaukoms an sich, sondern wir reihen unter diesem Namen die Fälle von Glaukom ein, welche auf irgendeinen Eingriff, der gegen die Drucksteigerung unternommen worden ist, ausgesprochen schlecht und mit erneuter schwerer Drucksteigerung antworten und trotz aller Bemühungen an der Drucksteigerung erblinden. Meist sind es Fälle von ausgesprochen chronischem Verlauf ohne alle Reizerscheinungen. Augen, die, wenn auch nur angedeutet, dem Typus des chronischen entzündlichen Glaukoms angehören, zeigen fast nie einen solchen postoperativen Verlauf. Fast immer sind es Augen, die sich zur Zeit des Eingriffes schon in einem vorgeschrittenen Stadium des Leidens befinden: totale Exkavation und starke Einengung des Gesichtsfeldes, während die Sehschärfe oft noch normal ist. Gerade letzterer Umstand macht den unglücklichen postoperativen Verlauf zu einem um so tragischeren Ereignis. Dazu kommt noch, daß sich der maligne Verlauf fast ohne Ausnahme auch bei einem Eingriff am zweiten Auge einstellt.

Die vordere Kammer solcher Augen ist immer sehr seicht, der Druck gewöhnlich stark erhöht, die Augen bereiten aber meist keine besonderen subjektiven Beschwerden, so daß der Kranke keine Ahnung von dem Ernst der Lage hat. Die Reaktion des Auges auf den Eingriff ist ausgesprochen bösartig: Das vorher blasse Auge ist stark injiziert, die früher glänzende Hornhaut wird matt und trübe, die vor dem Eingriffe seichte Kammer stellt sich nicht mehr her, die Regenbogenhaut wird verfärbt, sehr schnell atrophisch, durch Miotika nicht mehr beeinflußbar, das Auge wird steinhart und gewöhnlich bestehen heftige Schmerzen. Es kann durch den Eingriff geradezu ein schwerer Glaukomanfall ausgelöst werden und dieser jeder weiteren Behandlung trotzen. So werden die Augen gewöhnlich in kurzer Zeit unheilbar blind und müssen nicht selten wegen andauernder Schmerzen schließlich herausgenommen werden.

Es ist leider nicht möglich, den postoperativen malignen Verlauf vorherzusagen, so daß man daraus die Folgen ziehen könnte, den Eingriff zu unterlassen. Nur größere Erfahrenheit erlaubt gelegentlich die Vermutung auszusprechen, daß das Auge auf den Eingriff bösartig reagieren könne. Am meisten scheint die Iridektomie, vielleicht besonders wenn der Einschnitt mit dem Graefeschen Messer lang und sehr peripher gemacht wird, einen malignen Verlauf auslösen zu können.

Aber wir haben Glaucoma malignum auch nach Zyklodialyse beobachtet. Ganz sicher kommt sie auch nach Sklerektomie vor, auch bei anscheinend offener Lücke. Dies erweckt die Überzeugung, daß diese bösartige Drucksteigerung wenigstens nicht unmittelbar mit dem Freisein der Abflußwege etwas zu tun hat, sondern auf einer Volumzunahme des Glaskörpers beruht, vielleicht auf einer Quellung seines Gewebes, auf einer Wasseranspeicherung bei Verlust der Möglichkeit es abzugeben. Dadurch wird das Iris-Linsendiaphragma nach vorne gedrückt, an die hintere Hornhautwand angepreßt und damit ist jede Regulierung durch einen verstärkten Abfluß ganz unmöglich geworden.

Tatsache ist, daß beim malignen Glaukom alle Eingriffe, die irgendwie den Kammerwinkel betreffen, ohne jeden Einfluß sind, ja die Reizung des Auges nur noch erhöhen. Der einzige Eingriff, der kein malignes Glaukom auszulösen scheint, ist die hintere Sklerotomie. Freilich wird sie als erster Eingriff fast nie versucht, denn sie vermag die Drucksteigerung auf die Dauer fast gar nicht zu beeinflussen. Nach Eintritt des malignen Verlaufes vermag sie aber die Drucksteigerung auch nicht vorübergehend zu beseitigen.

Ist das eine Auge an malignem Glaukom zugrunde gegangen, so pflege ich den Eingriff am zweiten Auge abzulehnen und ziehe es vor, alle friedlichen Mittel auszunützen, wozu bei gesteigertem Grundumsatz die Röntgenbestrahlung der Schilddrüse, bei herabgemindertem Grundumsatz die Hautbestrahlung mit Buckystrahlen gehört. Freilich tritt auch dabei schließlich die Erblindung meist innerhalb weniger Jahre ein. Der einzige Eingriff, der gewagt werden könnte, ist die hintere Sklerotomie. Im Falle, daß sie gut vertragen wird, könnte sie auch öfters wiederholt werden.

II. Der vordere Lederhautschnitt (Sclerotomia anterior nach WECKER).

Anzeigen. Die vordere Sklerotomie wird fast ausschließlich für Augen verwendet, wo nach Eingriffen, die schon vorher gegen die Drucksteigerung ausgeführt worden sind, sich diese wieder eingestellt hat, insbesondere wenn sich

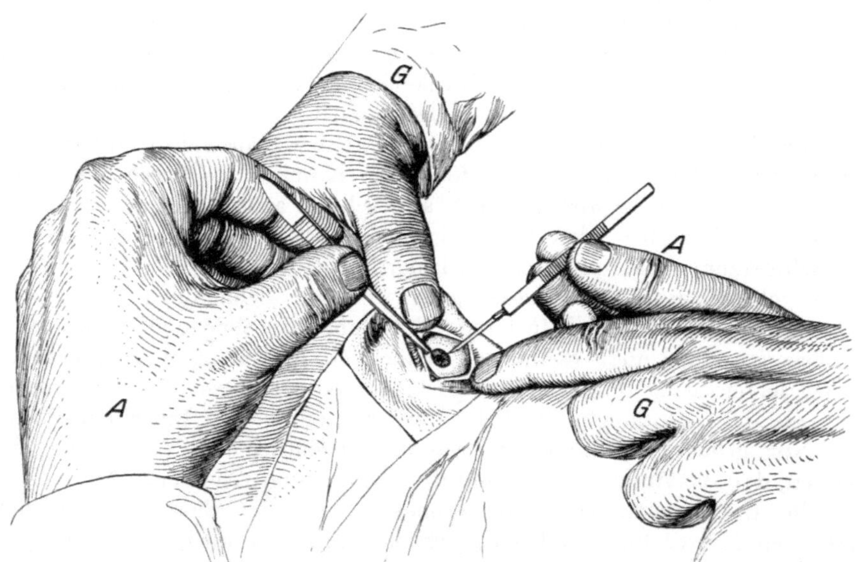

Abb. 158. Vordere Sklerotomie am linken Auge nach unten. Beginn des Schnittes. Die linke Hand hält mit der Pinzette das Auge oben. Die Schneide des Messers ist nach unten gerichtet. Der Einstich liegt gut 1 mm vom Limbus entfernt in der Lederhaut. Das untere Lid wird vom Gehilfen weit nach unten geschoben.

nach GRAEFEscher Iridektomie der Druck nach längerer Zeit wieder erhöht. Beim Hydrophthalmus, wo der vordere Lederhautschnitt wegen seiner gegenüber der Iridektomie geringeren Gefährlichkeit von vielen Ärzten geübt worden ist, ist er durch die wirksamere Trepanation verdrängt worden.

Der Schnitt. Die vordere Sklerotomie wird mit dem GRAEFEschen Starmesser ausgeführt. Der Schnitt ist einigermaßen dem zur Ausziehung des

Altersstares ähnlich, unterscheidet sich aber von ihm durch seine *periphere* Lage. Er kann nach oben oder unten angelegt werden. Mit der Pinzette ist das Auge an einer solchen Stelle zu fassen, daß es dem Messer nicht den Weg verlegt. Der Eingriff bezweckt, den Kammerwinkel ein- zuschneiden. Daher müssen der Einstich und der Ausstich mindestens 1—1¹/₂ mm vom Limbus ent- fernt in der Lederhaut liegen. Da nur von außen her das Messer in die richtige Stellung gebracht werden kann, gilt für die Verwendung der rechten und linken Hand dasselbe, was schon bei der Starausziehung gesagt worden ist. Das Messer

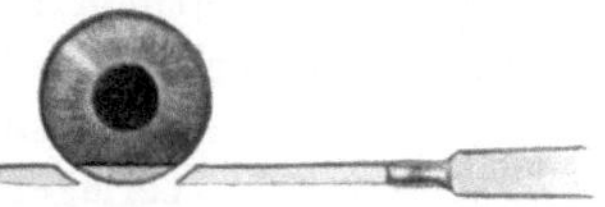

Abb. 159. Umrißzeichnung. Lage des Messers im Auge nach vollendetem Ausstiche. Ein- und Ausstich liegen gut 1 mm vom Limbus entfernt in der Lederhaut.

wird in 2—3 mm hohem Abstand vom äußeren Ende des wagrechten Meridians und parallel zur Ebene des Limbus durch die Lederhaut in die vordere Kammer eingeführt (Abb. 158), langsam zwischen Hornhaut und Regenbogenhaut bis

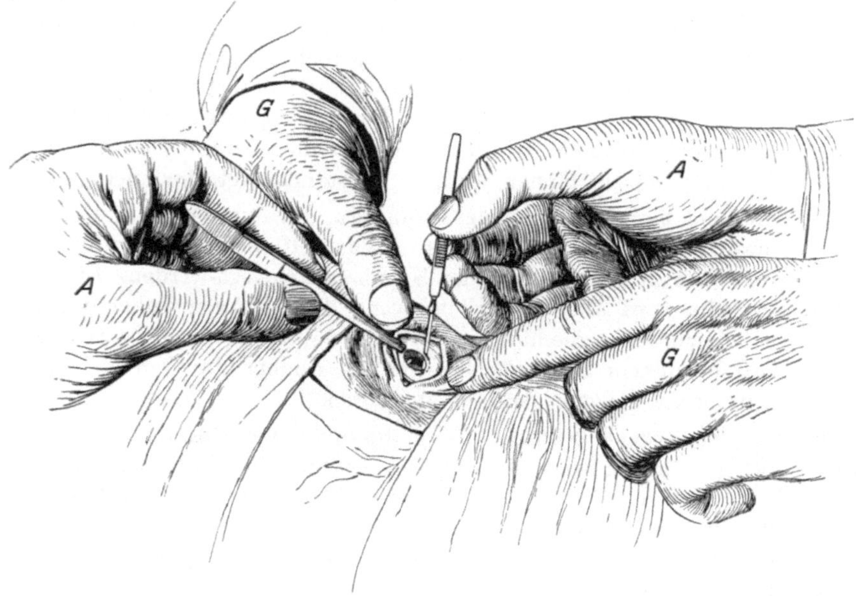

Abb. 160. Vordere Sklerotomie. Beendigung des Schnittes. Um im Bereiche der stehengelassenen Lederhautbrücke (punktierte Linie) doch die inneren Lagen der Lederhaut zu durchtrennen, wird das Messer durch die Hebung seines Griffes so gedreht, daß seine Spitze den Kammerwinkel in gewünschter Weise einschneidet. Man beachte die Verschiedenheit in der Stellung der messer- führenden Hand beim Einstechen (Abb. 158) und beim Herausziehen des Messers (in Abb. 160).

in den Kammerwinkel der anderen Seite vorgeschoben, von wo aus die Gegen- öffnung angelegt wird, so daß die Spitze in dem angegebenen Abstande vom Limbus erscheint (159). In den sägenden Zügen wird nunmehr der Schnitt fortgeführt nach denselben Regeln wie beim Starschnitte, aber *nicht vollendet*, indem das Messer *vor* der Durchtrennung der restlichen Lederhautbrücke aus dem Auge herausgezogen wird (Abb. 160). Da jedoch auch in diesem Bereiche der Kammerwinkel eingeschnitten werden soll, muß der Griff des Messers während des Herausziehens eine solche Richtungsänderung (Hebung beim Schnitt nach unten, Senkung beim Schnitt nach oben) vornehmen, daß die

Spitze den Kammerwinkel in der Ausdehnung der Brücke von innen her einschneidet (Abb. 161). Die Länge des Schnittes ist etwas geringer als die des
Starschnittes. Die Regenbogenhaut bleibt nach Vollendung des Schnittes
meist in ihrer richtigen Lage, besonders bei ruhigem Verhalten des Kranken.
Sollte sie aber verlagert oder gar vorgefallen sein, so wird sie zurückgestrichen.
Wird sie am Tage nach dem Eingriffe beim Verbandwechsel
verlagert gefunden, so wird der Vorfall ausgeschnitten.

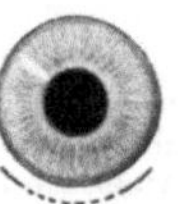

Abb. 161. Umriß-
zeichnung. Die aus-
gezogene Linie be-
deutet den durch-
bohrenden Teil des
Schnittes, die punk-
tierte Linie dagegen
den, wo nur die
inneren Lagen der
Lederhaut durch-
trennt worden sind.

Zwischenfälle und Fehler.

Intralamellärer Schnitt. Ist das Messer beim Einstich nach
vorne gerichtet, anstatt parallel zur Ebene des Limbus, so
dringt es zwischen die Lamellen der Hornhaut ein. Der Geübte merkt den Fehler durch das Andauern des Widerstandes,
der sich dem Vorschieben des Messers entgegensetzt. Wird
der Fehler erkannt, bevor noch die vordere Kammer eröffnet
wurde, so wird das Messer zurückgezogen und der Schnitt
von neuem begonnen. Ist jedoch das Kammerwasser schon
abgeflossen, so muß der Eingriff unterbrochen werden, da
sonst die Regenbogenhaut verletzt wird. Die auf die intralamelläre Schnittführung gelegentlich folgende traumatische Hornhauttrübung ist von keiner
ernsten Bedeutung, da sie binnen kurzem vollständig verschwindet.

Nicht genügend periphere Lage des Schnittes. Da nur dann ein Erfolg des
Schnittes erwartet werden kann, wenn er den Kammerwinkel durchsetzt,
so darf er weder am Limbus noch in der Hornhaut angelegt werden. Ein Fehler
in dieser Hinsicht wird aber erklärlich, wenn der Kammerwinkel durch die
Anlötung der Iriswurzel an die hintere Hornhautwand weiter nach vorne verlegt
wurde, so daß bei einem Einstiche jenseits des Limbus die Gefahr bestünde,
das Messer hinter die Regenbogenhaut zu führen.

Verletzung der Regenbogenhaut. Wird die Spitze des Messers zu steil durch
die Lederhaut geführt, so wird die Regenbogenhaut durchbohrt und die Linse
verletzt. Verlegt ihre Wurzel den Kammerwinkel, so wird durch das ein-
dringende Messer die Regenbogenhaut von ihrem Ansatze abgetrennt oder auf
eine größere Strecke abgerissen. Die Iridodialyse ist meist von einer starken
Blutung gefolgt.

Dauererfolge werden durch die vordere Sklerotomie beim Glaukom nur
erzielt, wenn sie für die Fälle verwendet wird, wo sich nach einer regelrechten Iridektomie von neuem der Druck erhöht hat. Eine zweite Iridektomie wird nach Möglichkeit vermieden, da sie, besonders wenn sie unten
ausgeführt wird, das Sehvermögen beträchtlich stört. Die Sklerotomie kann
auch mehrere Male an demselben Auge, wenn nötig, wiederholt werden, da der
Schnitt nach unten oder oben, oder an einer sonst günstig gelegenen Seite angelegt werden kann.

Besteht schon ein Kolobom nach oben, so wird der Schnitt nach unten vorgezogen, weil dabei das Messer durch die Regenbogenhaut von der Linse getrennt
ist und dadurch einer Verletzung der Linsenkapsel vorgebeugt wird. Wie vor
jedem Eingriff bei Glaukom wird auch hier die Pupille durch wiederholtes
Einträufeln von Miotika so eng als möglich gemacht.

III. Die Ausschneidung der Lederhaut.

a) Verfahren nach Lagrange.

WECKER beabsichtigte durch den vorderen Lederhautschnitt eine Narbe
zu erzeugen, die für die Augenflüssigkeit durchgängig wäre (Filtrationsnarbe),
so daß sich durch den beständigen Abfluß von Kammerwasser der Augendruck
nicht mehr erhöhen könnte. Eine solche Filtrationsnarbe kommt aber bei
diesem Eingriff in Wirklichkeit nicht zustande. Die Wundränder liegen so
dicht aneinander, daß sie unmittelbar miteinander verwachsen. Ein bloßer

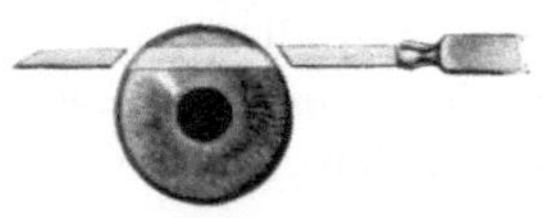

Abb. 162. Lederhautausschneidung nach LAGRANGE. Beginn
des Schnittes. Ein- und Ausstich in derselben Lage wie
bei der gewöhnlichen
Glaukomiridektomie.

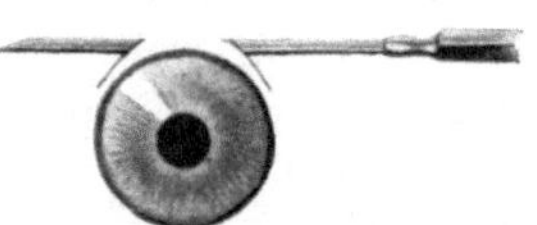

Abb. 163. Fortsetzung des
Schnittes. Messerschneide nach
rückwärts gedreht. Der Schnitt
beginnt dadurch vom Limbus
nach rückwärts abzuweichen.

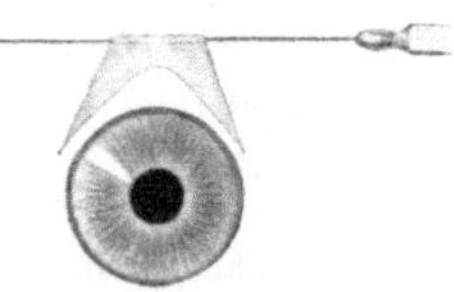

Abb. 164. Beendigung des
Schnittes. Messerschneide nach
vorne gedreht, um den Bindehautlappen zu schneiden. Hinter
diesem ist der Lederhautschnitt
sichtbar.

*Ein*schnitt in die Lederhaut genügt nicht. Erst durch die *Aus*schneidung eines
Stückchens der Lederhaut, wie sie LAGRANGE angegeben hat, wird in der Augenkapsel eine dauernde Öffnung gesetzt, die von der vorderen Augenkammer
in den Raum unter der Bindehaut führt. Dieser Eingriff heißt Sklerektomie
und wird meist ausgeführt in Verbindung mit einer Ausschneidung der Regenbogenhaut als Sklerekto-Iridektomie.

Verfahren. Nach Akinese und Anlegung der Zügelnaht **1. Einschnitt.** Der
Schnitt wird mit dem GRAEFEschen Messer nach oben angelegt. Ein- und Ausstich werden in derselben Weise vorgenommen
wie bei der gewöhnlichen Iridektomie (Abb. 162):
1 mm hinter dem Limbus, 4 mm oberhalb des
wagrechten Meridians. Der Schnitt verläuft anfänglich so wie bei einer gewöhnlichen Iridektomie parallel zum Limbus, indem die Ebene
des Messers parallel dazu gehalten wird. Dann
wird aber die Schneide des Messers etwas nach
rückwärts gedreht (Abb. 163) und in dieser Lage
der Schnitt vollendet. Dadurch weicht die
Schnittlinie vom Limbus nach rückwärts ab.
Während der Ein- und Ausstich 1 mm vom
Limbus entfernt waren, ist der Schnitt in der

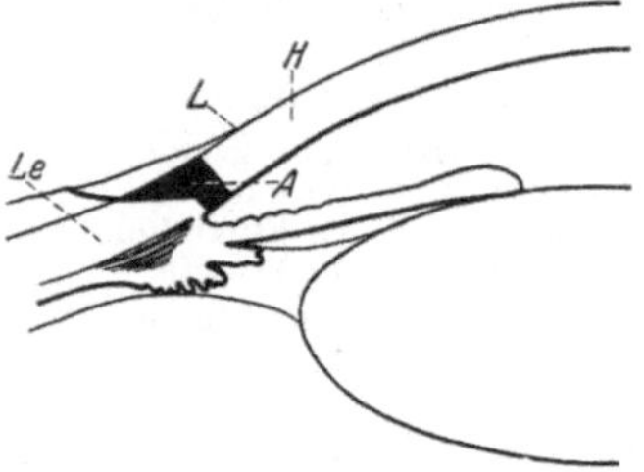

Abb. 165. Sklerektomie. Senkrechter
Schnitt durch das Auge. H Hornhaut, L Limbus, Le Lederhaut,
A Ausschnitt aus der Lederhaut.

Mitte seiner Länge ungefähr 2 mm davon entfernt. Nachdem das Messer die
Lederhaut durchschnitten hat, wird die Schneide nach vorne gedreht (Abb. 164),
um den Bindehautlappen nicht störend groß zu machen. Durch diesen Schnitt
bleibt ein je nach dem Grade der Drehung des Messers größerer oder kleinerer
Lappen der Lederhaut an dem Hornhautlappen hängen (Abb. 165).

2. Ausschneidung des Lederhautlappens. Der Bindehautlappen wird über die
Hornhautoberfläche hinübergelegt. Der Lederhautlappen wird mit einer feinen

Pinzette gefaßt und knapp am Ansatze der Bindehaut abgetrennt (Abb. 166). Dazu dient entweder eine gewöhnliche, flach gekrümmte Schere oder WECKERs Irisschere. Die WECKERsche Schere muß zu diesem Zwecke größer und stärker sein als die gewöhnliche, da diese für die harte Lederhaut nicht hinreicht.

3. Ausschneidung der Regenbogenhaut. Dies gehört nicht zum Wesen des Eingriffes, wird aber angeschlossen, um einen Vorfall der Regenbogenhaut zu vermeiden. Es wird nur ein kleines Kolobom oder gar nur an der Wurzel der Regenbogenhaut eine kleine Lücke angelegt, so daß die runde Pupille erhalten bleibt. Nur bei Augen mit unbedeutender Drucksteigerung (Glaucoma simplex) könnte die Regenbogenhaut unberührt gelassen werden, weil kein Vorfall zu erwarten ist. Da aber die periphere Ausschneidung in keinerlei Weise störend wirkt, ist sie auf jeden Fall zu empfehlen.

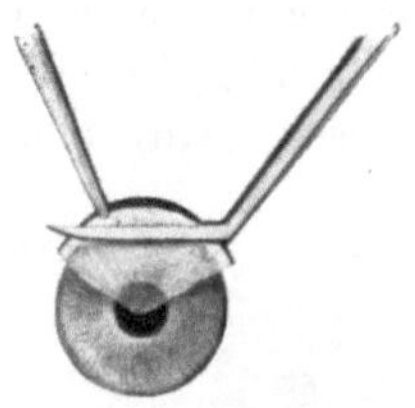

Abb. 166. Sklerektomie. Ausschneidung des Lederbautläppchens. Der Bindehautlappen ist nach unten über die Hornhaut geschlagen.

4. Zurechtschieben der Regenbogenhaut und des Bindehautlappens beschließen den Eingriff. Eine hinter dem Lappen sichtbare dunkle Stelle entspricht der Öffnung in der Lederhaut (Abb. 167 und 168). Unmittelbar nach dem Eingriffe ist manchmal der Bindehautlappen über dieser Stelle etwas eingesunken.

Nachbehandlung. Noch vor Anlegung des Verbandes wird Homatropin eingeträufelt und auch in den nächsten Tagen für eine ausgiebige Erweiterung der Pupille Sorge getragen, wenn nötig selbst unter Verwendung von Atropin. Sonst entstehen Verklebungen des Pupillarrandes mit der Linsenkapsel, häufig verbunden mit Ausstreuung des Pigmentes in die Pupille.

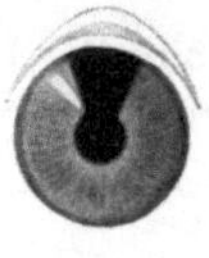

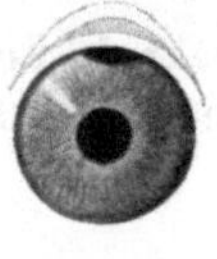

Zwischenfälle. 1. Ausreißen der Bindehaut beim Festhalten des Auges macht es gelegentlich unmöglich, das Messer zu drehen, um den Schnitt in der gewünschten Weise nach rückwärts zu verlegen. Es kann alsdann nur eine gewöhnliche Iridektomie vorgenommen werden. Durch die Zügelnaht ist dieser Übelstand fast ganz beseitigt.

Abb. 167.   Abb. 168.

Abb. 167. Iridosklerektomie. Aussehen der Wunde unmittelbar nach dem Eingriffe. Vollständige Iridektomie.

Abb. 168. Iridosklerektomie. Periphere Iridektomie.

2. a) Verletzung der Wurzel der Regenbogenhaut mit dem Messer, besonders wenn eine periphere vordere Synechie besteht. Ist dies geschehen, so hat die Regenbogenhaut zur Ausschneidung mit dem stumpfen Häkchen hervorgeholt zu werden anstatt mit der Irispinzette, um die Linsenkapsel nicht zu verletzen.

b) Verletzung der Wurzel der Regenbogenhaut bei Ausschneidung des Lederhautlappens. Dies ereignet sich nicht selten, da sich die Regenbogenhaut häufig mit ihrem Außenrande kugelförmig in die Wunde vorwölbt.

3. Starke Blutung. Im allgemeinen ist die Blutung bei diesem Eingriffe stärker und störender als bei der gewöhnlichen Iridektomie.

4. Schwierigkeit in der Ausschneidung des Lederhautlappens wegen Verwachsung der Bindehaut mit der Lederhaut. Eine Verwachsung findet sich nur nach vorausgegangenen Entzündungen und Eingifffen, da sonst die Bindehaut mit der Lederhaut locker verbunden ist.

5. Vorfall des Strahlenkörpers. Dieser gefährliche Zwischenfall wird besonders durch eine zu periphere Lage des Schnittes hervorgerufen oder kommt dadurch zustande, daß der hohe Druck den Strahlenkörper in die Wunde hineinpreßt. Bei Augen mit sehr hoher Drucksteigerung wird daher auf eine Sklerektomie verzichtet. Eine Einheilung des Strahlenkörpers mit häßlicher Ausdehnung der Wunde oder mit Schrumpfung des Auges durch eine schleichende Entzündung ist die unvermeidliche Folge.

6. Vorfall der Linse und des Glaskörpers treten in gleicher Weise wie bei der gewöhnlichen Iridektomie ein und sind etwas häufiger, besonders wenn der Druck im Auge vor dem Eingriffe stark erhöht war. Auch hier kann als Regel aufgestellt werden, daß der Eingriff um so gefährlicher ist, bei je höherem Drucke er vorgenommen wird. Daher wird bei sehr starker Drucksteigerung von dem Eingriffe Abstand genommen.

Verhalten des Auges nach dem Eingriffe. Die Kammer stellt sich häufig etwas langsamer her als nach der gewöhnlichen Iridektomie. An der Stelle des Schnittes zeigt sich am Tage nach dem Eingriffe hinter dem Bindehautlappen eine dunkel durchscheinende Stelle. Nicht selten ist der Lappen etwas geschwollen. Manchmal sind die Augen mehr gereizt als nach einer gewöhnlichen Iridektomie. Die

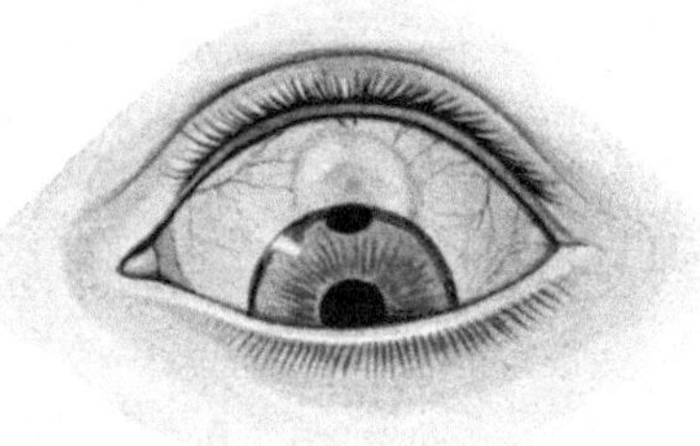

Abb. 169. Filtrationsnarbe nach der Lederhautausschneidung.

große Neigung des Pupillarrandes zu Verklebungen mit der Linsenkapsel wurde schon erwähnt und erfordert bis zur Heilung Gebrauch von Mydriatika.

Die aus diesem Eingriffe hervorgehende Narbe kann von verschiedener Beschaffenheit sein:

1. Der Bindehautlappen erscheint gequollen, von glasigem Aussehen und springt deutlich vor. Hinter ihm erscheint als schwarze Stelle die Öffnung der Lederhaut. Die Ränder der Lücke befinden sich in richtiger Stellung. Diese für die Sklerektomie vorbildliche Form der Narbe (ampullenförmige Narbe, Polsternarbe) bildet sich in etwas mehr als einem Drittel der Fälle (Abb. 169).

2. Die Narbe ist nur durch eine dunkle Stelle in der Lederhaut gekennzeichnet, ein Zeichen der Verdünnung. Aber die Narbe ist dabei flach. Diese Form entwickelt sich in gleicher Häufigkeit wie 1.

3. An der Stelle ist hinter dem kaum veränderten Bindehautlappen eine runde oder eiförmige Öffnung in der Lederhaut sichtbar, eine subkonjunktivale Fistel.

4. Die Narbe ist schwarz, ausgedehnt und vorgewölbt. Die Ränder der Öffnung sind aufgestellt. Der Bindehautlappen zeigt keine Veränderung. Diese Form der Narbe ist die ungünstigste. Die Drucksteigerung verschwindet dabei gewöhnlich nicht, die vordere Kammer stellt sich nicht wieder her. Die meisten dieser Augen bleiben schmerzhaft und müssen schließlich ausgeschält werden.

Wirkung des Eingriffes. Die Sklerektomie hat einen sehr bedeutenden Einfluß auf die Drucksteigerung und vermag die Spannung tiefer herabzusetzen als jeder andere Eingriff gegen Glaukom. Ihre Überlegenheit beweist sie insbesondere in den Fällen, wo die gewöhnliche Iridektomie versagt, wie bei Glaucoma simplex und in vielen Fällen von schleichendem, durch keine Medikamente zu beeinflussendem Glaukom. Nicht selten wird der Druck ganz ausgiebig herabgesetzt, weit unter die Norm und bleibt dauernd tief.

Gefahren und Nachteile des Eingriffes.

Wenn die Anzeige auf Augen beschränkt wird, deren Druck nicht so hoch ist, etwa 50 nicht übersteigt, so sind die Gefahren nicht größer als bei der gewöhnlichen Iridektomie. Auch sind sie um so kleiner, je weniger breit der Sklerallappen angelegt wird. Besonders die Gefahren der Linsenverletzung und des Glaskörperverlustes werden dadurch fast ganz ausgeschaltet. Auch schwere Entzündungen der Regenbogenhaut werden nicht beobachtet, wenn der Schnitt nicht sehr peripher geführt oder ein sehr breiter Lederhautlappen ausgeschnitten wird. Bei sehr peripherem Schnitt gerät der Strahlenkörper zu leicht in die Wunde, was die Veranlassung zur Iridozyklitis gibt. Leichte Entzündungen der Regenbogenhaut aber und Neigung zur Bildung von hinteren Synechien bestehen, wie schon erwähnt, nach jeder Art von Sklerektomie und müssen durch Einträufeln von Atropin vom ersten Tage an bekämpft werden.

Der schwerste Nachteil des Eingriffes — und dies gilt für jede Art von Sklerektomie — ist das gelegentliche Eintreten einer Spätinfektion durch die Öffnung in der Augenkapsel, selbst noch Jahre nachher. Diese Gefahr veranlaßte uns, die **Anzeigen** für jede Art von Sklerektomie in engen Grenzen zu halten.

1. Glaucoma simplex, da bei dieser Erkrankung die GRAEFEsche Iridektomie erfahrungsgemäß keinen Einfluß auf den Verlauf der Erkrankung nimmt.

2. Bei Drucksteigerung in Augen, wo bereits andere Eingriffe ohne Erfolg vorgenommen worden waren. Die Sklerektomie hat in diesen Fällen den Vorzug gegenüber einer zweiten Iridektomie, daß dadurch das Kolobom nicht vergrößert zu werden braucht. Wird sie nach oben ausgeführt, so besteht keine Gefahr eines Vorfalles der Regenbogenhaut. Gegenüber dem WECKERschen vorderen Lederhautschnitt hat der Eingriff nach LAGRANGE den Vorteil sicherer und dauernderer Wirksamkeit.

3. Fälle von Sekundärglaukom verschiedenen Ursprungs, z. B. bei vorderer Synechie oder im Verlaufe von Entzündungen, wenn andere Eingriffe vorher ohne Erfolg ausgeführt worden waren; ferner in Augen, wo die Regenbogenhaut nach Möglichkeit nicht berührt werden soll, wie z. B. bei sympathischer Entzündung.

b) Verfahren der Lederhautausschneidung nach ELLIOT (Trepanation).

ELLIOT schneidet unmittelbar hinter dem Limbus ein Stück der Lederhaut mit dem Trepan aus.

Verfahren. 1. Schaffung des Bindehautlappens. Bei örtlicher Betäubung durch wiederholtes Einträufeln einer 3%igen Kokainlösung wird oben in der Bindehaut 8 mm vom Limbus entfernt und zu ihm parallel mit einer kleinen gekrümmten Schere ein ungefähr $1^1/_2$ cm langer Einschnitt gemacht (Abb. 170). Das Gewebe unter der Bindehaut wird bis auf die Oberfläche der Lederhaut durchtrennt und die Bindehaut nach unten bis zum Limbus mit der Schere abgelöst. In der Nähe des Limbus, wo die Bindehaut etwas fester angewachsen ist, wird sie mit einer Lanze, die senkrecht gegen die Lederhaut geführt wird, abgeschält. ELLIOT spaltet sogar bis in die oberflächlichen Hornhautschichten hinein. Der Bindehautlappen wird nach unten geschlagen (Abb. 171) oder wenigstens von der Lederhaut genügend abgezogen gehalten, so daß sein Ansatz an der Hornhaut freiliegt.

2. Durchbohrung der Lederhaut (Trepanation). Unmittelbar hinter dem Ansatz der Bindehaut wird ein Handtrepan von $1^1/_2$ mm Durchmesser senkrecht aufgesetzt und bei mäßigem Drucke unter Drehbewegungen eingebohrt. Meist genügen einige Umdrehungen, um durchzubohren. In diesem Augenblicke verschwindet der Widerstand, das Kammerwasser fließt ab und der Kranke

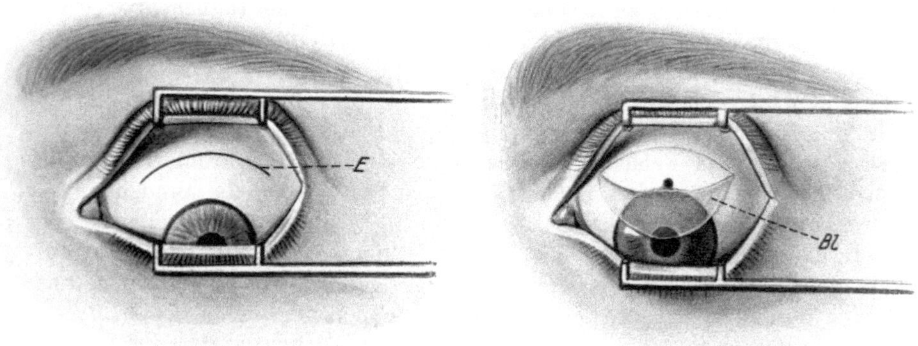

Abb. 170.   Abb. 171.

Abb. 170. Bindehautschnitt (E) für die ELLIOTsche Trepanation. Das Auge blickt stark nach unten.
Abb. 171. ELLIOTsche Trepanation. Der Bindehautlappen (Bl) wurde bis auf die Hornhaut von der Unterlage abgelöst und nach unten geschlagen. Aus der Hornhaut-Lederhautgrenze wurde ein rundes Läppchen mit dem Handtrepan ausgeschnitten.

gibt Zeichen von leichtem Schmerz. Sofort wird der Trepan zurückgezogen. Das ausgebohrte Lederhautläppchen steckt meist in der Trepanöffnung, manchmal wird es in die Kammer hineingestoßen, nicht selten hängt es noch an einer Stelle mit der Umgebung zusammen. Es ist der Hornhaut-Lederhautgrenze entnommen (Abb. 171), auf der es reitet. Da die Hornhaut dicker ist als die Lederhaut, wird beim Durchbohren auf der Hornhautseite ein größerer Druck angewendet, um schneller in die Tiefe zu kommen.

Die freie Trepanationsöffnung wird meist von der Regenbogenhaut ausgefüllt, da diese durch das abfließende Kammerwasser hineingeschwemmt wurde. Hängt das Läppchen noch mit einigen Fasern fest, so wird es mit einer Pinzette aufgehoben und die Fasern werden mit einer Schere durchtrennt. Je schärfer der Trepan, um so leichter ist die Ausbohrung und um so glatter sind die Ränder der Öffnung; um so weniger Neigung hat diese auch, sich später wieder zu verschließen, während durch Quetschung der Wundränder und Hinterlassen von Gewebsresten die Narbenbildung angeregt wird, wodurch die Öffnung später verödet.

3. Behandlung der Regenbogenhaut. Die vorgefallene Regenbogenhaut wird entweder ganz ausgeschnitten und ein Kolobom angelegt, meist aber wird in ihr Wurzelgebiet nur eine kleine Lücke geschnitten (Knopflochiridektomie).

Zum Zurechtstreichen der Regenbogenhaut müssen wegen der kleinen Öffnung schmälere Spatel als die gewöhnlichen verwendet werden. Meist aber zieht sich die Regenbogenhaut von selbst in die richtige Lage zurück, da sie nicht so wie bei einem Lederhautschnitte zwischen die Wundlippen eingeklemmt werden kann. Durchschnittlich gelingt es, durch leichte Knetung der Lederhaut knapp oberhalb der Öffnung, die Regenbogenhaut zum Zurückziehen zu veranlassen.

4. Zurechtlagern des Bindehautlappens. Der Bindehautlappen wird mit dem Spatel sorgfältig nach oben gestrichen. Meist liegt er so tadellos, daß keine Nähte angelegt zu werden brauchen. Hat er Neigung, sich nach unten zu drehen, so wird er mit einer Katgutnaht festgehalten.

Nachbehandlung. Bettruhe für einen Tag, wovon aber auch bei älteren Leuten abgesehen werden kann. Verband durch 8 Tage bei täglichem Wechsel. Schon unmittelbar nach dem Eingriffe muß zur Erweiterung der Pupille Atropin eingeträufelt werden, da sich sonst immer zahlreiche hintere Synechien bilden. Die Pupille wird weit gehalten, bis das Auge völlig blaß geworden und die Wunde geheilt ist.

Zwischenfälle und Fehler. Sonstige Bemerkungen. 1. Durchlöcherung des Bindehautlappens. Besonders in der Nähe des Limbus, wo die Bindehaut fest mit ihrer Unterlage verwachsen ist, besteht die Gefahr der Durchlöcherung, meist erzeugt durch die Lanze, die, anstatt senkrecht auf die Lederhaut aufgesetzt, mehr parallel zur Oberfläche des Auges geführt wurde, manchmal auch durch eine Beschädigung mit dem Trepan. Kommen die Löcher der Bindehaut und Lederhaut übereinander zu liegen, so ist der Bindehautlappen durch Nähte in geeigneter Richtung schräg zu verziehen, um die Lederhautöffnung mit unversehrter Bindehaut zu decken. Sonst bildet sich eine derbe Narbe oder durch Einwachsen von Epithel eine Fistel.

2. Hineingeraten des Läppchens in die vordere Kammer. Meist kann es durch leichtes Kneten in die Öffnung zurückgebracht und von dort mit der Pinzette weggeschoben werden. Oder es wird mit einem stumpfen Häkchen aus der Kammer hervorgeholt. Es ist zweckmäßig, das Läppchen zu entfernen, da es sich sonst manchmal später von innen her vor die Öffnung legt und sie verstopft. Außerdem bildet sich Bindegewebe um ein in der Kammer zurückgelassenes Läppchen.

3. Die Regenbogenhaut wird nur bei ausgedehnter peripherer vorderer Synechie **verletzt.** Bei Verlötung der Regenbogenhaut mit dem Läppchen werden beide zusammen vorgezogen und gleichzeitig abgekappt.

4. Eine Verletzung der Linse ist fehlerhaftem Vorstoßen des Trepans in das Augeninnere zuzuschreiben.

5. Verletzung des Strahlenkörpers. Da das Läppchen unmittelbar vor dem Ansatze des Strahlenkörpers ausgebohrt wird, wird dieser verletzt, wenn der Trepan nicht weit genug vorne angesetzt wurde. Im menschlichen Auge beträgt die Entfernung zwischen Limbus und Ansatz des Strahlenkörpers $1^1/_2$ mm. Diesem Abstande entsprechend wählten wir daher die Größe des Trepans. Für einen Trepan von 2 mm, wie ihn ELLIOT empfiehlt, muß durch Vordringen zwischen die Hornhautlamellen Platz geschaffen werden, wenn der Strahlenkörper nicht verletzt werden soll.

6. Vorfall des Glaskörpers. Wenn von den Fällen abgesehen wird, wo der Glaskörperraum in offener Verbindung mit der vorderen Kammer steht (Glaskörperverflüssigung, Verrenkung der Linse in den Glaskörperraum), kommt der Vorfall des Glaskörpers dadurch zustande, daß die Trepanationsöffnung zu weit rückwärts angelegt wurde. Er ist daher fast immer mit der Verletzung des Strahlenkörpers vergesellschaftet.

7. Expulsive Blutung wurde nur in äußerst seltenen Fällen beobachtet.

Die *Formen der Narbe* nach diesem Eingriffe sind die gleichen wie bei dem Verfahren nach LAGRANGE. Selbst ektatische Narben von schwarzer Farbe können sich bilden. Häufig wird die Narbe blasig geschwollen; nicht selten aber, besonders in Augen, die an langdauernden Entzündungen gelitten haben (Kerato-Skleritis), so flach und die Öffnung so verschlossen, daß die Stelle der Trepanation nach längerer Zeit kaum entdeckt werden kann.

Die *Wirkung* der Trepanation ist gleich der des Verfahrens von LAGRANGE.

Zwischenfälle nach dem Eingriffe. 1. Schleichende Regenbogenhautentzündung. Ohne wesentliche Reizung des Auges bilden sich schon in den ersten Tagen nach dem Eingriffe hintere Synechien. Dadurch, daß sich das Pigment über das ganze Gebiet der Pupille schiebt, können Sehstörungen verursacht werden. Die Pupille ist daher vom Tage des Eingriffes an durch Atropin erweitert zu halten.

Schwere Formen von Iridozyklitis schleichender Art folgen der Verletzung des Strahlenkörpers und verlaufen ungünstig.

2. Einheilung der Regenbogenhaut. Diese zeigt große Neigung, sich nachträglich gegen die Öffnung zu verschieben, während sie sich beim Eingriffe meist von selbst in die richtige Lage zurückbegibt.

3. Herabsetzung des Druckes unter das richtige Maß. So wie bei dem Verfahren nach LAGRANGE kommt es auch hier gelegentlich zu einer andauernden Weichheit des Auges. Es ist nicht zu empfehlen, die fistulierende Narbe auszuschneiden, weil nach Verschluß der Öffnung die Drucksteigerung mit großer Wahrscheinlichkeit wiederkehrt.

4. Wiederkehr der Drucksteigerung. Sie ist nicht selten und tritt besonders in Augen ein, wo die Regenbogenhaut nicht ausgeschnitten wurde. Zur Beseitigung kann die Trepanation an anderer Stelle wiederholt werden.

5. Spätinfektion. Daß die Gefahr der Spätinfektion jedem Verfahren zukommen muß, durch das eine dauernde Lücke in dem Augapfel gesetzt wird, war zu erwarten; daß die Infektionen aber in so erschreckender Häufigkeit auftreten werden, wie es tatsächlich der Fall ist, konnte nicht vorausgesehen werden. Erst der Nachweis der offenen Fistulisierung in den Bindehautsack hinein brachte die Erklärung. Die schweren Veränderungen, die die Bindehaut in der Öffnung durch die dauernde Berührung mit dem Kammerwasser eingeht und die auch die deckende Epithelschichte betreffen, insbesondere aber die offene Fistel, gestatten den im Bindehautsacke vorhandenen Keimen den Eintritt in das Augeninnere. Es kommt zur Lappeneiterung, zur eitrigen Regenbogenhautentzündung und nicht selten zur blitzartig einsetzenden Gesamtvereiterung des Augapfels (Panophthalmitis). Häufig sind die Augen völlig verloren oder zum mindesten durch dichte Glaskörpertrübungen und Schwarten fast erblindet. Selten kommt ein Auge mit brauchbarer Sehschärfe durch. Die Gefahr der Spätinfektion besteht für das ganze Leben des Kranken. Ein Mittel, ihr vorzubeugen, gibt es nicht und bei ausgebrochener Infektion versagt meist jede Behandlung.

Die **Anzeigen** für das ELLIOTsche Verfahren, das wegen seiner leichten Ausführbarkeit und wegen seiner augenblicklichen Gefahrlosigkeit für kurze Zeit alle anderen Eingriffe gegen Drucksteigerung verdrängt hatte, wurden durch die Erkenntnis der dadurch über das Auge verhängten schweren Dauergefahr wesentlich eingeengt. Es ist nur noch als berechtigt anzuerkennen in Fällen von Glaukom, wo die GRAEFEsche Iridektomie erfahrungsgemäß mit schweren augenblicklichen Gefahren für das Auge verbunden ist (schwerste Drucksteigerung, aufgehobene Kammer, weit vorgeschrittenes Stadium des Glaukoms, sonstige ungünstige Verhältnisse, wie hohes Alter, schwere Allgemeinleiden u. dgl.) und wo andere Eingriffe zur Herabsetzung des Druckes (Sklerotomie, Zyklodialyse) nicht ausgeführt werden können oder schon ohne Erfolg angewendet worden sind. Wenn es sich also darum handelt, noch einen Versuch zu machen, das Auge aus der Gefahr der Erblindung durch Drucksteigerung zu retten, nachdem andere schon vergeblich gewesen waren, darf noch zur ELLIOTschen Trepanation gegriffen werden. Dagegen sei insbesondere davor gewarnt, die „gefahrlose" Trepanation vorzunehmen, wenn der Kranke nur noch ein Auge hat.

Bei Hydrophthalmus ist die Trepanation weniger gefährlich als die Iridektomie. Denn da bei dieser das Auge durch den Schnitt in größerer Ausdehnung eröffnet wird, stellt sich nicht selten Glaskörper in der Wunde ein. Die Trepanation ist daher der Iridektomie vorzuziehen. Sehr häufig entwickelt sich eine feste Narbe, ohne daß dadurch der günstige Einfluß auf die Drucksteigerung verschwindet. Darin liegt ein großer Vorteil, weil dadurch die Gefahr einer Spätinfektion nur auf die selteneren Fällen beschränkt bleibt, wo eine zystische Narbe zustande kam. In Augen, die schon früher an Entzündungen, wie Keratitis parenchymatosa, Skleritis, Iridozyklitis gelitten und durch die Drucksteigerung ein hydrophthalmisches Aussehen angenommen haben, wird die Lücke regelmäßig durch Narbengewebe verschlossen. Allerdings kehrt dann in diesen Augen die Drucksteigerung fast immer wieder.

Über die durch die Ausschneidung der Lederhaut erzielte Fistulisierung der Augen.

Mit der Ausschneidung des Skleralstückchens verfolgte LAGRANGE ursprünglich die Absicht, einen freien Abfluß des Kammerwassers *unter* die Bindehaut zu ermöglichen. Insbesondere wurde die ampullenförmige Narbe als ein Zeichen dieses Abflusses angesehen. Gewiß kommt die blasenförmige Beschaffenheit einer solchen Polsternarbe dadurch zustande, daß das Kammerwasser aus der Skleralöffnung heraussickernd, auf das subkonjunktivale Gewebe und die Bindehaut selbst dauernd einwirkt. Aber damit ist noch nicht gesagt, daß von dieser Stelle aus das Kammerwasser nun tatsächlich auch weiter unter die Bindehaut vordringt und damit ein sicherer dauernder Abfluß gewährleistet ist. Nur ganz ausnahmsweise entsteht auf größere Strecken unter der Bindehaut ein leichtes Ödem, welches als ein Zeichen einer subkonjunktivalen Fortleitung des ausgesickerten Kammerwassers aufgefaßt werden kann. Freilich, ob nicht doch öfters das Kammerwasser langsam unter die Bindehaut sickert, ohne daß es sich klinisch irgendwie bemerkbar machen würde, wissen wir nicht. Einige Umstände sprechen dafür. Es ist nur nicht sehr wahrscheinlich. Die pathologisch-anatomische Untersuchung läßt eher vermuten, daß das Gewebe einer Polsternarbe eine Kappe über der Öffnung der Lederhaut bildet, die geradezu einen Abschluß gegen den angrenzenden subkonjunktivalen Raum schafft, so daß sich die Flüssigkeit über ihre Grenzen nicht hinausbewegen kann. Eine große Überraschung brachte in der Frage der Fistulisierung der SEIDELsche Fluoreszinversuch. Er zeigte nämlich, daß eine Fistulisierung in der Tat sehr häufig geschaffen wurde, aber nicht unter die Bindehaut, sondern frei in den Bindehautsack. Wird nämlich eine 2%ige Fluoreszin-Kaliumlösung, die eine rotbraune Farbe hat, auf die Narbe getropft, so zeigt sich alsbald an der Stelle, wo Flüssigkeit aus dem Augeninneren an die Oberfläche tritt, durch Verdünnung der Fluoreszinlösung eine grüne Färbung und bei weiterer Verdünnung ein Farbloswerden und meist kann man den Faden der die Verdünnung bewirkenden Flüssigkeit, besonders bei Tageslicht, ganz leicht erkennen.

Es entleert sich demgemäß das Kammerwasser aus der vorderen Kammer unmittelbar in den Bindehautsack, und zwar in einer Anzahl von Fällen ganz von selbst, in anderen Fällen erst dann, wenn auf das Auge gedrückt wird. Nicht alle diese Augen aber sind von der Drucksteigerung befreit. Andererseits aber haben die Augen, bei denen der Fluoreszinversuch negativ ausfiel, nicht etwa alle einen erhöhten Druck. Dies ist nur ein Beweis dafür, daß die Sklerektomieeingriffe nicht immer dadurch wirken, daß sie eine offene Fistulisierung zeigen, sondern daß zur Druckherabsetzung noch andere Umstände mitwirken. Auch zeigte es sich, daß das klinische Aussehen der Narbe allein nicht erkennen läßt, ob sie fistelt oder nicht. So gibt es polsterförmige Narben, die nicht fisteln, und flache Narben, die ausgiebig fisteln. Bedeutsam ist die Tatsache des Fistelns auf Druck. Die Narbe dient in solchen Augen als Sicherheitsventil, durch welches bei entsprechender Erhöhung des Druckes im Augeninnern Flüssigkeit durchtreten kann. Dieses war die Grundidee von LAGRANGE, als er die Sklerektomie ersann.

Die Tatsache der frei in den Bindehautsack erfolgenden Fistulisierung erklärt die Häufigkeit der Spätinfektionen nach diesen Eingriffen. Die Möglichkeit dazu ist durch die freie Verbindung zwischen dem keimhaltigen Bindehautsack und der vorderen Kammer geschaffen und begünstigt wird die Infektion durch die Entartung der Bindehaut im Bereiche der Polsternarbe, da hier, wie die weiße Farbe zeigt, sämtliche Gefäße verödet sind und das die Narbe überziehende Epithel infolge seiner Degeneration besonders leicht der Ansiedlungsort pathogener Keime wird.

IV. Der hintere Lederhautschnitt (Sclerotomia posterior).

Bei der hinteren Sklerotomie wird der Glaskörperraum durch einen Einschnitt in die Lederhaut mit dem GRAEFEschen Messer eröffnet und Glaskörperflüssigkeit abgelassen.

Anzeigen. Sie wird gegen das Glaukom fast nur als Voreingriff verwendet, wenn bei den hohen Graden der Drucksteigerung eine Iridektomie zu gefährlich oder durch den Mangel der vorderen Kammer unausführbar ist. Schon wenige Minuten später wird die Iridektomie angeschlossen, nachdem unter Massage Glaskörper aus der Öffnung ausgetreten und das Auge dadurch weicher geworden ist und sich die vordere Kammer dabei entweder hergestellt hat oder wenigstens etwas tiefer geworden ist.

Die hintere Sklerotomie kommt bei Glaukom als selbständige Operation wenig in Betracht, weil die dadurch bewirkte Druckherabsetzung gewöhnlich sehr bald, oft schon nach Stunden verschwindet, selbst wenn die Wunde noch nicht verschlossen ist. Überdies heilen die Wundränder so glatt zusammen, daß sich keine Filtration von Augenflüssigkeit nach außen entwickeln kann.

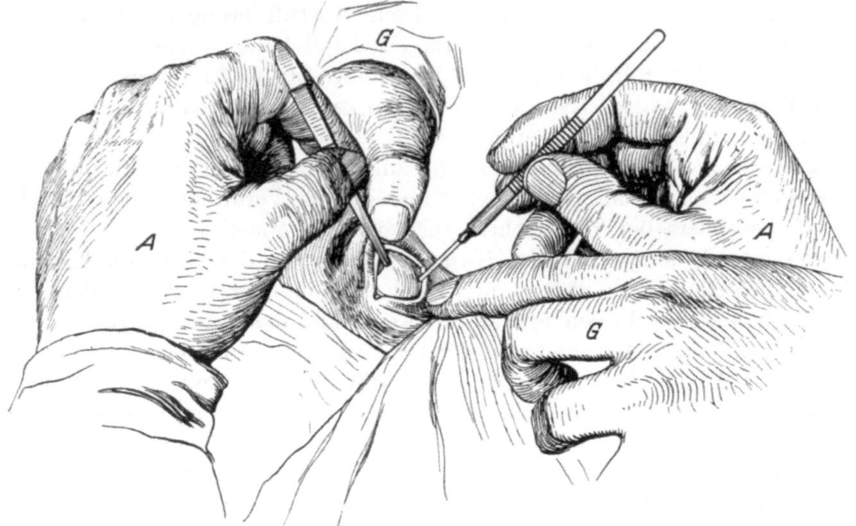

Abb. 172. Hinterer Lederhautschnitt (Sclerotomia posterior). Das stark nach innen oben gerichtete Auge wird mit der Pinzette am Limbus festgehalten; das GRAEFESche Messer wird außen unten in meridionaler Richtung, die Schneide nach rückwärts, die Spitze gegen den Mittelpunkt des Augapfels, durch die Lederhaut in den Glaskörperraum eingeführt. Der Gehilfe schiebt das untere Lid weit nach unten.

Die Eröffnung der Lederhautkapsel. Der Einstich in die Lederhaut hat hinter dem Strahlenkörper, also zum mindesten 6—7 mm hinter dem Limbus,

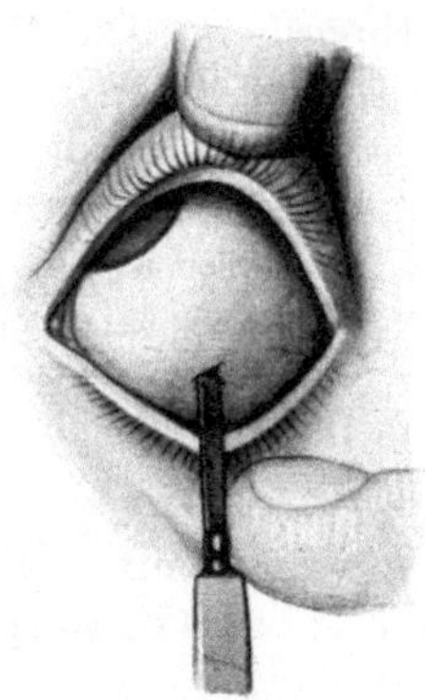

Abb. 173. Umrißzeichnung. Hintere Sklerotomie. Das eingedrungene Messer wurde in die äquatoriale Richtung gedreht, so daß die Wunde klafft und Glaskörper austreten kann.

zu erfolgen, und zwar am besten außen unten zwischen dem äußeren und unteren Geraden, während der Kranke nach innen oben blickt (Abb. 172). Das Auge wird mit der Pinzette festgehalten. Die Schneide des Messers ist bei der hinteren Sklerotomie nach *rückwärts* gerichtet, vom Strahlenkörper abgewendet, so daß er nicht verletzt werden kann. Der Schnitt wird in meridionaler Richtung angelegt, entsprechend dem Verlaufe der Fasern der Lederhaut und der Blutgefäße in der Aderhaut. Ein äquatorialer, parallel zum Limbus verlaufender Schnitt würde eine Reihe von Blutgefäßen in der Aderhaut durchschneiden. Der wagrechte Meridian ist zu vermeiden, da in ihm die hintere lange Ziliararterie verläuft, deren Verletzung zu einer heftigen Blutung in den Glaskörper führen würde. Die Spitze des Messers ist gegen den Mittelpunkt der Augenkugel gerichtet; bei schräger Richtung nach vorne würde sie nämlich in die hintere Linsenfläche eindringen. Die Länge des Schnittes entspricht der Breite des Messers, da dieses nur eingeführt wird. Doch darf der Schnitt auch etwas länger gemacht werden. Um durch Austritt von etwas Glaskörpermasse die Spannung des Auges herabzusetzen, wird das Messer nach dem Eindringen aus der meridionalen Richtung in die äquatoriale gedreht, wodurch die Wunde zum Klaffen kommt (Abb. 173). In der ursprünglichen meridionalen Richtung wird schließlich das Messer aus dem Auge herausgezogen.

Zwischenfälle. Kleine Blutaustritte in die Netzhaut in der Umgebung der Punktionsstelle sind häufig. In seltenen Fällen kommt es namentlich bei kongestionierten Augen zu stärkeren Glaskörperblutungen. Diese saugen sich nach längerer Zeit — es können darüber Monate vergehen — von selbst auf, so daß meist kein dauernder Schaden dadurch erwächst. Immerhin veranlaßt dieser Umstand von der hinteren Sklerotomie doch nur sparsam Gebrauch zu machen.

Über den hinteren Lederhautschnitt, der aus anderen Gründen (Ausziehung von Fremdkörpern aus dem Glaskörperraume, Netzhautabhebung) vorgenommen wird, siehe die betreffenden Abschnitte.

V. Die Ablösung des Strahlenkörpers (Zyklodialyse, Verfahren von HEINE).

Anzeigen. Die Zyklodialyse ist angezeigt:

1. In den Anfangsstadien von Glaukom. Da dieser Eingriff gerade beim ersten Beginn der Krankheit am sichersten zu wirken scheint, kann der Versuch gemacht werden, der Krankheit durch ihn Einhalt zu tun, ohne daß dem Auge die bekannten Nachteile einer Iridektomie, wie Blendung durch Erweiterung der Pupille, Entstellung des Auges erwachsen.

2. Bei primärem entzündlichen Glaukom, wenn die Iridektomie sehr schwierig und gefährlich ist, sei es, daß die vordere Kammer aufgehoben, die Regenbogenhaut atrophisch, die Pupille aufs äußerste erweitert, der Druck sehr gesteigert ist oder die Krankheit sich in einer weit vorgeschrittenen Entwicklungsstufe befindet, wo die Iridektomie fast immer zu schweren Verwicklungen führt. Die Zyklodialyse kann auch ausgeführt werden, wenn keine vordere Kammer vorhanden ist.

Auch wenn der Eingriff den Druck nur vorübergehend herabsetzt, ist er vom Werte, da ihm eine gefahrlose Iridektomie folgen kann, sobald nur der Druck vorerst verringert wurde.

3. Bei allen Fällen von schleichendem chronischen Glaukom.

4. Bei Kranken, die das eine Auge durch ein bösartiges Glaukom oder durch eine schwere Blutung nach einer Iridektomie verloren haben und ferner bei alten, gebrechlichen, hustenden und unruhigen Leuten, da Bettruhe nachher nicht erforderlich ist.

5. In manchen Fällen von Sekundärglaukom: a) bei vorderer Synechie, wenn trotz einer Iridektomie der Druck gesteigert ist; b) bei Luxation der Linse in den Glaskörper, wo bei einer Iridektomie Glaskörperverlust unvermeidlich wäre; c) nach Starausziehung, vorausgesetzt, daß die Kolobomschenkel richtig liegen. Ist aber ein oder sind beide Kolobomschenkel in die Starschnittnarbe eingeheilt, so besteht das einzig richtige Verfahren darin, sie freizumachen.

Wegen der Unsicherheit ihrer Wirkung kann die Zyklodialyse der Iridektomie nicht als gleichwertig zur Seite gestellt oder gar dieser vorgezogen werden. Sie soll nicht ohne Unterschied an Stelle der Iridektomie verwendet werden, sie ist aber ein wertvolles Hilfsverfahren, wenn die Iridektomie versagt hat oder nicht angezeigt ist.

Örtliche Betäubung. Da der Eingriff gelegentlich sehr schmerzhaft ist, wird 5 Minuten vorher eine kleine Menge einer 3% Kokainlösung außen unten unter die Bindehaut in der Nähe des Limbus eingespritzt. Der Strahlenkörper und die Regenbogenhaut werden dadurch unempfindlich. Dieser Umstand hat nur den einen Nachteil, daß man beim Schnitte nicht durch eine Schmerzäußerung des Kranken aufmerksam gemacht wird, wenn man die Lederhaut durchbohrt hat und die Oberfläche des Strahlenkörpers mit der Lanze berührt.

Der Eingriff. Während das Auge beim Blick nach innen oben mit der Pinzette gehalten wird, wird außen unten in einer Entfernung von ungefähr 5 mm vom

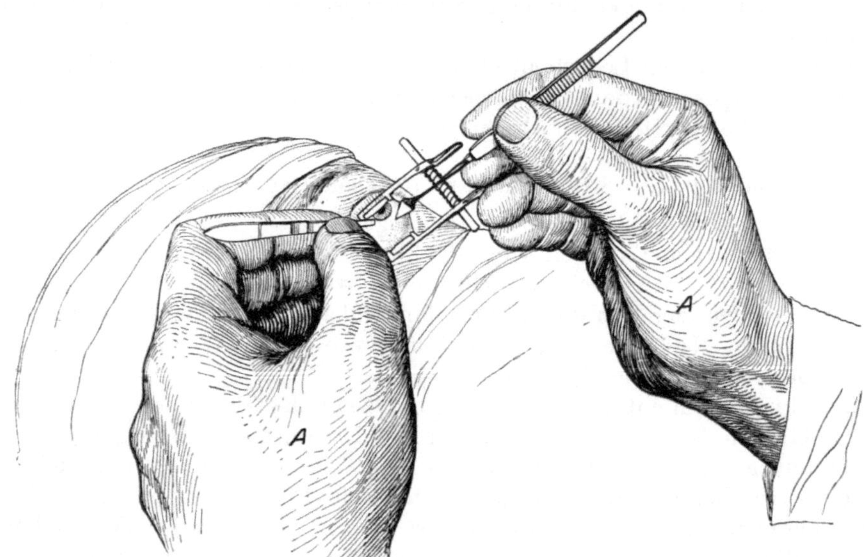

Abb. 174. Zyklodialyse. Beginn des Einschnittes in die Lederhaut. Die Lanze schneidet mit ihrer seitlichen Kante, nicht mit der Spitze. Der Schnitt wird außen unten, ungefähr 5 mm vom Limbus entfernt und parallel dazu angelegt.

Limbus mit der Schere die Bindehaut eingeschnitten und die Lederhaut durch Unterminierung der Bindehaut bloßgelegt. Nun wird in einer Entfernung von 5 mm vom Limbus und parallel zu ihm ein 3 mm langer Einschnitt mit der Lanze *senkrecht* durch die Lederhaut vorgenommen (Abb. 174). Bei zerreißlicher oder sehr schlaffer Bindehaut wird während des Schnittes das Auge mit der spitzzahnigen Hakenpinzette festgehalten, indem deren Zähne in das Gewebe der Lederhaut eingesenkt werden. Um den unmittelbar darunterliegenden Strahlenkörper mit der Lanze nicht zu verletzen, wird langsam Schicht für Schicht durchtrennt, bis in der Wunde das Schwarz der mittleren Augenhaut zum Vorschein kommt. Die Lanze soll dabei nicht mit ihrer Spitze vordringen, sondern mit ihrer seitlichen Schneide verwendet werden, so daß die Wunde in ihrer ganzen Länge in gleicher Tiefe zu liegen kommt.

Ein Spatel, der sich von dem zum Zurückstreichen der Regenbogenhaut verwendeten nur dadurch unterscheidet, daß er winkelig abgeknickt ist und nicht ganz stumpfe Kanten hat, wird durch die Wunde zwischen der Lederhaut und dem Strahlenkörper nach vorne geschoben, mit seiner Fläche parallel zu beiden. Sind sämtliche Fasern der Lederhaut durchtrennt worden, so kann dies ohne jeden Widerstand geschehen. Wenn die in der Lederhaut knapp hornhautwärts von dem Schnitte festgehakten spitzen Zähne der Pinzette den Wundrand dieser Seite etwas emporheben, findet der Spatel auch bei dicker Lederhaut leicht den richtigen Weg. Sind noch einige Fasern der Lederhaut

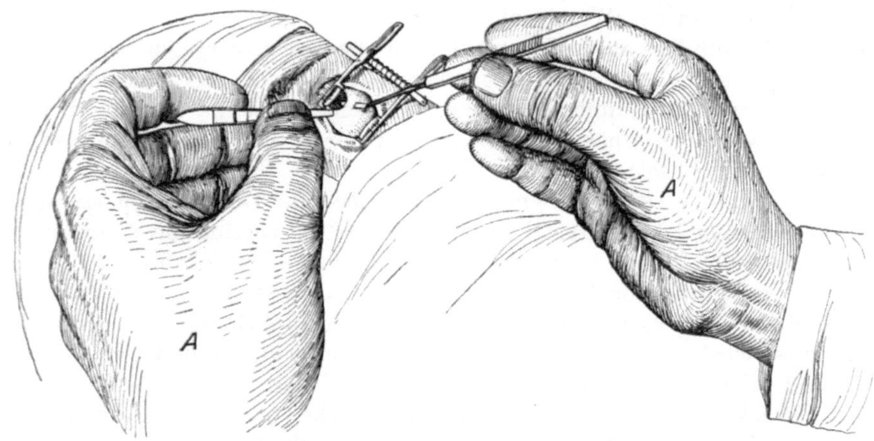

Abb. 175. Zyklodialyse. Der durch die Wunde zwischen Lederhaut und Strahlenkörper eingeführte und vorgeschobene Spatel erscheint mit seiner Spitze im Kammerwinkel.

stehen geblieben und leisten sie dem Spatel Widerstand, so werden sie mit der Lanze durchschnitten. Das Einführen des Spatels soll ohne Gewalt geschehen. Alsbald erscheint die Spitze des Spatels außen unten im Kammerwinkel (Abb. 175). Nun wird der Strahlenkörper ausgiebig unterminiert, indem der Spatel zwischen Lederhaut und Strahlenkörper seitlich und insbesondere soweit nach rückwärts bewegt wird, daß dadurch der Strahlenkörper in seiner ganzen Breite betroffen wird (siehe Abb. 176). Dies geschieht zum mindesten im äußeren unteren Quadranten, d. h. von dem unteren Rande des vertikalen Meridians bis zum horizontalen Meridian, kann aber auch noch auf einen größeren Abschnitt, ja auf die ganze äußere Hälfte des Augapfels ausgedehnt werden. Nach vollendeter Unterminierung wird der Spatel in die Ausgangsstellung gebracht und aus der Wunde herausgezogen. Bindehautnaht ist meist überflüssig. Verband nur über das eine Auge. Er wird mit Druck angelegt, wenn es in die Kammer blutet.

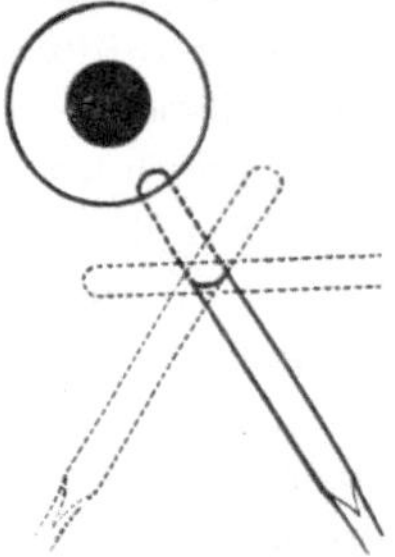

Abb. 176. Umrißzeichnung zeigt die beiden Endstellungen des Spatels, die dieser bei den seitlichen Bewegungen erreicht, die zur Loslösung des Strahlenkörpers ausgeführt werden.

Das Kammerwasser fließt bei dem Eingriffe nicht aus, außer wenn der Spatel mit der einen Kante nach vorne gedreht wird, so daß die Wunde zum Klaffen kommt. Zur Entlastung des Auges von dem hohen Druck wird es aber gewöhnlich abgelassen.

Zwischenfälle während des Eingriffes. Werden die vorderen Ziliarvenen, die in glaukomatösen Augen oft erweitert sind, verletzt, so stört die Blutung die Schnittführung und das Blut wird überdies beim Vorschieben des Spatels in die vordere Kammer eingesaugt. Die Blutung aus den kleinen Lederhaut-

gefäßen während des Schnittes wird durch wiederholtes Aufträufeln von Suprareninlösung auf die Wunde genügend eingeschränkt. Stark blutende, an ihrer
Austrittsstelle aus der Lederhaut verletzte Ziliarvenen werden mit dem Thermokauter berührt und dadurch zum Verschlusse gebracht.

Wird der Schnitt zu tief geführt, so wird die Uvea verletzt und der Glaskörper stellt sich in der Wunde ein.

Der Spatel muß hart an der Hinterwand der Lederhaut vorgeschoben werden,
sonst gerät er leicht hinter die Regenbogenhaut. Durch das Eindringen des
Spatels in die vordere Kammer wird das Ligamentum pectinatum durchtrennt,
der Kammerwinkel eröffnet und der Strahlenkörper von seinem Ansatze an
dem Skleralsporn abgelöst.

Häufig wird die DESCEMETsche *Membran abgelöst.* Durch einen stumpfen
Spatel werden nämlich die Lamellen des Ligamentum pectinatum nicht durchtrennt, sondern der Spatel gleitet entlang den Lamellen bis zu ihrem Ursprung
und gerät zwischen Hornhautparenchym und DESCEMETsche Membran, so
daß diese durch die folgenden seitlichen Bewegungen des Spatels von der Hornhaut abgelöst wird. Die fehlerhafte Lage des Spatels wird durch den merklichen
Widerstand erkannt, der sich dem weiteren Vorschieben entgegensetzt. Durch
leichtes Zurückziehen wird der Spatel freigemacht und die Unterminierung
nach seinem Eintritt in die Kammer an richtiger Stelle fortgesetzt. Die auf
die Ablösung der DESCEMETschen Membran folgende Hornhauttrübung verschwindet ausnahmslos in kurzer Zeit. Auch wenn die Wurzel der Regenbogenhaut mit der hinteren Hornhautfläche verlötet ist (periphere vordere Synechie),
findet der Spatel den richtigen Weg, so daß selbst unter diesen Umständen die
Regenbogenhaut nicht verletzt wird.

Eine Iridodialyse ist ebensowenig zu befürchten, wie eine Verletzung des
SCHLEMMschen Kanals; denn die Regenbogenhaut geht aus der vorderen
Seite des Strahlenkörpers hervor, der SCHLEMMsche Kanal aber ist durch
den Skleralsporn ausreichend geschützt. Die Loslösung des Strahlenkörpers
von der Lederhaut wird gelegentlich während des Eingriffes unmittelbar beobachtet, indem die Kammerbucht schwarz wird, ähnlich wie bei einer Iridodialyse.
Aber nach Herausziehen des Spatels kehrt der Strahlenkörper wieder an seine
ursprüngliche Stelle zurück und der Kammerwinkel bietet weiter keine Veränderungen. Sollte es während des Eingriffes zu einer Blutung in die vordere
Kammer kommen, so wird sofort ein Druckverband angelegt, dadurch die
weitere Ansammlung von Blut verhindert und meist auch ein Teil davon sogleich
aus dem Auge entfernt.

Verhalten des Auges nach dem Eingriffe. Ist der Druck des Auges in den
ersten Tagen nach dem Eingriffe noch stark erhöht und die Pupille weit, so
wird Pilokarpin verabreicht. Dadurch wird der Druck nicht nur unmittelbar
beeinflußt, sondern auch die Wirkung des Eingriffes unterstützt, indem durch
die Verengerung der Pupille die Regenbogenhaut mit dem Strahlenkörper auf
dem Gebiete der Unterminierung von der Lederhaut abgezogen wird. Ist aber
das Auge, wie es besonders nach ausgiebiger Unterminierung häufig vorkommt,
weich geworden und stark ziliar gereizt, so muß frühzeitig Homatropin und,
wenn dieses nicht genügt, Atropin eingeträufelt werden, damit der Pupillarrand
nicht durch zahlreiche hintere Synechien mit der Linsenkapsel verklebt. Ist
doch selbst über ringförmige hintere Synechien mit buckelförmiger Vortreibung

der Regenbogenhaut berichtet worden! Nicht selten kommt es im Verlaufe dieser schleichenden Iritis zu einer Ausstreuung von Pigment über die ganze Pupille, wodurch das Sehvermögen schwer beeinträchtigt werden kann.

Einer der größten Nachteile der Zyklodialyse, der sich besonders nach ausgiebiger Unterminierung einstellt, ist eine langsame Trübung des Linsenkerns. Die erste Erscheinung der beginnenden Linsentrübung ist eine zunehmende Kurzsichtigkeit, die sich anfänglich durch Gläser noch beheben läßt; später aber mit der zunehmenden Kerntrübung versagen die Gläser, das Sehvermögen für die Ferne sinkt bis auf Fingerzählen in wenigen Metern und nur in nächster Nähe vermag das Auge noch feinen Druck zu erkennen. Solche Augen sind gewöhnlich ganz weich.

Wirkung des Eingriffes. Die Zyklodialyse hat einen unmittelbaren Einfluß auf den Augendruck nur dann, wenn das Kammerwasser dabei abgelassen wird. In dieser Hinsicht wirkt sie nicht anders als eine Punktion der vorderen Kammer und die dadurch hervorgerufene Druckherabsetzung ist wie bei dieser nur vorübergehend. Die eigentliche Wirkung der Zyklodialyse entwickelt sich nur allmählich und beginnt sich meist erst nach einigen Tagen zu zeigen, indem die Spannung des Auges sichtlich abnimmt und die Erscheinungen der Drucksteigerung mehr und mehr verschwinden. Die vorher matte und getrübte Hornhaut wird glänzend und durchsichtig, die vordere Kammer bleibt seicht oder ist nur an der Stelle der Unterminierung etwas tiefer als vorher, die Pupille fängt an, dem Einflusse der Miotika zu folgen, soweit es der Zustand des Gewebes der Regenbogenhaut erlaubt. In den musterbildlichen Fällen sinkt der Druck bis unter die richtige Höhe und in diesem Zustande verbleibt nun das Auge bei dem Grade von Sehleistung, der durch die vorangegangene Drucksteigerung geschaffen wurde. Leider wird die Drucksteigerung nur in einem geringen Teil der Fälle so günstig beeinflußt (ungefähr 20%). Je jüngeren Datums die Drucksteigerung ist, je ausgiebiger unterminiert wurde, um so größeren Einfluß hat der Eingriff. In der Mehrzahl der Fälle kehrt aber nach einer kürzeren oder längeren Pause selbst in Fällen, wo das Auge durch lange Zeit einen Druck unter der Norm hatte, die Drucksteigerung in früherer Stärke wieder und in einer geringen Gruppe von Fällen, besonders bei absolutem Glaukom, stellt sich auch kein vorübergehender Erfolg ein. Es ist nicht sehr wahrscheinlich, daß der Druck dadurch herabgesetzt wird, daß der Filtrationswinkel freigemacht wird. Schon der Umstand, daß in den günstig beeinflußten Augen der Druck *unter* die Norm sinkt, deutet darauf hin, daß der Eingriff entweder einer unmittelbar traumatischen Schädigung des Strahlenkörpers selbst oder seiner ihn versorgenden Nerven seine Wirksamkeit verdankt.

VI. Die Einschneidung des Kammerwinkels (Verfahren von DE VINCENTIIS).

Anzeigen. 1. Wiederkehr einer Drucksteigerung, nachdem schon andere Eingriffe dagegen versucht worden waren.

2. Glaucoma haemorrhagicum, insbesondere wenn das erste Auge durch eine schwere Blutung nach Iridektomie verloren gegangen ist.

3. Glaucoma secundarium bei Zyklitis.

4. Hydrophthalmus.

Der Eingriff wird mit dem von DE VINCENTIIS angegebenen, leicht gekrümmten Nadelmesserchen ausgeführt, das mit einer kleinen, spitz auslaufenden, an ihrem gewölbten Rande scharfen Sichel endigt (Abb. 177). Der Schaft verdickt sich allmählich gegen den Griff, so daß das durch den Einstich erzeugte Loch verschlossen wird und das Kammerwasser nicht abfließen kann. Nach

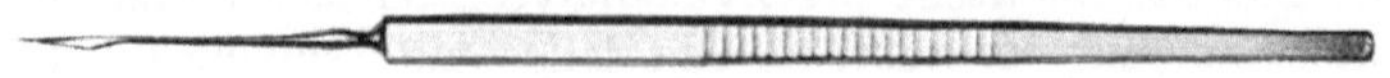

Abb. 177. Nadelmesserchen nach DE VINCENTIIS.

Einträufeln von Kokain und nach möglichst starker Verengerung der Pupille durch Eserin wird die Nadel, unter Festhalten des Auges mit der Pinzette, außen ungefähr 1 mm hinter dem Hornhautrande, ein wenig unter dem wagrechten Meridian schräg durch die Lederhaut gestochen und ungefähr parallel zur Oberfläche der Regenbogenhaut mit der gewölbten Schneide nach abwärts gerichtet, durch die Kammer vorgeschoben, bis die Spitze im Kammerwinkel innen — an einer Stelle, die etwas tiefer als der Einstich liegt — verschwindet und hier ungefähr 1 mm tief in das Gewebe der Kammerbucht eindringt (Abb. 178). Die Nadel wird nun unter allmählichem Zurückziehen so geführt, daß sie aus der ungefähr wagrechten Lage fast bis in die lotrechte kommt (Abb. 179), wobei die gewölbte Schneide den ganzen unteren Umkreis der Kammerbucht samt den inneren Lederhautschichten einschneidet bis nahe zum Einstich hin. Je seichter die Kammer, um so schwieriger läßt sich der Schnitt ausführen.

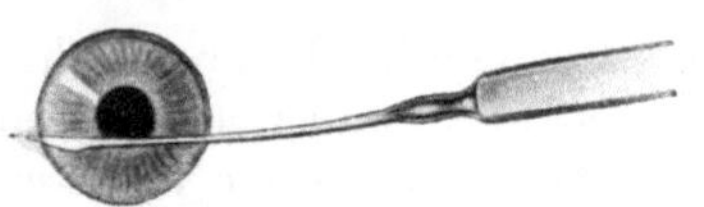

Abb. 178. Einschneidung des Kammerwinkels nach DE VINCENTIIS. Das Messerchen ist durch den Limbus von außen eingeführt und seine Spitze innen im Kammerwinkel eingesetzt. In den Abb. 178 und 179 wurde der Teil der Messerspitze punktiert gezeichnet, der während des Eingriffes nicht sichtbar ist, weil er hinter den Limbus in die Kammerbucht vorgedrungen ist.

Das Verfahren hat den Vorteil, daß das Auge nur in einem Punkte und nicht breit eröffnet wird, wodurch die bei der Iridektomie gefürchteten Zwischenfälle vermieden werden. Tritt eine Blutung in die vordere Kammer ein, so wird ihr durch schleunige Anlegung eines Druckverbandes Einhalt getan. Besteht eine periphere vordere Synechie, so schneidet die Nadel in die Regenbogenhaut ein und trennt sie von ihrem Ansatze. Diesem Umstande kommt keine ernstere Bedeutung zu.

Der Eingriff hat in vielen Fällen einen günstigen Einfluß, doch läßt er nicht selten im Stiche.

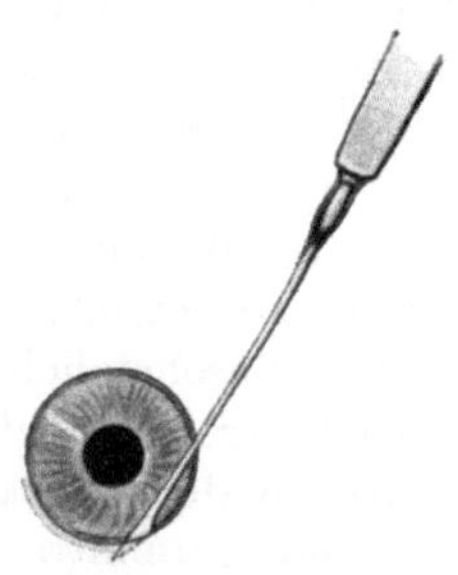

Abb. 179. Ein Teil des Schnittes ausgeführt. Dementsprechend der Griff des Messerchens aufgestellt. Die dunkle Linie zeigt den Verlauf des Schnittes in der Kammerbucht an.

B. Eingriffe gegen das Sekundärglaukom.

Anzeigen. Das Verfahren hängt in erster Linie davon ab, ob die Drucksteigerung nur eine *vorübergehende* Erscheinung ist oder *dauernd* sein wird.

Punktion der Hornhaut. Sie ist angezeigt bei vorübergehender Drucksteigerung, z. B. bei Verletzungsstar mit rascher Quellung der Linse, bei akuter Regenbogenhautentzündung, wobei die vordere Kammer gewöhnlich vertieft ist. Die Punktion kommt erst in Betracht, wenn die gewöhnliche örtliche Behandlung mit Eisumschlägen und Anwendung von Atropin bei verengter Pupille versagt hat.

Der Eingriff. Das kokainisierte Auge wird mit der Pinzette seitlich am Limbus gefaßt. Die Lanze wird steil auf den Limbus aufgesetzt und durch die Hornhaut durchgeführt. Nach Eintritt der Spitze in die vordere Kammer wird die Klinge in die Ebene der Regenbogenhaut umgelegt und vorgeschoben, bis der Schnitt eine Länge von 3 mm erreicht hat. Vorher darf die Lanze nicht zurückgezogen werden, damit das Kammerwasser nicht vorzeitig abfließe. Im übrigen gelten für die Handhabung der Lanze alle Vorschriften, die dafür bei der Glaukomiridektomie gegeben worden sind. Beim Zurückziehen der Lanze soll die Wunde nicht ins Klaffen kommen und das Kammerwasser nicht abfließen. Dieses wird erst nachträglich und in beliebiger Menge herausgelassen, indem durch einen leichten Druck des Spatels auf die lederhautseitige Wundlippe die Wunde etwas gelüftet wird. Das rasche Abfließen des Kammerwassers ist schmerzhaft und kann durch die plötzliche Druckherabsetzung Vorfall der Regenbogenhaut und Blutungen in die Kammer und selbst in die Netzhaut zur Folge haben. Ist der Druck sehr stark erhöht, so wird nicht das ganze Kammerwasser herausgelassen, sondern nur soviel als notwendig ist, um den Druck auf die richtige Höhe oder ein wenig darunter zu bringen. Auf diese Weise werden am ehesten Blutungen vermieden. Wurde die Regenbogenhaut durch plötzliches Abfließen des Kammerwassers vorgeschwemmt, so ist sie mit dem Spatel genauestens zurückzuschieben. Geriet der Schnitt zu lang und fällt sie immer wieder vor, so muß sie ausgeschnitten werden.

Die Punktion der Hornhaut kann beliebig oft wiederholt werden. Ist z. B. im Verlaufe einer akuten Iritis am Tage nach der Punktion der Druck wieder erhöht, so wird im kokainisierten Auge mit einem Spatel die lederhautseitige Wundlippe niedergedrückt oder bei schon etwas festerer Verklebung der Spatel zwischen die Wundlippen vorgeschoben, die Wunde dadurch geöffnet und dem Kammerwasser aufs neue der Austritt erlaubt. Durch einige Tage bleibt die Wunde zart genug, um auf die beschriebene Weise leicht wieder geöffnet werden zu können. Wird die Punktion der Hornhaut bei Drucksteigerung infolge Quellung der Linse ausgeführt, so wird der Schnitt *etwas länger* gemacht (5 mm), um auch einen Teil der Linsenmasse durch Massage herausbefördern zu können wie bei der Ausziehung des weichen Stares beschrieben.

Die Punktion der Hornhaut wird auch gegen fortschreitende Hornhautgeschwüre angewendet und häufig verbunden mit der Kauterisation des Geschwüres. Die Punktion ist ferner bei Hornhautgeschwüren von Vorteil, wo ein Durchbruch unmittelbar bevorsteht, weil dadurch die Nachteile eines plötzlichen Geschwürdurchbruches, insbesondere ein Vorfall der Regenbogenhaut, beseitigt werden. Gelegentlich hat die Punktion in Fällen von chronischen Entzündungen der Hornhaut (Keratitis profunda) einen günstigen Einfluß auf den Krankheitsverlauf. Sie befördert schließlich auch die Aufsaugung von Glaskörpertrübungen.

Iridektomie und andere Eingriffe. Die Fälle von Sekundärglaukom, wo die Drucksteigerung nicht vorübergehender Natur ist, erfordern eine Iridektomie oder andere von den Eingriffen, die gegen das primäre Glaukom angewendet werden. So sei hier nur die Drucksteigerung durch Anwachsung der Regenbogenhaut an die Hornhaut, durch Lageverschiebung der Linse, bei Seclusio pupillae, nach Starausziehung u. dgl. erwähnt.

Strenge Anzeigen für das eine oder andere Verfahren können nicht aufgestellt werden. Oft genug müssen mehrere Eingriffe an demselben Auge nacheinander ausgeführt werden, um die Drucksteigerung dauernd zu beseitigen. Im allgemeinen hat auch hier die Iridektomie als der einflußreichste Eingriff zu gelten und die anderen Verfahren, wie Zyklodialyse oder Trepanation, haben als Ersatz dafür herbeigezogen zu werden, wenn die Iridektomie versagte oder wenn sie wegen der besonderen Verhältnisse des Auges zu gefährlich erscheint.

Die Ausschneidung der Regenbogenhaut bei Sekundärglaukom kann durch die anderen krankhaften Veränderungen des Auges sehr erschwert werden. So kann die durch die chronische Entzündung atrophisch gewordene Regenbogenhaut häufig nicht mit der Pinzette vorgezogen werden, da sie schon bei der leisesten Berührung zerreißt, und der Eingriff muß sich darauf beschränken, einzelne Teile von ihr mit der Pinzette herauszubringen, anstatt ein Stück von ihr auszuschneiden. Oder bei Verwachsung ihrer ganzen Hinterfläche an die Linsenkapsel mag es zwar gelingen, sie vorzuziehen und auszuschneiden, aber das Pigmentblatt bleibt auf der Linsenkapsel kleben, so daß der erhoffte optische Erfolg des Eingriffes ausbleibt.

Bei Verschiebung der Linse oder Ausdehnung der Lederhaut bringt der Vorfall des Glaskörpers schwere Verwicklungen mit sich. Bei Luxation oder Subluxation der Linse (ausgenommen die Luxation in die vordere Kammer) wird kein Eingriff vorgenommen, bevor er nicht durch das Auftreten einer Drucksteigerung unabweisbar wird. Erfahrungsgemäß vertragen manche Augen durch lange Zeit eine Verschiebung der Linse, ohne darauf mit Drucksteigerung zu antworten. Da die Zonula zerrissen ist, stellt sich schon unmittelbar nach dem Schnitt Glaskörper in die Wunde ein; wurde dabei die Regenbogenhaut vorgeschwemmt, so kann sie leicht gefaßt und ausgeschnitten werden; ist sie aber durch den Glaskörper nach rückwärts gedrängt worden, so ist jeder Versuch, sie mit der Pinzette herauszubekommen, von vornherein als aussichtslos aufzugeben; gelegentlich gelingt es, sie mit dem stumpfen Häkchen zu erreichen und vorzuziehen. Schlägt auch dieser Versuch fehl, so muß von der Ausschneidung Abstand genommen und der Eingriff unterbrochen werden.

Die Trepanation nach ELLIOT ist bei Drucksteigerung nach Luxation der Linse in den Glaskörper zwar ein leichterer Eingriff als die Iridektomie, jedoch ist ihr Einfluß weniger sicher. Außerdem gefährdet sie gerade diese Augen, wo durch die freie Verbindung des Glaskörperraumes mit der vorderen Kammer der Glaskörper bis zur Trepanationsöffnung reicht, durch den bösen Verlauf einer Spätinfektion.

Dagegen bewährt sich die Zyklodialyse in den meisten Fällen dieser Art von Drucksteigerung.

Ist die Linse in die vordere Kammer luxiert, so muß *sofort* ein Eingriff unternommen werden, da Drucksteigerung regelmäßig in kürzester Zeit folgt. Um ein Entweichen der Linse nach rückwärts in den Glaskörperraum zu verhindern, wird zunächst die Pupille durch Eserin verengt. Durch einen Schnitt mit dem GRAEFEschen Messer wird darauf die vordere Kammer eröffnet und die Linse mit der Schlinge hervorgeholt. Da in diesen Augen Glaskörperraum und vordere Kammer in offener Verbindung stehen, ist ein Erscheinen des Glaskörpers in der Wunde meist nicht zu vermeiden. Daher soll vor dem Eingriffe eine Novokain-Adrenalinlösung hinter das Auge eingespritzt werden; denn dadurch wird das Auge weich und damit die Neigung des Glaskörpers auszutreten, sehr vermindert.

Hat eine Iriszyste zur Drucksteigerung geführt, so genügt nicht die Iridektomie allein, sondern es muß versucht werden, durch einen entsprechend angelegten Schnitt die ganze Zyste aus dem Auge zu entfernen.

Transfixion (Verfahren von E. Fuchs). Dieser Eingriff ist bei der buckelförmigen Vortreibung der Regenbogenhaut infolge ringförmiger hinterer Synechie (Seclusio pupillae) angezeigt. Eine regelrechte Iridektomie ist bei diesem Zustande kaum möglich, da die Wurzel der Regenbogenhaut oft in breiter Ausdehnung an die hintere Hornhautwand angelagert ist.

Die Transfixion wird mit dem Graefeschen Messer ausgeführt, das, parallel zur Ebene des Limbus und wagrecht gehalten, 1 mm nach innen vom äußeren Hornhautrande durch die Hornhaut in das Auge eingeführt und an der spiegelgleich gelegenen Stelle innen in der Hornhaut ausgestochen wird (Abb. 180).

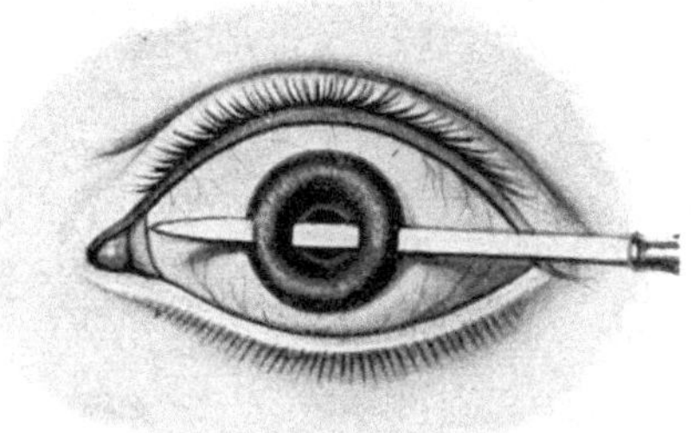

Abb. 180. Transfixion nach E. Fuchs.

Das Messer wird darauf in der gleichen Haltung aus dem Auge gezogen. Ein- und Ausstichspunkt liegen im wagrechten Meridian der Hornhaut. Das Messer dringt dabei durch die vorgewölbte Regenbogenhaut und erzeugt in ihr vier Löcher (Abb. 181), wodurch eine neue Verbindung der hinteren mit der vorderen Kammer hergestellt wird. Dadurch verschwindet die Drucksteigerung und die Regenbogenhaut kehrt in ihre richtige Lage zurück. Kommt die Entzündung

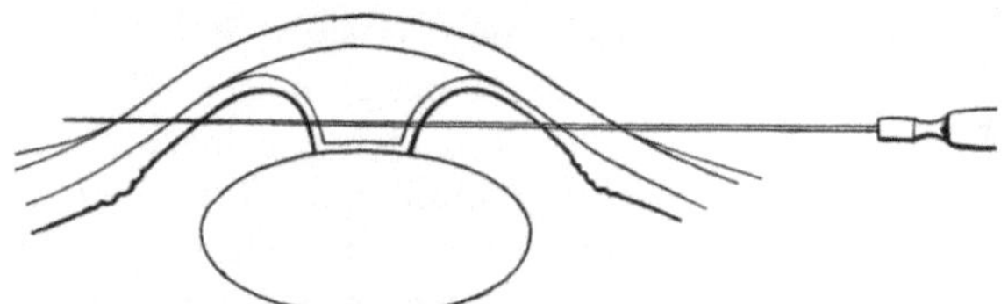

Abb. 181. Umrißzeichnung. Lage des Messers bei Transfixion. Buckelförmige Vortreibung der Regenbogenhaut.

der Regenbogenhaut nicht wieder, so daß die Öffnungen nicht durch Exsudat verschlossen werden, so hat dieser Eingriff dauernden Erfolg; ist aber ein neuerlicher Ausbruch der Iritis zu gewärtigen, so wird einige Tage später bei richtiger Tiefe der Kammer eine regelrechte Iridektomie vorgenommen, um ein Wiederkehren der Drucksteigerung zu verhindern.

Im übrigen wurde bei der Besprechung der einzelnen Verfahren im Abschnitte Glaukom auf ihre Anzeige und ihre Verwendbarkeit bei bestimmten Formen von Sekundärglaukom hingewiesen.

Der Druckmesser von Schiötz.

Die Vorrichtung (Abb. 182) wird an den beiden Armen a einer Hülse zwischen Daumen und Zeigefinger gehalten. In dieser Hülse b gleitet mit größter Leichtigkeit die Hülse c, die sich an ihrem unteren Ende zu einem Fußstück erweitert. Dieses bildet an seiner unteren Seite eine gehöhlte Fläche von 9 mm Durchmesser und 15 mm Krümmungshalbmesser. Oben ist an dieser Hülse ein Bügel d befestigt, der die Einteilung und einen kleinen Stift f als Drehungsachse für den ungleicharmigen Hebel g trägt. In dem Innern der Hülse c steckt ein langer Zapfen h (3 mm im Durchmesser), der in dem Hohlraum der Hülse sehr leicht auf- und abgleiten kann. Das untere Ende dieses Zapfens, das bei der Unter-suchung auf die Hornhaut zu liegen kommt, ist gehöhlt mit demselben Krümmungs-halbmesser wie das Fußstück (15 mm), das obere Ende ist zugespitzt. Auf dieses obere Ende des Zapfens können, um verschiedene Belastung zu erzeugen, Gewichte e von ver-schiedener Größe aufgesetzt werden. Diese werden in der Weise befestigt, daß im Ge-wichte an einer Stelle der mittleren Öffnung eine Furche angebracht ist, der Zapfen aber etwas unterhalb seiner Spitze einen kleinen Vorsprung hat. Durch eine kleine Drehung wird das Herausfallen des Zapfens aus dem Gewichte und damit mittelbar des Zapfens aus der Hülse unmöglich gemacht. Der Vor-richtung sind vier Gewichte von verschiedener Größe beigegeben, die mit den Nummern 5.5, 7.5, 10, 15 versehen sind, womit in Gramm das Gesamtgewicht gemeint ist, das in dem betreffenden Falle Zapfen, Hebel und Lot zusammen haben.

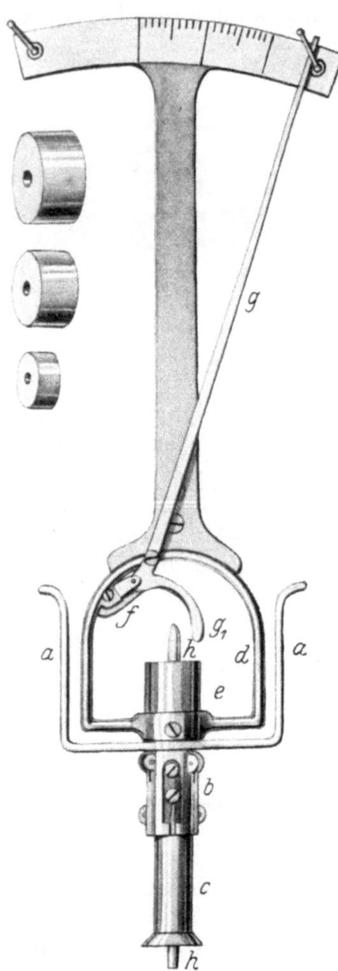

Abb. 182. Druckmesser nach SCHIÖTZ.

Der lange Arm des Hebels wird von dem geraden Zeiger g gebildet, der an der Ein-teilung entlang gleitet. Der kurze Arm des Hebels g_1 ist bogenförmig. Bei senkrechter Stellung der Vorrichtung fällt der Zeiger, sich selbst überlassen, entsprechend der Schwere des kurzen Hebelarmes gegen das rechte Ende der Einteilung (Abb. 182), wo er durch einen vorspringenden Stift an der Weiter-bewegung verhindert wird. Ist aber die Vor-richtung in Gebrauch, so berührt die obere Spitze des Zapfens den kurzen Hebelarm, schiebt ihn nach aufwärts und der Zeiger wird dementsprechend nach links verschoben. Wird die Vorrichtung mit dem Fußstück auf eine harte Fläche gestellt, deren Krüm-mung dem des Fußstückes entspricht (ein solcher Prüfkörper ist der Vorrichtung beigegeben), so befindet sich die Zapfenspitze in einer solchen Höhe, daß der kurze Hebelarm dadurch gehoben wird, infolgedessen der Zeiger auf den linken Anfang der Einteilung zu liegen kommt, der hiermit den Nullpunkt darstellt. Dieser Prüfkörper dient daher zur Probe, ob die Vorrichtung richtig eingestellt ist. Vermag dagegen der Zapfen durch die Schwere der Vorrichtung einen Eindruck in die Unterlage zu erzeugen, so kommt seine Spitze tiefer zu liegen, und indem sich der kurze Hebelarm, seiner Schwere folgend, ebenfalls nach unten dreht, soweit es die Stellung der Zapfenspitze erlaubt, gleitet der Zeiger nunmehr der Einteilung entlang um so weiter, je stärker der Zapfen einsinkt.

Die Vorrichtung wird in folgender Weise angewendet (Abb. 183): Die Augen werden zunächst durch Einträufeln einer $2\,^0/_0$ Holokainlösung unempfindlich gemacht. Der Kranke liegt flach mit nach oben gerichtetem Blicke. Der Untersucher zieht die Lider mit der einen Hand auseinander, ohne auf das Auge einen Druck auszuüben. In der anderen Hand hält er den Druckmesser, der das Gewicht 1 trägt. Dieser wird nun mit seinem Fußstück senkrecht auf die Hornhaut aufgesetzt, worauf die äußere Hülse b soweit nach unten geschoben wird, bis sie sich ungefähr in der Mitte der Hülse c befindet. Auf diese Weise steht nun der Druckmesser frei, wobei die äußere Hülse nur dazu dient, ihn am Umfallen zu verhindern, und drückt mit seiner Schwere auf das Auge. Ist das Auge so hart, daß der Zapfen keinen Eindruck auf die Wölbung der Hornhaut zu machen vermag, so drückt das obere Ende des Zapfens den kurzen Hebelarm soweit nach oben, daß der Zeiger auf den Anfangspunkt der Einteilung zu liegen kommt, wie bei dem Versuch mit dem Prüfkörper. Es muß dann die Vorrichtung mit einem schwereren Lote belastet werden, bis ein Ausschlag des Zeigers eintritt. Je weicher dagegen das Auge ist, um so tiefer ist der Eindruck, den der Zapfen in die Oberfläche der Hornhaut macht. Indem der kurze Hebelarm der sinkenden Spitze des Zapfens folgt, dreht sich der lange Hebelarm an der Einteilung nach rechts und zeigt einen bestimmten Ausschlag.

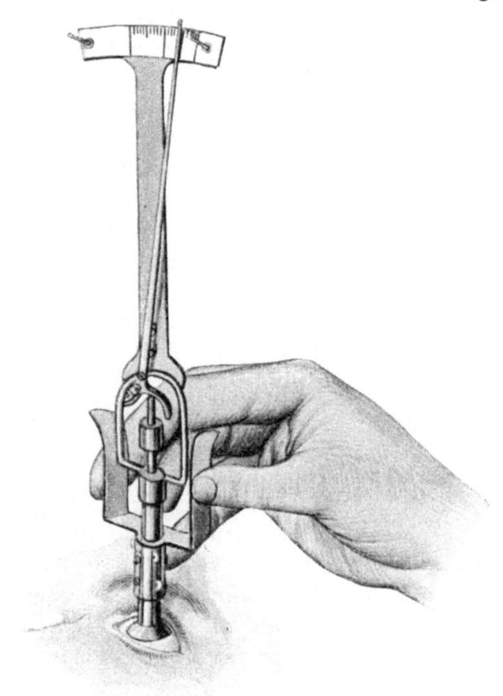

Abb. 183. Der Druckmesser auf die Hornhaut des zu untersuchenden Auges aufgesetzt.

Der Druckmesser soll nur für einige Augenblicke aufgesetzt und der Ausschlag sofort abgelesen werden. Man soll drei Messungen machen und die Durchschnittszahl nehmen. Bei richtiger Stellung der Vorrichtung zeigt sich oft eine pulsatorische Bewegung des Zeigers in der Ausdehnung eines Teilstriches.

Auf einem der Vorrichtung beigegebenen Diagramm kann nun sofort abgelesen werden, wieviel Millimeter Hg-Druck dem gefundenen Ausschlag des Zeigers entsprechen. Auf der Abszisse des Diagramms ist der Ausschlag verzeichnet, der von der Einteilung abgelesen wird, die Ordinaten enthalten den in Millimeter Hg ausgedrückten Augendruck, die vier Kurven entsprechen der Belastung der Vorrichtung mit den vier verschiedenen Gewichten.

Bei vorsichtiger Handhabung leidet die Hornhaut durch die Untersuchung mit dem Druckmesser in keinerlei Weise. Nach dem Gebrauch sind Zapfen und Fußstück mit Äther zu reinigen und trocken abzureiben.

Mit dem Druckmesser hat SCHIÖTZ den Augenärzten eine Vorrichtung von hervorragendem Werte gegeben. Sie kann heute als unentbehrlich bezeichnet werden. Dem weniger Geübten, der sich der mangelnden Sicherheit in der Schätzung des Augendruckes durch seine Finger bewußt ist, verleiht der Druckmesser Klarheit in der Beurteilung des Krankheitsbildes und erleichtert ihm die Entscheidung über das einzuschlagende Vorgehen. Aber auch der erfahrene Augenarzt möchte ihn nicht mehr missen: in zweifelhaften Fällen wird auch er dessen Angaben berücksichtigen und zur Begutachtung des Druckes eines Auges zu verschiedenen Zeiten die zahlenmäßigen Aufzeichnungen heranziehen.

Die Untersuchung des Augendruckes mit dem Finger gestaltete sich noch am sichersten in Fällen, wo das eine Auge normal war, das andere einen davon verschiedenen Druck hatte. Schwieriger war schon die Entscheidung, wenn der Druck beider Augen gleich war und angegeben werden sollte, ob der Druck die Norm überschreite oder nicht. Daß man einen Vergleich des Druckes zu verschiedenen Zeiten nicht vornehmen konnte, war am meisten zu bedauern. Gerade diesem Übelstande hilft der Druckmesser am besten ab. Denn selbst für den Fall, als ihm gewisse Fehler anhaften, könnte dadurch keine Störung in dem Vergleiche der einzelnen Messungen untereinander hervorgerufen werden. Es ist aber Tatsache, daß die Angaben des Druckmessers durchschnittlich sehr verläßlich sind. Ihnen gegenüber erscheinen die Ergebnisse mit dem Fingerdruck oft unsicher und unrichtig. Gelegentlich ergibt sich sogar ein auffallender Unterschied zwischen Druckmesser und Fingerdruckbefund. Dicke und Starrheit der Augenhüllen können zweifellos den Ausschlag des Druckmessers beeinflussen, was auch SCHIÖTZ schon selbst angegeben hat, indem er als wesentlichsten Unterschied zwischen auf der Lederhaut und auf der Hornhaut ausgeführten Messungen bei dieser trotz gleicher Druckhöhe viel größere Ausschläge bekam als auf der Lederhaut. „Dieser Unterschied in der Größe des Ausschlages muß auf der größeren Rigidität der Sklera beruhen." Es ist daher sehr begreiflich, daß die auf der verdünnten Hornhaut eines hydrophthalmischen kindlichen Auges ausgeführten Messungen höhere Ausschläge ergeben und daher den Druck niedriger erscheinen lassen, als er in Wirklichkeit ist, und umgekehrt, die größere Starrheit der Hornhaut mancher, namentlich älterer Leute, den Druck höher. Doch sind das nur Ausnahmen, die kaum zu einem klinischen Irrtum führen können.

Der normale Augendruck schwankt nach den Angaben des Messers zwischen 15 und 30 mm Hg. Daraus ergibt sich die Tatsache, daß es an Glaukom erkrankte Augen geben kann, die einen noch innerhalb der normalen Grenze gelegenen Druck haben, wenn sie vorher in gesundem Zustande einen an der unteren Grenze der Norm gelegenen Druck gehabt hatten. Auch dies hat nur als seltene Ausnahme betrachtet zu werden. Augen, deren Spannung sich an der unteren Grenze der Norm bewegt (z. B. manche Augen mit höhergradiger Kurzsichtigkeit), haben keine besondere Neigung zur Drucksteigerung. Wenn sich eine solche einstellt, so bleibt sie innerhalb sehr bescheidener Grenzen, so daß sie nur mit Hilfe des Druckmessers erkannt werden kann: Glaucoma simplex, fast die einzige Glaukomform, die wir in Augen mit hoher Kurzsichtigkeit begegnen.

Bemerkt sei auch, daß durch wiederholtes Aufsetzen des Druckmessers die Ausschläge allmählich größer werden, d. h. das Auge weicher wird. Dieses kann besonders leicht eintreten, wenn eine filtrierende Narbe Durchtritt von Flüssigkeit gestattet. Der Unterschied ist aber sehr gering (1—3 mm) und nur ausnahmsweise etwas größer. Immerhin sollen daher zur Sicherheit die ersten Messungen verwendet werden. Auffallende Krümmungsveränderungen der Hornhaut machen begreiflicherweise eine richtige Angabe der Vorrichtung unmöglich (Keratokonus, Applanatio corneae usw.).

Die Untersuchung mit dem Druckmesser ergibt auch sichere Aufschlüsse über die Beeinflussung des Druckes durch verschiedene Heilmittel. Die gebräuchlichsten Miotika und Mydriatika vermögen in einem gesunden Auge den Druck nur wenig zu verändern. Dagegen ist der Einfluß beider in Augen, die entweder zu Glaukom veranlagt oder daran erkrankt sind, sehr mächtig. In solchen Augen können Miotika den krankhaft gesteigerten Druck sehr stark herabsetzen, während Mydriatika eine Drucksteigerung hervorrufen können.

In gesunden Augen scheint der Druck im Laufe des Tages nicht wesentlich zu schwanken. Dagegen sind starke Druckschwankungen von der Norm nach abwärts gewiß häufiger als angenommen wird, z. B. in Augen, die an Iridozyklitis, an Glaskörperveränderungen, an spontanen Blutungen ins Augeninnere leiden u. dgl. In solchen Augen vermag das Atropin die Spannung wesentlich zu heben.

Sehr starke Druckschwankungen nach oben bietet das Glaukom oft innerhalb weniger Stunden, so daß während eines Anfalles der Druck bis zur Steinhärte emporschnellt. Nach Ablauf des Anfalles kann das Auge ungewöhnlich weich gefunden werden, um aber bald wieder auf einen Druck zu kommen, der durchschnittlich höher ist als der normale.

Augen mit Glaucoma simplex zeigen fast immer eine leichte Erhöhung des Druckes.

Was die Verwendung des Druckmessers betrifft, so pflegen wir in allen Fällen von Glaukom oder auf Drucksteigerung verdächtigen Augen seine Angaben zu vermerken. Es ist aber trotz der Wertschätzung der Vorrichtung nicht unsere Meinung, nunmehr alles therapeutische Vorgehen von dem Ergebnisse dieser Untersuchung abhängig zu machen und die klinischen Symptome außer acht zu lassen. Diese bleiben immer noch entscheidend. Man vergesse nicht, daß die Begriffe Glaukom und Drucksteigerung nicht gleichbedeutend sind, daß die Drucksteigerung vielmehr nur ein allerdings sehr wichtiges und für das Auge gefährliches Symptom der Krankheit Glaukom darstellt. So sehr immer daher unser Bestreben sein wird, die Drucksteigerung zu beseitigen, so werden wir doch nicht allein auf Grund des Befundes eines etwas erhöhten Druckes das Auge den Gefahren eines Eingriffes aussetzen, wenn die klinische Untersuchung keine Abnahme der Sehschärfe, keine Verengerung des Gesichtsfeldes, kein Fortschreiten der Sehnervenaushöhlung dartut. Derselbe Druck würde uns dagegen zu einem Eingriff veranlassen, wenn die klinische Untersuchung den schlechten Einfluß der Drucksteigerung unzweifelhaft erkennen läßt.

Dagegen kommt bei *Verdacht* auf Glaukom den Angaben des Druckmessers wichtige Bedeutung zu. Die Anlegung einer Druckkurve wurde erst durch den Druckmesser möglich; man wird nicht erst abwarten, bis durch die Ausbildung einer Aushöhlung des Sehnerveneintrittes oder durch eine beträchtliche

Störung des Gesichtsfeldes die klinische Diagnose über alle Zweifel erhaben ist, wenn das Ergebnis des Fingerdruckbefundes bis dahin ein unsicheres war. Wer den Grundsatz befolgt, bei Glaukom so frühzeitig als möglich einzugreifen, d. h. sobald die Krankheit Glaukom sichergestellt ist, wird ihm daher durch den Befund des Druckmessers mit viel besserem Gewissen treu bleiben, als zur Zeit, da man sich nur auf die Fingerprüfung des Druckes verlassen konnte. Aber auch für den, der Anhänger der medikamentösen Behandlung des Glaukoms ist und der den Eingriff nur als letztes Hilfsmittel verwendet, wird der Druckmesser ein wertvoller Anzeiger sein. Bleibt trotz Gebrauches von Miotika der Druck andauernd höher als normal, so wird sich auch er zum Eingriffe entschließen müssen, namentlich wenn durch kürzere oder längere Zeit vorher die Miotika einen pünktlichen Einfluß gezeigt hatten und nun plötzlich anfangen, im Stiche zu lassen und sich Dauerschädigungen am Auge einzustellen beginnen.

Daß wir trotz ausgiebiger Herabsetzung des Druckes in manchen Fällen doch dem weiteren Fortschreiten des glaukomatösen Prozesses nicht Einhalt gebieten können, lehrt uns freilich auch der Druckmesser. Dies ist besonders bei vorgeschrittenem Glaukom der Fall, wo trotz erreichter Normalisierung der Spannung das Sehvermögen weiter verfällt und schließlich ganz zugrunde geht.

Dreizehntes Kapitel.

Die optische Iridektomie.

Anzeigen. Die Anzeigen für die optische Iridektomie sind:

1. zentrale Linsentrübungen, 2. zentrale Hornhautnarben und 3. Pupillenverschluß durch Bindegewebsmembranen nach Regenbogenhautentzündung.

1. Zentrale Linsentrübungen. Bei Schichtstar junger Leute muß die Frage entschieden werden, ob ein Eingriff vorgenommen werden soll und welcher. Wird das Sehvermögen durch die Linsentrübung nur mäßig beeinträchtigt, so wird von einem Eingriffe abgesehen. Bei stärkerer Sehstörung entscheidet das Verhalten der Sehschärfe bei gewöhnlich weiter Pupille und bei künstlicher Erweiterung über die Frage, ob eine optische Iridektomie oder die Entfernung der Linse durch Diszission vorgenommen zu werden hat. Ist die Scheibe der Trübung von geringem Durchmesser und kann durch die Erweiterung der Pupille die Sehkraft so weit gehoben werden, daß sie für die Bedürfnisse des Betreffenden ausreicht, also durchschnittlich ein Drittel der richtigen erlangt, so kann durch eine optische Iridektomie dieses genügende Sehvermögen dauernd erreicht werden. Der Kranke hat dabei den Vorteil, im Besitze seiner Linse und damit der Akkommodationskraft zu bleiben. Das Kolobom wird am besten nach innen unten angelegt. Wird aber durch die Pupillenerweiterung die Sehschärfe nicht genügend verbessert, so ist die Diszission der Linse angezeigt. Damit wird die Trübung vollständig entfernt und das Sehvermögen auf die richtige Größe gebracht: aber der Kranke ist dann auf den fortwährenden Gebrauch von starken Sammellinsen angewiesen. In den meisten Fällen von Schichtstar kommt die Diszission in Betracht, nur in einer geringen Zahl die Iridektomie. Der gegen die Iridektomie gemachte Einwurf, daß ihr Erfolg durch ein allmähliches Fortschreiten der Linsentrübung zunichte gemacht werde, ist nicht berechtigt, da der Schichtstar keinen weiteren Veränderungen unterliegt.

Auch große zentrale Kapselstare, die das ganze Pupillargebiet einnehmen, machen eine optische Iridektomie nötig.

Tritt ein beginnender Altersstar in Form einer Kerntrübung auf — besonders bei hoher Kurzsichtigkeit, Glaskörperverflüssigung und Aderhauterkrankungen— so wird durch eine Iridektomie gelegentlich eine wesentliche Verbesserung der Sehschärfe auf lange Zeit erzielt. Der Ausschnitt soll mit Rücksicht auf die später vorzunehmende Ausziehung der Linse oben angelegt werden. Für gewöhnlich ziehen wir es aber in solchen Fällen vor, den Star auszuziehen mit Erhaltung der runden Pupille, um auf diese Weise die volle Sehschärfe in *einem* Akte wieder herzustellen.

2. Die häufigsten Anzeigen für eine optische Iridektomie geben zentrale, das Pupillargebiet verdeckende Hornhautnarben. Um nicht zu sehr und zu oft von dem wirklichen Erfolge des Eingriffes enttäuscht zu werden, ist eine genaue Untersuchung des Zustandes der Hornhaut — mit der Lupe und der Spaltlampe — im sog. durchsichtigen Teile dringend geboten. Dabei werden oft zarte Trübungen in den Teilen entdeckt, die bei der Untersuchung mit dem freien Auge als vollkommen durchsichtig gegolten haben. Erst nach Ausschneidung der Regenbogenhaut fällt dann auf dem schwarzen Grunde die Trübung der Hornhaut auf, und sie kann nun sogar dicht erscheinen, während sie dem wenig aufmerksamen Beobachter vorher vollständig entgangen war.

Bei Lupenbetrachtung sind die Teile der Hornhaut aufzusuchen, die bei möglichst zentraler Lage am durchsichtigsten sind und wo sich die Trübung am schärfsten von der durchsichtigen Umgebung absetzt. Je schärfer der Rand der Trübung, je dichter diese und je breiter der durchsichtig gebliebene Randteil, um so besser ist die Aussicht auf Erfolg.

Es sei davor gewarnt, mit der Ausschneidung bei Hornhauttrübungen zu eilen. Narben nach Verletzungen, Trübungen nach tiefer Hornhautentzündung hellen sich namentlich bei jungen Leuten oft noch nach vielen Monaten beträchtlich auf. Nur von der Aufhellung von Narben nach tiefen Geschwüren bei erwachsenen Leuten, besonders nach Ulcus serpens, ist nicht viel zu erwarten. Im allgemeinen eignen sich die Fälle am besten, wo die Trübung durch einen wohl umschriebenen Krankheitsherd erzeugt wurde, also in erster Linie durch Ulcus serpens oder infizierte Wunden, und die übrige Hornhaut gesund blieb. Weniger günstig liegen die Verhältnisse bei Trübungen nach tiefen Hornhautentzündungen, weil dabei fast immer die ganze Hornhaut befallen worden war, so daß sie überall von zarten, unscharf begrenzten grauen Fleckchen durchsetzt ist. In solchen Fällen bessert die optische Iridektomie, auch wenn das Pupillargebiet der Hornhaut von einer ziemlich dichten Trübung eingenommen war, das Sehvermögen nicht, da die diffuse Trübung der Randteile außerordentlich störend wirkt.

Vor dem Eingriffe muß die Sehschärfe mit peinlichster Berichtigung des Brechungszustandes bestimmt werden. Auch soll ermittelt werden, inwieweit sie durch stenopäische Spalte oder Lücke verbessert werden kann. Die besten Dienste leistet bei dieser Bestimmung eine bewegliche stenopäische Spalte, die nicht nur durch Drehung leicht in den verschiedenen Meridianen eingestellt werden kann, sondern sich auch in senkrechter und wagrechter Richtung verschieben läßt. Sie hat in einem Rahmen untergebracht zu sein, der an jeder Brille bequem angebracht werden kann. Da der Kranke sehr häufig nur bei einer ganz bestimmten Lage der Spalte einen wesentlichen Vorteil davon beim Sehen hat, ist die Untersuchung mit dem Gestelle des Brillenkastens nutzlos, sondern soll an der von dem Kranken beständig zu tragenden Brille selbst vorgenommen werden. Zu diesem Zwecke wird zunächst das Glas bestimmt, das dem Kranken die beste Sehschärfe verschafft. Erst an der fertigen Brille wird nun die Lage der stenopäischen Spalte ermittelt, indem der Rahmen mit der beweglichen Spalte an der Brille angebracht wird, wodurch es ein leichtes ist, dem Brillenmacher die Stelle anzugeben, die die Spalte im Glase einzunehmen hat. Dieses genaue Vorgehen ist besonders für Kranke von größter Wichtigkeit, die nur noch auf ein Auge angewiesen sind. Die Verbesserungen durch die stenopäische

Spalte oder Lücke sind gelegentlich ganz hervorragend, und es ist nicht so selten, ein Sehvermögen von Fingerzählen in wenigen Metern auf 6/24 oder 6/18 zu heben und dadurch dem Kranken die Möglichkeit des Lesens und Schreibens wieder zu verschaffen. Wertvolle Dienste leisten dabei auch die von der Firma *Zeiß* hergestellten Brillengläser für Schwachsichtige, die eine Vergrößerung der Bilder auf 1.8, 3 oder 6 herbeiführen.

Kommt nun die Frage einer optischen Iridektomie in Betracht (ganz allgemein gehalten also bei dichten zentralen, sich ziemlich scharf gegen eine gesunde Umgebung absetzenden Hornhauttrübungen, die das Pupillargebiet der Hornhaut vollständig einnehmen), so hat zunächst die Pupille durch Atropin erweitert zu werden. Es kann zwar das Sehen bei künstlich erweiterter Pupille nicht ganz dem nach der optischen Iridektomie gleichgesetzt werden, denn das Atropin hat meistens eine gleichmäßige Erweiterung der Pupille zur Folge. Aber es kann doch soweit von der Untersuchung Gebrauch gemacht werden, daß bei vollständigem Fehlen einer Verbesserung trotz der Verlagerung eines Teiles der Pupille hinter einen weniger getrübten Hornhautteil die optische Iridektomie keinen Erfolg erwarten läßt. Ist der Kranke nach der Erweiterung der Pupille noch mehr geblendet als vorher, so würde er durch Ausschneidung von Regenbogenhaut dauernd geschädigt werden, da in solchen Fällen die Sehschärfe im wesentlichen durch die unregelmäßige Zerstreuung des Lichtes herabgesetzt ist. Viele Leute mit diffusen Hornhauttrübungen sehen eben bei enger Pupille, die einer stenopäischen Lücke vergleichbar ist, besser als bei erweiterter.

Häufig hat auch die Entscheidung getroffen zu werden, ob durch eine Tätowierung der Hornhautnarbe ohne oder mit nachfolgender Iridektomie die Sehschärfe verbessert werden kann. Für solche Fälle empfiehlt es sich, die Hornhautnarbe gleichsam vorübergehend zu tätowieren, indem sie mit einem genau zugeschnittenen Stückchen vollständig schwarzen feinen Seidenpapieres bedeckt wird. Das Papier haftet gut und ermöglicht die Vornahme einer Sehprobe zum Vergleiche gegenüber früher. Um das Papierblättchen auf die Hornhaut legen zu können, wird sie durch Eintropfen einer Alypinlösung unempfindlich gemacht. Da dadurch auf die Pupille kein Einfluß ausgeübt wird, wird die Beurteilung nicht so gestört, wie es bei Anwendung von Kokain als Anästhetikum durch die eintretende Pupillenerweiterung der Fall wäre.

Ergebnisse. Im allgemeinen sind die Erfolge der optischen Iridektomie bei Hornhauttrübungen recht mäßig und die Fälle, die sich dazu eignen, verhältnismäßig wenige. Ärzte mit geringer Erfahrung pflegen nicht nur zu frühzeitig, sondern auch viel zu häufig eine optische Iridektomie vorzunehmen. Dasselbe gilt übrigens auch für die Tätowierung. Daher hat man nicht selten Gelegenheit, Kranke zu sehen, die durch eine übereilte optische Iridektomie für alle Zukunft an Blendungserscheinungen zu leiden haben. Besonders die Hornhauttrübungen nach Keratitis parenchymatosa verleiten Unerfahrene zu einer überflüssigen, ja oft sogar schädlich wirkenden optischen Iridektomie, weil die Trübungen in der Hornhautmitte vor der schwarzen Pupille viel dichter zu sein scheinen als in der Peripherie der Hornhaut. Die narbenaufhellende Wirkung, die man der Iridektomie zugeschrieben hat, beruht wohl nur auf einer Täuschung, veranlaßt durch Fälle, wo der Eingriff unternommen wurde, bevor der Heilungsvorgang abgeschlossen war.

Viel günstigere Erfolge sind bei zentralen Linsentrübungen, großem zentralen Kapselstar und besonders bei dichtem Schichtstar zu verzeichnen, wenn die Trübung scharf begrenzt ist und einen kleinen Durchmesser hat.

3. Auch Verdeckung der Pupille durch Exsudate, durch Bindegewebsmembranen nach Iritis, kann für eine optische Iridektomie eine Anzeige bilden. Mit Rücksicht auf die dabei gewöhnlich bestehende Verwachsung der Regenbogenhaut mit der Linsenkapsel soll eine breitere Falte aufgefaßt und ausgeschnitten werden. Der optische Erfolg bleibt bisweilen dadurch aus, daß das mit der Linsenkapsel verwachsene Pigmentblatt haften blieb und das Kolobom verdeckt.

Der Eingriff unterscheidet sich von der Iridektomie gegen Glaukom durch die Lage des Schnittes und die zu entfernenden Teile der Regenbogenhaut. Entsprechend dem Zwecke der optischen Iridektomie, die Pupille etwas zu verlagern, werden nur die an den Pupillarrand grenzenden Teile allein ausgeschnitten — wenn dies genügt — und aus optischen Gründen die Randteile der Regenbogenhaut geschont. Daher wird der Einschnitt in den Limbus oder etwas nach einwärts davon in die Hornhaut verlegt. Ist aber nur der äußerste Randteil der Hornhaut durchsichtig geblieben, so muß der Schnitt entsprechend peripher in der Lederhaut angelegt und die Iriswurzel hervorgeholt und ausgeschnitten werden, um eine Lücke zu schaffen. Sonst gelten im wesentlichen dieselben Regeln wie für den Schnitt bei der Glaukomiridektomie. Der Schnitt wird (wenn nicht eine zu seichte Kammer, z. B. infolge einer vorderen Synechie, die Anwendung des Messers erforderlich macht) mit der Lanze vorgenommen. Wenn möglich, wird das Kolobom nach innen unten angelegt, da dabei erfahrungsgemäß die besten optischen Ergebnisse erzielt werden. Bei Hornhauttrübungen müssen aber oft andere Stellen der Hornhaut gewählt werden, die durch ihren höheren Grad von Durchsichtigkeit besseren Erfolg versprechen. Dabei ist darauf zu achten, daß das Kolobom durch das obere Lid nicht ganz verdeckt wird. Ist bei einem Einäugigen nur der obere von dem oberen Lid bedeckte Hornhautteil allein durchsichtig geblieben, so daß an dieser Stelle die optische Iridektomie ausgeführt werden muß, so kann durch eine Sehnenablösung des oberen Geraden das Auge nach abwärts gedreht werden, wodurch das Kolobom in der Lidspalte frei zu liegen kommt.

Das Hervorholen der Regenbogenhaut mit der Pinzette geschieht in gleicher Weise, wie früher beschrieben; es wird aber nur eine kleine Falte vorgezogen und mit den senkrecht zur Richtung des Hornhautschnittes gehaltenen Blättern der WECKERschen Schere abgekappt. So kommt ein schmales und nur auf die pupillaren Teile der Regenbogenhaut beschränktes Kolobom zustande. Nicht selten wird es über Erwarten groß, da sich die Ränder des durchschnittenen Schließmuskels zurückziehen.

Während der ersten Wochen nach dem Eingriffe ist die Narbentrübung der Hornhaut wieder stärker, als sie unmittelbar zuvor war, und die Gefäße der Narbe sind wieder breiter und stärker gefüllt. Allmählich aber kehrt die Hornhaut in ihren früheren Zustand zurück und nun erst kann beurteilt werden, wieviel der Eingriff genützt hat.

Die **präkorneale Iridotomie** versucht noch ein kleineres Kolobom zu erzielen. Die Regenbogenhaut wird aus der Wunde vorgezogen und, nachdem in ihren Pupillarrand ein kurzer radiärer Einschnitt gemacht worden ist, in die Kammer zurückgeschoben und zurechtgelagert. Die beiden Enden des durchschnittenen Schließmuskels ziehen sich zurück und bilden die Begrenzung eines kleinen spitzbogen- oder spaltförmigen Koloboms. Das Verfahren wird selten angewendet, da das geschaffene Kolobom häufig doch nicht kleiner ist als nach regelrechter Ausschneidung und gegen das Zurückschieben der im Bindehautsack frei gelegenen Regenbogenhaut aus begreiflichen Gründen Einspruch erhoben wird.

Der Vorfall der Regenbogenhaut.

Wird eine Öffnung im Bereiche der vorderen Kammer gesetzt, so wird die Regenbogenhaut durch das vorstürzende Kammerwasser in sie hineingedrängt; es kommt zum Vorfalle. Die häufigsten Ursachen sind der Durchbruch eines Geschwüres und Verletzungen. Bei reinen Verletzungen, die zu einem kleinen Vorfall der pupillaren Teile der Regenbogenhaut oder zu einer Einklemmung in die Wunde geführt haben, kann versucht werden, die Iris durch Einspritzung von Adrenalin (0,1 ccm der Lösung von 1:1000) unter die Bindehaut in so hohem Maße zum Zurückziehen zu veranlassen, daß sie sich auch aus der Wunde in die Kammer zurückzieht. Die vorgefallene Regenbogenhaut an ihre richtige Stelle zurückzustreichen, ist nutzlos, da sie fast immer wieder vorfällt. Außerdem besteht dabei die Gefahr, entzündungserregende Keime in das Auge einzubringen. Es gilt daher als Regel, jeden Vorfall der Regenbogenhaut auszuschneiden, wenn die Öffnung, aus der er ausgetreten war, nicht zu groß ist.

Das Verfahren. Die Regenbogenhaut wird, soweit sie in der Öffnung vorliegt, ausgeschnitten, nachdem ihr Zusammenhang mit den Rändern der Öffnung sorgfältig gelöst worden war, so daß keine Verklebung zurückbleibt. Dadurch wird das Entstehen einer vorderen Synechie mit allen ihren Folgen vermieden. Der Vorfall bedeckt sich sehr bald mit einer Fibrinkappe, die seine Grenzen undeutlich macht. Dieses Exsudat wird mit einer Pinzette abgezogen, worauf der Vorfall als schwarzer Punkt oder Wulst erscheint. Eine konische Sonde wird darauf entlang den Rändern der Öffnung geführt und der Vorfall ringsherum von den Verklebungen mit ihnen freigemacht. Die Sonde wird entlang dem ganzen Umkreise der Öffnung zwischen Vorfall und der hinteren Hornhautwand vorgeschoben, so daß dieser allseitig losgelöst wird. Das Kammerwasser fließt dabei allmählich ab. Die bei aufgehobener Kammer an der hinteren Hornhautwand anliegende Linsenkapsel darf nicht verletzt werden. Darauf wird der Vorfall mit der Irispinzette knapp an der Öffnung gefaßt, etwas vorgezogen und mit der WECKERschen Schere knapp an dem Öffnungsrande abgetragen. Häufig zieht sich darauf die Regenbogenhaut von selbst in die vordere Kammer zurück, so daß sich an Stelle des Vorfalles ein regelrechtes Kolobom findet. Sollten die Schenkel aber noch nicht richtig liegen, so wird durch die Öffnung, wenn es deren Größe erlaubt, ein Spatel eingeführt und die Regenbogenhaut zurechtgestrichen. Bei kleinen Öffnungen wird der Vorfall etwas kräftiger vorgezogen und genügend viel ausgeschnitten, damit sich die Regenbogenhaut von selbst in die richtige Lage zurückziehe. Ist dies aber nicht gelungen, so muß der Versuch gemacht werden, ein stumpfes Häkchen durch die Wunde in die vordere Kammer zu schieben und das Häkchen zwischen Regenbogenhaut und hinterer Hornhautwand aus der Wunde herauszuführen, um auf diese Weise die Regenbogenhaut vorzuziehen und abzuschneiden. Nach Beendigung des Eingriffes wird Atropin in das Auge geträufelt, um die Regenbogenhaut so stark wie möglich aus der Gegend der Wunde wegzuziehen und eine Verklebung mit den Wundrändern hintanzuhalten.

Der Umstand, daß der Vorfall durch den Durchbruch eines Geschwüres hervorgegangen ist, ist kein Grund, ihn nicht sofort auszuschneiden. Das Auge wird durch den Eingriff nicht in die Gefahr einer Infektion gebracht. Wenn eine Neigung zur Infektion bestünde, gäbe vielmehr der Vorfall den besten Weg für das Eindringen der Keime in das Auge ab.

Das Auge wird vor dem Eingriffe durch wiederholtes Einträufeln einer 3% Kokainlösung nach Möglichkeit unempfindlich gemacht. Da diese Augen gewöhnlich stark gereizt und gerötet sind, wird gleichzeitig Suprareninlösung verwendet, denn das Kokain entfaltet erst bei blassem Auge seine Wirksamkeit. Trotzdem bleibt die Regenbogenhaut oft sehr empfindlich. Wird aber in der Gegend des Vorfalles $\frac{1}{2}$ ccm einer 3% Kokainlösung unter die Bindehaut gespritzt, so wird die Regenbogenhaut in einigen Minuten fast unempfindlich. Außerdem wird noch nach Abziehen der Fibrinkappe von der Oberfläche des Vorfalles auf die nun freiliegende Regenbogenhaut 5% Kokainlösung unmittelbar aufgetropft.

Das Auge wird während des Eingriffes mit einer Pinzette festgehalten, da die Regenbogenhaut besonders in dem Augenblicke, wo sie vorgezogen und ausgeschnitten wird, durch eine unerwartete Bewegung des Kranken schwer verletzt und insbesondere von ihrem Ansatze abgerissen werden könnte. Bei Kindern wird der Eingriff in allgemeiner Betäubung vorgenommen. Diese wird auch bei Erwachsenen vorgezogen, wenn sie sich unruhig und ängstlich benehmen. Um die Linsenkapsel nicht zu verletzen, muß das Einführen der Sonde, des Häkchens und Spatels mit großer Vorsicht geschehen. Die Kapsel kommt aber auch durch unruhiges Benehmen des Kranken in Gefahr, besonders wenn der Vorfall mit der spitzen konischen Sonde freigemacht wird.

Die nach Ausschneidung des Vorfalles vorhandene freie Lücke der Hornhaut pflegt sich, wenn sie klein ist, sehr bald zu schließen. Häufig ist schon am folgenden Tage die Kammer wieder hergestellt. Je kleiner die Öffnung, um so sicherer und rascher tritt ihr Verschluß ein. Weniger günstig für die Heilung sind große Löcher, zu deren Deckung Bindehaut verwendet werden muß (siehe S. 277).

Nimmt die Öffnung, durch die der Vorfall eintrat, ungefähr ein Viertel der Hornhaut oder mehr ein, so wird von der Ausschneidung Abstand genommen. Es ist aber von vornherein nicht leicht, die Größe der Öffnung zu beurteilen. Einem großen Vorfall entspricht manchmal eine kleine Öffnung, wenn die vorgefallene Regenbogenhaut, pilzförmig angeschwollen, das an die Öffnung angrenzende Hornhautgebiet überlagert. Wer vor Eintritt des Vorfalles den Kranken gesehen hat, unterliegt dieser Täuschung nicht. In Fällen aber, die mit ausgebildetem Vorfall zur ersten Untersuchung kommen, werden erst beim Versuche der Unterminierung die wirklichen Verhältnisse aufgeklärt. Ist ein Viertel der Hornhaut oder mehr verloren gegangen, so kommt durch die Ausschneidung der Regenbogenhaut die Linsenkapsel in dieser ganzen Ausdehnung in die Wunde zu liegen. Da die Narbenbildung von den Wundrändern in der Hornhaut aus keine so mächtige ist, wie in anderen Geweben, bleibt die Öffnung lange Zeit unverschlossen. Das Auge ist während dieser Zeit der Gefahr einer Infektion ausgesetzt. Die bloßliegende Linsenkapsel hält gelegentlich dem Augendrucke nicht stand, wölbt sich schließlich vor und durch ihr Platzen kommt es schließlich zum Austritt der Linsensubstanz. Später stellt sich die Membrana hyaloidea ein, die, noch weniger widerstandsfähig, leicht birst, so daß der Glaskörper vorfällt. Solche schwere Ausgänge sind allerdings nur bei sehr großen Vorfällen zu befürchten, wie sie z. B. bei Zerstörung der Hornhaut durch akute Blennorrhöe oder Ulcus serpens eintreten. Aber auch bei mittelgroßen Öffnungen wäre flache Vernarbung mit Einheilung der Linsenkapsel und umschriebener oder gänzlicher Trübung der Linse noch ein verhältnismäßig günstiger Ausgang zu nennen. Sehr häufig enden solche Fälle mit einer sich langsam entwickelnden Atrophie des Auges. Deswegen ist es besser, in solchen Fällen den Vorfall nicht auszuschneiden. Er ist der natürliche Verschluß der großen Wunde. Das Bemühen der Behandlung sei vielmehr nur, eine flache Vernarbung herbeizuführen. Der Druck des Auges hat daher genau beobachtet und noch vor Eintritt einer Steigerung die *Iridektomie* vorgenommen zu werden.

Ist eine ausgedehnte Einheilung der Regenbogenhaut eingetreten, so hat noch vor Entlassung des Kranken aus dem Spitale eine Iridektomie ausgeführt zu werden, um die Gefahr der Drucksteigerung und Staphylombildung hintanzuhalten. Ein durch längere Zeit fortgesetzter *Druck*verband hilft wesentlich mit, eine flache Narbe zu erzielen. Ein ganz typisches Bild zeigen die Kranken, die an einem weit vorgeschrittenen Ulcus serpens gelitten haben. Die Regenbogenhaut ist, sei es von selbst oder nach dem Schnitte nach SAEMISCH, ausgedehnt eingeheilt. Ein Randteil der Hornhaut ist durchsichtig geblieben. Zunächst ist die Spannung unter der Norm und wird schließlich normal. Der Vorfall beginnt flach zu vernarben. Plötzlich tritt Drucksteigerung ein, gewöhnlich unter heftigen Schmerzen und sofort ist die noch weich gewesene Narbe, in der es sehr häufig zu *Blutungen* kommt, buckelförmig vorgewölbt. In diesem Zustande kann die Iridektomie kaum ausgeführt werden, da die vordere Kammer aufgehoben, die Regenbogenhaut atrophisch und das Auge schmerzhaft ist. Diesem fast regelmäßig eintretenden Zwischenfalle muß durch eine breite Iridektomie vorgebeugt werden, die noch vor Entstehung der Drucksteigerung, sobald sich während des Verheilens des Vorfalles die vordere Kammer hergestellt hat, an der noch erhaltenen Stelle der Hornhaut angelegt wird.

Bindehautpfropfung.

Ein bedeutender Fortschritt in der Behandlung der großen Vorfälle ist die Überpflanzung gestielter Bindehautlappen, die insbesondere durch KUHNT gefördert worden ist. Bei diesem Vorgehen kann auch ein großer Vorfall ausgeschnitten, dadurch das Auge vor der Gefahr einer ausgedehnten Einheilung der Regenbogenhaut bewahrt und die Öffnung durch ein widerstandsfähiges Gewebe zum Verschluß gebracht werden.

Das Verfahren findet auch bei frischen Hornhautwunden mit oder ohne Vorfall der Regenbogenhaut Verwendung: ferner bei Hornhauttrepanationen, um das Läppchen in der richtigen Stellung zu erhalten; bei Klaffen der Wunde nach Starausziehung oder Glaukomiridektomie; schließlich bei manchen Formen von Hornhautgeschwüren.

Lappen nach Ausschneidung eines Vorfalles der Regenbogenhaut bei Geschwüren. Nach Ausschneidung des Vorfalles liegt das Geschwür und die Durchbruchstelle bloß. Sind die Ränder der Öffnung flach, bieten sie also zur Anheilung des Bindehautlappens eine größere Fläche, so werden sie mit dem scharfen Löffel abgekratzt, um das hinübergewucherte Epithel zu entfernen. Ist die Öffnung steilrandig, so sind die Aussichten für die Anheilung des Lappens weniger günstig. Der Lappen wird aus der Bindehaut des Augapfels in der Weise gebildet, daß die Bindehaut am Limbus, entsprechend dem Geschwür, mit der Schere abgelöst und in einer Entfernung, die fast zweimal

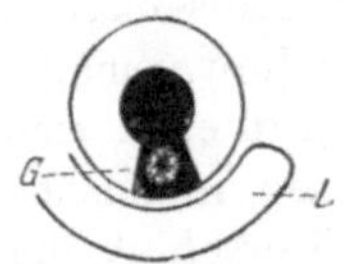

Abb. 184. Umrißzeichnung. Bindehautplastik nach Ausschneidung eines Vorfalles der Regenbogenhaut. G Hornhautgeschwür. Die Regenbogenhaut wurde ausgeschnitten, wodurch ein regelrechtes Kolobom nach unten zustande kam. Um den Gewebsverlust zu decken, ist unten aus der Bindehaut des Augapfels ein Lappen (L) umschnitten worden.

größer ist als die Breite des Geschwüres, gleichlaufend mit dem ersten ein zweiter Schnitt geführt wird, der sich im Bogen mit dem ersten vereinigt (Abb. 184). Der Lappen wird unterminiert und seine Basis soweit zurückverlegt, daß er leicht beweglich wird. Liegt das Geschwür am Rande der Hornhaut, so wird der Lappen dem angrenzenden Limbus entnommen. Ist aber der Gewebsverlust in der Mitte gelegen, so wird er durch einen wagrecht oder senkrecht über die Hornhaut gelegten Lappen gedeckt. Für einen senkrechten Lappen wird die Bindehaut vom Limbus außen oder innen losgelöst und die Basis des Lappens unten oder oben angelegt; für wagrechte Lappen wird die Bindehaut oben oder unten losgelöst und die Basis des Lappens nach außen oder innen verlegt. Ein wagrechter Lappen ist vorzuziehen, da wegen des reichlichen Vorhandenseins von Bindehaut in der oberen Falte ein Lappen hier leichter gebildet wird als innen und außen, wo die Gefahr besteht, durch eine zu starke Verkürzung das Auge in seiner Beweglichkeit einzuschränken. Nachdem der Lappen in die richtige Stellung gedreht worden ist, so daß er den Gewebsverlust gut deckt, wird seine Spitze durch einige feine Seidennähte in der Bindehaut des Augapfels an der der Basis des Lappens entgegengesetzten Seite befestigt (Abb. 185). Wenn sich

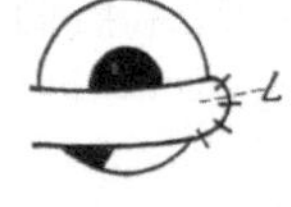

Abb. 185. Der Bindehautlappen (L) wurde über die Hornhaut geschoben und seine Spitze durch mehrere Nähte so in der Bindehaut des Augapfels befestigt, daß er das Geschwür vollkommen deckt.

die Bindehaut einrollt, werden auch durch den seitlichen Rand des Lappens eine oder mehrere Nähte angelegt, um den Lappen gut gespannt zu erhalten. Die Wunde in der Bindehaut des Augapfels, die durch das Ausschneiden des Lappens erzeugt wurde, wird entweder der Selbstverheilung überlassen, namentlich wenn es nicht angeht, sie durch Heranziehen der umliegenden Bindehaut zu decken, oder die Bindehaut wird mit Hilfe von Entspannungsschnitten wenigstens teilweise über der Wunde vereinigt.

Nachbehandlung. Nach dem Eingriffe werden beide Augen verbunden, um durch den Ausschluß von Augenbewegungen die richtige Lage des Lappens zu sichern. Vor Anlegen des Verbandes ist nachzusehen, ob der Lappen bei der während des Schlusses der Augen auftretenden Aufwärtsrollung seine richtige Stellung beibehält. Verschiebt er sich dabei, so wird noch eine Naht angelegt, die dies verhindert. Der Verband wird schon am folgenden Tage gewechselt, da es sich sehr häufig um Augen handelt, deren Bindehaut stärker absondert. Der Verband wird über beide Augen durch mindestens 3 Tage fortgesetzt. In der ersten Zeit erscheint der Lappen stark geschwollen und es vergeht längere Zeit, bis er allmählich wieder dünner wird und das Aussehen einer unveränderten Bindehaut annimmt. Die Nähte stoßen sich meist in einigen Tagen von selbst ab; sonst werden sie herausgenommen. War der Gewebsverlust in der Mitte der Hornhaut gelegen, so wird (wenn das Auge vollständig blaß geworden und der Heilungsprozeß abgelaufen ist), der Lappen von seiner Basis abgetrennt.

Die Erfolge der Bindehautüberpflanzung sind oft ausgezeichnet. Doch kommt es auch gelegentlich vor, daß trotz Deckung des Gewebsverlustes das Auge schließlich schrumpft. Diese schlechten Ausgänge dürfen aber nicht dem Verfahren zum Vorwurf gemacht werden, da sie durch die ursprünglichen schweren Veränderungen verursacht sind.

Bindehautlappen zur Deckung von Hornhautwunden. Bei peripher gelegenen Wunden leistet ein doppelt gestielter Bindehautlappen vorzügliche Dienste. Dieses Verfahren der Bindehautüberpflanzung wurde schon bei der Starausziehung (siehe S. 191) beschrieben und ist in Abb. 186 in Umrißlinien dargestellt. Zwei bogenförmige Einschnitte in die Bindehaut, von denen der eine am Limbus, der andere in geringer Entfernung davon und gleichgerichtet damit geführt

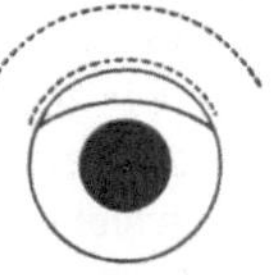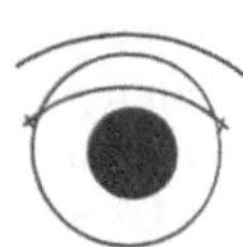

Abb. 186. Umrißzeichnung. Doppeltgestielter Bindehautlappen nach KUHNT zur Deckungeiner peripheren Hornhautwunde. a) Die punktierten Linien bezeichnen die Schnitte durch die Bindehaut zur Bildung des Lappens, die ausgezogene Linie in der Hornhaut bezeichnet die Wunde. b) Der Bindehautlappen ist über die Wunde gezogen und durch eine Naht beiderseits in dieser Stellung festgehalten.

wird, bilden einen Lappen, der über die Hornhautwunde gezogen und durch Nähte nahe seiner Anheftungsstelle in der Bindehaut des Augapfels befestigt wird. Nach wenigen Tagen zieht sich die Bindehautbrücke in ihre ursprüngliche Stellung zurück.

Die am Limbus losgelöste Bindehaut kann auch schürzenförmig über den angrenzenden Teil der Hornhaut gezogen und durch entsprechende Nähte festgehalten werden (Abb. 187).

Auch DE WECKERs Verfahren, die Bindehaut allseitig am Limbus bis zu den Ansätzen der geraden Augenmuskeln zu unterminieren, beweglich zu machen und durch mehrere Nähte tabaksbeutelartig über die Hornhaut hinüberzuziehen, wodurch diese vollständig überdeckt wird, kann besonders bei schweren Verletzungen von Vorteil sein. Die Wundfläche der Bindehaut schließt die Öffnung und verheilt mit den Wundrändern.

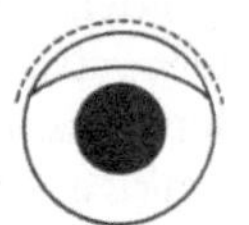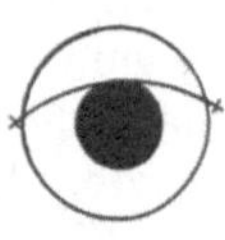

Abb. 187. Umrißzeichnung. a) Die punktierte Linie bezeichnet die Stelle der Ablösung der Bindehaut vom Limbus, die ausgezogene Linie die Wunde. b) Die Bindehaut schürzenförmig nach unten gezogen, so daß sie die Wunde bedeckt, und durch Nähte festgehalten.

Nach Ablauf des Vernarbungsprozesses wird die Bindehaut wieder losgelöst, worauf sie sich überall an ihre richtige Stelle zurückzieht mit Ausnahme der Anwachsungsstelle.

Die Bindehaut braucht aber nicht immer ringsherum abgelöst zu werden; oft genügt es, sie an umschriebener Stelle am Limbus loszulösen, um sie über die Hornhaut hinüberzuziehen und am gegenüberliegenden Limbus befestigen zu können und auf diese Weise die Wunde zu decken.

Deckung großer Lederhautwunden. Die bis jetzt besprochenen Fälle betrafen den Vorfall der Regenbogenhaut aus einer *Hornhaut*wunde oder einer Wunde am *Limbus*. Bei Verletzungen der Lederhaut mit Vorfall von Teilen des Strahlenkörpers oder der Aderhaut wird im allgemeinen dieselbe Regel eingehalten wie beim Vorfall der Regenbogenhaut, wenn die Verletzung nicht allzuschwer ist, so daß noch Hoffnung besteht, das Auge zu erhalten. Der vorgefallene Teil wird, soweit er in der *Wunde bloßliegt*, ausgeschnitten und der vorliegende Glaskörper abgekappt. Aus begreiflichen Gründen muß vermieden werden, mit der Pinzette Uvealgewebe vorzuziehen. Die Wunde wird durch Naht der Bindehaut bei gleichzeitigem Mitauffassen des episkleralen Gewebes geschlossen. Bei der vorbildlichen Form der Lederhautberstung entlang dem Limbus vermeiden wir jegliches operative Vorgehen; denn die zerfetzte Bindehaut kann nicht gut genäht werden und jedes Anfassen und Zerren des vorliegenden Uvealgewebes, welches in diesen Fällen meist Strahlenkörpergewebe enthält, erhöht nur die Gefahr des Zustandes.

Die Naht der Lederhaut kommt nur in Ausnahmsfällen in Betracht: Bei größeren Wunden und, wenn festgestellt werden kann, daß eine Vereinigung der Bindehautwundränder die Lederhautwundränder nicht zur Anpassung bringt. Um eine beim Klaffen der Wundränder erfolgende breite Narbenentwicklung zu vermeiden, die unfehlbar zur Netzhautabhebung führen müßte, ist die Lederhautwunde selbst zu vernähen. Wenn möglich, wird der Faden nur in den oberflächlichen Schichten der Lederhaut befestigt, damit die Nadel beim Durchbohren die tiefen Teile nicht von neuem verletzt. Durch den überraschend starken Widerstand, den das Lederhautgewebe der Nadel entgegensetzt, ist man gezwungen, einen kräftigen Druck auszuüben, und es bedarf großer Geschicklichkeit des Arztes, dadurch nicht zu neuem Austritt von Glaskörper Veranlassung zu geben. Mißlingt es, die Nadel in den oberflächlichen Schichten der Lederhaut zu verankern, so muß sie durch die ganze Dicke der Lederhaut geführt werden. Man verwendet stark gekrümmte, scharfe und feine Nadeln, der Faden an beiden Enden bewaffnet. Die Nadeln werden von der Aderhautseite gegen die Oberfläche zu durchgestoßen. ELSCHNIGs scharfzahnige Lederhautzange leistet zum Festhalten der Wundränder gute Dienste. Die einzinkige Spitze wird aderhautwärts eingesetzt, während die zwei Zinken in die Lederhaut von außen eindringen. Schlecht angelegte Nähte, welche anstatt die Wundränder aneinander zu passen, diese in falsche Richtung ziehen, verbiegen oder einstülpen, bedeuten eine schwere Schädigung des Auges.

Wenn möglich, soll der Eingriff in örtlicher Betäubung durchgeführt werden, um den Schaden, der durch die Unruhe des aus der Narkose erwachenden Kranken, besonders durch Erbrechen, hervorgerufen werden kann, zu vermeiden. Entsprechende örtliche Betäubung des Auges, wenn nötig durch tiefe Einspritzungen, macht den Eingriff fast immer glatt durchführbar.

Ist ein großer Teil des Strahlenkörpers oder der Aderhaut vorgefallen, dann ist es besser, das Auge sofort herauszunehmen. Dadurch wird der Verletzte vor einem langen Krankenlager bewahrt, wonach doch nur ein geschrumpftes Auge zurückbliebe, das ihm immer wieder Schmerzen bereiten und das außerdem die Dauergefahr einer sympathischen Ophthalmie in sich bergen würde.

Eingriffe bei vorderer Synechie. A. Während des Vernarbungsvorganges. Der Vorfall der Regenbogenhaut geht unter Vernarbungsvorgängen allmählich in den Dauerzustand über, der als vordere Synechie bezeichnet wird. Während des Überganges in die vordere Synechie hat der Vorfall der Regenbogenhaut nach folgenden Grundsätzen behandelt zu werden:

Der Vorfall kann mit der konischen Sonde nur freigemacht werden, solange er mit den Rändern der Öffnung nur locker verbunden ist. Ist die Vernarbung schon zu weit vorgeschritten, so vermag die Sonde nicht mehr durchzudringen. Eine bestimmte Zeit läßt sich dafür nicht aufstellen. Doch ist manchmal noch nach 2—3 Wochen der Vorfall mit den Wundrändern so zart verwachsen, daß das verbindende Gewebe mit der Sonde noch durchtrennt werden kann. Hat aber die Vernarbung bereits zu einer innigen Verbindung geführt, so hängt die Art des Eingriffes wesentlich von der Größe des Vorfalles ab. Das einfachste Verfahren besteht darin, unter Verzicht, die Regenbogenhaut von der Hornhautnarbe freizumachen, durch eine *breite* Iridektomie hinter dem erhalten gebliebenen Teile der Hornhaut den Druck herabzusetzen und die Narbe durch Druckverband abzuflachen. Dieses Verfahren führt oft zum Ziele, läßt aber doch in manchen Fällen im Stiche, insoferne, als manchmal auch nach der Iridektomie die Narbe vorgewölbt bleibt oder das Auge durch erneute Drucksteigerung schließlich zugrunde geht.

B. Bei dem fertigen Zustande der vorderen Synechie.

Ektatische Narben sind wegen der Gefahr der Drucksteigerung und der Spätinfektion unbedingt zu beseitigen. Aber die Drucksteigerung kann auch eintreten bei vorderen Synechien, wo die Hornhautnarbe flach und dicht ist, namentlich dann, wenn nicht ein schmaler Zipfel, sondern ein größerer Teil der Regenbogenhaut eingewachsen ist. Für vordere Synechien mit flacher Narbe ist eine allgemein gültige Regel über ein Einschreiten nicht zu geben· Es braucht gewiß nicht jede vordere Synechie bei flacher dichter Narbe angegangen zu werden.

Anzeigen. Die Anzeigen dafür können in folgende Punkte zusammengefaßt werden:

1. wenn die Einheilung ausgedehnt ist, so daß ein großer Teil des Pupillarrandes mit der Narbe verwachsen ist;

2. wenn sich Zeichen von wenn auch nur zeitweise vorhandener Drucksteigerung einstellen;

3. wenn die Narbe, obwohl anfänglich flach, dem Augendrucke nachzugeben droht (beginnende Vorwölbung);

4. wenn das Sehvermögen schlecht ist, weil die Regenbogenhaut verzerrt und die Pupille dadurch verlagert ist: wenn also bei einer peripheren Einheilung der Regenbogenhaut die Pupille so verzogen ist, daß nur der unregelmäßig brechende Randteil der Hornhaut zum Sehen verwendet werden kann, während der mittlere gesunde Hornhautteil ausgeschaltet ist; oder wenn eine Narbe in der Mitte der Hornhaut die Pupille völlig bedeckt. Bei der Gruppe 4 sind es also im wesentlichen optische Gründe, die den Eingriff veranlassen.

Ist nur ein feiner Faden der Regenbogenhaut eingeheilt, der z. B. von der Vorderfläche der Regenbogenhaut zu einer dichten Hornhautnarbe zieht, so braucht dieser gewiß nicht durchschnitten zu werden. Ebenso ist kein Eingriff angezeigt, wenn bei einwandfreiem Zustande der Narbe nur ein kleiner Teil des Pupillarrandes an der Hornhaut angelötet ist. Das sind die Fälle, wo mit der Diszissionsnadel oder dem GRAEFEschen Messer die vordere Synechie durchschnitten werden kann, ohne daß jedoch eine Notwendigkeit dazu vorliegt.

Eingriffe. Für das zu erstrebende Ziel, die *Regenbogenhaut* von der Hornhaut *loszulösen,* sind verschiedene Verfahren ersonnen worden.

a) Ist die Narbe klein, der Vorfall fliegenkopfartig oder nur wenig größer, so wird mit einer flach an die Hornhaut angelegten Lanze die vorgewölbte Narbe abgekappt. Da die Öffnung in der Hornhaut zum Einführen der Irispinzette nicht genügend groß ist, wird die Regenbogenhaut mit einem stumpfen Häkchen vorgezogen. Diese zieht sich nach der Ausschneidung entweder von selbst in die richtige Lage zurück oder sie wird mit dem stumpfen Häkchen dorthin zurückgeschoben, da auch der Spatel durch die kleine Öffnung meist nicht eingebracht werden kann. Die kleine Wunde vernarbt in kürzester Zeit, die vordere Kammer ist gewöhnlich schon am nächsten Tage hergestellt.

b) Ist die ektatische Narbe aber größer, so wird sie mit der flach angelegten Lanze abgetragen und die Regenbogenhaut mit Pinzette und Schere ausgeschnitten. Die freiliegende Öffnung wird nach den oben beschriebenen Regeln mit einem Bindehautlappen gedeckt.

c) **Aufklappung der Narbe nach Sachs.** Die Krone (2—3 mm) des Hornhauttrepans wird schräg auf die Narbe aufgesetzt, so daß das durch ihre Umdrehung umgrenzte Läppchen nur in $^3/_4$ seines Umfanges durchschnitten wird. Während der Gehilfe das Läppchen mit einem spitzen Häkchen wie einen Deckel emporhebt, wird durch die Öffnung die Pinzette oder nach Bedarf das Häkchen in die vordere Kammer eingeführt, die Regenbogenhaut vorsichtig von allen Seiten vorgezogen und ausgeschnitten. Die Basis des Läppchens wird dort angelegt, wo durch die beim Aufklappen entstehende Öffnung die Regenbogenhaut am leichtesten zugänglich ist. In den meisten Fällen wird also die Basis des Läppchens zentralwärts, d. h. pupillarwärts zu liegen kommen. Nachdem die Regenbogenhaut freigemacht worden ist, wird das Läppchen wieder in seine ursprüngliche Lage gebracht, in der es schon durch den Druck des oberen Lides bei geschlossenen Augen festgehalten wird. Ein leichter Druckverband wirkt dabei noch unterstützend mit. Durch Atropin wird die Regenbogenhaut soweit als möglich von ihrer früheren Anwachsungsstelle weggezogen. Die Kammer ist schon tags darauf hergestellt; das Auge wird durch mindestens 1 Woche verbunden gehalten. Häufig wird nach diesem Verfahren eine Hornhautnarbe, die schon angefangen hatte, sich vorzuwölben, flach und dicht. Von der Narbe freigemacht, zieht sich die Regenbogenhaut in ihre richtige Lage zurück, so daß sich die Pupille nach Beseitigung einer peripheren Synechie wieder hinter der Mitte der Hornhaut befindet. Auf diese Weise wurde also auch den optischen Verhältnissen Rechnung getragen. Nachdem das Auge ganz reizlos geworden und die Heilung vollendet ist, kann eine Tätowierung der Narbe vorgenommen werden.

d) Ein anderes Verfahren besteht in der Entfernung und dem Ersatze einer ektatischen Narbe durch gesundes Hornhautgewebe: *Überpflanzung von Hornhaut.* E. Fuchs empfahl als erster, fistulierende oder ektatische Narben mit dem Trepan auszuschneiden, die Regenbogenhaut freizumachen und das Loch durch ein Hornhautstück zu decken, das von einem eben herausgenommenen Auge mit dem Trepan gewonnen wird. Der Eingriff wird in örtlicher Betäubung ausgeführt, ausgenommen bei unruhigen Kranken. Die schneidende Kante des Trepans soll nur wenig vorstehen, um einer Verletzung der Linsenkapsel vorzubeugen. Der Trepan wird mit leichtem Drucke auf die Hornhaut im Bereiche der Narbe aufgesetzt, während das Auge mit einer Pinzette gehalten wird. Der Gehilfe setzt den Trepan durch Druck auf den Knopf in Bewegung. Der Trepan wird schon nach wenigen Umdrehungen abgehoben, um zu beobachten, wie tief er eingeschnitten hat und ob er vielleicht schon durchgedrungen ist. Da es sich um dünne Narben handelt, so werden sie oft wider Erwarten rasch durchtrennt. Ist nach Abfließen des Kammerwassers das umschriebene Stück nicht in seinem ganzen Kreisumfang durchschnitten, so wird nicht wieder der Trepan aufgesetzt, sondern das Läppchen an dem durchschnittenen Ende mit einer Pinzette aufgehoben und entlang dem Umkreis mit der Lanze abgetrennt. Dies gelingt leicht, da auf jeden Fall schon eine ziemlich tiefgehende Furche vorgezeichnet ist. An der hinteren Wand des ausgeschnittenen Stückes haften die Reste des Pigmentepithels entsprechend der Anheilung der Regenbogenhaut an die Hornhaut oder weil die ausgeschnittene Narbe nichts anderes ist als narbig veränderte Regenbogenhaut. Unter Schonung der in der Öffnung bloßliegenden Linsenkapsel wird nun die Regenbogenhaut mit der Pinzette von allen Seiten zart vorgezogen und mit der WECKERschen Schere ausgeschnitten. Dabei besteht eine gewisse Gefahr, eine Iridodialyse zu erzeugen. Besonders wenn die Regenbogenhaut auf einer Seite sehr kurz ist, könnte sie leicht von ihrem Ansatze abgerissen werden, wenn sie mit der Pinzette schnell und ausgiebig vorgezogen würde. Oft werden mit einem stumpfen Häkchen die Verbindungen schonender gelöst und die Regenbogenhaut freigemacht, worauf sie sich von selbst von der Narbe zurückzieht oder mit dem Spatel weggeschoben wird. Nun wird ein gleich großes Stück Hornhaut, das mit demselben Trepan aus einem eben herausgenommenen menschlichen Auge ausgeschnitten wurde, auf die Öffnung gelegt (totale Keratoplastik). Wenn die Linse nicht vordrängt, genügt es, das Plättchen einzusetzen, ohne es weiter festzumachen. Man vergesse nicht, sich zu merken, welche Seite der Oberfläche entspricht, d. h. vom Epithel überzogen ist. Ist das Läppchen in die richtige Lage gebracht, so wird das obere Lid über das Auge heruntergezogen und über beide Augen ein Verband angelegt, der erst nach 2 Tagen erneuert wird. Dabei kann das Läppchen abgestoßen im Bindehautsack aufgefunden werden, obwohl es anfänglich ganz gut gelegen war. Aber fast immer bleibt es an Ort und Stelle. Zeigt das Läppchen schon während des Eingriffes keine Neigung, über der Öffnung liegen zu bleiben, was namentlich der Fall ist, wenn die Linse oder wenn bei Fehlen der Linse die Membrana hyaloidea vordrängt, so muß das Läppchen, wie oben beschrieben, durch einen Bindehautlappen festgehalten werden, der die Aufgabe hat, in den ersten Tagen das Läppchen auf seine Unterlage zu drücken. Dieser Lappen darf nicht zu schmal genommen werden. Sonst kann er nicht genügend ausgespannt werden, und da er auf der gewölbten Hornhaut die Neigung hat, abzurutschen, kann er sogar das Läppchen verschieben. Da sich ferner die Bindehaut beim Durchschneiden zusammenzieht, muß ein gut zweimal so breiter Bindehautstreifen zur Bildung des Lappens umgrenzt werden, als der Durchmesser des Läppchens ist. Da der Bindehautlappen auf einer vom Epithel vollständig bekleideten Fläche aufzuliegen kommt, heilt er nicht an. Er wird nach mehreren Tagen, wenn die Nähte einstweilen nicht schon von selbst durchgeschnitten haben, losgelöst und wieder an seine Stelle gebracht oder ausgeschnitten. Beide Augen müssen für mindestens 4 Tage verbunden gehalten werden. Der Kranke hat Bettruhe einzuhalten. Das überpflanzte Läppchen trübt sich nach einiger Zeit, so daß der Eingriff für die Verbesserung des Sehens ohne Wert ist, aber es behält seine Festigkeit. Durch dieses Verfahren wird also die gefährliche, nachgiebige und durchlässige Narbe entfernt, durch widerstandsfähiges Gewebe ersetzt und die Regenbogenhaut freigemacht.

Dieser Eingriff kann nur bei Narben kleineren Umfanges (bis zu 4 mm Durchmesser) zur Anwendung gebracht werden. Werden größere Stücke aus der Hornhaut herausgeschnitten, so halten die aufgelegten überpflanzten Läppchen nicht und die große Öffnung muß nachträglich durch einen Bindehautlappen verschlossen werden. Für ganz große vorgewölbte Narben bleibt daher auch jetzt noch das ursprüngliche einfache Verfahren übrig, die Narbe durch eine breite Iridektomie und folgenden Druckverband abzuflachen.

Bei der Hornhauttrepanation kann die Linse verletzt werden, wenn nämlich ihre Kapsel in die Narbe eingeheilt ist, da beide gleichzeitig durchschnitten werden. Der Zwischenfall hat deswegen wenig Bedeutung, da die Linse bei Einheilung der Kapsel in die Narbe schon getrübt und, da es sich um jugendliche Kranke handelt, meist schon geschrumpft war. Wird aber eine durchsichtige Linse verletzt, so besteht große Gefahr einer Infektion mit Ausgang in Endophthalmitis. Stellt sich nach Austritt der Linsensubstanz das zarte Häutchen der Membrana hyaloidea in die Wunde ein, so kann durch ihr Platzen ein Vorfall des Glaskörpers eintreten, wodurch die weitere Fortsetzung des Eingriffes unmöglich gemacht wird. Die Öffnung muß vielmehr durch einen gestielten Bindehautlappen gedeckt werden.

Einheilung der Regenbogenhaut in eine Eingriffnarbe. Wenn nach Einheilung der Regenbogenhaut in eine Eingriffwunde keine Drucksteigerung eintritt, die Narbe flach bleibt und höchstens ihre dunkle Farbe auf die Einheilung der Regenbogenhaut hinweist, so besteht kein Grund, dagegen einzuschreiten. Tritt aber Drucksteigerung auf, so muß die Regenbogenhaut freigemacht werden. Handelt es sich um eine Einheilung nach Glaukomiridektomie, so wäre es gefehlt, sofort eine zweite Iridektomie zu machen, die, besonders wenn sie nach unten angelegt wird, auf das Sehvermögen einen sehr ungünstigen Einfluß ausübt. Hier muß vielmehr in erster Linie die Einheilung der Regenbogenhaut beseitigt werden.

Der Eingriff kann in zweierlei Weise vorgenommen werden. Entweder wird entsprechend dem eingeheilten Kolobomschenkel ein Einschnitt mit dem Lanzenmesser gemacht, und zwar möglichst peripher. Dann wird mit der Irispinzette die Regenbogenhaut hervorgezogen und ausgeschnitten, worauf sie sich entweder von selbst in die richtige Stellung begibt, oder aber mit dem Spatel zurückgestrichen wird.

Sicherer aber als durch dieses Verfahren, namentlich wegen einer Verletzung der Linse, ist es, im Bereiche der Einheilung einen Schnitt ähnlich einer vorderen Sklerotomie zu machen. Indem das GRAEFEsche Messer auf der einen Seite der Einheilung eingestochen und jenseits davon aus der vorderen Kammer herausgeführt wird, kommt ein möglichst peripherer Lederhautschnitt zustande, durch den die Regenbogenhaut von der Stelle der Einheilung abgeschnitten wird. Der Schnitt braucht nicht ganz vollendet zu werden, namentlich wo ein Vorfall des Glaskörpers zu befürchten ist. Durch die Gewebsbrücke wird nämlich das Klaffen der Wunde verhindert. Zieht sich die Regenbogenhaut nicht von selbst zurück, nachdem sie durch den Schnitt aus der Einheilung befreit worden ist, so wird sie mit dem Häkchen oder der Pinzette hervorgeholt, abgeschnitten und in die richtige Lage gebracht.

Über das Vorgehen bei zystischen Narben nach Glaukomiridektomie sind die Ansichten geteilt. Während von vielen solche Narben wegen ihrer Filtrationsfähigkeit als ein für das glaukomatöse Auge sehr günstiges Ergebnis des Eingriffes aufgefaßt und durch eigene Verfahren zum Entstehen gebracht werden, stehen die anderen auf dem Standpunkte, die Regenbogenhaut freizumachen, dadurch eine flache Vernarbung zu erzielen und das Auge vor der drohenden Gefahr der Spätinfektion zu beschützen, die bei zystischen Narben nicht selten eintritt.

Über Überpflanzung von Hornhaut. Zur Ausführung des Eingriffes dient der Trepan von v. HIPPEL.

Der Trepan von v. HIPPEL besteht aus einer Trommel an seinem oberen Ende, in der sich ein Uhrwerk befindet. Auf dem Deckel der Trommel ist ein Knopf angebracht; wird mit dem Finger auf ihn gedrückt, so wird die Trepankrone in rasche Umdrehung versetzt.

Das Instrument wird in der Weise gehandhabt, daß bei festgehaltenem Auge die Schneide der Krone, deren Größe entsprechend gewählt wurde, senkrecht auf die auszuschneidende Stelle der Hornhaut des flach liegenden Kranken aufgesetzt wird, worauf der Gehilfe durch Druck auf den Knopf der Trommel die Krone in Bewegung versetzt, bis Gegenauftrag gegeben wird. Die Schneide der Krone muß entsprechend der Dicke des auszuschneidenden Stückchens in dem betreffenden Falle entsprechend hoch eingestellt werden. Soll der Schnitt nur die oberflächlichen Lagen der Hornhaut durchtrennen, so wird demgemäß die Schneide nur wenig vorstehen gelassen; ist beabsichtigt, die Hornhaut in ihrer ganzen Dicke oder eine dicke Narbe zu durchschneiden, so wird mehr davon eingestellt. Während sich die Krone dreht, wird auf die Hornhaut ein leichter Druck ausgeübt; im Augenblicke aber, wo die Hornhaut durchbohrt ist und das Kammerwasser abfließt, wird der Trepan sofort zurückgezogen, um die tieferen Teile nicht zu verletzen. Auch bei tadellosem Aufsetzen der Krone wird das Läppchen nicht immer im ganzen Umkreise durchtrennt, was namentlich bei den an verschiedenen Stellen oft verschieden dicken Narben nicht wundernehmen kann. Das Hornhautstückchen wird dann mit einer feinen Pinzette aufgefaßt und mit einer flach angesetzten Lanze vollständig losgetrennt. Zur Deckung eignet sich nur die Hornhaut eines anderen menschlichen Auges mit gesunder Hornhaut besonders von kindlichen Augen.

Die Keratoplastik wird eine partielle genannt, wenn aus der Hornhaut ein Läppchen ausgeschnitten wird, das nicht ihre ganze Dicke durchsetzt, so daß die tiefsten Schichten oder wenigstens die DESCEMETsche Membran geschont wird: ein Verfahren, das besonders von v. HIPPEL ausgebildet worden ist. Es eignet sich nur für Fälle, wo die Narbe, die durch ein durchsichtiges Stück ersetzt werden soll, nicht die ganze Dicke der Hornhaut einnimmt. Nachdem mit dem Trepan, dessen Krone für diesen Eingriff 4 mm nicht überschreiten soll, eine Furche in die entsprechende Tiefe eingeschnitten worden ist, wird mit Pinzette und flach aufgesetzter Lanze das Läppchen ausgeschnitten. In der Vertiefung liegt nun die durchsichtige hintere Schicht der Hornhaut frei. Darauf wird aus einem geeigneten, eben herausgenommene menschlichen Auge ein gleich großes Stück Hornhaut in der ganzen Dicke mit dem Trepan ausgeschnitten und überpflanzt. Beide Augen werden geschlossen und verbunden. Der erste Verbandwechsel soll erst nach 3 Tagen stattfinden. Nach 9 Tagen kann der Verband weggelassen werden. Das Läppchen heilt meist tadellos ein. Aber die Hoffnung, daß das überpflanzte Läppchen durchsichtig bleibe, erfüllt sich leider nur in den seltensten Ausnahmsfällen. Es trübt sich allmählich vollständig.

Bei der totalen Keratoplastik wird das Läppchen aus der ganzen Dicke der Hornhaut ausgeschnitten. Der Eingriff wurde schon früher (S. 283) beschrieben. Große Schwierigkeiten in der Anpassung des Läppchens ergeben sich nicht selten durch die verschiedene Dicke der beiden Hornhäute. Auch kann es geschehen, daß trotz Verwendung des gleichen Trepans der Durchmesser des Loches mit dem des Läppchens nicht stimmt, indem sich das Narbengewebe nach der Trepanation gegen die Öffnung vorschiebt und diese verkleinert.

Vierzehntes Kapitel.

Über die wundärztliche Behandlung der Netzhautabhebung.

Den Augenärzten, die sich mit der Behandlung der spontanen Netzhautabhebung und dem Studium des Wertes der einzelnen Verfahren eingehend befaßt
hatten, war schon längst die Erkenntnis gekommen, daß nur die chirurgische
Behandlung einen Wert hat und daß diese chirurgische Behandlung nicht zu
lange nach Beginn der Abhebung einzusetzen hat. Die friedliche Behandlung
heilt diese Krankheit nur in so seltenen Ausnahmefällen, daß man darauf nicht
rechnen kann, ja man verliert durch sie die wertvollste Zeit, die für den Eingriff die besten Aussichten auf einen Erfolg bieten.

Fast alle chirurgischen Verfahren waren von den Gedanken getragen, durch
eine Punktion der Aderhaut die subretinale Flüssigkeit herauszulassen und
durch eine Narbe die Netzhaut an der Aderhaut zu befestigen. Verschieden
waren nun die dazu verwendeten Instrumente und die Art der Ausführung des
Eingriffes. v. GRAEFE verwendete die Diszissionsnadel dazu und erst vor kurzem
konnte M. SACHS über Heilungen von Netzhautabhebung nach Punktion des
subretinalen Raumes mit der Diszissionsnadel berichten. Es schien, daß die
Blutungen, die dabei regelmäßig auftraten, das Klebemittel für die Netzhaut
abgaben. Verschiedene Messerformen waren ferner zur Punktion empfohlen
worden: Das einfache GRAEFEsche Starmesser, das Sichelmesser von SACHS,
die Bajonettmesser von DEUTSCHMANN. Die Lage der Punktionsstelle wurde
verschieden gewählt. SACHS glaubte durch äquatorial gelegene Schnitte bessere
Resultate zu erzielen. Aber die große Gefahr ausgedehnter intraokularer Blutungen ließen einen von diesem Eingriff bald wieder Abstand nehmen. Auch die
Nadel der PRAVAZschen Spritze wurde zur Punktion verwendet zu dem Zwecke,
die subretinale Flüssigkeit abzusaugen und sie in den Glaskörper einzuspritzen
(BIRCH-HIRSCHFELD). Bei allen diesen Eingriffen war, wie erwähnt, der Gedanke
maßgebend, die Flüssigkeit zu entfernen, die die Netzhaut von der Aderhaut
(oder richtiger gesagt von dem Pigmentepithel) entfernt hält, und ferner durch
eine Narbe die Netzhaut mit der Aderhaut zu verlöten. Nur DEUTSCHMANN
hatte weitergehende Pläne in der Überzeugung, daß eine umschriebene Narben-
verlötung nicht imstande sei, eine dauernde Fixation der Netzhaut an die Aderhaut zu gewährleisten. DEUTSCHMANN ging darauf aus, durch Einschnitte
in die Peripherie der Netzhaut selbst, diese Membran zu entspannen, so daß
sie sich nach Abfluß der subretinalen Flüssigkeit entsprechend zurückziehen
und an die Aderhaut anlegen könnte. DEUTSCHMANN scheute also nicht davor
zurück, in die peripheren Teile der Netzhaut Öffnungen anzulegen. Er maß
diesen somit keine Bedeutung für die Entstehung der Netzhautabhebung bei.
Während alle anderen Verfahren von vornherein nur auf Zusfallerfolge rechneten,

war Deutschmann der Erste, der gegen die Krankheit systematisch zu Felde zog und der daher auch auf eine prozentuell größere Anzahl von Heilungen hinweisen konnte.

Unter den zu der Punktion verwendeten Instrumenten war schon in den 80er Jahren des vorigen Jahrhunderts von Masselon, Abadie und de Wecker der Glühstift verwendet, aber auch bald wieder verlassen worden.

Ganz unbefriedigt von den spärlichen Erfolgen der Messerpunktionen war ich seit 1925 zum Gebrauch des Thermokauters übergegangen in der Absicht, mit seiner Hilfe eine breitere Narbe zur Verlötung zu erzielen als mit dem Messer. Die damit erzielten Dauererfolge waren immerhin besser (12 %) als die der Messerpunktion, aber immer noch ganz ungenügend. Die Gründe lagen darin, daß auch die durch den Glühstift (Hornhautkauter) erzeugten Narben nur umschriebene Verlötungen der beiden Membranen erzielten, so daß die Abhebungen nur allzu oft wiederkehrten. Flächenhafte Verwachsungen zwischen Aderhaut und Netzhaut herbeizuführen, war zwar schon oft versucht und verschiedene Verfahren dazu ersonnen worden, hatten aber nie zu dem gewünschten Ergebnisse geführt (Jodeinspritzung, oberflächliche Verschorfungen der Lederhaut mit dem Thermokauter u. dgl.). Solche Versuche sind heute wieder von neuem aufgenommen worden.

Es ist das Verdienst von Gonin, eine neue Idee in die wundärztliche Behandlung der Netzhautabhebung getragen zu haben. Weder das Ablassen der subretinalen Flüssigkeit noch eine Verlötung der beiden Membranen sei das Ziel des Eingriffes und die Bedingung für die Heilung, ein ganz anderer, bisher in der Behandlung nicht beachteter Umstand sei für den Erfolg ausschlaggebend: Der Verschluß eines in der abgehobenen Netzhaut bestehenden Risses. Nicht darauf kommt es nach Gonin an, daß man punktiert und eine Verlötungsnarbe erzeugt, sondern daß der Netzhautriß, der sich in frischen Fällen fast immer finden läßt, durch den Eingriff verschlossen wird, denn er sei die Ursache, warum sich die Netzhaut abgehoben habe. Zuerst entstehe der Riß und die Folge des Risses sei die Abhebung. Wird der Riß verschlossen, so heile die Abhebung von selbst.

Das durch das Verfahren von Gonin zu erreichende Ziel lautet also: Verschluß des die Abhebung auslösenden Netzhautrisses mit Hilfe des Glüheisens. Um dieses Ziel zu erreichen, ist es nötig, erstens den Riß zu finden, zweitens seine Lage zu bestimmen und drittens durch den Eingriff seine Ränder mit dem Glüheisen zu treffen und ihn damit zum narbigen Verschluß zu bringen.

1. Über die Risse und Löcher in der Netzhaut bei der Abhebung.

Je jünger die Netzhautabhebung ist, um so häufiger lassen sich Risse und Löcher nachweisen. In frischen Abhebungen sind sie ungemein häufig, in zwei Drittel der Fälle mit Sicherheit zu sehen und gewiß in noch höherem Prozentsatze vorhanden, denn so manche können wegen ihrer Kleinheit oder wegen ihrer peripheren oder versteckten Lage nicht aufgefunden werden. Dieser Befund legt uns nahe zu vermuten, daß das Auftreten des Risses oder Loches mit dem Entstehen der Abhebung in ursächlichem Zusammenhange stehen müsse. Je älter die Abhebung, desto schwieriger sind die Risse aufzufinden. Sie sind oft in der Tiefe der Falten verborgen. Die Lage, die Größe und die

Zahl der Risse sind außerordentlich verschieden. Sie kommen in den verschiedenen Abschnitten des Augenhintergrundes vor, unten sowohl als oben. Die meisten Risse liegen ziemlich weit peripher, besonders in der Äquatorgegend; manchmal sind sie in der äußersten Peripherie und sind als wirkliche Abreissungen der Netzhaut von der Ora serrata zu bezeichnen. Es gibt aber auch Risse, die im hinteren Abschnitte liegen, gegen die Papille zu und nicht selten sind Löcher in der Makula. Während die peripheren Risse keine Beziehungen zu Blutgefäßen unterhalten, weil in diesen Gebieten der Netzhaut keine größeren Blutgefäße mehr vorhanden sind, sind durch die Risse der hinteren Hälfte gelegentlich Blutgefäße in Mitleidenschaft gezogen. Nicht selten hat nur das Blutgefäß dem Einreißen der Netzhaut noch standgehalten, so daß der fertige Riß nun von einem Blutgefäß überbrückt ist. So kommt es, daß gelegentlich selbst größere Einrisse in der Peripherie, weitgehende Abreißungen der Netzhaut von der Ora serrata ohne jede Spur einer Blutung einhergehen, während andere Risse, die Blutgefäße mitbetreffen, von starken Netzhaut- und Glaskörperblutungen begleitet sind.

Auch die Größe der Risse und ihre Form ist sehr verschieden. Von Rissen in der Gegend der Ora serrata, die fast die halbe Peripherie einnehmen, bis zu den winzigsten Öffnungen in der Netzhaut, die der ophthalmoskopischen Beobachtung sehr leicht entgehen können, finden sich alle Übergänge. Die Rißränder sind oft gegen den Glaskörper zu etwas aufgestellt oder aufgerollt. Haben die Risse Bogen- oder Hufeisenform, so wurde dadurch ein Lappen der Netzhaut umrissen. Dieser Lappen stellt sich gegen den Glaskörper auf, liegt wie ein halb geöffneter Deckel über den Riß und hebt sich durch seine graue Farbe von dem leuchtenden Rot des Rißgebietes scharf ab.

Runde Löcher in der Netzhaut kommen oft in der Mehrzahl vor. Auch sie finden sich in den verschiedensten Teilen des Hintergrundes, besonders in der Gegend der Makula und haben verschiedene Größe: Papillengröße und darunter. Mit Rücksicht darauf, daß Risse sowohl als Löcher, besonders diese, nicht selten in der Mehrzahl vorkommen, darf man sich nie mit der Auffindung *eines* Risses oder Loches begnügen, sondern hat das ganze Gebiet der Abhebung zu durchsuchen. In den meisten Fällen entdeckt der Geübte den Riß alsbald. Schon beim Hineinleuchten wird man durch das leuchtende Rot in der Mitte der grauen, getrübten Netzhaut aufmerksam gemacht. Aber gelegentlich bedarf es langen Suchens und wiederholter Sitzungen.

Durch Lageveränderungen der abgehobenen Netzhaut kann eine Öffnung, die vorher lange Zeit verdeckt gewesen war, plötzlich freigelegt und nun leicht sichtbar werden. Die Untersuchung hat bei maximal erweiterter Pupille vorgenommen zu werden, um sie so peripher als möglich ausdehnen zu können.

Es gibt Fälle, wo sich der innige Zusammenhang zwischen der Entstehung des Risses und der Abhebung als unzweifelhaft erweist, wo z. B. an einer Stelle ein Riß der Netzhaut eingetreten ist und sich nun dort die Netzhaut abzuheben beginnt. Das sind auch die Fälle, wo der Verschluß des Risses nach GONIN — wenigstens für den Augenblick — fast mit der Sicherheit eines Laboratoriumsversuches die Netzhautabhebung zum Verschwinden bringt. Daran lag ja auch zunächst das Bestechende an dem GONINschen Eingriff, daß die Zahl der Augen, wo die Abhebung unmittelbar günstig beeinflußt worden ist, entschieden größer ist als bei jedem anderen Verfahren. Ob aber dieser Zusammenhang zwischen

Riß und Abhebung für alle Fälle gilt, ist nicht sicher. Zumindesten muß man zugeben, daß sich in der abgehobenen Netzhaut nachträglich an verschiedenen Stellen Risse bilden können, die mit dem Entstehen und dem Eintritt der Abhebung nichts zu tun haben, sondern sich selbst erst als eine Folge der Abhebung eingestellt haben. Ja es erscheint mir nicht ganz unwahrscheinlich, daß durch allzu eifriges und zu lange andauerndes Untersuchen des Auges, besonders bei den äußerst erreichbaren Blickrichtungen, neue Öffnungen in der schon abgehobenen Netzhaut geradezu hervorgerufen werden können. So erklärt es sich, daß der unermüdliche Rissesucher schließlich immer von Erfolg gekrönt ist, ja daß er je mehr und je länger er untersucht, desto mehr Risse findet.

2. Über die Lagebestimmung der Netzhautrisse.

Da es Aufgabe des Eingriffes ist, die Netzhaut am Risse mit dem durch die Lederhaut eingeführten Glühstifte zu treffen, ist eine genaue Ortsbestimmung des Risses die Grundbedingung für einen Erfolg. Für die Ortsbestimmung wurden verschiedene Verfahren angegeben.

a) Das einfachste Verfahren besteht in der *Abschätzung* der Entfernung des Risses von der Papille oder der Ora serrata nach Papillendurchmessern und in der Abschätzung des Meridians. Eine solche nur mit Hilfe des Augenspiegels bewerkstelligte Ortsbestimmung des Risses, wie sie an der Klinik von GONIN geübt wird und welche, wie versichert wird, hinlänglich genaue Ergebnisse hat, wurde von AMSLER genauer beschrieben. AMSLER hat zu diesem Zwecke Skizzen angelegt, die er aufgebaut hat auf die scheinbare Größe der Papille im umgekehrten Bilde: 5 mm wegen der dreifachen Vergrößerung, so daß in das Schema alle Details in der Größe eingezeichnet werden können, in der sie beim Spiegeln im umgekehrten Bilde erscheinen. Um die scheinbare Größe der Papille in dem gegebenen Falle immer vor Augen zu haben, hält sich der Untersuchte die HAABsche Pupillenskala senkrecht neben dem Auge und es wird zunächst festgestellt, wie groß dem Untersucher die Papille erscheint. Die größte Ausdehnung des dem Spiegeln zugänglichen Hintergrundgebietes schätzt AMSLER auf ungefähr 33 Papillendurchmesser, das ist also für das Schema 16,5 cm. Er gab also seinem Schema einen Durchmesser von $16^1/_2$ cm und der Kreis dieses Durchmessers wird als der Ora serrata entsprechend angenommen. Freilich die wirkliche Ora serrata wird beim Spiegeln meist nicht erreicht. Vier Papillendurchmesser von dieser angenommenen Ora serrata wird in das Schema ein zweiter Kreis konzentrisch zum ersten eingezeichnet, der Äquator, dessen Durchmesser also nur 12,5 cm groß ist. In Wirklichkeit entspricht der Orakreis einer Distanz von 8 mm vom Limbus, der Äquatorkreis einer Entfernung von 6 mm von der Ora, also 14 mm vom Limbus. In das Schema sind schließlich noch die 12 Hauptmeridiane des Auges eingetragen, den Nummern des Ziffernblattes entsprechend. Wichtig ist namentlich, die Papillendurchmesser zu zählen, die man noch jenseits des Risses beobachten kann.

Es wird also unter wiederholtem und äußerst sorgfältigem Einzeichnen des Augenhindergrundes, der Papille, der Gefäße und der Falten der Netzhaut schließlich die Stelle des Risses markiert und bezeichnet nach der abgeschätzten Lage des Meridians und nach seiner Entfernung von der Ora oder dem Äquator, also z. B. der Riß liegt innen oben im Meridian 11 Uhr, 12 mm vom Limbus entfernt.

Trotz der schweren theoretischen Bedenken, die gegen die Art der Anlegung eines solchen Schemas einzuwenden sind, genügt es nach den Berichten aus der GONINschen Klinik seinem Zwecke durchaus, so daß die Risse meist gut getroffen werden. Das Verfahren hat gewiß den Vorteil, daß jeder Augenarzt die Ortsbestimmung vornehmen kann, auch wenn ihm keine anderen Instrumente als der Augenspiegel zur Verfügung stehen.

b) Während das geschilderte Verfahren rein auf Schätzung beruht, liefert die Zuhilfenahme des Perimeterbogens nach dem alten Verfahren von ALFRED GRAEFE genauere Anhaltspunkte für die Ortsbestimmung des Risses. Es hat sich als am besten bewährt, an dem GULLSTRANDschen Ophthalmoskop einen um das Beobachtungsrohr drehbaren Perimeterbogen anbringen zu lassen, mit einem Krümmungsradius von 33 cm in einer Entfernung von 32 cm von der Hornhaut des Untersuchten, so daß der Krümmungsmittelpunkt des Perimeterbogens mit dem mittleren Knotenpunkt des Auges zusammenfällt. Die jeweilige Stellung des Bogens kann in einer Gradeinteilung abgelesen werden. An dem Perimeterbogen ist eine Lichtquelle verschieblich angebracht. Sie wird als Fixationsobjekt verwendet. Der Kopf des Untersuchten muß in unveränderlicher Stellung festgehalten werden, am besten mit Hilfe eines Beißbrettchens. Die Frontalebene des Kopfes hat senkrecht zum Ophthalmoskop zu stehen. Es wird zunächst die Fovea des Patienten genau eingestellt. Dazu leistet ein im Okular des Ophthalmoskops angebrachtes Fadenkreuz wertvolle Dienste.

Der Vorgang zur Aufsuchung des Risses ist nun der, daß der Perimeterbogen in die entsprechende Lage gebracht und die Lichtquelle, die das zu untersuchende Auge zu fixieren hat, am Bogen solange verschoben wird, bis der Riß genau in der Mitte des ophthalmoskopischen Bildes eingestellt erscheint. Nun wird der Winkel (k), den die Blicklinie des Untersuchten, die nach der Lichtquelle gerichtet ist, mit der Richtungslinie der gesuchten Netzhautstelle einschließt, unmittelbar am Perimeterbogen abgelesen. Aus diesem Winkel kann nun die Entfernung des Netzhautrisses vom Hornhautrand berechnet werden.

Tabelle der den Knotenpunktswinkeln (k) entsprechenden Bogen- ($\overset{\frown}{LP}$) und Sehnenlängen ($\overline{LP}$), beide gemessen vom Limbus, sowie der zugehörigen Zentriwinkel (z) für Kammertiefen von 3,6 und 7 mm.

	Kammertiefe 3,6 mm			Kammertiefe 7 mm		
k	$\overset{\frown}{LP}$ mm	$\overline{LP}$ mm	z	$\overset{\frown}{LP}$ mm	$\overline{LP}$ mm	z
30°	20,551	18,043	104,59°	20,942	18,342	107,09°
35°	19,164	17,150	97,53°	19,615	17,524	100,42°
40°	17,792	16,206	90,57°	18,305	16,657	93,84°
45°	16,452	15,220	83,73°	16,998	15,736	87,27°
50°	15,135	14,201	77,03°	15,750	14,811	81,00°
55°	13,849	13,160	70,48°	14,508	13,845	74,76°
60°	12,593	12,099	64,09°	13,201	12,783	68,19°

Die Werte sind auf der Grundlage der GULLSTRANDschen Konstanten gerechnet und beziehen sich auf das Niveau der Netzhaut; bei Annahme einer Durchschnittsdicke von Sklera und Chorioidea von 0,75 mm vergrößert sich die Bogenlänge auf der Oberfläche der Sklera für jeden Grad um 0,013 mm.

Herr Dozent KRÄMER hatte die Freundlichkeit, diese Berechnung für die in Betracht kommenden Winkel auf Grund der GULLSTRANDschen Konstanten durchzuführen und die Ergebnisse mir zur Verfügung zu stellen.

Mit diesem Verfahren ist also der Meridian, in welchem der Riß gelegen ist, unmittelbar durch die Stellung des Perimeterbogens und die Entfernung des Risses vom Limbus durch Rechnung gefunden worden.

c) Der Riß kann auch noch in anderer Weise mit Hilfe des Perimeterbogens aufgefunden werden (DUPUYS-DUTEMPS). Das untersuchte Auge bleibt unbeweglich auf den zentralen Fixationspunkt eingestellt, während sich das untersuchende Auge in die entsprechende Stellung entlang dem Perimeterbogen begibt, bis der Riß in die Mitte des ophthalmoskopischen Gesichtsfeldes zu liegen kommt. Die Berechnung ist dieselbe wie vorher. Auf Grund dieses Verfahrens hat GUIST einen großen Apparat, ein sog. Lokalisationsophthalmoskop, anfertigen lassen, das eine genaue Messung der in Betracht kommenden Winkel erlaubt.

Allgemeine Bemerkungen zu den messenden Verfahren.

Die Ergebnisse aller messenden Verfahren werden durch eine Reihe von Fehlerquellen gestört. *Eine* Fehlerquelle ist allen Ortungsverfahren gemeinschaftlich und sie kann auch nicht ausgeschaltet werden. Sie liegt darin, daß die Lage der Rißstelle, die unserer Berechnung zugänglich ist, nicht identisch ist mit der Stelle der Lederhaut, wo eingegangen werden muß, um die Rißränder zu treffen, denn der Riß liegt nicht der Lederhaut an, sondern befindet sich in der Netzhaut, die infolge der Abhebung in einem gewissen Abstande von der Lederhaut liegt, je nach der Höhe der Abhebung. Außerdem kann auch durch die Abhebung eine seitliche Verschiebung der Netzhaut eingetreten sein. Es ist gar nicht möglich, genau die Stelle der Lederhaut anzugeben, wohin sich der Netzhautriß begeben wird, wenn die subretinale Flüssigkeit bei dem Durchbohren mit der Glühnadel abfließt. Führt man den Eingriff so aus, daß nur eine winzige Brandstelle entsteht, so wird der Riß tatsächlich sehr häufig nicht getroffen, wenn auch die Verschorfung in seiner nächsten Nähe stattfand. Es ist daher von vornherein zu empfehlen, die Verbrennung so durchzuführen, daß ein größeres Gebiet davon betroffen wird und der Brandherd eine größere Ausdehnung hat. Dies kann entweder erreicht werden, daß der Elektrokauter nicht blitzartig, sondern etwas länger einwirken gelassen wird, bis 5 Sekunden, wobei er in verschiedenen Richtungen gedreht wird, so daß ein größeres Areal der Verschorfung unterliegt, oder daß man — wie GONIN — dazu einen Paquelin verwendet, der infolge seiner größeren Ausmaße auch bei momentaner Einwirkung ein größeres Gebiet verschorft als der zarte Hornhautkauter. Gelegentlich hilft die Natur selbst mit, indem beim Herausstürzen der Flüssigkeit aus der Kauterisationsstelle der Riß gegen diese Stelle und damit dem Kauter zugeschwemmt wird.

d) Die Berechnung, welche auf Grund von Konstanten durchgeführt wird, die nicht für jedes einzelne Auge vollständig richtig sind, obwohl die Abweichungen, die durch den verschiedenen anatomischen Bau der Augen zustande kommen, in Wirklichkeit fast immer nur Bruchteile eines Millimeters ausmachen und daher für den Eingriff bedeutungslos sind, suchen Apparate zu vermeiden, welche es in *einem* Akte zu erreichen suchen, den Riß aufzufinden und zu verschorfen. So hat SAFAR in meiner Klinik ein handliches *Zielophthalmo-skop* ersonnen, welches es ermöglicht, während man mit ihm den Riß einstellt, gleichzeitig die Kauterisation vorzunehmen. Das Wesen der Vorrichtung besteht darin, daß das Ende eines starren, bogenförmigen Elektrokauters in die optische Achse eines Handophthalmoskops verlegt wird. Indem man also mit Hilfe des Ophthalmoskops den Riß einstellt und der am Ende des Apparates fix angebrachte Kauter nach Bloßlegung der Lederhaut entlang dieser in den TENONschen Raum eingeführt wird, kommt die Spitze des Kauters genau an die Stelle der Lederhaut zu liegen, die der Richtung des Netzhautrisses entspricht (diese Stelle ist freilich nicht identisch mit der Lage des Risses). Während man also mit dem Ophthalmoskop den Netzhautriß beobachtet, dringt unter Einschaltung des Stromes der Kauter durch die Lederhaut in das Augeninnere ein. Es ist also bei diesem Verfahren geplant, zu gleicher Zeit den Riß aufzufinden und zu verschorfen. Ein Vorteil des Apparates ist, daß er sich besonders für Risse eignet, die sehr weit rückwärts gelegen sind und die nicht nur der Ortsbestimmung, sondern namentlich auch der Auffindung der richtigen Lederhautstelle große Schwierigkeiten darbieten.

Es müssen aber erst noch weitere Erfahrungen gesammelt werden, bevor über den Wert dieses Verfahren ein endgültiges Urteil abgegeben werden kann.

Verfahren.

Allgemeine Bemerkungen.

Nachdem durch die vorhergehende Untersuchung der Meridian und die Entfernung des Risses vom Limbus bestimmt worden ist, ist es Sache des Eingriffes, den *betreffenden Punkt der Lederhaut* nunmehr am Auge des Kranken *aufzufinden* und genau zu bezeichnen, um dort den Kauter einführen zu können. Dazu sind verschiedene Verfahren angegeben worden.

a) **Verfahren der Schätzung und der einfachen Messung.** Es wird der Meridian nach Schätzung durch kleine Punkte angemerkt, die an den zwei gegenüberliegenden Stellen des Limbus durch schwarze Tuschepunkte nach Einritzen mit einer Fremdkörpernadel gekennzeichnet worden sind. Es kann außerdem noch ein Seidenfaden durch diese beiden Punkte eingelegt werden, der über die Hornhaut zieht und die Richtung des Meridians augenfällig anzeigt, in welchem der Lederhautpunkt aufgesucht werden muß. Die Messung der Entfernung vom Limbus wird mit einem Tasterzirkel vorgenommen, dessen beide Arme in den richtigen Abstand eingestellt werden und dessen eine Spitze am Limbus angesetzt wird. Mit der anderen Spitze wird der Punkt in der Lederhaut leicht angestochen, um genügend sichtbar zu sein. AMSLER hat sich zu diesem Zwecke eigens gestielte Nadeln mit Handgriff anfertigen lassen, die verschiedene Länge haben und deren senkrecht abgebogene Spitze die Stelle in der Lederhaut mit Tusche anmerkt.

b) Um festzustellen, ob nun die durch dieses Vorgehen gefundene Stelle der Lederhaut tatsächlich dem Risse entspricht, kann ein feiner scharfer *Mauerhaken* (Abb. 188 in natürlicher Größe) durch die Lederhaut in das Augeninnere senkrecht gegen den Mittelpunkt des Auges eingestochen und mit dem Augenspiegel festgestellt werden, ob er im Risse erschienen ist. Ist der Hacken sichtbar, so ist es ein leichtes, für den Fall, als er nicht durch den Riß eingedrungen ist,

die Lage des Risses im Verhältnis zu der des Hakens zu erkennen und danach
den Punkt in der Lederhaut zu bestimmen, wo der Kauter einzugehen hat.
Es ist auch gegen das Einstechen eines zweiten Hakens nichts einzuwenden.

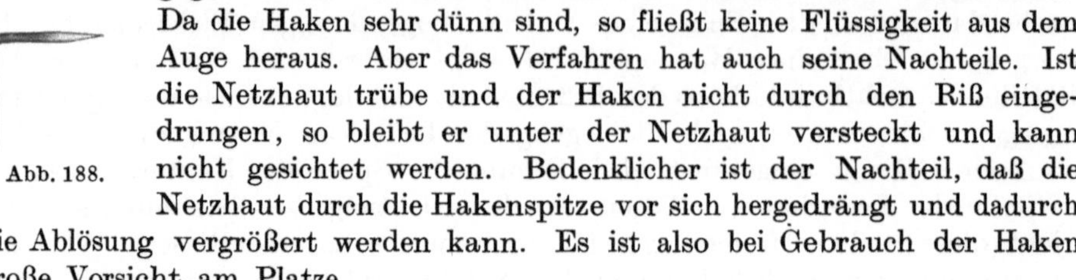
Da die Haken sehr dünn sind, so fließt keine Flüssigkeit aus dem
Auge heraus. Aber das Verfahren hat auch seine Nachteile. Ist
die Netzhaut trübe und der Haken nicht durch den Riß eingedrungen, so bleibt er unter der Netzhaut versteckt und kann
nicht gesichtet werden. Bedenklicher ist der Nachteil, daß die
Netzhaut durch die Hakenspitze vor sich hergedrängt und dadurch
die Ablösung vergrößert werden kann. Es ist also bei Gebrauch der Haken
große Vorsicht am Platze.

Abb. 188.

c) Verfahren nach LINDNER. Der Punkt an der Lederhaut wird entsprechend
den errechneten Daten mit Hilfe eines kleinen Apparates festgestellt, der an
das Auge angenäht wird. Dieser Apparat besteht aus einem mit einer Gradein-

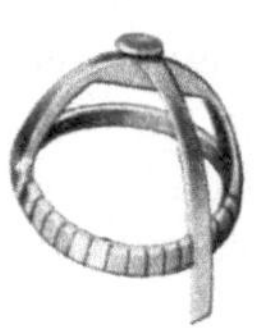
teilung (von 10—10°) versehenen Ring, der einen Durchmesser
von 12 mm hat, entsprechend dem Durchmesser der Hornhaut
(Abb. 189). Dieser Ring trägt einen wagrechten Bogen, der stärker
gewölbt ist als die normale Hornhaut, so daß diese von ihm
nicht berührt wird, wenn der Ring auf den Limbus aufgesetzt
wird. In der Mitte dieses Bogens ist eine flache Schraube angebracht. Mit der Schraube wird ein biegsamer Metallstreifen an
dem Apparat befestigt, dessen Länge in jedem einzelnen Falle

Abb. 189.

nach der durch die Untersuchung gefundenen Entfernung des Risses vom Rande
der Hornhaut aus bemessen und zugeschnitten werden soll, wenn man es nicht
vorzieht, ihn mit einer Millimetereinteilung zu versehen.

An beiden Seiten des Ringes sind zwei kleine Löcher gebohrt. Durch sie
werden Fäden geführt und damit der Apparat genau wagrecht an die Hornhaut
angenäht. Zu diesem Behufe muß man am sitzenden Kranken, der geradeaus
vor sich hinblickt, nasal und temporal genau in der Wagrechten den Limbus
mit einer Fremdkörpernadel einritzen und die Ritzstelle durch Fluoreszin färben.
Am liegenden Kranken wird nun das Schema an dieser Stelle genau angenäht,
so daß es unbeweglich festsitzt. Nach Anlegen des Schemas wird durch Einschnitte in die Bindehaut und TENONsche Kapsel die Lederhaut bloßgelegt,
der Zeiger in den richtigen Meridian eingestellt und festgeschraubt. Sein Ende
zeigt nun die Stelle in der Lederhaut an, in welche die Glühnadel eingesenkt
zu werden hat. Sie wird mit dem Kauter oberflächlich gekennzeichnet und erst
nach Abnahme des Schemas die Lederhaut an der bezeichneten Stelle mit der
Glühnadel durchbohrt.

Der Eingriff.

Nach Kokainisierung des Bindehautsackes tiefe Einspritzung einer 1%igen
Kokainlösung mit Adrenalin in der entsprechenden Gegend. Bei der Notwendigkeit der Durchtrennung eines Muskels ist auch eine retrobulbäre Einspritzung erwünscht, wobei jeder Adrenalinzusatz zu vermeiden ist, um das
Auge nicht weich zu machen. Nach ausgiebigem meridionalen Einschnitt
durch die Bindehaut, das subkonjunktivale Gewebe und die TENONsche Kapsel
wird die Lederhaut sauber bloßgelegt. Ist die Stelle der Lederhaut, wo kau-
terisiert zu werden hat, weit rückwärts gelegen und schwer zugänglich,

so sei man mit der temporären Resektion des benachbarten Augenmuskels oder selbst zweier Muskeln nicht zu sparsam. Eine vorher in den Muskel eingelegte Naht sichert ihn vor dem Zurückschlüpfen. Wenn die Durchtrennung hart hinter dem Ansatz erfolgt ist und der Muskel nachträglich wieder angenäht wird, bleibt keine Bewegungsstörung zurück.

Nach sorgfältiger Blutstillung erfolgt die Markierung des Kauterisationspunktes nach den eben dargestellten Verfahren. Durch geeignete Wundhaken werden Bindehaut und TENONsche Kapsel von diesem Punkte abgehalten, damit diese Membranen nicht mitverschorft werden.

Die Kauterisation.

a) Mit dem spitzen Hornhautkauter. Die Spitze des Kauters ließ ich senkrecht umbiegen (Abb. 190), weil es damit namentlich in den hinteren Abschnitten der Sklera leichter gelingt, ihn durch die Lederhaut durchzuführen. Es wird die Lederhaut vorher an dieser Stelle nicht eingeschnitten. Durch die Erweichung des Auges bei Abfluß von intraokularer Flüssigkeit kann es unmöglich werden, nachträglich den Kauter durch die nachgebende Sklera durchzustoßen. Während

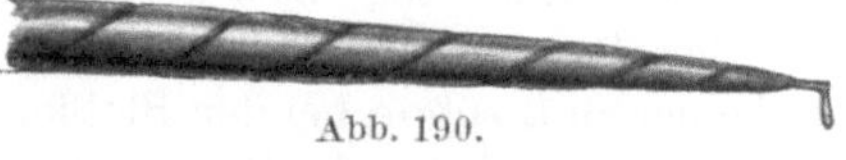

Abb. 190.

die Pinzette das Auge fixiert, wird mit dem Kauter fast in Weißglühhitze die Lederhaut und Aderhaut durchbohrt, worauf die subretinale Flüssigkeit abfließt und dadurch die Netzhaut in den Kauter fällt. Nicht selten tritt auch fadenziehender Glaskörper zutage. Ein Gehilfe zählt laut die Sekunden, während welcher der Kauter im Auge gelassen wird. Er wird nicht weiter in das Auge eingeführt als die abgebogene Spitze lang ist (2 mm). Der Kauter wird nach den verschiedenen Richtungen, nach hinten und vorne und nach den beiden Seiten gedreht. Dadurch gelingt es am ehesten, die Rißränder der Netzhaut in den Bereich des Kauters zu bringen. Eine lebhafte Blasenentwicklung in der in der Wunde hervortretenden subretinalen Flüssigkeit beweist die Wirkung der Glühnadel. Bis höchstens 5 Sekunden wird der Kauter im Augeninnern gelassen und unter Weißglühhitze zurückgezogen. Die Weißglühhitze verbürgt, daß keine Gewebsbestandteile an dem Kauter haften bleiben und vorgezogen werden.

b) Mit dem spitzen Paquelinbrenner. Das Eindringen dieses im Verhältnis zum Hornhautbrenner großen Kauters wird durch einen Einschnitt in die Sklera erleichtert. GONIN läßt dabei auch die subretinale Flüssigkeit abfließen, um den Brenner nunmehr durch die Öffnung in der Lederhaut unmittelbar an die Netzhaut heranzubringen. Bei Anwendung des Paquelinbrenners genügt wegen seiner größeren Ausmaße das momentane Vorgehen. Ein längeres Belassen des Brenners im Auge würde zu große Verwüstungen anrichten.

Nach Herausziehen des Brenners Versorgung der Wunde durch Muskel- und Bindehautnaht. Einträufeln von Atropin, Verband über beide Augen unter Vermeidung jeden Druckes auf das operierte Auge. Bettruhe. Lagerung des Kranken je nach der Stelle der Durchbohrung, hauptsächlich um weiteres Aussickern der subretinalen Flüssigkeit zu ermöglichen, nach der Meinung von GONIN insbesondere, um einen Zug des Glaskörpers an der Brandstelle zu verhindern; also sitzend im Bette, wenn unten, flach liegend, wenn oben eingegangen wurde, und dementsprechend auch Rechts- und Linkslagerung.

Nachbehandlung. Erster Verbandwechsel am 2. Tage nach dem Eingriff. Der Verband wird täglich erneuert, Atropin wird dauernd verabreicht. Der Verband über beide Augen hat durch eine Woche, der Verband über das operierte Auge durch 14 Tage fortgesetzt zu werden. Bei günstigem Einfluß des Eingriffes Bettruhe durch mindestens 14 Tage. Nach einigen Tagen erste, aber nur kurze Spiegeluntersuchung.

In günstigen Fällen erscheint von allen Seiten der rote Fundusreflex. Das Grau der früheren Abhebung ist verschwunden, an der Stelle des Eingriffes ist ein weißer Fleck sichtbar, in der Größe verschieden, je nach der Größe des verwendeten Kauters und der Dauer der Einwirkung der Glühhitze, demgemäß von Papillengröße bis zum Durchmesser von mehreren Papillen. Die Spannung des Auges ist häufig gar nicht sehr stark herabgesetzt, die vordere Kammer nicht auffallend tief.

Die Heilung der Durchbohrungsstelle erfolgt langsam und bedarf gewiß nicht selten sogar mehrerer Wochen. Während dieser Zeit kann beständig intraokulare Flüssigkeit aussickern und das Auge dadurch weich bleiben. Meist scheint aber doch sehr bald ein Verschluß der Kauterisationsstelle durch Fibrin und Gewebsreste einzutreten. Aber bei rasch wiederholtem Eingriff kann es geschehen, daß schon bei der Bloßlegung der Lederhaut durch den dabei unvermeidlichen Druck auf das Auge mit den Instrumenten durch die erste Operationsstelle Flüssigkeit abfließt und dadurch das Auge so weich wird, daß es nicht gelingt, die Lederhaut an der gewünschten Stelle zu durchbohren.

Zwischenfälle.

1. Blutung in das Augeninnere. a) Während des Eingriffes. Dieser Zwischenfall ist von vornherein zu erwarten, und es nimmt eigentlich wunder, daß er nicht öfters eintritt. Er ist bei der Operation mit dem Glühstift jedenfalls seltener als bei den Verfahren, wo mit dem Messer eingegangen wird, besonders wenn man mit diesem Einstiche in den hinteren Augenabschnitten macht, wo schon größere Netzhautgefäße getroffen werden können, also am Äquator oder noch weiter rückwärts. Die Gefahr bei Verwendung des Glühstiftes ist deswegen geringer, weil durch die Hitze ein Gefäßverschluß herbeigeführt wird, durch den die Blutung verhindert wird. Daher sollte auch schon die Lederhaut mit dem glühenden Stift durchbohrt werden und der Kauter nicht erst nach Einführen durch einen Einschnitt in die Lederhaut zum Glühen gebracht werden.

Kleine Blutungen auf dem Orte und in der Umgebung der Einstichstelle sind etwas ganz Gewöhnliches und haben keine üble Bedeutung. Sie liegen teils unter der Netzhaut, teils in ihr und auf ihr und in dem benachbarten Glaskörpergebiete. Die *größeren* Blutungen können entweder unmittelbar in den Glaskörper eintreten oder aber sich unter der Netzhaut oder unter der Aderhaut ansammeln. Wird die Aderhaut von einer mächtigen Blutmasse abgehoben, so entsteht das bekannte Bild der geschwulstartig aussehenden Aderhautabhebung von auffallend dunkler Farbe. Der weitere Verlauf ist gewöhnlich langwierig. Das Blut saugt sich durch Wochen nicht auf, es wird unter dauernden Entzündungserscheinungen allmählich abgekapselt. Es bilden sich suprachorioideale Schwarten. Diese Augen gehen meist zugrunde. Erfolgt die Blutung unter die Netzhaut, so ist diese ungefähr in derselben Ausdehnung wie vor dem Eingriffe abgehoben und wölbt sich mit dunkler Farbe vor. Der Glaskörper kann dabei noch rein sein. Aber ohne Ausnahme bricht das Blut in wenigen Tagen in den Glaskörper durch und erfüllt das Augeninnere, so daß nunmehr der Einblick in schwerster Weise gestört oder gar unmöglich gemacht wird. Die Blutung kann auch in Form der sog. präretinalen Blutung auftreten. Blutet es schon während des Eingriffes in den Glaskörper, so findet man diesen schon bei der ersten Untersuchung mehr oder weniger mit Blut durchsetzt, gelegentlich so stark, daß man kein rotes Licht bekommt. Die Blutung in das Augeninnere wird als ein besonders peinlicher Zwischenfall empfunden bei Augen, welche bei peripherer Abhebung vor dem Eingriffe noch gutes, vielleicht sogar normales Sehvermögen hatten und nun gerade durch den Eingriff, der das Sehvermögen hätte bewahren sollen, plötzlich ganz erblindet sind. Im allgemeinen ist die Aussicht, daß sich das Blut aufsaugt, nicht sehr günstig. Es können Monate vergehen, ohne daß sich die geringste Aufsaugung zeigt, und es können sich später entzündliche Erscheinungen dazu gesellen. Die geringe Neigung solcher Augen zur Aufsaugung hängt mit der Insuffizienz des Strahlenkörpers innig zusammen. Aber es kommt doch auch vor, daß das Blut spurlos verschwindet und eine restlose Heilung der Abhebung erfolgt. Besonders gefährdet sind Kranke mit hohem Blutdruck, wenn beim Einstich ein größeres Blutgefäß getroffen wird.

Die Blutung in das Augeninnere kann weder vorhergesehen, noch auch durch besondere Maßnahmen verhindert werden. Wegen der Lage des Risses ist es nicht immer möglich, die Gegend der größeren, zur Vortexvene laufenden Gefäße zu vermeiden. Es hängt vom Zufall ab, ob bei Eingriffen weit rückwärts ein Blutgefäß verletzt wird oder nicht. Die ganz schweren Blutungen stellen sich in ungefähr $4\,^0/_0$ der Fälle ein.

b) **Nachblutungen.** Sie sind häufiger als die Blutungen bei oder unmittelbar nach dem Eingriff selbst und schwere Nachblutungen ereignen sich in ungefähr $8\,^0/_0$ der Fälle. Selbst noch 3—8 Wochen nach dem Eingriff können sie sich ohne besondere Veranlassung einstellen und die Aussicht auf guten Ausgang ist nicht günstig. Noch häufiger sind geringe Nachblutungen, die sich durch eine Zunahme der Glaskörpertrübungen bemerkbar machen. Die Möglichkeit von Nachblutungen ist zu bedenken, wenn bei ungenügender Wirkung des ersten Eingriffes ein zweiter bald wieder gemacht werden soll. Man soll sich nur bei dringender Anzeige und bei günstiger Aussicht, den alten oder neu aufgetretenen Riß zu treffen, zu einer raschen Wiederholung eines Eingriffes entschließen. Dazu kommt noch der Umstand, daß die Gefäße in der Umgebung des ersten Brandherdes noch erweitert und ihre Wandungen erschlafft sind, wodurch die Gefahr einer Blutung bei einem neuerlichen Eingriffe in dieser Gegend bedeutend erhöht ist.

c) **Blutungen als Ausdruck von Netzhautvenenthrombosen.** Durch die Hitzewirkung kann es in den der Punktionsstelle benachbarten Netzhautvenen zur Thrombose kommen, als deren Folge die bekannten Netzhautblutungen auftreten.

2. Entzündliche Reaktion. a) Ausnahmsweise stellen sich nach der Ignipunktur die bekannten iritischen Reizerscheinungen ein, die von den Messerpunktionen her bekannt sind. Während für gewöhnlich die Augen nach der Kauterisation ganz reizlos sind, tritt in solchen Augen starke ziliare Injektion ein, abnorm tiefe Kammer mit stufenförmig zurückgesunkener Iris, diese selbst grün verfärbt, Spannung stark herabgesetzt, Schmerzen und starke Empfindlichkeit des Auges auf Berührung. Unter warmen Umschlägen und Atropintropfen gehen diese iritischen Reizerscheinungen gewöhnlich ziemlich rasch zurück. Für den weiteren Verlauf der Abhebung sind sie aber als ein durchaus ungünstiges Zeichen zu werten.

b) Sehr selten sind exsudative Entzündungen des Augeninnern nach der Ignipunktur. Ich selbst habe sie bisher an *eigenen* Fällen nicht zu sehen bekommen. Aber es wurde über eitrige Infektion berichtet mit Untergang des Auges, ferner kann es auch ohne Vermittlung einer eitrigen Infektion zu einer heftigen Reaktion der gesunden Umgebung der inneren Augenhäute gegenüber den verbrannten Teilen kommen, besonders vielleicht dann, wenn diese durch ungenügende Hitze nur unvollständig zerstört worden sind und nun giftige Abbauprodukte in den geschädigten Gewebsteilen entstehen.

c) Heftige äußere Entzündungserscheinungen mit Schwellung der Lider, Chemosis, leichter Exophthalmus stellen sich ein, wenn durch die Hitze auch die TENONsche Kapsel oder die Bindehaut Schaden genommen hat. Sie klingen in wenigen Tagen spurlos ab.

3. Drucksteigerung nach dem Eingriff. In ganz seltenen Fällen setzt nach dem Eingriffe, wie es übrigens auch nach einer Messerpunktion gelegentlich vorkommt, eine starke Drucksteigerung, gewöhnlich unter heftigen Schmerzen ein. Sie ist meist nur vorübergehender Natur und ist durch Pilokarpin und kalte Umschläge gut zu beeinflussen. Sie scheint durch eine Übersekretion des Strahlenkörpers hervorgerufen zu sein, veranlaßt durch den Reiz des Eingriffes. In diesem Sinne ist sie sogar als günstig zu werten, als ein Zeichen, daß der Strahlenkörper noch ansprechbar ist. So lange sie besteht, ist gewöhnlich auch die Abhebung verschwunden, aber mit ihrem Rückgehen kehrt oft auch die Abhebung wieder.

4. Narbenschrumpfung, vom Brandherde ausgehend. Eine der bösesten Folgen der Ignipunktur ist eine von der Brandstelle ausgehende Bildung von Narbengewebe mit folgender Schrumpfung und dadurch hervorgerufener Zerrung und Abhebung der Netzhaut. Sie stellt sich besonders dann verhältnismäßig häufig (in meinen Fällen in ungefähr $12\,^0/_0$) ein, wenn der Brandherd winzig klein, ungefähr papillengroß war. Dies geschieht in den Fällen, wo mit der Glühnadel (Hornhautkauter) in Weißglut die Sklera blitzartig durchbohrt und der Glühstift sofort wieder zurückgezogen worden war. Der Brandherd erscheint später als eine weiße, runde, oft von Pigment eingesäumte Scheibe. Die Netzhaut-Aderhautränder ziehen sich von dieser Stelle nicht zurück und der Herd bleibt so klein, wie er durch den Eingriff gesetzt worden ist. Auch in seiner nächsten Umgebung stellen sich, vorausgesetzt daß keine stärkeren Blutungen eingetreten sind, keine in Betracht kommenden, geschweige denn ausgedehntere Veränderungen ein. Nur an der Brandstelle entwickelt sich Narbengewebe und da sich in der Umgebung keine Verwachsungen der Netzhaut mit der Unterlage gebildet haben, so kann die Netzhaut durch das Narbengewebe von allen Seiten in radiär angeordneten Streifen gegen diese Stelle hingezogen werden. Die Brandstelle erscheint alsdann als eine weiße, nabelartige Einziehung, zu welcher von allen Seiten Falten von abgehobener Netzhaut hinziehen. Diese durch den Narbenzug hervorgerufene

Netzhautabhebung läßt sich durch keinen Eingriff mehr beseitigen und ist daher mit Recht als eine böse Folge der Ignipunktur gefürchtet.

Etwas anders scheinen die Verhältnisse zu liegen, wenn die Verschorfung mit der Glühnadel (Thermokauter) nicht blitzartig erfolgte, sondern der Kauter eine längere Zeit wirken gelassen wird (bis 5 Sekunden) oder aber, wie es GONIN tut, wenn zur Verschorfung ein Paquelin verwendet wird, der einen viel größeren Durchmesser hat. In beiden Fällen wird ein größeres Gebiet des Hintergrundes in Mitleidenschaft gezogen. Beide Verfahren haben zunächst den Vorteil, daß es leichter gelingt, den Riß zu treffen, als wenn nur ein winziges Areale durch den Glühstift angegangen worden ist. War die Ortung nur halbwegs genau, so wird bei der Verschorfung eines großen Gebietes der Riß unvermeidlich mitgetroffen worden sein.

Die Wirkung der ausgedehnten Verschorfung ist wesentlich verschieden von der auf ein winziges Gebiet umschriebenen. Die Netzhaut zieht sich meist auf eine mehrere Papillendurchmesser breite Strecke von dem Brandherd zurück, vielleicht schneller als daß sie durch die Hitze zerstört würde. Es entsteht, vom Brandherd der Sklera und Aderhaut ausgehend, ein mächtiges Granulationsgewebe, knotenförmig, mehrere Millimeter im Durchmesser, mit dessen Randteilen sich die verschorften Ränder der Netzhaut, die sich bis dahin zurückgezogen haben oder durch das Granulationsgewebe zurückgedrängt worden sind, verlöten.

Aus dem Granulationsgewebe wird später Narbengewebe, das in Form eines großen Knotens in das Augeninnere vorspringt. Daß in diesem Narbengewebe auch Schrumpfung eintritt, ist gewiß. Wenn nun trotzdem die Netzhaut dadurch nicht immer wieder später abgehoben wird (tatsächlich hebt sich die Netzhaut doch viel häufiger wieder ab als es nach den zu optimistischen und übereilten Berichten Einzelner anfänglich angegeben wurde), so könnte dies vielleicht damit erklärt werden, daß die Ränder der verbrannten Netzhaut fest mit der Unterlage verwachsen sind und sich dadurch der Zug auf die weitere Umgebung der Netzhaut nicht geltend machen kann. Die Entspannung aber, die durch das Zurückziehen der Netzhaut erfolgte, scheint den günstigen Einfluß auf die Abhebung zu nehmen. Sie scheint der ausschlaggebende Faktor zur Heilung der Abhebung zu sein, eine Ansicht, die bekanntlich DEUTSCHMANN schon seit Jahrzehnten in seinem unermüdlichen Kampf gegen die Abhebung immer wieder vertreten hat.

Nicht selten entsteht ferner eine breite Zone um das Narbengewebe des Brandherdes herum, wo Pigmentveränderungen eine Verwachsung von Netzhaut und Aderhaut mit großer Deutlichkeit erkennen lassen. Eine solche diffuse Verlötung beider Membranen auf eine größere Strecke ist das beste Mittel gegen die Wiederkehr der Abhebung. In manchen Fällen sind diese Verlötungen das Ergebnis einer zwischen Ader- und Netzhaut bei der Kauterisation erfolgten Blutung. Es ist ja seit langem bekannt, daß die Blutaustritte bei allen verschiedenen Verfahren gelegentlich die Grundlage dieser Verlötung zwischen Ader- und Netzhaut und damit zur Heilung der Krankheit gebildet haben.

5. **Entstehung neuer Risse.** Einer der größten Nachteile des Verfahrens mit dem Glühstift ist der Umstand, daß unmittelbar infolge der Brandschädigung der benachbarten Netzhautteile oder als spätere Folge des Narbenzuges nicht selten *neue Risse* entstehen. So sind namentlich die Anhänger der *ausgedehnten*

Verschorfung mit dem Glühstift geradezu in einen Circulus vitiosus geraten. Der Verschluß des einen ursprünglichen Risses hatte zunächst das gewünschte Ergebnis. Die Netzhautabhebung war verschwunden. Aber über kurz oder lang trat eine neue Abhebung ein und nun wurden neue Risse sichtbar, sehr häufig in der Mehrzahl, so daß, namentlich bei größerer räumlicher Entfernung der Risse voneinander, nunmehr an mehreren Stellen in das Auge von neuem eingegangen zu werden hatte. Wie gefährlich rasch hintereinander ausgeführte Glühstiftpunktionen für das Auge sind wegen der Blutungen, wurde schon erwähnt. Auch machen sich die bösen Folgen der Narbenwirkung darnach noch um so mehr geltend. Aber gewiß gelingt es nicht selten doch, durch einen zweiten oder dritten Eingriff eine dauernde Heilung zu erzielen.

So offenbaren sich bei der raschen Verbreitung, die das GONINsche Verfahren infolge der ursprünglich außerordentlich günstigen Berichte darüber (man sprach von Heilungen bis zu 50 %) gewann, neben den nicht zu leugnenden Erfolgen, die man damit erzielte, auch mehr und mehr seine Nachteile. Die Erkenntnis dieser gaben Veranlassung zum Ersinnen von neuen Verfahren, welche teils noch versuchen, die Idee von GONIN aufrecht zu erhalten, den Riß in der Netzhaut in gefahrloserer Weise zum Verschluß zu bringen, als es durch den Glühstift möglich ist, teils aber, die Idee GONINs ganz verlassend, darauf ausgehen, die sicherste Grundlage für die Vermeidung eines Rückfalles der Netzhautabhebung durch eine Flächenverlötung zwischen Netz- und Aderhaut zu schaffen, welche also auf einen Gedanken zurückgreifen, der schon oft in die Tat umzusetzen versucht worden war. So versuchte GUIST nach Trepanation der Lederhaut an der Stelle des Risses durch Berührung der bloßgelegten Aderhaut mit einem Kalilaugenstift während einer Sekunde eine Verschorfung dieser Membran zu erzielen, damit nach Eröffnung des subretinalen Raumes und Abflusses der subretinalen Flüssigkeit zwischen beiden Membranen eine Verklebung und insbesondere eine Verlötung der Rißränder mit der Aderhaut eintreten könne. Ob damit tatsächlich eine dauernde Anheilung der Netzhautrißränder an die in Narbengewebe übergehende verschorfte Aderhaut erzielt, die Gefahren der Glühstiftpunktion, also insbesondere die Blutungen und die intraokularen Narben mit ihren Schrumpfungsvorgängen vermieden und ein Rückfall der Netzhautabhebung hintangehalten werden können, wird erst spätere Zeit lehren. Was bei diesen operativen Versuchen immer als etwas Selbstverständliches vorausgesetzt wird, nämlich daß nach Ablassen der subretinalen Flüssigkeit durch Eröffnen des subretinalen Raumes die Netzhaut sich an die Aderhaut ganz anlegt, das ist gewiß häufig nicht der Fall. Es ist irrig zu glauben, daß nach jeder Punktion die subretinale Flüssigkeit zur Gänze abfließt und die Netzhaut dadurch innig an die Aderhaut zu liegen kommt.

Ganz auf die Idee von GONIN verzichtend, den Netzhautriß unmittelbar zu treffen und zu verschließen, sondern den alten Gedanken verfolgend, eine breite Flächenverlötung zwischen Ader- und Netzhaut zu schaffen, machte LARSON den Vorschlag, dies auf endothermischem Wege zu erzielen. Bekanntlich haben bisher alle dahin gerichteten Verfahren (Galvanokaustik der Sklera, Injektionen von entzündungserregenden Substanzen unter die Netzhaut u. dgl.) fehlgeschlagen.

Verfahren. Gründliche Anästhesie durch tiefe Novokaineinspritzung, dadurch werden vom Kranken auch die postoperativen Schmerzen leichter ertragen.

Der Abschnitt der Lederhaut, der der Abhebung entspricht, wird in breiter Ausdehnung bloßgelegt. Wenn nötig, werden zu diesem Behufe ein oder zwei Muskel von ihrem Sehnenansatz abgelöst. Bindehaut und TENONsche Kapsel werden von dem zu behandelnden Gebiete mit Elfenbeinspatel sorgfältig ferngehalten. Sorgfältige Blutstillung. Die große, nicht wirksame Elektrode wird um den Oberschenkel befestigt, so daß sie lückenlos anliegt. Als aktive Elektrode dient eine gestielte Kugel von 2—3 mm Durchmesser. Der zur Behandlung verwendete Strom hat schwach zu sein. Die richtige Stärke wird herausgefunden, indem man mit schwächstem Strom beginnt, bis die an die Sklera angehaltene Kugel die kennzeichnenden Veränderungen an ihr hervorruft. Dort, wo die wirksame Kugel anliegt, entsteht unter Zischen ein trockenes, opakes Areal, das von einem leicht dunkel aussehenden Hofe umgeben ist. Dazu genügt das Anlegen der Kugel in einem Zeitraum von 1—2 Sekunden. Es empfiehlt sich, an mehreren Stellen mit dem Handtrepan Scheibchen aus den oberflächlichen Lagen der Lederhaut herauszuschneiden, weil dadurch die Aderhaut dem Einfluß des Stromes gründlicher ausgesetzt wird. Auf diese Weise wird das ganze Gebiet der bloßgelegten Sklera behandelt. LARSON empfiehlt nach Beendigung der Endothermiebehandlung eine durchbohrende Trepanation der Sklera mit ELLIOTschem Trepan im behandelten Skleragebiete anzuschließen, um die subretinale Flüssigkeit zu entleeren und einer Drucksteigerung vorzubeugen, die vielleicht als Folge der reaktiven Entzündung der inneren Augenhäute auftreten sollte. Bei der Trepanation erweist sich die Aderhaut als eine weiße, zähe Membran. Sutur der Muskeln und Bindehaut beschließt die Operation. Atropin. Bettruhe durch 14 Tage mit beiderseitigem Verband. Die Reaktion der Bindehaut ist ziemlich heftig, aber die starke Chemosis und das Ödem der Lider klingt alsbald ab und die Heilung selbst ist reizlos.

LARSON berichtet über sehr gute Erfolge durch diese Behandlung. Man sieht ausgedehnte, weiße atrophische Zonen in dem behandelten Gebiete, zweifellos ausgedehnte Verwachsungen zwischen Aderhaut und Netzhaut. Wir können die Mitteilungen LARSONs bestätigen und möchten die Aufmerksamkeit der Fachgenossen auf dieses neue Verfahren hinlenken. Wir glauben, daß es insbesondere in Verbindung mit der Ignipunktur gute Erfolge liefern könnte, 1. bei Netzhautabhebungen mit Rissen, indem sie um die Stelle der Lederhaut in breiter Zone herum ausgeführt, wo nach der Lage des Risses der Kauter eingesenkt werden muß, eine breite Verwachsungszone der Netzhaut mit der Aderhaut gewährleistet. Dadurch wird der schädliche Einfluß des von der Brandstelle ausgehenden Narbenzuges ausgeschaltet und damit der Wiederkehr der Netzhautabhebung vorgebeugt.

2. Besonders bei Netzhautabhebungen, wo keine Risse entdeckt werden können und wo die Ignipunktur selbst infolgedessen weniger gute Aussichten gibt.

3. Bei großen frischen Wunden in der Lederhaut, seien sie durch zufällige Verletzung oder durch einen Eingriff z. B. zur Entfernung eines Fremdkörpers aus dem Glaskörperraume entstanden. Gelingt es in der Umgebung der Wunde die Netzhaut mit der Aderhaut flächenhaft zu verlöten, so wäre damit am sichersten einer Netzhautabhebung vorgebeugt, die sich sonst so häufig als spätere Folge der Narbenschrumpfung einstellt.

Ein endgültiges Urteil über den Wert des LARSONschen Verfahrens kann derzeit noch nicht abgegeben werden.

Über die Behandlung der Netzhautabhebung bei Fehlen von Rissen.

Nach dem früher Mitgeteilten könnte man leicht in den Irrtum verfallen, es von vornherein als aussichtslos anzusehen, bei Netzhautabhebungen ohne Risse operativ, insbesondere mittels Ignipunktur einzugreifen, und somit die operative Behandlung einer solchen Abhebung abzulehnen. Dem steht jedoch die alte klinische Erfahrung entgegen, daß auch solche Abhebungen gelegentlich geheilt werden. Bekannt sind die Dauererfolge DEUTSCHMANNs ($15\,\%$) mit seinen Durchschneidungen der Netzhaut, die ganz unabhängig von dem Vorhandensein eines Risses oder von dem Orte des Risses durchgeführt worden sind, und ich selbst habe seit Jahren die Ignipunktur geübt auch in Fällen, wo keine Risse zu entdecken waren, und habe damit in $12\,\%$ Dauerergebnisse erzielt. In Fällen ohne Risse wird die Ignipunktur dort gemacht, wo die Abhebung am höchsten ist und nach Möglichkeit weit rückwärts, also äquatorial eingegangen. Die Ignipunktur wirkt hier in verschiedener Weise: 1. als Skleralpunktion mit langer Dauer, also ähnlich einer prääquatorialen Trepanation — denn es dürfte manchmal einige Wochen dauern, bis die Ignipunkturstelle soweit vernarbt ist, daß keine Filtration mehr stattfindet; 2. indem sie durch die unmittelbare Verbrennung der inneren Augenmembranen eine Narbe erzeugt, die Netzhaut und Aderhaut miteinander verlötet; 3. indem gelegentlich diese Verlötung auf größere Gebiete der Nachbarschaft übergreift, ein für die Dauerheilung besonders günstiger Umstand und 4. durch Blutungen, welche wie auch bei den verschiedenen anderen Verfahren zur flächenhaften Verklebung der beiden Membranen führen können; 5. durch die Entspannung der Netzhaut, die dann eintreten könnte, wenn sich die Ränder des hier erst durch die Verbrennung entstehenden Netzhautloches auf größere Strecken zurückziehen und hier breit mit der Unterlage verlöten. Auf die Wichtigkeit dieser Entspannung hat DEUTSCHMANN oft und oft mit Recht hingewiesen und sie gibt uns gleichzeitig eine Erklärung für die Wirksamkeit zweier scheinbar so entgegengesetzter Verfahren, wie das von GONIN und das von DEUTSCHMANN. DEUTSCHMANN legt eine operative Öffnung an, um die Netzhaut zu entspannen, und wartet auf eine Spontanheilung der operativ erzeugten Öffnung und auch des etwa früher schon bestandenen Netzhautrisses unter dem heilsamen Einfluß der Entspannung. GONIN macht durch die Kauterisation die Entspannung an Ort und Stelle des Risses und beschleunigt damit zugleich die Heilung des Risses: ein Verfahren, das von vornherein daher bei Vorhandensein von Rissen aussichtsreicher sein muß als das von DEUTSCHMANN.

Ich wende daher die Ignipunktur bei frischen (nicht über $^1/_2$ Jahr alten) Netzhautabhebungen an, auch wenn kein Riß entdeckt werden kann, und schätze die Wirkung des Eingriffes höher als die der verschiedenen Messerpunktionen.

Bei Netzhautabhebungen, die noch älter sind, ist fast nie mehr ein, wenn auch nur vorübergehender Erfolg zu erzielen.

Als Gegenanzeigen haben zu gelten: Gänzlicher Verlust des Sehvermögens, sehr dichte Glaskörpertrübung, vollständige Weichheit des Auges, Cataracta complicata, wo nicht mehr überwacht werden kann, was bei dem Eingriff im Augengrunde sich ändert.

Unsere letzten Erfahrungen gehen dahin, daß in den Fällen von Netzhautabhebung ohne Riß durch die Ignipunktur in einer großen Prozentzahl ein Erfolg erzielt werden kann, wenn durch die um die Ignipunkturstelle vorher ausgeführte endothermische Behandlung der Aderhaut ein breites Adhäsionsgebiet hervorgerufen wird.

Allgemeine Bemerkungen. Nach unseren heutigen Erfahrungen eignen sich zur Ignipunktur nur frische Fälle von Abhebung von einigen Wochen bis höchstens einigen Monaten Dauer. Aus dieser Feststellung ergibt sich, daß es heute nicht mehr angeht, diese erste Zeit der Abhebung mit nutzlosen konservativen Behandlungsverfahren zu verlieren, eine Tatsache, die namentlich von den praktisch tätigen Augenärzten zur Kenntnis genommen werden muß. Während das Entdecken des Risses Sache geduldigen Augenspiegelns ist und daher jedem Augenarzte gelingen wird, verlangt die Ortsbestimmung des Risses, wenn sie sich nicht auf eine Schätzung beschränken soll, eine Untersuchung mit Instrumenten und eine persönliche Erfahrung, die nicht mehr dem Einzelnen zugemutet werden kann. Noch mehr aber gehört derzeit die Ausführung des Eingriffes noch ganz in die Hände erfahrener Kliniker. Noch ist das Verfahren nicht reif, den Eingriff den praktischen Augenärzten zur allgemeinen Ausführung zu empfehlen. Über die Dauerergebnisse in Prozentzahlen zu sprechen, ist auch noch verfrüht. Daß die Abhebung öfter, als man anfänglich meinte, wiederkehrt, wird den mit der Pathologie des Leidens Vertrauten nicht wundern. So werden nicht selten mehrere Eingriffe notwendig. Dies ist insbesondere auch der Fall, wenn der ursprüngliche Riß sehr groß ist oder wenn schon von vornherein Risse an verschiedenen Stellen bestanden haben. So wünschenswert es ist, die Risse verschiedener Lage in derselben Sitzung zu erledigen, so ist dies doch sehr häufig nicht auszuführen, weil meist schon nach der ersten Kauterisation das Auge so weich ist, daß es unmöglich sein kann, den Kauter durch die Lederhaut in das Augeninnere einzuführen. Auch ist bei dem zusammengefallenen Auge infolge seiner Gestaltsveränderung meist keine Rede mehr davon, den zweiten Riß sicher zu treffen. Auch besteht die große Gefahr, daß das Auge die ausgiebige Verbrennung an zwei oder mehreren Stellen nicht verträgt und mit einer lebhaften intraokularen Entzündung und Exsudation in den Glaskörper darauf antwortet.

Auf alte Abhebungen hat das Verfahren keinen Einfluß.

Mit fortschreitender Erfahrung über den Einfluß und die Folgen der Ignipunktur wurden die Anzeigen für den GONINschen Eingriff von den Vertretern des Verfahrens selbst mehr und mehr eingeengt. Starke Medientrübungen (besonders bei frischen Abhebungen), Netzhautrisse, die zu groß oder zu weit von der Peripherie entfernt sind, ja selbst auch multiple Risse und Löcher, geringe Spannung, irgendwelche Erscheinungen von entzündlicher Mitbeteiligung des vorderen Augenabschnittes u. dgl. m. werden nunmehr als Gegenanzeigen angeführt.

Als besonders günstig werden Fälle bezeichnet mit einem einzigen, nicht zu großen Riß in der Äquatorgegend bei klarem Glaskörper und völlig reizlosem vorderen Augenabschnitt, wenn die Netzhaut nur sektorenförmig abgehoben und das Auge gut gespannt ist.

Fünfzehntes Kapitel.

Ausziehung von Fremdkörpern aus dem Augeninnern.

Die Ausziehung von Fremdkörpern aus dem Augeninnern gehört zu den heikelsten Eingriffen unseres Faches, denn es gibt dafür kein vorbildliches einheitliches Verfahren, wonach sich der weniger Geübte richten könnte, und ferner gehören häufig gerade die wichtigsten Teile des Auges (Glaskörper, Netzhaut) dem Eingriffsgebiete an, wo mangelhafte Fertigkeit leicht mehr schadet als nützt. Zum Verständnisse der Grundzüge unseres Handelns müssen einige Worte über die Diagnose vorausgeschickt werden.

Die Mittel, die uns zur Verfügung stehen, die Anwesenheit eines Fremdkörpers im Augeninnern zu erkennen, setzen sich zusammen aus der äußeren Besichtigung, der Spiegeluntersuchung, dem Gebrauche des Eisenspähers (Sideroskops) und der Röntgenschen Strahlen.

Äußere Untersuchung. So leicht es in vielen Fällen ist, auf den ersten Blick die Durchbohrung der Augenhüllen durch einen Fremdkörper und dessen Anwesenheit im Augeninnern zu erkennen, so schwierig kann es in anderen Fällen werden, die Stelle des Eintrittes des Fremdkörpers in das Augeninnere zu sehen oder den Fremdkörper selbst zu entdecken. Kommt es ja doch auch vor, daß ein Kranker für die Abnahme des Sehvermögens keine Ursache anzugeben weiß und auf Befragen eine Verletzung mit Sicherheit in Abrede stellt, während das kundige Auge des Arztes, durch den Befund einer einseitigen umschriebenen oder vollständigen Linsentrübung aufmerksam gemacht, mit der Lupe eine feine strichförmige Narbe in der Hornhaut als sicheres Zeichen der Verletzung entdeckt. Gestattet dann noch die Durchsichtigkeit der Medien, das Auge mit dem Spiegel zu untersuchen, so gelingt es — freilich auch dem Geübten oft erst nach langem Bemühen — im Glaskörper oder in der Netzhaut den Splitter aufzufinden. Aber wie häufig geschieht es, daß man nach einer Narbe vergeblich sucht! Ein feiner schmaler Splitter, der mit seinen scharfen Rändern am Limbus oder durch die Bindehaut des Augapfels und die Lederhaut eindrang, hinterläßt nicht die geringste Spur einer sichtbaren Narbe. Im allgemeinen deuten *kleine* durchbohrende Wunden nach Anfliegen von Fremdkörpern auf die Wahrscheinlichkeit eines Fremdkörpers im Augeninnern hin, während große Wunden Verletzungen mit größeren Stücken anzeigen, die wieder abgeprallt und nicht im Auge verblieben sind. Wenn z. B. im Falle einer frischen Verletzung der Hornhaut in Form einer kleinen durchbohrenden Wunde die Krankengeschichte ergibt, daß ein kleiner Splitter gegen das Auge geflogen ist, wird dieser Umstand von vornherein für das Vorhandensein eines Fremdkörpers im Augeninnern sprechen. Wenn er nicht etwa in der vorderen Kammer liegen geblieben ist, wird die Suche nach der Stelle des Durchschlagens in der Regenbogenhaut, Linsenkapsel usw. nicht vergeblich sein. Freilich könnte auch ein größeres Stück mit einer feinen Spitze gegen das Auge geflogen sein, die Hornhaut, Regenbogenhaut und Linsenkapsel verletzt haben und dann wieder heruntergefallen sein. In einem solchen Falle ist dann gerade die Angabe des Verletzten über die Größe des Splitters von Wichtigkeit. Begreiflicherweise versagen bei Kriegsverletzten häufig die Berichte über den Vorgang der Verletzung, besonders wenn diese bei Einwirkung schwerer Artillerie oder im heftigen Nahkampf (Handgranatenkampf) erfolgt ist. Daher wird die Anwesenheit von Fremdkörpern oft nicht sicher erkannt. Unmöglich kann dies durch die äußere Untersuchung allein werden, wenn der Fremdkörper, wie es bei Kriegsverletzten nicht selten der Fall ist, aus der Umgebung der Augenhöhle durch den hinteren Augenabschnitt eindrang, da dann bei der äußeren Untersuchung alle Erscheinungen einer Verletzung fehlen.

Augenspiegeluntersuchung. Sind die Medien genügend rein, so kann mit dem Augenspiegel ein im Glaskörper oder in der Netzhaut sitzender Fremdkörper leicht entdeckt werden. Eine weit vorgeschrittene Linsentrübung oder eine Blutung in den Glaskörper gestattet aber nicht mehr, den Augenhintergrund zu erleuchten und den Fremdkörper aufzufinden. In anderen Fällen wiederum ist die Linse trotz einer durchbohrenden Verletzung durchsichtig geblieben, besonders wenn die Eintrittsstelle in der Lederhaut gelegen ist. Später entziehen dichte Glaskörpertrübungen, die sich um den Fremdkörper ansammeln, oder eine Netzhautabhebung den Fremdkörper der unmittelbaren Beobachtung. Je früher der Verletzte zur Untersuchung kommt, um so leichter kann der Fremdkörper im Augeninnern nachgewiesen werden. Selbst wenn die Linse durchschlagen wurde, gelingt es in frischen Fällen häufig noch, trotz der beginnenden Trübung den Splitter mit dem Augenspiegel im Glaskörperraume oder in der Netzhaut zu entdecken. *Die Stelle des Sitzes entspricht nicht immer der Richtung, die durch die Hornhautwunde und die in der Linse sichtbare Durchschlagtrübung gegeben ist.* Häufig hat der Splitter durch den Widerstand der Hornhaut und der Linse seine Kraft verloren und fällt, im Glaskörperraume angelangt, nach unten; oder er war an die Netzhaut angeflogen, ohne sich einzubohren, und von der Stelle des Anpralles hinuntergesunken. Dann zeigt der Augenhintergrund in der Richtung der Hornhaut-Linsenwunde eine Wunde in der Netz- und Aderhaut als einen glänzend weißen Fleck — die bloßliegende Lederhaut —, der sogar die Form des Fremdkörpers zeigen kann, oder es beweist zum mindesten eine Blutung an der betreffenden Stelle, daß dort der Fremdkörper angeprallt war. In den meisten Friedensverletzungen handelt es sich um Metallsplitter. Diese fallen durch ihren Glanz auf, da ihre Oberfläche Licht stark zurückwirft. Bei den Kriegsverletzungen sind Metallsplitter in der Minderzahl, nur nach Handgranatenverletzungen sind Eisensplitter nicht selten. Im Hochgebirgskriege sind dagegen fast alle eingedrungenen Fremdkörper Steinsplitter. Bei frischen Fällen schwimmen nicht selten Luftblasen im Glaskörper herum oder liegen dem Fremdkörper an. Lagern dichte Glaskörpertrübungen davor, so verrät sich die Stelle des Fremdkörpers durch einen auffallend weißlichen Schein.

Der Eisenspäher. Für die Erkennung von Eisensplittern im Augeninnern leistet der Eisenspäher wertvolle Dienste. Denn er vermag in seinen besonders empfindlichen Abarten (nach HERTEL, nach ASMUS) feinste Splitter anzuzeigen und erlaubt auch ihre Lage ungefähr zu bestimmen, entsprechend dem stärksten

Ausschlage der Magnetnadel bei Annäherung der betreffenden Stelle. Ein verneinendes Ergebnis der Untersuchung mit dem Eisenspäher besonders bei mittlerer Empfindlichkeit der Magnetnadel schließt aber Eisen im Auge nicht mit Sicherheit aus. (Kleinste Splitter bei Sitz am hinteren Augenpol wegen zu großer Entfernung von der Nadel.) Der Wert der Vorrichtung wird besonders in großen Städten durch den Umstand herabgesetzt, daß dort die Magnetnadel andauernd in einem Zustande von Unruhe ist. Andererseits beweist der Ausschlag der Magnetnadel noch nicht das Vorhandensein eines Splitters im Augeninnern. Eisensplitter unter der Haut in der Umgebung des Auges oder in der Augenhöhle ohne Eröffnung oder nach doppelter Durchbohrung des Augapfels können die Ablenkung der Nadel verursachen. Als Beispiel sei folgender Fall angeführt: Vor 2 Monaten Verletzung beim Hämmern auf Eisen durch einen Splitter, der 8 mm unter dem Rande des Unterlides eindrang. Erst nach längerer Zeit wurde das Sehvermögen des Auges dieser Seite ohne Entzündung allmählich schlechter. Bei der ersten Untersuchung fand sich eine zarte Narbe in der Haut des unteren Lides von 3 mm Länge. Am Auge aber war bei der sorgfältigsten Untersuchung keine Narbe zu entdecken, das Sehvermögen auf ein Viertel herabgesunken. Augenspiegelbefund: Flottierende Glaskörpertrübungen, die *nach unten zu* befestigt waren, nach oben sich frei bewegten. Papille und deren Umgebung gesund. Beim Blick nach unten verlor sich wegen zunehmender dichter Trübungen das rote Licht ganz. Da das Gesichtsfeld nach oben stark eingeschränkt war, erschien eine Netzhautabhebung in diesem Bezirke sehr wahrscheinlich. Vom Splitter nichts zu sehen. Der Verletzte wurde vor den Eisenspäher gesetzt. Beim Annähern wurde die Nadel sofort angezogen und zeigte einen starken Ausschlag. Er trat bei allen Stellungen des Auges fast mit der gleichen Stärke ein, war aber am größten, wenn das Auge nach oben gerichtet war. Mit dem Riesenmagneten konnte aber selbst bei Anwendung der vollen Stromstärke kein Splitter herausgezogen werden und der Verletzte verspürte dabei auch keinen Schmerz. Dies war um so auffälliger, als aus der Größe der Lidnarbe und dem Ausschlage der Magnetnadel ein großer Splitter vermutet werden mußte. Erst die Untersuchung mit den RÖNTGENschen Strahlen brachte die Erklärung. Ein Eisensplitter von 5 mm Länge saß in der Augenhöhle außerhalb des Augapfels. Auf seinem Wege in die Augenhöhle hatte der Splitter entweder die Lederhaut zweimal durchbohrt, oder er hatte unten die Augenhüllen aufgeschlitzt und auf diese Weise die Veränderungen im Augeninnern hervorgerufen.

Schließlich sei auch daran erinnert, daß manche Eisensorten nicht magnetisch sind und daß daher bei ihnen der Eisenspäher versagen muß.

Die RÖNTGENschen Strahlen. Sie sind das vorzüglichste Mittel zur Erkennung von Fremdkörpern im Augeninnern geworden. Die Vervollkommnung der zur Aufnahme dienlichen Vorrichtungen gestattet heute die genaueste Bestimmung der Form und des Sitzes des Fremdkörpers. Besonders wertvoll ist die von SWEET ersonnene Einrichtung, womit eine genaue Ortsbestimmung in kürzester Zeit ermöglicht wird. Die Strahlen sind zum Nachweis von Metallen jeglicher Art, Stein und Glas anwendbar.

Der Riesenmagnet. Die Bedeutung des Eisenspähers zur Erkennung von Eisensplittern im Augeninnern wurde durch die Lichtbildaufnahme mit den RÖNTGENschen Strahlen wesentlich herabgesetzt. Die Ortsbestimmung mit dem Eisenspäher war oft genug unsicher; durch die Lichtbildaufnahme wird aber außer der Lage auch die Größe und Form des Splitters genau bekannt. Aber selbst für den, dem diese Vorrichtungen nicht zur Verfügung stehen, ist der Eisenspäher ein fast entbehrliches Werkzeug geworden. Die äußere und die Spiegeluntersuchung, die genaue Aufnahme des Vorganges bei der Verletzung und eine eingehende Erhebung des vorliegenden Augenzustandes vermögen häufig hinreichend genaue Aufklärung zu geben, daß bei frischen Verletzungen sofort an den Versuch geschritten werden kann, den eingedrungenen Fremdkörper mit dem großen Magneten auszuziehen. Indem alles für den Eingriff vorbereitet ist, um beim Auftreten einer Schmerzempfindung den Splitter unverweilt auszuziehen, dient das Annähern an den Riesenmagneten, mit aller noch zu beschreibenden Vorsicht ausgeführt, gleichzeitig als ein hervorragend wertvolles und für die vorliegenden Bedürfnisse genügend ausreichendes diagnostisches Hilfsmittel, das darüber entscheidet, ob der eingedrungene Fremdkörper aus Eisen besteht und ob es möglich ist, ihn herauszubekommen. Da bei frischen und bei nicht zu alten Verletzungen ein Eisensplitter dem Zuge des Riesenmagneten fast ausnahmslos folgt, spricht das verneinende Ergebnis der Annäherung an den Riesenmagneten und das Fehlen jeder Schmerzempfindung sehr dafür, daß kein Eisensplitter im Auge enthalten ist und damit ein weiterer Eingriff im allgemeinen nicht zu unternehmen ist (siehe darüber den Abschnitt: Nichtmagnetische Fremdkörper).

Damit soll nicht etwa behauptet werden, daß die Verwendung des Eisenspähers und die Aufnahme eines Lichtbildes überflüssige Untersuchungsverfahren seien. In so manchen Fällen (siehe S. 306) werden erst sie die vollkommene Klarheit über alle Einzelfragen bringen und das Verfahren des Eingriffes entscheiden. Aber bei ihrem Fehlen wird durch den so schnell als möglich nach der Verletzung vorgenommenen Magnetversuch zunächst die für das Auge wertvollste Aufgabe erfüllt, nämlich die Frage entschieden, ob ein Fremdkörper aus Eisen eingedrungen ist, und mit ihrer Bejahung auch schon die dadurch vorgeschriebene Behandlung, die Ausziehung des Splitters, durchgeführt.

Magnetische Fremdkörper.

Eisensplitter sind aus dem Auge sobald wie möglich nach der Verletzung zu entfernen. Sonst geht auch ohne die Mitwirkung von Keimen das Auge allmählich durch Verrostung zugrunde (Siderosis). Auch darf nicht vergessen werden, daß Eisensplitter, die schon monatelang abgekapselt vom Auge vertragen wurden, plötzlich heftige Entzündungserscheinungen veranlassen können. Die früher aufgeschobene Ausziehung des Splitters muß alsdann unter besonders ungünstigen Umständen vorgenommen werden.

Zur Ausziehung magnetischer Fremdkörper aus dem Augeninnern stehen zwei verschiedene Grundformen von Magneten zur Verfügung: der Handmagnet nach HIRSCHBERG und der Riesenmagnet nach HAAB. Von diesen beiden Grundformen gibt es verschiedene Abarten.

Die *Eisensplitter im Bereiche der vorderen Kammer und Linse* werden bei noch offener Wunde durch diese nach außen geleitet, wozu die Wunde, wenn nötig, verlängert wird. Dies darf nur geschehen, wenn der anzulegende Schnitt außerhalb des Pupillargebietes bleibt; sonst ist es sogar im kammerlosen Auge vorzuziehen, mit der Lanze einen Einstich am Limbus zu machen, was ohne Verletzung der Regenbogenhaut getan werden kann. Meist ist aber bei den kleinen Wunden die Verklebung so rasch eingetreten, daß sich schon wenige Stunden nach der Verletzung die vordere Kammer wieder hergestellt hat und die Lanze am Limbus ohne Schwierigkeit eingeführt werden kann.

Ist die Wunde zu klein, um den Ansatz des Handmagneten einzubringen und ist dieser nicht kräftig genug, von außen durch die Hornhaut den Splitter anzuziehen, so tritt der Riesenmagnet an seine Stelle. Ist die Wunde schon verheilt, so wird ein Lanzenschnitt am Limbus angelegt, der Ansatz des kleinen Magneten durch die Öffnung in die Kammer an den Splitter herangebracht und, wenn dieser angezogen wurde, aus der Wunde herausgeführt. Liegt der Splitter so, daß er mit einer Pinzette gefaßt werden kann, oder wurde er durch den Magneten in eine solche Lage gebracht, so kann er unter Verzicht auf den weiteren Gebrauch des Magneten mit der Pinzette aus dem Auge gezogen werden.

Das eigentliche Wirkungsgebiet für den Magneten ist der Glaskörperraum.

Ausziehung der Eisensplitter aus dem Glaskörperraum.

Je eher der Splitter nach der Verletzung aus dem Auge entfernt wird, um so günstiger die Zukunft des Auges. Die Eingriffe werden bei möglichst gut erweiterter Pupille fast immer in örtlicher Betäubung vorgenommen. Es sei davor gewarnt, dem Verletzten unter die Bindehaut eine Kokainlösung einzuspritzen, bevor er an den großen Magneten gesetzt wird. Denn indem der Strahlenkörper dadurch unempfindlich wird, geht uns das für die Anwesenheit eines Splitters im Augeninnern so wichtige Zeichen der Schmerzäußerung des Kranken verloren, wenn der Splitter dem Zuge des Magneten zu folgen beginnt. Es ist aber nichts dagegen einzuwenden, diese wirksame Art der örtlichen Betäubung durchzuführen, nachdem die Anwesenheit eines magnetischen Splitters durch die Schmerzäußerung bereits sichergestellt ist. Die tieferen Teile des Auges (Regenbogenhaut und Strahlenkörper) werden durch diese Einspritzung so unempfindlich gemacht, daß der Eingriff auch bei entzündeten Augen und empfindlichen Kranken ohne allgemeine Betäubung zu Ende geführt werden kann.

Verfahren bei frischer Verletzung (offener Wunde). A. Wunde im Bereiche der vorderen Kammer. Linse durchgeschlagen.

a) Kleiner Splitter. Der Splitter wird mit dem großen Magneten zunächst in die vordere Kammer geleitet und von hier aus dem Auge gezogen.

Um durch die gewaltige Zugkraft des Magneten dem Auge nicht zu schaden, muß sehr vorsichtig zu Werke gegangen werden. Es stehen zwei Mittel zur Verfügung, den Einfluß des großen Magneten auf den Splitter abzuschwächen. Durch Verwendung geringer Strommengen wird dem Eisenkern zu Anfang nur geringe magnetische Kraft verliehen und dadurch, daß das Auge in einiger Entfernung vom Pol des Magneten gehalten wird, wird die Wirkung noch weiter abgeschwächt. Unsere Absicht ist es, bei möglichst schwacher Kraft des Magneten den Splitter sachte um den Rand der Linse herum zunächst hinter die Regenbogenhaut und von hier durch die Pupille in die vordere Kammer zu bringen.

Vorziehen des Splitters in die vordere Kammer.

Die Mitte der Hornhaut des verletzten Auges wird dem Pol des Magneten gegenüber gebracht und bei halber Stromstärke langsam aus größerer Entfernung ihm genähert. Gute seitliche Beleuchtung ermöglicht eine genaue Beobachtung, um im Augenblicke, wo der Fremdkörper hinter der Regenbogenhaut erscheint, den Strom abzustellen, bevor sich noch der Splitter in diese einbohren konnte. Es ist Tatsache, daß hierbei der Splitter den Weg meist um die Linse herum nimmt. Reicht die verwendete Stromstärke nicht aus, so wird unter Wiederholung desselben Vorganges zur vollen Stromstärke übergegangen. Bei frischen Verletzungen folgt der Splitter dem Magneten fast immer sogleich. Empfindet der Verletzte schon in einiger Entfernung vom Pol des Magneten und bei geringer Strommenge Schmerz, so ist das ein Zeichen, daß der Splitter schon dem Zuge folgt, vielleicht schon den Strahlenkörper auf seinem Wege berührt, und es wird dann um so vorsichtiger vorgegangen werden müssen.

Der Splitter, der hinter die Regenbogenhaut vorgerückt ist, hat nun durch die Pupille in die vordere Kammer gebracht zu werden. Der Verletzte hat das Auge nach der Seite zu drehen, wo sich der Splitter befindet. Hat sich die Regenbogenhaut z. B. unten vorgewölbt, so wird das Auge bei starkem Blick nach unten, wie früher wieder allmählich dem Pol des Magneten, dessen Strom wieder eingeschaltet wurde, genähert, und zwar so, daß der entgegengesetzte Limbus, also in unserem Falle der obere, mit ihm in Berührung kommt. Dadurch wird der Splitter hinter dem Pupillarrande in die vordere Kammer gezogen.

Ausziehung des Fremdkörpers aus der vorderen Kammer.

Über die Ausziehung aus der Eintrittsstelle wurde schon früher kurz berichtet. Meist ist sie so klein, daß sie nicht in Betracht kommt, zumal da eine Verlängerung aus optischen Gründen oft abgelehnt werden muß. Was daher die Ausziehung des Splitters aus der vorderen Kammer anbelangt, verhalten sich die frischen Verletzungen nicht wesentlich verschieden von denen älterer Herkunft.

Durch die Kraft des Magneten wird der Splitter so an die hintere Hornhautwand gezogen, daß er daran hängen bleibt, oder er fällt nach Aufhören der magnetischen Wirkung auf die Regenbogenhaut oder in den Kammerwinkel, wo er, wenn er entsprechend klein ist, vollständig verschwindet. Zu seiner Entfernung aus der vorderen Kammer wird ein ausgiebiger Einschnitt mit der Lanze meistens unten abgelegt. Der Schnitt darf nicht zu klein sein, damit die Pinzette oder der Ansatz des kleinen Magneten leicht in das Auge eingeführt werden können, ohne die Hornhaut oder Regenbogenhaut zu quetschen. Es ist eines Versuches wert, Schnitt und Ausziehung des Fremdkörpers in *einem* Schritte durchzuführen, indem der Gehilfe, während die Lanze eingeführt wird, durch Anlegen des kleinen Magneten an die Hornhautoberfläche den Splitter an der hinteren Hornhautwand ungefähr in der Mitte der Hornhaut festhält. Während nun die Lanze aus dem Auge herausgezogen wird, bewegt der Gehilfe den Magnet an der Oberfläche der Hornhaut in gleicher Richtung, so daß der Splitter entlang der Oberfläche der Lanze gleichzeitig mit ihr aus der Wunde hervorkommt. Leider ist der Handmagnet häufig nicht stark genug, den Splitter durch die Hornhaut hindurch genügend kräftig anzuziehen und nach Belieben zu lenken. Ist der eben beschriebene Versuch nicht gelungen, so wird der Splitter aus der vorderen Kammer durch die Wunde mit dem Handmagneten herausgeholt, indem dessen Ansatz durch die Wunde in die vordere Kammer eingeführt und nahe an den Fremdkörper herangebracht wird, damit seine Kraft genug zur Geltung kommt, den Splitter anzuziehen. Da die verschiedenen Ansätze des Magneten doch alle ziemlich dick sind, ist es schonender, den Fremdkörper mit einer Pinzette zu fassen und herauszuziehen. Manchmal gelingt es mit dem DAVIELschen Löffel, indem er unter den Fremdkörper geschoben wird, den Splitter an die hintere Hornhautwand zu drücken und ihn in der von dem Löffel dargestellten Rinne aus dem Auge herausgleiten zu machen. Bei allen diesen Eingriffen muß dafür Sorge getragen werden, daß der Splitter nicht hinter der Regenbogenhaut verschwindet, sei es, daß er nach unten fällt oder durch ein Instrument nach oben hinter die Pupille geschoben wird. Um ihn wieder sichtbar zu machen, muß bei Versagen des Handmagneten wieder der große Magnet herangezogen werden, insbesondere, wenn ein winziger Splitter unten im Kammerfalze verschwunden ist.

Die Regenbogenhaut darf nur ausgeschnitten werden, wenn sie durch die Verletzung selbst arg beschädigt wurde oder aber ausnahmsweise bei der Ausziehung stark gelitten hat. Wenn nach Durchbohrung der Linse die Kapselwunde durch die Regenbogenhaut verschlossen wird, so kann die Linsentrübung gering und umschrieben bleiben. In einem solchen Falle soll bei der Ausziehung die die Kapsel bedeckende Regenbogenhaut auf alle Fälle geschont werden.

Gelingt es nicht, den hinter der Regenbogenhaut liegenden Fremdkörper durch die Pupille nach vorne zu bringen oder besteht die Gefahr, durch die Kraft des Magneten dabei die Regenbogenhaut einzureißen oder von ihrem Ansatze abzureißen, so wird auf die Mitwirkung des Magneten verzichtet, der Einschnitt mit der Lanze am Limbus, der Lage des Fremdkörpers entsprechend gemacht und die Regenbogenhaut, wenn sie nicht von selbst in die Wunde vorfällt, mit dem am Pupillarrande eingesetzten stumpfen Häkchen so aus der Wunde vorgezogen, daß ihre hintere Seite nach vorne gerichtet ist. Dadurch wird der Splitter bloßgelegt und kann mit der Pinzette weggehoben oder mit dem Handmagneten weggezogen werden. Die Regenbogenhaut wird darauf sorgfältig zurückgestrichen.

b) Großer Splitter, besonders wenn er scharfe Zacken hat und unregelmäßig gebogen ist. Ein großer Splitter wird wegen der Gefahren, die den inneren Augenhäuten drohen, wenn er, durch den großen Magneten mächtig angezogen, plötzlich nach vorne schnellt, durch einen Einschnitt in die Lederhaut mit dem Handmagneten herausgezogen; denn dieser wirkt auf die größere Eisenmasse des Splitters sicher genügend stark, daß er ihn anzieht, auch wenn er nicht bis in seine nächste Nähe gebracht wurde.

Ausziehung eines Eisensplitters aus dem Glaskörperraume durch einen meridionalen Schnitt der Lederhaut nach HIRSCHBERG.

Die örtliche Betäubung erleichtert den Eingriff wesentlich und genügt, außer es handelt sich um unvernünftige nervöse Leute oder stark gereizte Augen, besonders bei beginnender Entzündung. Bei allgemeiner Betäubung muß das Auge durch einen Leitfaden, der am Limbus in dem Meridian angelegt wird, wo nach der Lage des Fremdkörpers der Einschnitt in die Lederhaut zu machen ist, in der gewünschten Stellung festgehalten werden. War der

Fremdkörper mit dem Augenspiegel sichtbar gewesen, so wurde seine Lage vorerst nach den bei den Netzhautrissen angegebenen Regeln bestimmt; sonst hat der Röntgenbefund Auskunft über seine Lage zu geben. Die Bindehaut wird eingeschnitten und die Lederhaut bloßgelegt. Ein GRAEFESches Messer vollführt nach den bei der hinteren Sklerotomie angegebenen Regeln einen meridionalen Einschnitt von mindestens 5 mm Länge. Die Lage des Schnittes hängt von der des Fremdkörpers ab. Je näher der Schnitt, der auch den Glaskörper scharf durchtrennt, wenn der Splitter inmitten dieses Raumes gelegen sein sollte, dem Splitter zu liegen kommt, um so sicherer wirkt der Magnet auf ihn ein, und um so weniger wird durch das Herumführen des Ansatzes im Glaskörper dieser zertrümmert werden. Hilfreich greift nicht selten der Umstand ein, daß unmittelbar nach dem Einschneiden der Splitter durch eine gegen die Wunde gerichtete Flüssigkeitsströmung in diese hineingeschwemmt wird und sich in ihr einstellt.

Die Wundränder werden mit feinen nicht magnetischen Doppelhäkchen vom Gehilfen auseinandergehalten. Jeder Druck auf das Auge ist dabei zu vermeiden, um den Glaskörper nicht hervorquellen zu machen. Einer der starken Ansätze des Handmagneten wird zunächst nur an die Wunde gebracht. Das Anschlagen des Fremdkörpers kann deutlich gehört werden. Erscheint er nicht, so wird mit einem der längeren geraden oder gekrümmten Ansätze in die vermutete Richtung des Fremdkörpers eingegangen. Längeres Einwirkenlassen des Magneten und Zuwarten ist nicht selten geboten, bis der Splitter Folge leistet. Beim Durchziehen des Splitters durch die Lederhautwunde ist Vorsicht zu üben, um den Splitter nicht daran abzustreifen. Nötigenfalls kann er, da hier bereits frei sichtbar, mit einer nicht magnetischen feinen Pinzette gefaßt und völlig aus dem Auge herausgezogen werden. Die Bindehaut wird über der Wunde vernäht. Der Kranke bleibt mehrere Tage zu Bette. Die Bindehautnähte werden nach 5—6 Tagen entfernt. Bei reizlosem Verlaufe kann der Kranke nach ungefähr 2 Wochen aus der Anstalt entlassen werden.

B. Eintrittspforte im Grenzgebiete der vorderen Kammer und in der Gegend des Strahlenkörpers; Linse unverletzt.

Mit Rücksicht auf die Linse wird der Splitter durch einen meridionalen Lederhautschnitt herausgezogen. Die Wunde in der Gegend des Strahlenkörpers wird nicht als Ausgangspforte verwendet, da sie nicht erweitert werden darf und wegen des Strahlenkörpers gar nicht berührt werden sollte.

C. Wunde im Bereiche des Glaskörperraumes; Linse nicht verletzt.

Da besonders zackige und windschief gebogene Splitter bei dem Versuche, sie in die vordere Kammer zu ziehen, auf dem Wege um die Linse diese verletzen könnten, werden sie durch die Lederhaut ausgezogen. Es wird zuerst ein Versuch mit dem Handmagneten gemacht, indem dessen Ansatz zwischen die Wundränder gebracht, aber nicht in den Glaskörperraum eingeführt wird. Reicht aber seine Kraft nicht aus, den Splitter vorzuziehen, ohne daß er näher an ihn herangebracht wird, so tritt der große Magnet in seine Rechte. Dabei werden dieselben Vorsichtsmaßregeln, die früher beschrieben worden sind, eingehalten. Die Wunde wird durch Einschneiden der Bindehaut bloßgelegt und, wenn notwendig, entsprechend vergrößert, wenn ihre Lage dies gestattet. Um für den Splitter genügenden Raum zu schaffen, werden die Wundränder mit nicht magnetischen Doppelhäkchen (Neusilber) auseinandergehalten. Nach vollendetem Eingriffe wird die Bindehautwunde durch eine Naht verschlossen.

Verfahren bei alten Verletzungen.

Die Augen, die zur Ausziehung eines Eisensplitters erst längere Zeit nach der Verletzung kommen, beherbergen fast ausschließlich nur einen kleinen Splitter in sich. Denn die Anwesenheit eines großen Eisensplitters im Auge erzeugt alsbald so schwere Veränderungen, daß das Sehvermögen gänzlich erlischt, das Auge unter mehr oder weniger heftigen Entzündungserscheinungen schrumpft und nur noch zur Ausschälung bestimmt werden kann.

Entscheidend für die Wahl des Verfahrens ist auch hier wieder der Zustand der Linse.

A. Verfahren bei trüber Linse, gleichgültig, wo die Eingangspforte gelegen war.

Vorziehen des Splitters mit dem Riesenmagneten in die vordere Kammer nach den früher beschriebenen Grundsätzen.

Häufig läßt der Splitter auf sich warten, da er durch Verwachsungen in seinem Bette festgehalten wird. Man lasse den Strom bei hart an den Pol angelegtem Auge längere Zeit einwirken, wiederholt unterbrechen und wieder in der ganzen Stärke einschalten, um ihn durch die plötzlich einsetzende Zugkraft freizumachen: ein Vorgehen, das nie beim ersten Ausziehungsversuch gestattet ist, weil ein dem Zuge sofort nachgebender, namentlich größerer Fremdkörper die inneren Augenhäute mit sich reißen könnte.

Oft tritt der gewünschte Erfolg erst nach wiederholten, länger dauernden Sitzungen ein. Die Schwierigkeiten können besonders groß werden, wenn der Splitter sehr klein ist und sich schon teilweise chemisch verändert hat.

Erscheint der Splitter nicht hinter der Regenbogenhaut, so kann der Versuch gemacht werden, ihn durch Anlegen der Magnetspitze weit rückwärts in der Gegend des Äquators durch einen Zug in der Richtung nach rückwärts aus seinen Verbindungen freizumachen. Unbedingt muß vermieden werden, ihn in den Strahlenkörper hineinzutreiben, weil er von dort kaum mehr und nur unter schweren Schädigungen dieses empfindlichen Gebildes entfernt werden kann. Die Überleitung von der Hinterfläche der Regenbogenhaut in die vordere Kammer und die Ausziehung aus dieser geschieht wie früher beschrieben.

Versagt der große Magnet, so hat auch ein Versuch, den Splitter mit dem Handmagneten durch die Lederhaut herauszuziehen, fast keine Aussicht auf Erfolg. Er käme aber bei fortschreitender Verrostung oder Entzündungserscheinungen trotzdem in Betracht.

Der Eingriff kann aber nur dann ohne Gefahr, dem Auge schweren Schaden zuzufügen, ausgeführt werden, wenn eine genaue Lagen- und Größenbestimmung des Splitters vorhergegangen ist. Hier tritt die Untersuchung mit den Röntgenstrahlen in ihre vollen Rechte und ohne sie sollte kein derartiger Eingriff unternommen werden.

B. Bei durchsichtiger Linse wird der Splitter mit dem Handmagneten nach HIRSCHBERG durch die Lederhaut herausgezogen, wenn er nicht sehr klein ist und der Mangel einer glatten Oberfläche eine Verletzung der Linse beim Vorziehen in die vordere Kammer befürchten läßt. Sonst wird auch hier der Riesenmagnet vorgezogen. Bei durchsichtiger Linse wird der Eingriff auch ohne

Lichtbildaufnahme insofern auf eine sichere Basis gestellt, als in die Lage des Splitters unmittelbar mit dem Augenspiegel Einblick genommen werden kann.

Der Handmagnet versagt bei kleinen, schon teilweise verrosteten und durch Bindegewebe zu stark festgehaltenen Splittern. Seine Kraft reicht dazu nicht aus. Es darf dann der Versuch nicht vernachlässigt werden, die Spitze des großen Magneten an die Lederhautwunde anzulegen, was bei örtlicher Betäubung durch die Mithilfe des Verletzten ein leichtes ist. Aber auch selbst die Kraft des Riesenmagneten ist in seltenen Fällen nicht imstande, den Splitter aus dem Auge zu befördern, so daß davon endgültig Abstand genommen werden muß.

Allgemeine Bemerkungen über den späteren Verlauf.

Sind bei einer frischen Verletzung durch Eisensplitter schon Anzeichen einer eitrigen Infektion vorhanden, so hat die Ausziehung des Fremdkörpers nur noch in Ausnahmefällen einen günstigen Einfluß auf den weiteren Verlauf der Entzündung. Die Eiterkeime werden begreiflicherweise mit dem Splitter nicht mehr vollzählig entfernt, da sie sich bereits in dem guten Nährboden des Glaskörpers verbreitet und reichlich vermehrt haben. Die Eiterung geht daher meist ihren Weg weiter. Nur selten gelingt es den natürlichen Schutzkräften des Auges, ihrer Herr zu werden. Unsere Behandlung vermag dagegen auch nur wenig auszurichten. (Atropin, Dionin, heiße Umschläge, Einspritzungen von Sublimat- oder Oxyzyanatlösungen unter die Bindehaut, intramuskuläre Milcheinspritzungen.)

Aber auch ohne Eintritt einer akuten Infektion und trotz fachgerechter Ausziehung des Splitters drohen diesen Augen noch ernste Gefahren. Je größer der eingedrungene Splitter war, um so schwerer sind die durch ihn gesetzten anatomischen Schädigungen und Zerstörungen, deren Heilung durch Entwicklung von Narbengewebe selbst bei völlig entzündungsfreiem Verlaufe zu Folgen führt, die das Auge zugrunde richten. Durch die Schrumpfung des Narbengewebes wird die Netzhaut schließlich abgehoben und damit die Sehleistung des Auges vernichtet. Besonders gefährlich werden schleichend verlaufende Entzündungen (Iridozyklitis), die manchmal erst nach Wochen beginnen, häufig zur Erblindung des Auges führen und das andere Auge durch sympathische Ophthalmie bedrohen. Jedes Auge, das eine durchbohrende Verletzung erlitten hat, sollte daher durch lange Zeit unter Beobachtung bleiben.

Eisensplitter, die in der vorderen Kammer, in der Regenbogenhaut oder Linse gelegen sind, lassen einen besseren Heilverlauf erwarten, als die, die in den hinteren Augenabschnitt eingedrungen waren. Je kleiner der Splitter, um so günstiger ist voraussichtlich die spätere Leistungsfähigkeit des Auges. Die Zukunft des Auges hängt ferner besonders davon ab, wie lange der Splitter im Auge verblieben ist. Ist lange Zeit seit der Verletzung verstrichen, so ist er meist in eine Schwarte eingebettet und dann stellt sich oft auch trotz gut verlaufener Ausziehung später eine Netzhautabhebung oder eine schleichende Entzündung ein, die zur Ausschälung des Auges zwingt.

Nicht magnetische Fremdkörper.

Durchbohrende Verletzungen des Augapfels werden nicht selten durch Kupferstückchen erzeugt (Explosion von Kupferkapseln), durch Vogeldunst, durch Schrotkörner, durch Steinsplitter (besonders häufige Kriegsverletzung durch Aufschlagen schwerer Geschosse auf Felsen und durch Minenexplosionen), seltener durch feine Holzstückchen, da diese dazu nicht genügend hart sind.

Fremdkörper im vorderen Augenabschnitte.

Die Wunde, die der Fremdkörper in der Hornhaut erzeugt hat, soll zur Ausziehung nur ausnahmweise mit der Schere erweitert werden. Dazu eignen sich nur periphere Wunden. Die aus dem Einschneiden von Wunden, die nahe der Hornhautmitte gelegen sind, hervorgehende Narbe würde zu einer Verschlechterung des Sehvermögens beitragen. Daher ist ein Lanzenschnitt von genügender Größe, um eine Pinzette bequem einführen zu können, vorzuziehen. Dieser Schnitt kann auch dann ausgeführt werden, wenn die vom Fremdkörper erzeugte Wunde nur zart verklebt war und das Kammerwasser schon während des Waschens des Auges oder beim Anfassen mit der Pinzette entwich und sich die vordere Kammer aufhob. Es kann auch im kammerlosen Auge Lanze oder GRAEFEsches Messer, ohne die Regenbogenhaut zu verletzen, langsam zwischen dieser und der Hornhaut zum Schnitte vorgeschoben werden. Ist der Splitter in der vorderen Kammer groß und windschief verbogen, so muß beim Herausziehen besondere Sorgfalt verwendet werden, um nicht die Regenbogenhaut oder gar die Linsenkapsel zu beschädigen.

Die vordere Kammer wird meist unten oder außen eingeschnitten, da sie von hier am leichtesten zugänglich ist.

Fremdkörper im hinteren Augenabschnitt.

Vor der Verwendung der RÖNTGENschen Strahlen konnte ein im hinteren Augenabschnitt befindlicher Fremdkörper dieser Art nur in den seltenen Fällen mit Aussicht auf Erfolg angegangen werden, wo die Augenspiegeluntersuchung noch möglich war, so daß der Sitz des Fremdkörpers bestimmt werden konnte. Sonst blieb ein Eingriff meist ohne Erfolg; es war nur ein Zufall, wenn der Splitter gefunden wurde und die meisten Augen waren der Ausschälung verfallen. Durch die genaue Ortsbestimmung der Fremdkörper mit den RÖNTGENschen Strahlen wurde der Eingriff bedeutend aussichtsreicher gestaltet. Abgesehen von frischen Eisensplitterverletzungen sollte kein Versuch einer Fremdkörperausziehung aus dem Augeninnern unternommen werden, bevor nicht durch eine sachgemäße Lichtbildaufnahme mit den RÖNTGENschen Strahlen Größe, Form und Sitz des Fremdkörpers genau bestimmt worden ist. Aber selbst trotz aller dieser Fortschritte gelingt der Versuch der Ausziehung solcher Fremdkörper noch immer nicht in allen Fällen und ist meist nur von Erfolg begleitet, wenn er innerhalb kurzer Zeit nach der Verletzung unternommen wurde.

Die meisten Fremdkörper (Kupfersplitter, Schrotkörner) fallen wegen ihrer Schwere in den unteren Teil des Glaskörperraumes, wo sie alsbald von Exsudat eingeschlossen werden. Am leichtesten sind sie zu erreichen, wenn sie außen unten liegen. Der Vorgang bei dem Eingriffe gestaltet sich folgendermaßen:

Örtliche Betäubung bei ruhigen Leuten und nicht gereiztem Auge. Sonst allgemeine Betäubung. Nach ausgiebigem Einschneiden der Bindehaut und Bloßlegen der Lederhaut wird in der Gegend des Fremdkörpers ein meridionaler, mindestens 6—8 mm langer Einschnitt durch die Lederhaut in den Glaskörper gemacht. Mit Doppelhäkchen hält der Gehilfe die Wundränder empor und zieht sie auseinander, damit ein Einblick in das Augeninnere ermöglicht wird. Verlust von Glaskörper kann dabei vermieden werden, wenn er nicht verflüssigt ist. Wurde die Stelle des Fremdkörpers durch den Einschnitt gerade getroffen, so erscheint er in der Wunde und kann aus ihr mit der Pinzette herausgezogen werden. Ist aber der Fremdkörper nicht gleich in der Wunde sichtbar, so gestaltet sich der Versuch, ihn in dem Glaskörperraume zu finden, wenig aussichtsreich. Es wird mit einer Irispinzette vorsichtig die nächste Umgebung der Wunde abgetastet, um hier auf ihn zu stoßen. Die Suche wird gelegentlich durch Verwendung der SACHSschen Lampe erleichtert. Wenn deren Ansatz von einem Gehilfen, ohne Druck auf das Auge auszuüben, seitlich, z. B. auf die Hornhaut aufgesetzt wird, so leuchtet die offengehaltene Schnittwunde hellrot auf und in glücklichen Fällen kann der Fremdkörper als schwarzes Gebilde erkannt, mit der Pinzette gefaßt und herausgezogen werden. Nach Beendigung des Eingriffes wird bei klaffender Wunde eine Naht durch die oberflächlichen Schichten der Lederhaut angelegt; für gewöhnlich genügt der Verschluß der Bindehaut allein durch eine oder mehrere Nähte. Der Kranke hat durch mehrere Tage zu Bette zu bleiben. Die Vorhersage ist auch in gelungenen Fällen häufig schlecht wegen der sich später einstellenden Netzhautabhebung. Es wurde schon an anderer Stelle (siehe S. 301) erwähnt, daß der Versuch gemacht werden sollte, auf endothermischem Wege in der Umgebung des Lederhautschnittes eine flächenhafte Verlötung zwischen Aderhaut und Netzhaut herbeizuführen, um einer späteren Netzhautabhebung vorzubeugen.

Mißlungene Ausziehung. Ist es nicht gelungen, den Fremdkörper zu finden, so wird, besonders wenn durch wiederholtes Einführen der Pinzette der Glaskörper oder die inneren Augenhäute sehr gelitten haben, die Ausschälung des Augapfels angeschlossen. Die Einwilligung des Verletzten soll dazu immer vorher erwirkt werden mit dem Hinweise darauf, daß es eben nur ein Versuch sei, das Auge durch Aufsuchen und Ausziehen des Fremdkörpers zu retten. Sitzt der Fremdkörper in der Gegend des hinteren Augenpols, so besteht keine Aussicht, ihn mit Erhaltung des Auges herausziehen zu können.

Zuwartendes Verhalten. Das Vorhandensein eines Fremdkörpers im Augeninnern (hinteren Abschnitt des Augapfels) erfordert aber nicht in allen Fällen einen Eingriff. Splitter, die aus einem Stoff bestehen, der erfahrungsgemäß vom Auge nie vertragen wird, wie Eisen oder Kupfer, müssen sobald wie möglich herausgezogen werden, gleichgültig, ob die Verletzung ganz frisch ist oder nicht. Da Eisensplitter auf die Dauer nicht vertragen werden, sondern durch das Auftreten einer schleichenden Entzündung und durch Verrostung das Auge zugrunde richten und da auch in alten Fällen die Anwendung des Magneten gewöhnlich zum erwünschten Ziele, der Entfernung des Splitters, führt, wird in diesen Fällen stets, gleichgültig, wie lange es seit der Verletzung her ist, der Eingriff vorgenommen, um so mehr, wenn schon Erscheinungen eines verderblichen Einflusses des Fremdkörpers nachzuweisen sind. Anders liegt die Sache, wenn Fremdkörper anderer Zusammensetzung im hinteren Augenabschnitt liegen. Von diesen werden Kupfersplitter am wenigsten vertragen und der Versuch der Ausziehung ist auf alle Fälle angezeigt. Wird ein Fremdkörper anderen Stoffes aber in solcher Lage vom Auge ohne Erscheinungen von Reizung oder Entzündung vertragen (Steinsplitter), so wird mit Rücksicht auf die geringe Aussicht auf Erfolg von einem Eingriffe Abstand genommen, da dieser für das Auge gefährlicher ist als die Anwesenheit des chemisch gleichgültigen Fremdkörpers. Die große Erfahrung an den Steinsplitterverletzungen des Auges im Kriege hat uns gelehrt, daß sie vom Auge meist anstandslos vertragen werden, wenn sie nicht Träger von Entzündungskeimen waren. Eine bestimmte Anzahl dieser Augen ist demgemäß von vorneherein dem Untergang durch eitrige Entzündung verfallen und kein Eingriff könnte sie davor bewahren. Mit dem Hineingelangen der Keime in den Glaskörperraum ist das Schicksal des Auges besiegelt und bei genügender Virulenz geht das Auge in wenigen Tagen oder Wochen an einer eitrigen Endophthalmitis zugrunde. Größere Steinsplitter richten solche anatomische Verheerungen an, daß die unmittelbare Ausschälung des Auges angezeigt ist. Feine Steinsplitter aber werden, selbst wenn sie auf der empfindlichen Regenbogenhaut liegen, ohne verderbliche Entzündungserscheinungen geduldet und haben nicht angegangen zu werden, zumal, da sie meist in größerer Zahl ins Auge eingedrungen sind und oft frei im Glaskörper herumschwimmen. Nur Splitter, die der Oberfläche des Strahlenkörpers anliegen, sind geeignet, eine schleichende Entzündung mit Schwartenbildung hervorzurufen, die schließlich zur Schrumpfung des Auges führt. Hier wäre ein Versuch der Ausziehung gewiß angezeigt, obwohl der Eingriff als solcher wegen der dabei nicht zu umgehenden Verletzungen des Strahlenkörpers von den verderblichsten Folgen für das Auge begleitet sein kann.

Sechszehntes Kapitel.

Eingriffe an der Hornhaut, an den Lidern und am Glaskörper. Die Tätigkeit des Gehilfen. Die Betäubung.

A. Eingriffe an der Hornhaut.

1. Die Abrasio corneae.

a) *Mit der Lanze oder dem schmalen Messer.*

Anzeigen. Gürtelförmige Hornhauttrübung bei sehfähigem Auge, Epithelschwielen bei chronischen Traumen (z. B. Trichiasis) oder über alten Hornhautflecken, Kalkeinlagerungen u. dgl.

Verfahren. Nach gründlicher Kokainisierung wird mit der flach an die Oberfläche angesetzten Lanze das krankhafte Gewebe oder die Einlagerung abgetragen, wobei es auch gestattet ist, getrübte oberflächliche Hornhautschichten mitzunehmen. Einzelne Reste können noch mit schabenden Bewegungen des Instrumentes entfernt werden.

b) *Mit dem scharfen Löffel.*

Anzeigen. 1. Die rezidivierende Blasenbildung, die rezidivierende Erosion.

Verfahren. Nach gründlicher Kokainisierung wird das Epithel der Hornhaut in dem erkrankten Bereiche mit dem scharfen Löffel gründlich abgeschabt und die bloßliegende Bowmansche Membran mit reiner Jodtinktur mittels eines Wattestieltupfers eingerieben. Man hat dabei Sorge zu tragen, daß die Jodtinktur auf die benachbarten Teile der Hornhaut nicht überläuft oder auch über die Bindehaut rinnt. Die durch die Jodtinktur erzeugte Braunfärbung verschwindet in wenigen Stunden. Die Heilung des Epithels erfolgt gewöhnlich in einigen Tagen, während welcher Zeit Verband getragen zu werden hat. Dem Eintritt von lebhaften Schmerzen nach dem Eingriffe kann durch Einstreichen einer $3\,^0/_0$igen Kokain- oder Orthoformsalbe vorgebeugt werden.

Die konservative Behandlung bei rezidivierender Blasenbildung und Erosion hat durch die Behandlung mit Buckystrahlen eine so bedeutende Verbesserung erfahren, daß die operative Behandlung bei den genannten Leiden wesentlich eingeschränkt worden ist.

2. Progressive Geschwüre. Es kommen hierbei in erster Linie skrofulöse und ferner andere besonders torpide Geschwüre der Hornhaut in Betracht, wenn sie sich durch die gewöhnliche konservative Behandlung nicht beeinflussen lassen. Mit dem scharfen Löffel wird das erweichte und infiltrierte Hornhautgewebe entfernt und der bloßliegende reine Grund ausgiebig mit unverdünnter Jodtinktur eingerieben. Bei Ulcus serpens versagt diese Behandlung. Hier kommt nur die Kauterisation mit dem Thermokauter in Betracht.

Auch für torpide Hornhautgeschwüre und für Ulcus serpens im Beginne haben sich die Buckystrahlen als wirksam erwiesen, so daß die chirurgische Behandlung dadurch zurückgedrängt worden ist.

2. Die Abtragung von Hornhautgeschwülsten (Dermoid, Epitheliom, Melanosarkom).

Da die Veränderung beim Dermoid bis in die tiefen Hornhautschichten hineinreicht, muß man sich begnügen, den vorspringenden Teil des Knotens mit der Lanze abzukappen und den zurückbleibenden weißen Fleck später einmal durch Tätowierung weniger auffallend zu machen.

Epitheliom und Sarkom erfordern ein radikales Vorgehen. Die Abtragung hat nicht unmittelbar am klinisch sichtbaren Rand der Neubildung zu erfolgen, sondern etwas entfernt davon, sonst bleiben zu leicht Reste der Neubildung zurück, die alsbald zu neuen Wucherungen Veranlassung geben. Besonders im Bereiche der Bindehaut müssen die Geschwülste in einer Entfernung von mehreren Millimetern von ihrem sichtbaren Rand ausgeschnitten werden. Im allgemeinen lassen sich diese Geschwülste von der Hornhaut mit scharfem Lanzenmesser leicht wegschneiden. In der dadurch geschaffenen Wundfläche müssen gesunde Hornhautlamellen bloßliegen. Um sicher zu sein, winzige Reste der Neubildung, die noch im Gewebe versteckt sein mögen und selbst mit der Lupe nicht gesehen werden können, nicht zurückzulassen, wird die Hornhaut- und bloßliegende Sklerafläche ganz gründlich mit dem rotglühenden Thermokauter verschorft. Es ist bemerkenswert, mit wie geringen Reizerscheinungen diese Augen auf die Verbrennung antworten, selbst wenn die Lederhaut bis in ihre tiefen Schichten zerstört worden ist, so daß schon das Dunkle der Uvea durchscheint. Die Wunde der Bindehaut kann durch Nähte passend verkleinert werden. Einstreichen von $1\,^0/_0$iger Kokainsalbe mildert die dem Eingriff folgenden Schmerzen. Verband bis zur vollständigen Epithelisierung der Hornhaut. Während Sarkome auch heute noch sobald als möglich operativ beseitigt zu werden haben, wirkt die Radiumbestrahlung bei Epitheliomen so ausgezeichnet, daß selbst Augen, bei welchen der größte Teil der Hornhaut mit dem Tumorgewebe schon bedeckt ist und welche früher der Enukleation verfallen waren, nicht nur erhalten werden können, sondern sogar noch brauchbares Sehvermögen bekommen können. Nur wenn die Neubildung schon in das Innere des Auges durchgebrochen ist, ist das Auge verloren; ebenso wird in den Fällen, wo das Epitheliom schon in die Tiefe der Orbita vorgedrungen ist, die Entfernung des Auges bei der radikalen Exstirpation der Geschwulst nicht zu umgehen sein.

3. Die Verschorfung von Hornhautgeschwüren mit dem Glühstift.

Färbung mit Fluoreszin erleichtert es dem weniger geübten Beobachter, das erkrankte Gebiet zu erkennen. Die Verschorfung wird an dem Außenende des Herdes zuerst durchgeführt, um ihn deutlich abzugrenzen, worauf der eigentliche Geschwürsgrund angegangen wird. Die Schlinge wird in Weißglut gehalten. Sie wird entlang dem infiltrierten Rande geführt und dringt allmählich ziemlich tief in das Gewebe ein. Wegen der bedeutenden Schwellung des Hornhautgewebes im Bereiche des Krankheitsherdes ist eine unerwartet schnelle

Durchbohrung nicht zu befürchten. Im allgemeinen ist der Anfänger zu zaghaft und begnügt sich mit einer zu oberflächlichen Verschorfung, so daß in der Tiefe noch Krankheitskeime zurückbleiben. Gegen eine punktförmige Durchbohrung in der Mitte des Herdes ist grundsätzlich nichts einzuwenden. Eine Punktion mit der Lanze im Limbus erfüllt aber auch den Zweck, den Druck herabzusetzen und das Hornhautgewebe zu entspannen und erlaubt ebenso den Kammereiter zu entfernen. Sie ist daher im allgemeinen vorzuziehen. Sollten in den folgenden Tagen neue Infiltrationsherde sichtbar werden, so ist die Verschorfung zu wiederholen.

Dem Dampfkauter nach WESSELY wird nachgerühmt, daß das Verfahren für das Gewebe schonender sei und daß die Narben weniger dicht seien und mehr zur Aufhellung neigen. Aber er wirkt nicht so unbedingt zuverlässig wie die Glühschlinge.

Über die wundärztliche Behandlung des Ulcus serpens.

Bei der Behandlung eines Ulcus serpens betrifft die erste Fürsorge den Tränensack, der im Falle einer Erkrankung sofort entfernt werden muß.

Außer der medikamentösen Behandlung des Ulcus serpens kommen bei Beginn der Krankheit noch Einspritzungen einer $1^0/_{00}$igen Sublimatlösung unter die Bindehaut in der Menge von $^1/_{10}$—$^2/_{10}$ ccm in Betracht. Schreitet von da an das Geschwür nicht weiter, so wird diese Behandlung fortgesetzt. Sonst muß ungesäumt die Verschorfung des Geschwüres mit dem Glühstift oder dem Dampfkauter vorgenommen werden. Besonders die gelb infiltrierten Randteile sind tief zu verbrennen. Eine gleichzeitig ausgeführte Punktion der vorderen Kammer übt einen günstigen Einfluß auf den weiteren Verlauf der Erkrankung aus und sollte daher mit Rücksicht auf die Unbedeutendheit des Eingriffes nicht versäumt werden. Das Hypopyon wird dabei gewöhnlich aus dem Auge entfernt. Hat das Ulcus serpens sehr tief gegriffen, so wird die vordere Kammer nach gründlicher Verschorfung des ganzen Geschwüres an einer punktförmigen Stelle, wenn möglich im Bereiche der Pupille mit dem Glühstift eröffnet, so daß das Kammerwasser langsam heraussickert. Die winzige Öffnung ist sehr bald geschlossen und eine Anlötung der Regenbogenhaut nicht zu befürchten.

Die SONDERMANNsche *Trepanation* (Ausstanzen eines 1 mm großen Hornhautscheibchens aus der Mitte des Ulcus serpens mit Hilfe des Handtrepans) hat zwar meist einen sehr guten Einfluß und hat auch den Vorteil, daß die Narbe viel zarter wird als nach der Verbrennung des Geschwürs mit dem Glühstift, hat aber den großen Nachteil, daß sie gelegentlich, infolge Verletzung der vorderen Linsenkapsel durch den eindringenden Trepan zu einer intraokularen Infektion führt, die mit Panophthalmitis endet.

Bei einem Ulcus serpens, das schon mehr als ein Drittel der Hornhaut ergriffen hat, kann die Verschorfung nicht mehr zu Ende geführt werden, da wegen der Zerstörung der Hornhaut in ihrer ganzen Dicke noch vorher die Kammer eröffnet wird und das Wasser abfließt. Für diese vorgeschrittenen Fälle ist die Spaltung der Hornhaut nach SAEMISCH (Abb. 191) angezeigt. Das kokainisierte Auge wird mit der Pinzette unten festgehalten und die Hornhaut im Bereiche des Ulcus serpens mit einem GRAEFEschen Messer gespalten.

Mit der Schneide nach vorne gerichtet, wird das Messer knapp an dem einen Rande des Geschwüres noch im gesunden Teile der Hornhaut in die Kammer ein- und an dem anderen Rande herausgestochen. Das Messer muß ziemlich parallel zur Hornhaut gehalten werden, weil bei etwas steilerer Haltung durch die nach rückwärts gerichtete Spitze die Linse verletzt werden könnte. In langsam sägenden Zügen wird darauf die Hornhaut im Bereiche des Geschwürs von hinten nach vorne gespalten. Der Schnitt wird am besten so angelegt, daß er durch den fortschreitenden gelb infiltrierten Teil des Randes geht. Das Kammerwasser fließt während des Schnittes schnell ab und häufig wird das Hypopyon in die Wunde getrieben. Von hier wird es mit einer Pinzette als

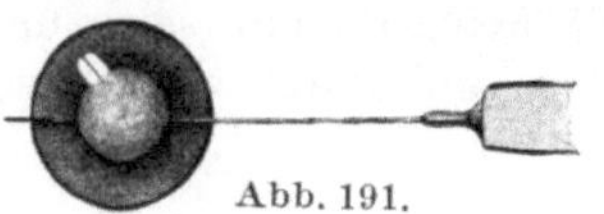

Abb. 191.

zähe Masse herausgezogen. Die vordere Kammer hat daraufhin einige Tage hintereinander durch Niederdrücken der einen Wundlippe mit einem Spatel immer wieder eröffnet zu werden, bis sich das Geschwür gereinigt hat und zu heilen beginnt. Die Spaltung hat nicht immer den gewünschten Einfluß, oft schreitet trotzdem das Ulcus serpens weiter und zerstört die ganze Hornhaut. In vielen Fällen jedoch ist der günstige Erfolg nicht zu verkennen. Immerhin hat der Eingriff stets den großen Nachteil, daß dadurch die Regenbogenhaut in großem Ausmaße in die Narbe einheilt. Dies ist aber in den vorgeschrittenen Fällen, wo die Spaltung angezeigt ist, auf keinen Fall zu vermeiden. Um das Eintreten einer Drucksteigerung hintanzuhalten, muß rechtzeitig eine *breite Iridektomie* hinter dem durchsichtig gebliebenen Teil der Hornhaut angelegt werden. Die Drucksteigerung setzt plötzlich ein, gewöhnlich schon wenige Tage nach der Wiederherstellung der vorderen Kammer, nachdem diese nach der Spaltung 1 oder 2 Wochen lang bei noch durchlässiger Narbe und weichem Auge aufgehoben war. Die Drucksteigerung geht mit heftigen Schmerzen einher und führt zu einem Blutaustritt in die junge Narbe. Die vordere Kammer wird aufgehoben und die Narbe staphylomatös vorgewölbt. In diesem Zustande kann die Regenbogenhaut nicht mehr fachgerecht ausgeschnitten werden. Dies darf daher nicht erst bis zum Eintritt der Drucksteigerung aufgeschoben werden.

4. Abtragung des Hornhautstaphyloms.

Ein totales Hornhautstaphylom wird nach dem Verfahren von BEER-DE WECKER abgetragen.

Die Bindehaut wird rings um den Limbus wie zur Ausschälung des Auges losgelöst und gut unterminiert und eine Tabaksbeutelnaht angelegt, die zunächst ganz locker gelassen wird. Das Epithel am Limbus und am Rande des Staphyloms wird sorgfältig abgekratzt und dadurch eine Wundfläche geschaffen, wo die am Schlusse des Eingriffes hinübergezogene Bindehaut anheilen kann. Daraufhin wird das Staphylom in der Weise abgetragen, daß seine untere Hälfte zunächst nach Art eines Starschnittes mit dem GRAEFESchen Messer eingeschnitten wird. Der so gebildete Lappen wird mit der Pinzette gefaßt und mit der Schere die obere Hälfte des Staphyloms entlang dem Limbus abgeschnitten. Oben und unten wird ein schmaler Randsaum zurückgelassen, durch den die Nähte gelegt werden. Diese werden zwar sofort durchgeführt, aber nur lose verschlungen. Erst nachdem durch Eröffnung der Linsenkapsel die Linse aus dem Auge entbunden worden ist, werden die Fäden rasch zusammengezogen, um einem

Glaskörperverlust vorzubeugen. Schließlich wird die Wunde in der Bindehaut durch Zusammenziehen der Tabaksbeutelnaht geschlossen.

In ganz jungen, noch dünnwandigen Staphylomen kann der Versuch gemacht werden, durch eine einfache Spaltung die Narbe schließlich flach zu bekommen. Ein bogenförmiger Schnitt nach Art eines Starschnittes wird so geführt, daß aus der Wand des Staphyloms ein Lappen gebildet wird. Da sich der Lappen zurückzieht, beginnt die Wunde zu klaffen; dies kann noch durch Ausschneiden eines schmalen Saumes des Lappens vermehrt werden. Die Linse wird durch Einreißen der vorderen Kapsel entfernt. Druckverband während der Verheilung sucht die Narbe flach zu gestalten.

Die Abtragung des Staphyloms hat vor der Ausschälung des Auges nur den einen Vorteil, daß ein beweglicher Stumpf zurückbleibt, der dem Kunstauge eine gute Unterlage bietet. Dagegen wird durch den Eingriff keine unbedingte Sicherheit vor sympathischer Ophthalmie geschaffen. Es soll daher dem Kranken die Ausschälung des Auges empfohlen und die Staphylomabtragung nur bei Ablehnung dieser vorgenommen werden, nachdem er darüber aufgeklärt worden ist, wie verderblich die Folgen seiner Weigerung möglicherweise werden können.

5. Über die Tätowierung der Hornhaut.

Zur Tätowierung eignen sich nur derbe, flache Narben der Hornhaut. Neigen sie zur Ausdehnung oder sind sie verdünnt, so ist davor entschieden zu warnen. Vorsicht ist bei Augen geboten, welche an schwerer Iridozyklitis gelitten haben. Denn diese könnte durch den traumatischen Reiz von neuem angefacht werden.

Über den Zeitpunkt der Tätowierung.

Zur Tätowierung hat erst geschritten zu werden, wenn jede Aussicht auf eine weitere Aufhellung einer Hornhautnarbe geschwunden ist. Dies kann teilweise aus der unmittelbaren Beobachtung der narbigen Stelle erkannt werden, teils aber nur aus dem Umstand erschlossen werden, daß keine weitere Verbesserung des Sehvermögens mehr auftritt. Eine bestimmte Zeitgrenze aber, wie lange sich nach der Entzündung die Narbe noch immer weiter aufhellen kann, kann nicht angegeben werden. Daß sich die Aufhellung von Hornhautnarben nur sehr langsam vollzieht, ist bekannt. Je jünger der Patient, um so rascher pflegt sie vor sich zu gehen, je älter der Patient um so langsamer. Aber wie lange noch immer die Narbe weniger dicht und mehr durchsichtig werden kann, kann auch nicht annähernd im Einzelfalle vorher bestimmt werden. Insbesondere nach Keratitis parenchymatosa ist die Aufhellung nicht nur langsam, sondern erstreckt sich namentlich auch auf einen außerordentlich langen Zeitraum, besonders bei älteren Leuten. Die Lage ist um so schwieriger zu beurteilen, da es sich ja gar nicht darum handelt, daß sich zur weiteren Verbesserung des Sehvermögens die ganze Narbe mehr oder weniger aufhellen muß, sondern sehr häufig hängt die Frage der Verbesserung, manchmal sogar wesentlichen Verbesserung des Sehvermögens von der Aufhellung der weniger getrübten Randteile der Narbe ab. Wenn wir also auch sicher sein können, daß sich die nach einem Ulcus serpens zurückgebliebene, zentral gelegene Narbe nicht mehr aufhellen wird, so ist doch damit noch nicht die Frage der Tätowierung gelöst; denn es mögen sich die weniger getrübten Randteile der Narbe im Laufe von

Monaten noch aufhellen und auf diese Weise ein Teil der Pupille frei und das Sehvermögen wesentlich gebessert werden. Das gleiche gilt natürlich für die peripher sitzenden Narben, die mit ihrem Randteil die Pupille erreichen und dadurch das Sehvermögen stören.

Daraus folgt, daß man sich mit der Tätowierung nicht zu beeilen hat, sondern besser viele *Monate* (nicht Wochen!) darüber vergehen lassen und daß eine Tätowierung erst nach sorgfältiger Erwägung und Beobachtung des Falles durchgeführt werden soll.

Es darf auch nicht vergessen werden, daß aus den jugendlichen Narben, welche noch zahlreiche Gefäße enthalten und einem lebhafteren Stoffwechsel ausgesetzt sind, die eingebrachten Farbstoffe viel rascher ausgeschwemmt werden als aus alten Narben, deren Blutgefäße verödet sind und deren Stoffwechsel ein äußerst träger ist.

Zweck der Tätowierung. 1. Kosmetische Verbesserung. Der entstellende weiße Fleck soll weniger auffallend gemacht werden. Diese Anzeige gilt also für die ganz dichten weißen Narben, für die Leukome, wie sie nach großen Geschwüren, insbesondere Ulcus serpens zurückbleiben. Um den richtigen Schönheitserfolg zu erzeugen, ist auf die Dosierung der Tätowierung große Sorgfalt zu verwenden. Ein intensiv schwarzer großer Fleck kann ebenso entstellen wie vorher der weiße. Nur das Pupillargebiet darf intensiv schwarz gefärbt werden, die Randteile müssen den Farbstoff spärlich enthalten, um einen helleren Eindruck zu erzielen. Zarte Makulae sind oft weniger entstellend als dichte schwarze, durch die Tätowierung erzeugte Flecken. Man vergesse ferner nicht, daß bei Helläugigen der schwarze Fleck mehr entstellen kann als eine verhältnismäßig zarte Narbe.

Aus kosmetischen Gründen kann auch die Tätowierung einer durchsichtigen Hornhaut in ihrer Mitte gemacht werden, um eine dichte weiße Katarakta zu verdecken, wenn eine Ausziehung des Stares für das Auge als gefährlich gelten würde.

2. Optische Verbesserung. Diese zweite Anzeige macht die Frage der Tätowierung unabhängig von der Dichte der Narbe. Denn es kann sein, daß eine dichte Narbe, welche den Durchtritt der Lichtstrahlen völlig verhindert, weniger stört als eine zarte Narbe, welche die durchtretenden Strahlen unregelmäßig bricht und zerstreut. So kann es wünschenswert erscheinen, eine Narbe zu tätowieren nicht aus kosmetischen Gründen, sondern aus rein optischen. Es ist auf S. 273 beschrieben worden, wie die Narbe versuchsweise tätowiert werden kann, um den optischen Erfolg im vorhinein zu erkennen.

Verfahren. 1. Die Tuschetätowierung. a) *Mit Nadeln.* Die zur Tätowierung verwendete chinesische Tusche (auch Kerzenruß wurde verwendet) wird mit einer Büschelnadel durch Stichelungen in die Narbe hineingebracht, oder mit der zur Aufnahme des Farbstoffes mit einer Rinne versehenen Nadel einverleibt. Es ist vorteilhaft, vorher das Epithel in dem zu färbenden Bezirke mit einer Lanze abzuschaben. Um eine genügende Färbung zu erzielen, müssen nicht selten mehrere Sitzungen vorgenommen werden. Das Auge wird durch wiederholtes Einträufeln einer 3%igen Kokainlösung unempfindlich gemacht. Die Bindehaut wird zum Festhalten des Auges mit einer breiten, zart gerifften, mit Kautschuk überzogenen Pinzette (nicht Hakenpinzette) angefaßt, da an den Stellen von Einrissen der Farbstoff haften bliebe.

Die Büschelnadel ist der Rinnennadel vorzuziehen. Nur für die genaue Ausarbeitung des Randes eignet sich die Rinnennadel besser. Die Büschelnadel wird senkrecht aufgesetzt und erzeugt eine Reihe von knapp nebeneinander liegenden Punkten gleichzeitig, erlaubt also ziemlich schnelles Arbeiten. Dabei besteht weniger Gefahr, die Hornhaut zu durchbohren als bei Anwendung der Rinnennadel. Diese hat in schräger Richtung eingestochen zu werden. Sollte ausnahmsweise einmal die Narbe durchbohrt werden und der Farbstoff in die Kammer eingetreten sein, so müßte diese mit einem Lanzenschnitte eröffnet und ausgewaschen werden.

b) Nach FRÖHLICH. Ein ausgezeichnetes Verfahren, eine runde schwarze Pupille nachzuahmen, wurde von FRÖHLICH angegeben. Es ist bei großen und dicken flachen Narben empfehlenswert. Der Lage und der Größe der Pupille des anderen Auges entsprechend, wird in die Narbe mit einem HIPPELschen Trepan eine oberflächliche Furche eingeschnitten, und mit der flach angesetzten Lanze werden die obersten Schichten der Narbe — enthaltend Epithel und einige Lamellen — in Form eines Scheibchens abgetragen. Der bloßliegende Grund wird mit der Schneide der Lanze in den verschiedensten Richtungen zart eingeschnitten und die Tusche gut eingerieben. Auf diese Weise entsteht ein gesättigt gleichmäßig schwarzer runder Fleck, der eine Pupille außerordentlich gut nachahmt. Die Umgebung wird dann mit der Büschelnadel gestichelt, bis sie entsprechend dunkel gefärbt ist.

Meist ist die Tätowierung nur von einer geringen Reizung des Auges gefolgt.

Es ist aber nicht richtig, daß alle Hornhautnarben die Einlagerung von Farbstoffen vertragen. Manche reagieren schon sofort mit einer heftigen Entzündung, die selbst zur Infiltration und Abstoßung der tätowierten Hornhautlamellen führen kann, ohne daß man ein Recht hätte, von einer operativen Infektion zu sprechen; andere können nach Jahren Reizerscheinungen (Blasenbildung, starke Injektion, heftige Schmerzen usw.) zeigen, die immer wiederkehren und erst verschwinden, wenn man die Narbe gründlich auskratzt und den Farbstoff entfernt.

Selbstverständlich muß bei der Tätowierung volle Asepsis gewahrt werden, dazu gehört außer der Keimfreiheit des Bindehautsackes die Keimfreiheit der Tusche, welche am besten durch Sterilisierung im Trockensterilisator (160⁰ eine halbe Stunde lang) und Anreiben mit keimfreiem Wasser erreicht wird. Sonst kann eine schwere Infektion zustande kommen, die selbst zur Einschmelzung der Hornhaut führen kann.

Die Tätowierung — unter richtigen Anzeigen vorgenommen — ist ein recht seltener Eingriff. Unter ungefähr 1000 Operationen meiner Klink während eines Jahres wurden im Jahre 1928 6 Tätowierungen, im Jahre 1929 nur 1 Tätowierung vorgenommen.

2. Die farbige Tätowierung. Indem man das Schwarz der Tusche in verschiedener Dichtigkeit in das Gewebe bringt, kann das tiefe Schwarz der Pupille einerseits und die hellere Farbe der peripheren Teile, welche die Iris nachahmen sollen, recht gut nachgemacht werden. Man muß sich nur bemühen, das Weiß des Narbengewebes und Schwarz der Tusche durch die Stichelungen mit den Tuschenadeln in richtigem Maße zu verteilen, um den gewünschten kosmetischen Erfolg zu erzielen. Die Täuschung ist für den Laien meist gut genug. Um die Farbe der Regenbogenhaut besser nachzuahmen, wurden verschiedene Farbstoffe empfohlen. Wir verwendeten gelegentlich aus der Farbenfabrik von Günther und Wagner (Hannover-Wien) stammende Farben: Zölinblau, Zinnober, Graphitgrau und Elfenbeinschwarz. Aber die Ergebnisse waren nicht zufriedenstellend.

3. Die Tätowierung auf chemischem Wege. Eine 2%ige Lösung von Goldchlorid wird 3—4 Minuten auf die des Epithels entblößte Stelle einwirken gelassen (Verfahren von P. KNAPP). Auch die Tätowierung auf chemischem Wege (mit Gold- oder Platinchlorid) haben wir wieder verlassen. Die Ergebnisse sind nicht nur unsicher, was die erzielte Farbe selbst und ihre Haltbarkeit betrifft, sondern es sind auch unmittelbare und spätere Zwischenfälle bekannt geworden, die das Tätowieren auf chemischem Wege nicht ratsam erscheinen lassen. Unmittelbar nach der Tätowierung stellt sich besonders bei Vorhandensein einer Verlötung der Iris mit der Narbe gelegentlich Iritis mit Hypopyon ein. Auch die Hornhaut selbst reagiert gelegentlich in der Umgebung mit tiefer Infiltration, die schließlich zu einer intensiv weißen Narbe, auch zu keloidartiger Narbe führt unter Verschwinden der Farbe selbst. Auch Veränderungen der Farbe, z. B. Umwandlung in leuchtendes Rot sind beschrieben worden.

Die Farbe verschwindet im allgemeinen mit der Zeit wieder, auch aus der durchsichtigen Hornhaut. Diese färbt sich besser als die leukomatöse und anfänglich scheint das Ergebnis sehr gut zu sein. Bei Leukom färbt sich hauptsächlich der nicht so dicht vernarbte Randteil, so daß nicht selten ein schwarzer Ring mit hellem, grauem bis weißem Zentrum erscheint.

6. Wundärztliche Behandlung des Keratokonus.

Durch die Vervollkommnung der Haftgläser, die bekanntlich von FICK schon im Jahre 1888 verwendet worden sind, hat die wundärztliche Behandlung des Hornhautkegels eine wesentliche Einschränkung erfahren. Sie stellte auch wegen der umständlichen und langedauernden Nachbehandlung an die Geduld des Kranken große Anforderungen. Überdies gelingt es nie durch einen Eingriff eine so bedeutende Verbesserung des Sehvermögens zu erzielen als mit den Haftgläsern in einfacher Weise in *einer* Sitzung. Denn nach jedem Eingriff bleibt infolge der zentralen Hornhautnarbe, die zur Abflachung des Kegels erzeugt worden ist, ein starker irregularer Astigmatismus zurück, der erst wieder der Korrektion mit komplizierten Gläsern bedarf und dem Auge meist doch nur eine recht mäßige Sehschärfe (6/24—6/18) wiedergibt. Das Haftglas dagegen vermag die Sehschärfe sehr häufig bis zur normalen Höhe zu heben. Es ist noch eine Frage, ob das Tragen des Haftglases nicht auch einen günstigen Einfluß auf die Krankheit selbst ausübt, insofern als sich der Hornhautkegel durch die ihm dargebotene Gegenstütze nicht weiter ausdehnt. Besonders der neue, von der Firma Zeiß in den Handel gebrachte Satz von Haftgläsern macht es leicht, das passende Aufsatzglas zu finden, das dem Kranken zur normalen Sehschärfe verhilft. Die Gläser werden von den meisten Kranken vertragen. Es empfiehlt sich, die Kranken allmählich an das Tragen des Glases zu gewöhnen, bis sie es durch viele Stunden täglich ohne Beschwerden verwenden können. So manche haben durch dieses einfache Verfahren ihre vollkommene Arbeitsfähigkeit wieder erlangt. Die in den letzten Jahren verbreitete Kunde, daß man solche Haftgläser auch zum Ersatz der Brille bei starker Ametropie verwenden kann, hat die grundsätzliche Abneigung vieler Kranker gegen eine solche Art des Tragens des Glases zum Verschwinden gebracht.

Die wundärztliche Behandlung des Hornhautkegels kommt demgemäß nur noch für die Fälle in Betracht, wo das Haftglas nicht vertragen wird, also insbesondere bei schon weit vorgeschrittener Erkrankung, wo der Kegel zu spitz vorspringt.

1. Trepanation der Kegelspitze. Es wird genau in der Spitze der konischen Vorwölbung mit dem HIPPELschen Trepan ein Scheibchen von 1 mm Durchmesser aus der ganzen Dicke der Hornhaut ausgeschnitten. Die Pupille ist vor dem Eingriff durch Atropin aufs äußerste zu erweitern und muß nachher dauernd weit erhalten werden, damit sich der Pupillarrand nicht an die Wunde anlöte. Die den käuflichen Trepanen beigegebenen Kronen sind alle größer als 1 mm. Die 1 mm-Krone muß daher eigens verfertigt werden. Vor größeren Trepankronen sei ausdrücklich gewarnt.

Da die Kegelspitze verdünnt ist, genügen zum Durchbohren einige wenige Drehungen der Krone. Im Augenblicke der Eröffnung der Kammer muß das Instrument zurückgezogen werden, um nicht die vorrückende Linse zu verletzen. Das Kammerwasser stürzt aus der Öffnung rasch heraus, die Pupille wird gleichzeitig bedeutend enger. Die Hornhaut sinkt zusammen und bildet um die Öffnung zahlreiche kleine, radiär gestellte Falten. Dadurch wird die winzige Öffnung noch kleiner gemacht. Beide Augen werden verbunden und der Kranke wird zu Bette gebracht. Schon 5—6 Stunden nach dem Eingriffe wird der Verband gelüftet und Atropin eingeträufelt, um die Pupille, die bei aufgehobener Vorderkammer immer die Neigung hat, enger zu werden, stark erweitert zu halten. Sollte der Pupillarrand bedenklich weit in die Nähe der Wunde gerückt sein, so ist Atropin in trockener Substanz zu verabreichen. Diese Vorsichtsmaßregel hat durchgeführt zu werden, bis sich die vordere Kammer wieder hergestellt hat. Es kann notwendig werden, 3—4mal und öfters täglich Atropin anzuwenden, um den gewünschten Erfolg zu erzielen. Eine Vernachlässigung dieser Vorsichtsmaßregel kann sich schwer rächen. Hat sich einmal der Pupillarrand an die Trepanationsöffnung angelegt, so gelingt es nur noch ganz ausnahmsweise, ihn durch ausgiebiges Atropinisieren davon freizumachen. Wie leicht aber die Einheilung des Pupillarrandes zu Drucksteigerung und anderen bösen Folgen Veranlassung gibt, ist nur zu bekannt. Bis zur Wiederherstellung der Kammer dauert es in manchen Fällen nur 3—4 Tage, meistens aber länger, 1—2 Wochen. Bis dahin soll Bettruhe eingehalten werden. Auch bleiben beide Augen verbunden. Ist einmal die vordere Kammer hergestellt, so darf das Bett verlassen werden, das gesunde Auge bleibt offen und gleichzeitig wird mit Druckverbänden begonnen, um die Narbe möglichst flach zu machen. Der in den ersten Tagen ausgeübte Druck sei zart, um nicht die Wunde zu sprengen und die vordere Kammer aufs neue zum Verschwinden zu bringen. Er wird aber in den nächsten Tagen soweit gesteigert, als es möglich ist, ohne Schmerzen zu verursachen. Die weitere Anwendung von Atropin richtet sich nur nach dem Grade der Rötung des Auges. Der Druckverband soll durch einige Monate fortgesetzt werden, in den ersten Wochen womöglich ununterbrochen, später aber, wenn die Vernarbung schon weiter vorgeschritten ist, bloß über Nacht durch Anlegen und entsprechendes Zusammenziehen einer elastischen Binde.

Die Narbe, die sich nach diesem Verfahren bildet, ist nicht ganz gleichmäßig rund, wie man sie entsprechend dem Gewebsverluste hätte erwarten sollen, sondern leicht zackig, im übrigen oft so wenig auffallend, daß sie nicht tätowiert zu werden braucht.

Die durch diesen Eingriff gewonnenen Erfolge übertreffen die aller anderen Verfahren weitaus. Die Kleinheit der Narbe macht eine spätere optische Iridektomie überflüssig, die Abflachung der Hornhaut genügt, unter Zuhilfenahme von Gläsern eine hinreichende Sehschärfe wiederherzustellen, und ist in der Mehrzahl der Fälle auch von Dauer. Gegen die Vornahme einer zweiten Trepanation bei ungenügender Abflachung neben der Stelle der ersten Trepanation wäre nichts einzuwenden.

Das Ausschneiden der Kegelspitze mit dem Trepan überragt an Sicherheit die anderen Verfahren, die durch Ausschneiden der vorgewölbten Teile die Hornhaut abzuflachen suchen. Das schon von BOWMAN geübte Verfahren der Trepanation der Kegelspitze scheint deswegen in Verruf gekommen zu sein, weil durch Ausschneiden zu großer Stücke schwerste verderbliche Folgezustände hervorgerufen worden sind.

2. Verschorfung der Kegelspitze mit dem Glühstift. Das derzeit gangbarste Verfahren, den Keratokonus zu beseitigen, ist die Verschorfung der Kegelspitze mit dem Galvanokauter. Es wird genau die Spitze des Kegels mit der rotglühenden Spitze einer feinen Glühschlinge betupft. Wer eine ausgiebige Wirkung durch das einmalige Kauterisieren bekommen will, muß sich auch hier entschließen, die Kammer zu eröffnen. Manche ziehen die oberflächliche Kauterisation der Kegelspitze im Verein mit Eröffnung der vorderen Kammer durch Lanzenschnitt im Limbus vor. Die Narben nach der Kauterisation sind durchschnittlich größer und weniger scharf begrenzt als die nach der Trepanation und erfordern daher Tätowierung und fast immer eine optische Iridektomie. Die optischen Ergebnisse sind daher auch weniger gut als bei der Trepanation.

7. Die Hornhautnaht.

Anzeigen. Frische reine Hornhautwunden, deren Ränder voneinander abstehen. Dies ist namentlich bei geradlinigen Wunden der Fall, wenn sie länger sind, ferner bei winkeligen und bei Lappenwunden.

Verfahren. Zur Fixation der Hornhaut empfiehlt sich die KUHNTsche Pinzette mit hufeisenförmigem Ansatz, die Nadel muß fein und stark gekrümmt sein, als Nahtmaterial wird feinste Seide oder Frauenhaar verwendet. Die, wenn notwendig, vorher mit der Schere geglätteten Hornhautränder werden mit der Nadel in einer Entfernung von 1 mm vom Wundrand entweder in ihrer ganzen Dicke durchstochen (KUHNT) oder es wird nach CZERMAK die Nadel nur durch die vordere Hälfte der Hornhautdicke durchgeführt, um das Eindringen des Fadens in die vordere Kammer zu vermeiden, was für die weitere Heilung, besonders bei Bindehäuten, welche nach Verletzung des Auges nicht selten sezernieren, gewisse Vorteile hat. Das Knüpfen erfolgt unter genügender Anspannung des Fadens, bis die Wundränder zur Berührung gebracht sind. Die Nähte werden nach 5—6 Tagen entfernt, bis zu welcher Zeit beide Augen verbunden gehalten werden.

Bemerkungen. Die Anlegung der Nähte ist schwierig, weil der große Widerstand der Hornhaut einen sehr kräftigen Druck verlangt, um die Nadel hindurchzubringen. Dadurch entsteht eine gewisse Gefahr für den Augeninhalt, ausgedrückt zu werden, für die Linse auch dadurch verletzt zu werden, daß die

Nadel unter dem kräftigen Druck nach Durchbohrung der Hornhaut plötzlich rasch vorrückt. In Fällen, wo die Linse verletzt ist und durch den Druck aus der Wunde hervortritt, kann schließlich auch die zarte Hyaloidea einreißen und sich Glaskörper in der Wunde einstellen, ein Ereignis, das für das Auge häufig die ernstesten Folgen hat. Es wird infolgedessen die Hornhautnaht nach Möglichkeit vermieden und es ist vorzuziehen, durch eine Bindehautlappenplastik die Hornhautwunde zu verschließen und die Hornhautwundränder aneinanderzudrücken.

8. Die Abtragung des Flügelfelles.

Ein einfaches und zuverlässiges Verfahren ist die *Rücklagerung* des Flügelfelles (Verfahren nach CZERMAK). Die Bindehaut wird durch Einträufeln von 3% Kokainlösung unempfindlich gemacht und die Lidspalte mit dem Sperrer geöffnet. Nachdem das Auge nach der dem Flügelfell entgegengesetzten Seite gewendet worden ist, wird der Hals des Flügelfelles mit einer Hakenpinzette gefaßt und angespannt. Die flach auf die Hornhaut aufgelegte Lanze löst den Kopf (a) (Abb. 192) gründlich von dem Hornhautgewebe ab, mit dem er innig verbunden ist. Hier ist die Losschälung vorsichtig vorzunehmen, um nichts

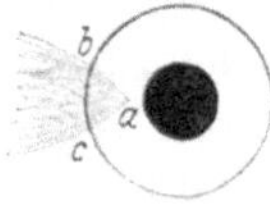

Abb. 192.

von dem fortschreitenden Teil des Flügelfelles an der Hornhaut zurückzulassen. Ist der Kopf einmal frei, so ist der übrige Teil, da er nur locker an die Hornhaut angelötet ist, leicht bis an den Hornhautrand abzuschälen, worauf auch in geringer Ausdehnung die Bindehaut von der Lederhaut abgelöst wird. Der an der Spitze befindliche Randsaum des Flügelfelles wird mit der Schere ausgeschnitten. Darauf wird das Flügelfell um 180^{0} (um den Limbus b c als Achse) gedreht, so daß seine wunde Fläche nach vorne gerichtet ist. Seine beiden Ränder (a b, c a) verlaufen alsdann gegen die Hornhaut zu voneinander (Abb. 193). Diese werden durch 2—3 passend angelegte Nähte vereinigt, wobei Sorge zu tragen ist, daß keine Wunde am Limbus zurückbleibt. Die erste Naht wird in senkrechter Richtung in der Nähe des Limbus gesetzt. Es ist empfehlenswert, zwischen den beiden

Abb. 193.

Rändern der Bindehaut mit der Nadel einige oberflächliche Fasern der Lederhaut mitzufassen. Der durch diesen Eingriff erzeugte Vorsprung, den nun das rückgelagerte Flügelfell auf der Bindehaut bildet, verschwindet in kurzer Zeit vollständig.

Vielfach geübt wird auch zur *Abtragung* des Flügelfelles das Verfahren von ARLT. Das Flügelfell wird mit einer Hakenpinzette an seinem Hals gefaßt, wo es schon von seiner Unter

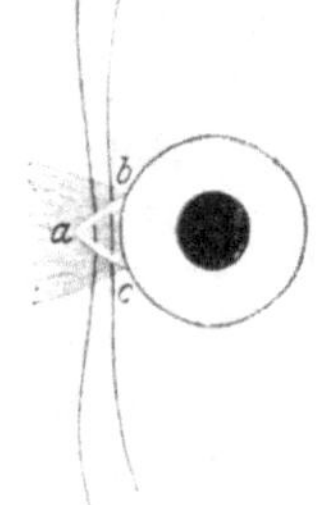

Abb. 194.

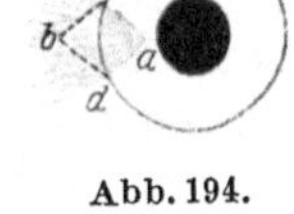

lage abgehoben werden kann, und, wie früher beschrieben, losgeschält. Von seinem sulzigen Kopfe (a) darf auf der Hornhaut nichts zurückbleiben. Es dürfen aber auch nicht durch zu tiefes Eindringen mit der Lanze unnötigerweise gesunde Hornhautschichten weggenommen werden, weil die zurückbleibende Narbe dadurch noch dichter wird. Nach Ablösung des Flügelfelles werden durch seinen Körper zwei konvergente Schnitte (c b und b d) gemacht (Abb. 194). Dadurch wird ein rhombisches Stück ausgeschnitten, das den Kopf und einen Teil des Körpers enthält. Die Wunde in der Bindehaut des Auges wird durch zwei in senkrechter Richtung angelegte Nähte genau gedeckt. Die Wunde in der Hornhaut heilt durch Vernarbung. Daher bleibt für immer eine Trübung zurück.

Die vollständige und genaue Deckung der Wunde in der Bindehaut ist von großer Wichtigkeit, weil diese sonst durch das Narbengewebe von neuem auf die Hornhaut hinübergezogen wird.

B. Eingriff an den Lidern.

1. Eingriff gegen Blepharochalasis. Es wird zuerst bemessen, wieviel von der erschlafften Haut ausgeschnitten werden darf, ohne daß das Lid zu kurz wird. Auch muß noch eine Deckfalte gebildet werden können. Wird die Fascia tarsoorbitalis beim Ausschneiden der Haut mitverletzt, so daß Fett der Augenhöhle vorquillt, so wird dieses mit ausgeschnitten und die Öffnung in der Fascia tarsoorbitalis durch Katgutnähte verschlossen. Beim Verschluß der Hautwunde muß die Haut an den oberen Tarsusrand angenäht werden. Es wird also die Nadel zuerst durch den oberen Wundrand der Haut gestochen, dann an den oberen Tarsusrand verankert und dann erst durch den unteren Hautwundrand geführt. Auf diese Weise wird verhindert, daß die schlaffe Haut zu weit nach unten sinkt.

2. Eingriff gegen die Fetthernie (im Volke genannt: Tränensäcke) **der Unterlider.**

Anzeigen. Aus Schönheitsgründen gegen die entstellenden Vorwölbungen der Unterlider, die namentlich bei älteren Leuten infolge Vordrängens eines Fettwulstes nicht selten auftreten.

Verfahren nach ELSCHNIG. Noch vor der Einspritzung zur örtlichen Betäubung ist die Linie des Hautschnittes sorgfältig anzuzeichnen. Der Schnitt hat entlang dem *oberen* Rande des Fettwulstes angelegt zu werden.

Örtliche Betäubung durch oberflächliche und tiefe Einspritzungen von Novocain-Adrenalin im ganzen Bereiche des Unterlides.

Der Eingriff. Entlang der bezeichneten Linie ein ungefähr 2 cm langer bogenförmiger Hautschnitt, Ablösen der Haut von dem Schließmuskel bis zum unteren Rande des Fettwulstes. Dort wird der Muskel-Fascienschnitt vorgenommen, entlang und parallel dem Rande der Augenhöhle. Die beiden Schnitte fallen also nicht zusammen.

Der nun freiliegende und sich vorwölbende Fettwulst wird abgetragen. Sorgfältige Blutstillung, womöglich ohne Unterbindung. 1—2 tiefe Nähte durch die Wundränder des Fascienblattes. Sorgfältige Hautnaht mit Frauenhaar oder feinster Seide. Leichter Druckverband durch 2—3 Tage. Entfernung der Nähte spätestens am 4. Tage.

3. Eingriff gegen den Epikanthus nach AMMON-KUHNT. Die Methode von AMMON, die den inneren Lidwinkel überbrückenden Hautfalten zum Verschwinden zu bringen, indem man auf der Höhe des Nasenrückens ein Hautstückchen in Form einer lotrecht stehenden Ellipse ausschneidet, wurde von KUHNT in folgender Weise verbessert.

Zunächst wird die Breite und Höhe des auszuschneidenden Stückes bestimmt, indem man die Haut des Nasenrückens mit den Fingern oder der Pinzette zu einer Falte zusammenschiebt, welche hinlänglich groß ist, um die den inneren

Kanthus überdeckenden Hautfalten auszugleichen. Mit einigen Tuschepunkten bezeichnet man die Grenzen dieses Gebietes. Das obere Ende der Ellipse kommt ungefähr in das Niveau des oberen Randes der Augenbraue zu liegen, erstreckt sich also auf die Haut der Stirne (Abb. 195). Nach subkutaner Injektion zur Anästhesierung wird das abgegrenzte Gebiet mit einem Skalpell bis auf das Periost durchschnitten und die Haut an den Seitenteilen der Nase von dem Periost abpräpariert, von den temporalen Schnitträndern an bis nahe an die Crista lacrymalis anterior. Das umschnittene Hautstück wird aber nicht ausgeschnitten, sondern mit einem bauchigen Skalpell nur angefrischt durch Abtragung der Epidermis und des Stratum Malpighi. Die unterminierte Haut wird dann von beiden Seiten

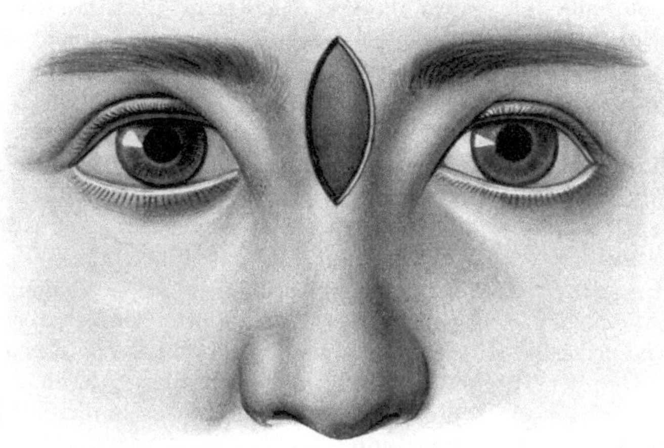

Abb. 195.

über die Wundfläche gezogen und die Wunde durch mehrere Nähte zu einer senkrechten Linie verschlossen. Zur Naht werden sehr kräftige Seidenfäden verwendet und diese werden ungefähr 3 mm vom Wundrand angelegt, damit sie einen sicheren Halt haben. Bei aseptischem Vorgehen erfolgt die Heilung per primam.

Waren die Nähte nicht genügend verankert, so daß sie vor Verheilung der Wunde durchschneiden, so ist nicht nur der Erfolg der Operation vereitelt, sondern es bleibt auch eine entstellende Narbe zurück.

Vorteile des Verfahrens. Dadurch daß die Haut — der Epithellage entblößt — auf dem Nasenrücken belassen wird, erzeugen die darüber gelagerten Hautlappen einen höheren Nasenrücken. Dies bedeutet eine wesentliche Verbesserung des kosmetischen Erfolges, da der Nasenrücken dieser Patienten gewöhnlich zu niedrig ist.

Auch die Ptosis, die mit dem Epikanthus sehr oft gleichzeitig vorkommt, wird durch den Eingriff gut beeinflußt.

4. Wundärztliche Behandlung des essentiellen Blepharospasmus.

a) Verfahren nach VAN LINT mit Injektionen von $80^0/_0$ Alkohol. Vorher Einspritzung von je 2 ccm $4^0/_0$ige Novokainlösung, ganz wie es bei der Akinesie beschrieben ist. Darauf in gleicher Weise Injektion von je 2 ccm $80^0/_0$igen

Alkohol. Auf die Tiefenlagerung der Flüssigkeit ist genau so zu achten wie bei der Akinese, sonst ist die Injektion wirkungslos. Es folgt durch einige Minuten ziemlich heftiges Brennen und ein mehr oder weniger starkes, einige Tage anhaltendes Lidödem. Die Injektionen können auf beiden Seiten gleichzeitig vorgenommen werden. Der unmittelbare Einfluß betrifft natürlich nur die Fasern des Fazialis, die zum Musculus orbicularis ziehen, ist häufig gut, verliert sich später aber fast immer wieder. Spätere Einspritzungen haben viel geringeren Einfluß. Es scheinen die Nervenfasern durch die Entwicklung einer bindegewebigen Hülle dem Einflusse des Alkohols weniger zugänglich geworden zu sein.

Vollständige Heilungen scheinen nur ausnahmsweise vorzukommen, aber gelegentlich bedeutende und selbst länger anhaltende Besserungen, so daß bei der Harmlosigkeit des Eingriffes der Versuch jedenfalls gerechtfertigt ist. Die Alkoholinjektionen können auch zur Beseitigung eines Entropium spasticum verwendet werden.

b) Auch die von FRIEDE vorgeschlagene Ausschneidung eines Streifens von subkutanem Gewebe und Muskelgewebe bis auf das Periost in einem Bezirke, das auch ungefähr dem der Akinese entspricht, hat keinen größeren Einfluß. Man ist überrascht, wie selbst nach ausgiebiger Ausschneidung der Krampf oft kaum vermindert ist.

Verfahren. Ungefähr 2 cm vom äußeren knöchernen Augenhöhlenrand und parallel zu ihm 5 cm langer, bogenförmiger Hautschnitt. Unterminierung der Haut 1 cm weit nach beiden Seiten. Das gesamte subkutane und Muskelgewebe wird zu beiden Seiten der Unterminierung bis auf die Beinhaut durchgeschnitten und der ganze breite Gewebsstreifen mit der Schere ausgeschnitten. Es liegt Beinhaut des Knochens und Faszie bloß.

Der Eingriff kann in örtlicher Betäubung beiderseits zur selben Zeit unternommen werden. Die Wunde wird mit Seidennähten verschlossen. Man ist erstaunt über den meist sehr geringen Einfluß. Er erklärt sich aber dadurch, daß noch jenseits des Eingriffgebietes Nervenfasern am oberen und unteren Rand in den Schließmuskel einstrahlen. Der Erfolg hängt von der Verteilung der Nervenfasern ab, die nicht in jedem Falle gleich ist. Liegt die Mehrzahl der Fasern in dem durch den Eingriff getroffenen Gebiete, so wird der Erfolg besser sein, als wenn die Mehrzahl der Fasern darunter oder darüber verläuft.

c) Ausschneidung der zum Schließmuskel ziehenden Stämmchen des Fazialis in der Gegend vor dem Ohre (GURDJIAN und WILLIAMS). Ein Schnitt von ungefähr 2 cm Länge vor dem Ohre durch die Haut und oberflächliche Faszie. Auch durch Alkoholeinspritzungen an dieser Stelle suchte man des Blepharospasmus Herr zu werden. Auch dieses Verfahren scheint meist nur vorübergehenden Einfluß zu haben.

Die Schädigung des Fazialisstammes am Foramen stylomastoideum ist wegen der dabei bestehenden Gefahr einer dauernden totalen Fazialislähmung nicht ratsam.

5. Eingriffe gegen die Körnerkrankheit.

1. Abschabung der Schleimhaut nach PETERS. **Anzeigen.** Frische trachomatöse Infiltration und grobe papilläre Hypertrophie der Bindehaut.

Verfahren. Nach Anästhesieren der Bindehaut durch Einträufeln einer

3 °/₀ Kokainlösung wird mit einer Art geraden Lanze, die vorne abgerundet und nirgends scharf geschliffen ist, die Bindehaut der nach auswärts gedrehten Lider abgeschabt, indem die Lanze senkrecht zur Schleimhautfläche und zum Tarsusrand angesetzt und unter nicht zu starkem Drucke über die Bindehaut geführt wird. Die Bindehaut wird sowohl in der Übergangsfalte als im Bereiche des Tarsus in gleicher Weise abgeschabt. Aus der sulzigen Masse entleeren sich unter Umständen komedoartige Pfröpfe. Die meisten Granulationen bleiben aber bestehen. Es ist nämlich gar nicht beabsichtigt, die Körner auf diese Weise zu entfernen, sondern vielmehr nur das Epithel der Bindehaut abzuschaben.

Nach TERTSCH ist es aber auch von Vorteil, mit scharfem Messer alle Erhabenheiten, Trachomkörner und grobe Papillen der hypertrophischen Schleimhaut wegzuschneiden.

Vorteile des Verfahrens. Nachlassen der Reizerscheinungen, raschere Rückbildung der pathologischen Veränderungen. Keine Narbenbildung.

Es empfiehlt sich, das Verfahren nach mehreren Tagen zu wiederholen.

Verlauf. Die Reaktion der Bindehaut auf die Abschabung ist geringfügig. Umschriebene fibrinöse Membranen verschwinden in wenigen Tagen. Hornhautkomplikationen werden meist günstig beeinflußt.

Das Verfahren von PETERS hat gelegentlich auch bei besonders widerspenstigen chronischen Katarrhen der Bindehaut, die jeder medikamentösen Behandlung trotzen, guten Einfluß.

2. Die **Ausquetschung der Trachomkörner** aus der Bindehaut wird unter örtlicher Betäubung vorgenommen. Diese wird durch wiederholtes Einträufeln von 3 °/₀ Kokainlösung in den Bindehautsack und Einspritzungen einer 1 °/₀ Kokainlösung unter die Bindehaut erreicht. Um zur oberen Übergangsfalte bequem Zutritt zu haben, wird das obere Lid umgestülpt. Durch die Einspritzung wölbt sie sich als ein großer Wulst vor. Mit einem GRAEFESchen Messer wird die Bindehaut über den Körnern oberflächlich geritzt, so daß diese aus den Einschnitten leicht hervorspringen können. Die Körner werden mit der Rollpinzette nach KNAPP oder dem Ausdrücker nach KUHNT ausgedrückt.

Mit der Rollpinzette wird die Bindehaut der Übergangsfalte breit gefaßt, indem der eine Arm der Rollzange zwischen Bindehaut des Augapfels und des Lides nach oben eingeführt, der andere auf die nach vorne gerichtete Fläche des Lidknorpels gelegt wird. Unter mäßig kräftigem Zusammendrücken und langsamem Ziehen an der Bindehaut rollen die gerifften Teile der Arme darüber und pressen die Körner aus. Das Anziehen hat in zarter Weise zu geschehen, weil sonst die Bindehaut verletzt, zerrissen wird und dadurch Narben entstehen. Je vorsichtiger der Eingriff, um so schonender ist er für die Bindehaut und um so besser der Erfolg. Die ziemlich starke Blutung wird durch fleißiges Tupfen mit in schwacher Sublimatlösung getränkten Tupfern bekämpft.

In ähnlicher Weise wird auch die untere Übergangsfalte von ihren Körnern befreit. Da bei der Behandlung der halbmondförmigen Falte mit den KNAPPschen Rollern, insbesondere wenn nur einzelne Körner aus ihr auszudrücken sind, die umgebende Bindehaut mitgefaßt wird, ist zu diesem Zwecke eine gewöhnliche anatomische Pinzette vorzuziehen.

Eine Gruppe Körner, die an einer kleinen, scharf umschriebenen Stelle der Bindehaut eingelagert sind, wird durch Ausschneiden der erkrankten Bindehaut beseitigt. Dagegen ist die Ausquetschung trotz wohlumschriebener Grenzen des erkrankten Gebietes vorzuziehen, wenn dieses die ganze Länge der Übergangsfalte einnimmt. Um die Körner aus der Bindehaut des Lidknorpels herauszubringen, muß dieser selbst zwischen die Arme der Rollzange gefaßt werden.

KUHNTs Ausdrücker. Der KUHNTsche Ausdrücker ist zangenartig und läuft in zwei Platten aus, die von mehreren kleinen Öffnungen durchbrochen sind. Diese sind so angebracht, daß beim Schließen der Arme die Löcher der einen Platte nicht auf die der anderen, sondern auf die metallenen Zwischenräume treffen. Die Bindehaut wird zwischen die Arme gefaßt und die Körner werden aus ihr ausgedrückt, ohne daß dabei ein Zug ausgeübt wird. Darin liegt ein großer Vorteil, da dadurch die infolge der Zerrung an der Bindehaut bei Gebrauch der Roller gelegentlich auftretenden Verletzungen vermieden werden. KUHNT empfiehlt dieses Verfahren besonders für die Fälle von schwerem sulzigem Trachom, da in diesen Fällen die Bindehaut der Übergangsfalten wegen ihrer Starrheit bei der Rollung eingerissen wird und in der Folge stark schrumpft. Mit dem Ausdrücker KUHNTs wird die Bindehaut, deren Körner mitesserartig aus ihrem Bette herausgedrückt werden, weder gezerrt noch zerrissen.

Nachbehandlung. Nach dem Eingriffe werden durch mehrere Stunden kalte Überschläge auf die geschlossenen Lider gemacht. Erst nach ungefähr 2 Tagen beginnt die weitere medikamentöse Behandlung der Bindehauterkrankung.

Ausschneidung der oberen Übergangsfalte (KUHNT). Ist die Körnerkrankheit der Bindehaut streng auf die obere Übergangsfalte beschränkt, so kann, namentlich wenn die Krankheit der medikamentösen Behandlung trotzt, der Krankheitsherd durch Ausschneiden der Falte beseitigt werden. Nach Kokainisierung des Bindehautsackes und Einspritzung einer 1% Kokainlösung unter die Bindehaut wird das Lid mit dem Löffel umgestülpt, so daß die Übergangsfalte ausgebreitet vorliegt. Der Kranke blickt stark nach unten. Die Grenze der kranken und durch die Einlagerung der Körner verdickten Übergangsfalte gegen die gesunde Bindehaut ist häufig scharf. Unmittelbar neben dieser Grenze wird noch im gesunden Gebiete ein Schnitt durch die Bindehaut in der ganzen Länge von innen nach außen geführt. Darauf zieht sich die Augapfelbindehaut zurück, so daß der Schnitt klafft, und wird etwas unterminiert. Es werden sofort Nähte knapp in dem Schnittrand der Augapfelbindehaut angelegt. Der zweite Schnitt wird an der Grenze der kranken gegen die gesunde Bindehaut in der Nähe des oberen Knorpelrandes geführt. Die so umschnittene Partie wird mit einer Schere sorgfältig ausgeschnitten, ohne das unterliegende Gewebe (den MÜLLERschen Muskel) zu verletzen. Die Fäden werden an den entsprechenden Stellen des Lidknorpels durchgeführt. Die Wunde ist in wenigen Tagen verheilt.

Ausschneidung des Lidknorpels. In Fällen, wo die Bindehaut schon narbig verändert und der Lidknorpel verdickt und kahnförmig verkrümmt ist, besonders bei hartnäckigem Pannus, bei Entropium und Trichiasis, bei Ptosis trachomatosa, ist die Ausschälung des Lidknorpels unter Schonung der Bindehaut ein sehr empfehlenswertes Verfahren. Es wird nach KUHNT in folgender Weise ausgeführt: Das Lid wird umgestülpt, der Lidrand mit einer kräftigen Hakenpinzette gefaßt und unter die Hautfläche des Lides eine JÄGERsche Hornplatte geschoben, wodurch der Knorpel gespannt wird. In einer Entfernung von ungefähr $2^1/_2$ mm vom freien Lidrand wird darauf ein mit diesem gleichgerichteter Schnitt durch die Bindehaut und den Knorpel geführt, ohne das Bindegewebe vor dem Knorpel und den Lidmuskel zu verletzen. Da bei der vorgeschrittenen trachomatösen Erkrankung die Bindehaut mit dem Knorpel nicht mehr innig verbunden ist, zieht sie sich sofort von der Schnittfläche zurück. Es kann daher der Lidknorpel an seinem Schnittrande mit der Pinzette gefaßt und zunächst seine vordere Fläche mit einem Messer von dem vor ihm gelegenen Bindegewebe bis zu seinem oberen oder unteren Rande losgeschält werden. Dann wird die Bindehaut mit kleinen Messerzügen von dem Lidknorpel abgelöst. Wird dabei die Schneide des Messers gegen den Knorpel gerichtet, so besteht keine Gefahr, die Bindehaut zu fenstern. Während KUHNT nun im oberen Lide den ganzen Lidknorpel mit der Schere von der Levatorsehne abschneidet, wird nach dem Vorschlage LYRITZAS oben ein schmaler Streifen des Knorpels zurückgelassen, um jede Möglichkeit einer Ptosis auszuschließen. Die Wunde wird mit feinen Seidenfäden vernäht. Bei stark geschrumpfter Bindehaut wird die Ausschälung mit der Überpflanzung von Lippenschleimhaut auf die Wundfläche verbunden.

Durch die Knorpelausschneidung wird das Entropium und die Trichiasis ausgiebig bekämpft und oft auch ein ausgezeichneter Einfluß auf das trachomatöse Hornhautleiden genommen. Auch die Ptosis wird meist sehr günstig beeinflußt. Um auf diese eine besonders sichere Wirkung auszuüben, werden doppelt armierte Fäden oben durch die Bindehaut und Sehne des Lidhebers gelegt, an der Vorderfläche des stehengelassenen unteren Knorpelrandes nach unten geleitet und knapp ober den Lidhaaren durch die Haut geführt, wo sie über einer Perle geknüpft werden.

6. Eröffnung und Auskratzung des Hagelkorns (CHALAZION).

Örtliche Betäubung. Nach wiederholtem Einträufeln einer $3^0/_0$ Kokainlösung in den Bindehautsack, Einspritzung einiger Tropfen einer $1^0/_0$ Kokainlösung mit Beimischung einer Suprareninlösung von der Bindehautseite aus in die Höhle der Geschwulst oder durch die Haut des Lides in die Umgebung des Knotens.

Verfahren. Das obere Lid wird umgestülpt und der Knorpel zwischen Daumen und Zeigefinger gefaßt. Sitzt der Knoten im unteren Lide, so wird dieses vom Auge abgezogen, während der Augapfel nach oben gerichtet ist. Verschiedene Formen von Faßzangen wurden angegeben, um das Lid für den Eingriff festzuhalten. Sie sind durchwegs entbehrlich. Das Anlegen der Zange und das Einklemmen des Lides ist für den Kranken schmerzhafter als der Eingriff selbst.

Die Höhle wird durch einen Schnitt mit einem kleinen spitzen Messer eröffnet. Ist der Knorpel auf der Bindehautseite an Stelle der Geschwulst nur wenig verändert, so wird der Schnitt parallel den MEIBOMschen Drüsen, d. h. in senkrechter Richtung vorgenommen.

Wölbt sich aber der Inhalt durch den erweichten und verdünnten Lidknorpel bereits vor, so wird der Schnitt quer angelegt. Diese lidrandparallele Schnittrichtung hat den Vorteil, daß auch bei unvermuteter Ruckbewegung nervöser Kranker das Messer nicht in den Lidrand hinein vordringen kann.

Ist der Inhalt schwer auszuräumen, so wird durch einen Kreuzschnitt freier Zugang geschaffen.

Der Inhalt wird dann mit dem Finger ausgedrückt. Die der Innenwand der Kapsel anhaftenden Reste werden mit einem kleinen scharfen Löffel ausgekratzt. Kalte Überschläge bis zum Aufhören der Blutung. Kein Verband.

7. Einspritzungen unter die Bindehaut.

Anzeigen. 1. Für die Kochsalzeinspritzungen: a) Glaskörpertrübungen, einerlei ob entzündlicher Natur oder durch Blutungen entstanden. Je frischer sie sind, um so günstiger ist im allgemeinen der Einfluß. Dieser ist manchmal überraschend gut, in anderen Fällen wieder bleibt er vollkommen aus. b) Verschiedene Erkrankungen des Augeninnern, wie Aderhautentzündung, besonders im kurzsichtigen Auge, Netzhautblutungen u. dgl. c) Zur Beförderung der Aufsaugung von rückgängigen Hornhauttrübungen nach tiefer Entzündung. Alte Hornhauttrübungen werden dadurch nicht beeinflußt.

2. Für die Sublimat- und Oxyzyanateinspritzungen: a) Rasch fortschreitende, eitrig zerfallende Hornhautinfiltrate und Geschwüre, insbesondere skrophulöse Hornhautgeschwüre, infizierte Hornhautwunden, beginnendes Ulcus serpens. b) Beginnende Infektionen des Augeninnern, nach zufälligen Verletzungen oder nach Eingriffen, wie Starausziehung, Spätinfektion des Augeninnern durch eine Narbe usw.

Verfahren. Die Bindehaut wird durch wiederholtes Einträufeln einer $3^0/_0$igen Kokainlösung unempfindlich gemacht. Im Falle starker Rötung empfiehlt sich auch Suprareninlösung einzutropfen, um die Blutgefäße zur Zusammenziehung zu bringen und sie beim Einstechen der Nadel nicht zu verletzten, da eine stärkere Blutung unter die Bindehaut unliebsam stört. Die Einspritzung wird mit der Pravazschen Spritze ohne Festhalten des Auges vorgenommen. Mit der einen Hand wird das untere Lid vom Auge abgezogen, während dieses nach oben sieht und die in der anderen Hand gehaltene Spritze mit ihrer Nadel ungefähr wagrecht gleichgerichtet mit der Oberfläche der Lederhaut an das Auge angelegt. Durch ein geringes Vorschieben dringt die Nadelspitze unter die Bindehaut. Die Einspritzung wird ungefähr in der Mitte zwischen Limbus und unterer Übergangsfalte gemacht. Wird die Flüssigkeit knapp neben dem Limbus, wo die Bindehaut mit der Lederhaut innig verbunden ist, eingespritzt, so werden durch die gewaltsame Ablösung der Bindehaut heftige Schmerzen erzeugt und gelegentlich auch durch Kreislaufstörungen Veränderungen in der Hornhaut in Form von Dellen hervorgerufen.

Im übrigen kann die Lösung an jeder beliebigen Stelle der Bindehaut, auch oben oder innen, eingespritzt werden. Durch langsames Drücken des Stempels wird die gewünschte Menge einverleibt. Die Schmerzen werden bei beiden Arten von Lösungen von den Kranken sehr verschieden angegeben. Lang andauernde und starke Schmerzen gehören aber bei richtigem Vorgehen gewiß zu einer Ausnahme.

Die Flüssigkeit ist entweder $5-10^0/_0$ Kochsalz- oder eine $1^0/_{00}$ Sublimat- oder Oxyzyanatlösung (1 : 5000,0), sämtliche mit einem $1^0/_0$ Zusatz von Kokain. Von der Kochsalzlösung wird 1 ccm, d. h. der ganze Inhalt einer Pravazschen Spritze verwendet. Durch eine solche Menge Flüssigkeit wird die Bindehaut zunächst blasenförmig emporgewölbt. Eine leichte Massage beschleunigt die raschere Verteilung der Flüssigkeit im lockeren Gewebe unter der Bindehaut.

Die erlaubte Menge der Quecksilberlösung beträgt 1—2 Teilstriche der Spritze, d. h. $^1/_{10}$—$^2/_{10}$ ccm. Vor Verwendung einer größeren Menge sei ausdrücklich gewarnt, weil dadurch die Bindehaut verätzt und durch die folgende Nekrose und den Untergang der Gefäße in dem betreffenden Teile der Bindehaut die angrenzenden Teile der Hornhaut in ihrer Ernährung gestört würden. Die Krankheit würde dadurch im ungünstigsten Sinne beeinflußt werden. Geringe Mengen aber beschränken ihre Wirkung auf eine starke Reizung der Bindehaut, wodurch diese und das Gewebe unter ihr serös durchtränkt werden. Dadurch wird ein lebhafter Flüssigkeitswechsel zwischen Hornhautgewebe und Umgebung hervorgerufen. In diesem Sinne ist die Wirkung der stark reizenden Einspritzungen aufzufassen und nicht auf einen unmittelbaren antiseptischen Einfluß der winzigen Sublimatmenge zu beziehen. Von dem hervorgerufenen Reizzustande der Bindehaut hängt daher auch die Entscheidung ab, ob tags darauf die Lösung wieder eingespritzt wird, vorausgesetzt, daß sich nicht schon deutliche Zeichnung einer Besserung des Krankheitszustandes in der Zwischenzeit geltend gemacht haben.

Besteht also noch starke Chemosis, so wird davon Abstand genommen. Ist dagegen die Reizung sehr zurückgegangen, so wird eine zweite Einspritzung vorgenommen, am besten an einer anderen Stelle der Bindehaut, gleichgültig, ob diese Stelle von dem Hornhautinfiltrate weiter entfernt ist als die erste oder nicht. So können 4—5 Einspritzungen nacheinander verabreicht werden.

Ihr Einfluß ist besonders bei skrofulösen Geschwüren häufig ausgezeichnet, nur bei Ulcus serpens oft ungenügend, besonders wenn das Geschwür schon über die Anfangsstufe hinaus ist.

Unangenehme Zwischenfälle werden fast nicht beobachtet. Wird einmal ein größeres Gefäß verletzt, so blutet es unter die Bindehaut. Das ausgetretene Blut wird aber aufgesaugt und verschwindet nach einiger Zeit, ohne einen Schaden für das Auge zu hinterlassen. Rasch vorübergehendes Doppeltsehen und ein leichter Grad von Exophthalmus treten bei tiefer Einspritzung der Flüssigkeit in den TENONschen Raum ein.

8. Über das Umstülpen des oberen Lides mit dem Lidlöffel (GRÖNHOLM).

Der einem DESMARRESschen nachgebildete Löffel von GRÖNHOLM erlaubt, das obere Lid mit *einer* Hand in einer solchen Weise umgestülpt zu halten, daß dabei die obere Übergangsfalte ausgebreitet erscheint. Das Verfahren ist folgendes:

Der zu Untersuchende blickt nach unten und eine Hand erfaßt die Zilien wie sonst zum Umstülpen des Lides. Der Löffel wird so an das obere Lid angelegt (Abb. 196), daß seine Höhlung nach unten gerichtet ist, der Rand somit nach unten schaut und in die Gegend des oberen Knorpelrandes zu liegen kommt. Nun wird das obere Lid über den Löffel gestülpt, während dieser nach unten gedrückt wird. Indem sein Stiel nach rückwärts gegen die Stirne bewegt wird, spannt sich das Lid über dem Löffel aus und bleibt am Rande des Löffels so haften, daß die Lidhaare nicht mehr festgehalten zu werden brauchen. Nun ist die ganze innere Knorpelfläche des oberen Lides und die Übergangsfalte über dem Löffel gespannt und ausgebreitet (Abb. 197). Der Rand des Löffels liegt gegenüber dem oberen Rand des Lidknorpels auf der Hautseite; dieser ist über der oberen (gehöhlten), die Übergangsfalte über der unteren (gewölbten) Fläche des Löffels ausgebreitet.

Für verschieden große Lider eignen sich verschieden große und verschieden geformte Löffel. Sonst wird das Lid zu sehr gespannt und das Umstülpen dadurch

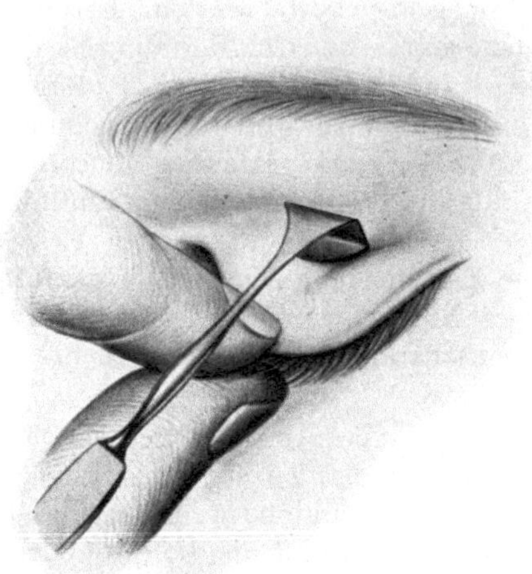

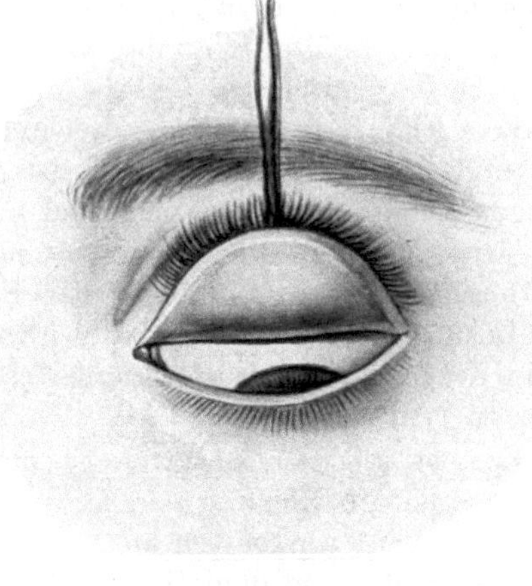

Abb. 196.   Abb. 197.

schmerzhaft. Der Rand des Löffels soll gerade und nicht scharf sein und die Flächen nur sehr wenig gekrümmt, fast ganz eben.

Sollte das Lid vom Löffel abgleiten, so kann es, indem dieser zwischen Zeige- und Mittelfinger gehalten wird, mit dem Daumen derselben Hand an ihn angedrückt gehalten werden.

Dieses Verfahren hat den Vorteil, daß eine Hand für Eingriffe frei bleibt, die Übergangsfalte zur Besichtigung freigelegt ist und infolge der Spannung alle ihre Buchten und Falten ausgeglichen und auf diese Weise einer unmittelbaren Behandlung zugänglich sind.

C. Zur Neddens Verfahren der Glaskörperabsaugung gegen Glaskörpertrübungen.

Anzeigen. Das Verfahren kommt nur bei Glaskörpertrübungen in Betracht, wo alle sonstigen Mittel (Schwitzen, Einspritzungen unter die Bindehaut, Jod, Quecksilber usw.) versagt haben und eine weitere Besserung des Sehvermögens nicht mehr zu erzielen ist. Im besonderen sind dazu geeignet:

1. Trübungen des Glaskörpers, die nach Verletzungen infolge von Blutungen zurückgeblieben sind.

2. Trübungen des Glaskörpers, die durch Entzündungen besonders der Uvea entstanden sind. Doch muß die Entzündung vollständig abgelaufen sein, da sie durch einen Eingriff von neuem angefacht werden könnte. Das Auge muß reizlos sein. Besonders Fälle von chronischer Entzündung eignen sich dazu.

Instrumentarium. Da es nicht leicht ist, die Lederhaut mit einer Nadel zu durchbohren, müssen ganz besonders spitze und scharfe, schräg zugeschliffene

Kanülen dazu verwendet werden. Größte Sorgfalt muß der Schonung der Spitzen gewidmet werden. Die dünnste Kanüle soll einen Durchmesser von 0,4 mm, die dickste von 0,9 mm haben. 1,5 cm von der Spitze entfernt ist eine ringförmige Verdickung angebracht, so daß die Nadel nicht tiefer in das Auge eindringen kann (Abb. 198).

Da nach der Absaugung der Flüssigkeit das Auge weich ist, würden beim Herausziehen der Nadel die Augenmembranen gezerrt. Dies wird verhindert durch einen eigenen Spatel, der tellerförmig (Abb. 199) ausgehöhlt und mit einem Schlitz versehen ist. Er wird vor dem Herausziehen der Nadel über die Durchbohrungsstelle geschoben. Die dünnsten Kanülen werden bei Glaskörpertrübungen infolge von Entzündungen verwendet. Der in diesen Augen stark verflüssigte Glaskörper kann durch das dünne Lumen leicht ausgesaugt werden. Bei den anderen Trübungen kommen die dickeren Sonden, gewöhnlich 0,6—0,7 in Verwendung. Als Spritze dient die gewöhnliche

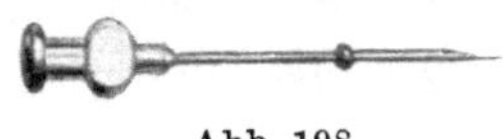

Abb. 198.

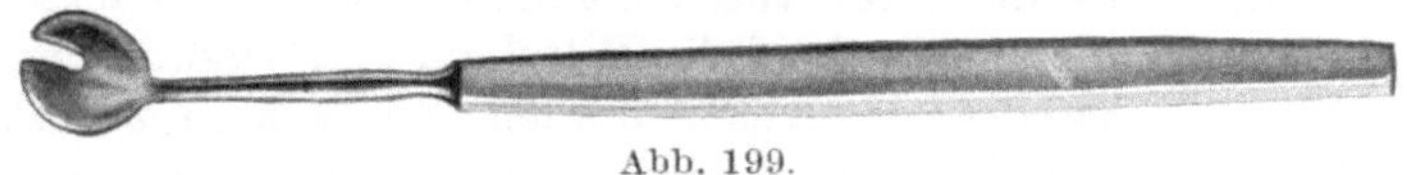

Abb. 199.

Rekordspritze. Das ganze Instrumentarium, 12 Kanülen, je 2 von 0,4—0,9 mm Lumen samt Metallgestell zum Fixieren der Nadel beim Kochen und samt Spatel liefert die Firma Windler in Berlin, Friedrichstraße 133a.

Verfahren. Nach Anästhesie des Auges durch wiederholtes Einträufeln einer 3% Kokainlösung Einstich ungefähr 6—7 mm vom Limbus entfernt außen unten in radiärer Richtung, während das Auge mit der Pinzette festgehalten wird. Bei stärkerem Widerstande der Sklera ist die Fixation des Auges mit der ELSCHNIGschen Hakenpinzette sehr vorteilhaft. Das Auge wird dabei mit der Pinzette gegen die Nadel vorgezogen. Dadurch, daß sich schon bei der Fixation des Auges die Bindehaut etwas verschiebt, wird der Einstichpunkt nach Freilassen des Auges immer von der Bindehaut bedeckt. Nach Durchdringen der Spitze durch die Lederhaut wird die Nadel zunächst nicht weiter vorgeschoben, sondern langsam der Glaskörper angesaugt. Bei verflüssigtem Glaskörper geht dies leicht von statten. Bei negativem Ergebnis ist die Nadel tiefer, gegebenenfalls bis an den Ring einzuführen. Denn die zentralen Teile des Glaskörpers sind gelegentlich mehr verflüssigt als die peripheren. Normal konsistenter Glaskörper läßt sich nur schwer absaugen. Nach Absaugung der gewünschten Menge wird der Spatel an das Auge angelegt, so daß die Nadel in den Schlitz zu liegen kommt und leicht an die Lederhaut angedrückt, während die Nadel herausgezogen wird. Dadurch wird verhindert, daß die Wandungen des durch die Absaugung weich gewordenen Auges dem Zuge der Nadel folgen und die Gestalt des Auges verändert wird.

Menge der abgesaugten Flüssigkeit. Bei der ersten Absaugung 0,5 ccm. Die Absaugungen müssen meistens öfter wiederholt werden und dabei kann bis auf 1 ccm Absaugungsflüssigkeit gestiegen werden, i. e. ein Drittel der gesamten Glaskörperflüssigkeit. Bei Entzündungen der Uvea und Netzhaut nicht über 0,6 ccm.

Nachbehandlung. Verband für einige Tage. Bettruhe ist nicht erforderlich. In allen Fällen ziliarer Reizung Atropin.

Wiederholung der Absaugungen. Die Absaugungen werden in Zwischenräumen von 3 Wochen wiederholt. Mit der Einstichstelle kann gewechselt werden.

Allgemeine Bemerkungen. Leichte ziliare Reizung, besonders bei Fällen von entzündlichen Glaskörpertrübungen, verlangt Behandlung mit Atropin. Ergeben sich Schwierigkeiten beim Einstechen bei nicht genügend scharfer Nadel oder geringer Spannung des Auges, so kann Fixation des Auges mit zwei Pinzetten alsdann den Einstich erleichtern. Gefahr der Netzhautabhebung besteht nicht. Die Runzeln in der Hornhaut, die infolge der Weichheit des Auges nach der Absaugung entstehen, verschwinden in einigen Tagen. Die Spannung des Auges bleibt durch mehrere Tage mehr oder weniger herabgesetzt.

Gegenanzeigen. 1. Bei Gefäßerkrankungen der Netzhaut und Gefahr von Blutungen aus ihnen. Diese Gegenanzeige braucht nicht absolut genommen zu werden. Sie gilt nur für die ersten Wochen und Monate, nachdem die Blutung eingetreten war. Sind aber inzwischen alle Mittel zur Aufsaugung der Blutung erschöpft worden, ohne daß das Ziel erreicht worden wäre, so kann zur Absaugung als letztem Mittel noch Zuflucht genommen werden, insbesondere wenn die Zwischenzeit durch eine entsprechende Allgemeinbehandlung mit Tuberkulin zur Heilung der Grundkrankheit ausgenützt worden ist, so daß eine Heilung der Gefäßwanderkrankung vorausgesetzt werden darf. Solange noch immer neue Nachschübe von Blutungen eintreten, gilt aber die Gegenanzeige, denn es könnte durch die starke Herabsetzung des intraokularen Druckes infolge der Absaugung eine neue schwere Blutung ausgelöst werden.

2. Noch aktive Entzündungen der Uvea, da durch den Eingriff ein neuer Entzündungsanfall ausgelöst werden kann.

Wirkung der Absaugung. 1. Mechanische Entfernung von Glaskörpertrübungen. 2. Besserung der Ernährung der Uvea.

Erfolge. Der günstige Einfluß der Glaskörperabsaugung tritt nicht immer, ja selbst nicht in der Mehrzahl der Fälle ein. Sehr häufig ist er ferner nur ganz geringfügig. Gewiß ist aber gelegentlich die Verbesserung des Sehvermögens in Augen, wo man keine Hoffnung mehr auf Aufhellung des Glaskörpers gehabt hatte, da alle bekannten Behandlungen bis dahin nutzlos waren und auch die jahrelange Dauer keine Wahrscheinlichkeit einer Besserung mehr geboten hatte, eine ganz überraschend große. Wir sahen Fälle, wo man den Augenhintergrund infolge der dichten Glaskörpertrübungen nicht ausnehmen konnte und das Sehvermögen auf Fingerzählen in kurzer Entfernung vor dem Auge beschränkt war, bei welchen durch die einmalige oder wiederholte Absaugung das Sehvermögen auf $6/24$, auf $6/18$ stieg und dauernd blieb. Da man im vorhinein nicht weiß, wie die Absaugung wirken wird, so bleibt einem nichts übrig, als das Verfahren zu versuchen. Man kann sich dazu um so leichter entschließen, als sich ernste Folgen dabei so gut wie nie zeigen, vorausgesetzt, daß die Indikationen strenge eingehalten worden sind und namentlich nicht der Eingriff in Augen gemacht wird, die noch an einer aktiven Iridozyklitis leiden.

D. Über die Tätigkeit des Gehilfen.

Die Tätigkeit des Gehilfen bei den Eingriffen am Augapfel ist durch die Akinese und die Zügelnaht wesentlich vereinfacht worden. Früher war es ratsam, sich des Lidsperrers nur bei solchen Eingriffen zu bedienen, wo das Auge nicht oder nur in kleiner Ausdehnung eröffnet zu werden hatte, also bei den Schieloperationen, bei der Flügelfellabtragung, der Diszission, Punktion der vorderen Kammer usw. Heutzutage ist aber bei gründlicher Akinese gegen die Verwendung des Lidsperrers auch bei der Glaukomiridektomie und Starausziehung nichts einzuwenden. Der Gehilfe braucht nur die Zügelnaht zu übernehmen und dafür Sorge zu tragen, daß der Lidsperrer das Auge nicht drückt. Es sind übrigens auch Formen von Lidsperrer angegeben worden, welche die Befestigung der Zügelnaht erlauben, so daß man vom Gehilfen ganz unabhängig sein kann.

Wir ziehen es allerdings vor, das obere Lid durch den Gehilfen mit dem Lidlöffel abhalten zu lassen, indem er mit der rechten Hand gleichzeitig die Zügelnaht übernimmt (Abb. 107); seine linke Hand zieht das untere Lid nach unten. Dies hat freilich den Nachteil, daß beide Hände des Gehilfen in Verwendung stehen und ein zweiter Gehilfe sehr wünschenswert ist, der das Austupfen der Flüssigkeit aus dem Bindehautsack übernimmt und wenn nötig — wie bei den intrakapsulären Ausziehungen — auch die Wunde zur Blutstillung mit Adrenalinlösung mit Hilfe des Tropfröhrchens berieselt.

Lidsperrer und Löffel haben den Nachteil, daß sie das Einführen von Instrumenten von oben her in das Auge etwas behindern. Der Gehilfe muß den Weg durch seitliche Verschiebungen des Lidlöffels soviel als möglich freimachen. Die Zügelnaht macht das beständige Offenhalten der Lidspalte während des Eingriffes notwendig, da die Naht sonst beim Schließen der Lider an die Wunde streifen würde. Es ist daher die Verwendung eines Instrumentes zur Hebung des Lides, sei es Sperrer oder Löffel, nicht zu umgehen.

Bei den Eingriffen, wo keine Zügelnaht verwendet wird, besteht die Tätigkeit des Gehilfen darin, die Lidspalte durch Auseinanderziehen der Lider offen zu halten, und zwar nur während der kurzen Zeit, wo am Auge etwas getan wird. In der Zwischenzeit, beim Wechseln der Instrumente, während des Austupfens usw. werden die Lider losgelassen, so daß sie das Auge bedecken. Die Lidspalte wird in der Weise geöffnet (Abb. 145), daß der Gehilfe mit dem an den Lidrand angelegten Daumen der rechten Hand das obere Lid hinaufzieht, während er mit einem an den Lidrand angelegten Finger der linken Hand das untere Lid herunter schiebt. Das obere Lid wird dabei vom Auge etwas abgezogen, so daß der Lidrand beim plötzlichen Aufwärtsrollen des Auges oder beim plötzlichen Ausgleiten des Lides nicht in die Wunde hineingelangt. Das untere Lid wird so hinuntergeschoben, daß es sich dabei nicht nach außen rollt. Die Weite, bis zu der die Lider geöffnet werden, hängt von dem jeweiligen Eingriffe ab. Wurde keine Akinese angewendet, so darf das untere Lid nie freigelassen werden, solange das obere Lid gehoben ist. Sonst wird es durch den Lidmuskel gegen das Auge gedrückt und dadurch die Wunde zum Klaffen gebracht.

Dem Gehilfen kommt ferner das Austupfen des Blutes aus dem Bindehautsacke zu. Der in keimfreier physiologischer Kochsalzlösung gelegene, gut ausgedrückte Wattetupfer wird mit einem spitz zugedrückten Ende in den inneren Augenwinkel eingesetzt, so daß er von hier aus das Blut ansaugt, oder er wird vom inneren Lidwinkel aus entlang der unteren Übergangsfalte nach außen geführt, wobei er das Blut mitnimmt. Das unmittelbare Betupfen der Wunde des Auges ist soviel als möglich zu vermeiden. Bei starken Blutungen in die vordere Kammer soll der Gehilfe, während der Arzt die Instrumente schon bereit hält, das Blut ausstreifen, so daß bei nun klarem Einblicke in die vordere Kammer der Eingriff, z. B. die Ausschneidung der Regenbogenhaut oder die Kapseleröffnung, sofort vorgenommen werden kann.

Die Betäubung.

Über die örtliche Betäubung. Bei sämtlichen Eingriffen am Auge bedeutet die örtliche Betäubung einen großen Vorteil. Wir bedienen uns ihrer in ausgedehntestem Maßstabe und suchen damit, wenn irgendwie möglich, an Stelle einer allgemeinen Betäubung auszukommen. Allgemeine Betäubungen sind zur Seltenheit geworden.

Bei den meisten Eingriffen am Augapfel selbst wird nämlich durch die Mithilfe des Kranken, der das Auge auf Aufforderung in die gewünschte Stellung bringt, das Vorgehen um vieles erleichtert, das gefährliche Anfassen und Festhalten des eröffneten Auges überflüssig usw. Die allgemeine Betäubung beraubt uns dieses für eine tadellose Ausführung vieler Eingriffe hochwichtigen Umstandes und hat auch eine Reihe anderer Schädlichkeiten im Gefolge, die gerade hier schwer ins Gewicht fallen: das getrübte Sensorium und die Unruhe des Kranken nach dem Erwachen, das oft starke Erbrechen usw.

Die **Allgemeinbetäubung** wird daher nur noch verwendet bei Kindern, die noch nicht entsprechend geistig entwickelt sind, sich ruhig zu verhalten und vernünftig zu gebärden, ferner bei dementen, Widerstand leistenden Kranken und bei großen Eingriffen in der Augenhöhle, z. B. Ausweidung oder wenn durch entzündliche Zustände große Schmerzhaftigkeit besteht, z. B. Einschneidung bei Phlegmone des Augenhöhlengewebes.

Wie selbst noch in manchen solcher Fälle durch Einspritzungen an Ort und Stelle oder im Bereiche der die Gegend versorgenden Nerven örtliche Betäubung erzielt werden kann, wurde bei den einzelnen Verfahren schon im besonderen beschrieben.

Von den verschiedenen empfindungslos machenden Mitteln übertrifft für die Eingriffe am Auge das *Kokain* alle anderen. Wir bedienen uns einer durch Kochen keimfrei gemachten 3⁰/₀ Kokainlösung. Sie wird während 10 Minuten einige Male in das Auge eingeträufelt. Dieses hat vom Beginne der Kokainisierung an *geschlossen* gehalten zu werden. Das Kokain erzeugt bei Offenstehen der Lidspalte Austrocknung der Hornhaut und Epithelveränderungen, die während des Eingriffes durch die damit verbundene Hornhauttrübung stören und nach Aufhören der Wirkung dem Kranken heftige Schmerzen verursachen.

Ist das Auge gerötet, so wird auch Suprareninlösung (1 : 1000,0) in das Auge wiederholt eingetropft, das letzte Mal knapp vor Beginn des Eingriffes, da die dadurch erzeugte Verengerung der Gefäße bald schwindet und einer Erschlaffung Platz macht, wodurch während des Eingriffes eine starke Blutung hervorgerufen würde.

Das Kokain ist allen Ersatzmitteln vorzuziehen. Sein gefäßverengernder Einfluß ist eine ausgezeichnete Eigenschaft, die unter allen Umständen von großem Wert ist. Die durch den Gebrauch von Kokain auftretende Pupillenerweiterung könnte sich nur bei den Eingriffen gegen Drucksteigerung unangenehm geltend machen, wird jedoch durch vorheriges Einträufeln von Eserin verhindert. Sonst kann an Stelle des Kokains eine 3%ige Lösung von Alypin oder Novokain verwendet werden. Da diesen die gefäßverengernde Wirkung fehlt, müssen sie mit Suprareninlösung versetzt werden. Auch zur Sondierung, zur Entfernung von Fremdkörpern aus der Oberfläche der Hornhaut usw. ist das Alypin oder Novokain vorzuziehen, da beide die Pupille nicht beeinflussen.

Um auch die tieferen Teile des Auges empfindungslos zu machen, wird die Kokainlösung nach Ausführung des Schnittes in die Gegend der mit dem Spatel offengehaltenen Wunde aufgetropft, wozu wir auch stärkere (10%ige) keimfreie Kokainlösungen verwenden, wenn voraussichtlich die Berührung der Regenbogenhaut schmerzhaft ist (entzündete Augen).

Durch Einspritzen von 3% Kokainlösung unter die Bindehaut des Augapfels kann die Empfindlichkeit der Regenbogenhaut stark herabgesetzt werden und wir machen davon beim Ausschneiden von Vorfällen der Regenbogenhaut, beim Ausziehen von Fremdkörpern aus dem Augeninnern, bei der Zyklodialyse und ähnlichen Gelegenheiten gerne Gebrauch. Dieses Verfahren wurde auch für die Schnitte bei Eingriffen gegen Star und bei der Glaukomiridektomie empfohlen. Doch kann das durch die Lösung erzeugte Ödem der Bindehaut verhindern, den Schnitt richtig anzulegen, namentlich wenn dieser im Bereiche der Lederhaut ausgeführt zu werden hat.

Einspritzung von Kokain- und Suprareninlösungen. Zu den Eingriffen an den Lidern und Augenmuskeln genügt durchschnittlich eine Einspritzung einer 1%igen Kokainlösung. Ein Zusatz von $1/10$—$2/10$ ccm Suprareninlösung (1 : 1000,0) setzt die Blutung auf das Mindestmaß herab. Die Flüssigkeit muß passend in dem Gebiete des Eingriffes verteilt werden. Die genaueren Vorschriften wurden bei den einzelnen Verfahren mitgeteilt, um mit geringen Mengen die beste Wirkung zu erzielen. Zweckloses Einspritzen an einer Stelle mit Vernachlässigung anderer Teile des Gebietes führt nicht zu dem gewünschten Zwecke. Die bei den meisten Eingriffen verwendete Dosis Kokain ist eine so geringe (1 ccm 1%ige Lösung = 0,01 Kokain), daß auch bei dafür empfindlichen Personen keine Vergiftung zu befürchten ist. Wegen der starken Wirkung des Kokains genügt die Einspritzung kleiner Flüssigkeitsmengen, so daß dadurch die Übersicht in den Geweben nicht gestört wird. Besonders bei der Tränensackausschälung ist dieser Umstand vorteilhaft. Wo die Übersichtlichkeit nicht in Betracht kommt, wie z. B. bei plastischen Eingriffen, ist gegen die Einspritzung größerer Flüssigkeitsmengen nichts einzuwenden. Daher werden dabei die Novokaineinspritzungen verwendet, ebenso wie bei der Ausschälung des Auges, die sie durch den infolge der Flüssigkeitsansammlung hinter dem Auge eintretenden Exophthalmus sogar erleichtern, und bei verschiedenen anderen Eingriffen.

Bei empfindlichen und aufgeregten Kranken empfiehlt sich die interne Anwendung von *Brom* in größeren Mengen. Viel wirksamer ist die interne Verabreichung von *Luminal* in der Dosis von 0,2—0,3, eine Stunde vor dem Eingriff. Der Kranke versinkt in einen Halbschlummer, antwortet aber immer noch genügend gut auf den Anruf, um die gewünschten Augenbewegungen durchzuführen. Auch der Umstand, daß die Kranken nach dem Eingriffe noch einige Stunden weiter schlafen, ist von Vorteil, da der Wundschmerz dadurch leichter erträglich gemacht wird.

Ist Allgemeinbetäubung von vornherein beschlossen (mit Chloroform oder Äther), so wird eine halbe Stunde vor Narkosebeginn je eine Ampulle von Pantopon 0,02 und Atropin. sulfur. 0,001 unter die Haut des Oberarmes eingespritzt. Der Atropinzusatz hat den Zweck, das Erbrechen bei Beginn der Narkose und nach deren Beendigung zu vermeiden. Auch wird die Absonderung von Speichel verringert.

Bei kleinen Kindern verwenden wir *Hedonal* in Form von Klysmen.

Verfahren. Nach einmaligem, besser nach zweimaligem Reinigungsklysma wird eine Stunde vor dem Eingriffe das Hedonalklysma verabreicht. Dieses wird in der Weise bereitet, daß ein Eßlöffel Haferflocken 5 Minuten lang mit 150 g Wasser gekocht und dann passiert werden. 50 g des Filtrates werden mit Hedonal gut vermengt zuerst eingespritzt, weitere 80 g reiner Haferschleim nachgeschickt. Die Menge des Hedonals richtet sich nach dem Alter und Körpergewicht des Kindes, pro Kilo 0,15 Hedonal. Es sollen aber 2 g nicht überschritten werden.

Wirkung. Bei schwächlichen Kindern ist die Wirkung genügend, um kleinere Eingriffe nach Einträufeln des Auges mit Kokain durchführen zu können, z. B. eine Diszission. Bei Kindern von kräftigerer Konstitution hat die Behandlung den Vorteil, daß der Verbrauch an Narkotikum (Äther) zur Erzielung vollständiger Betäubung beträchtlich vermindert wird.

Sachverzeichnis.